目 錄

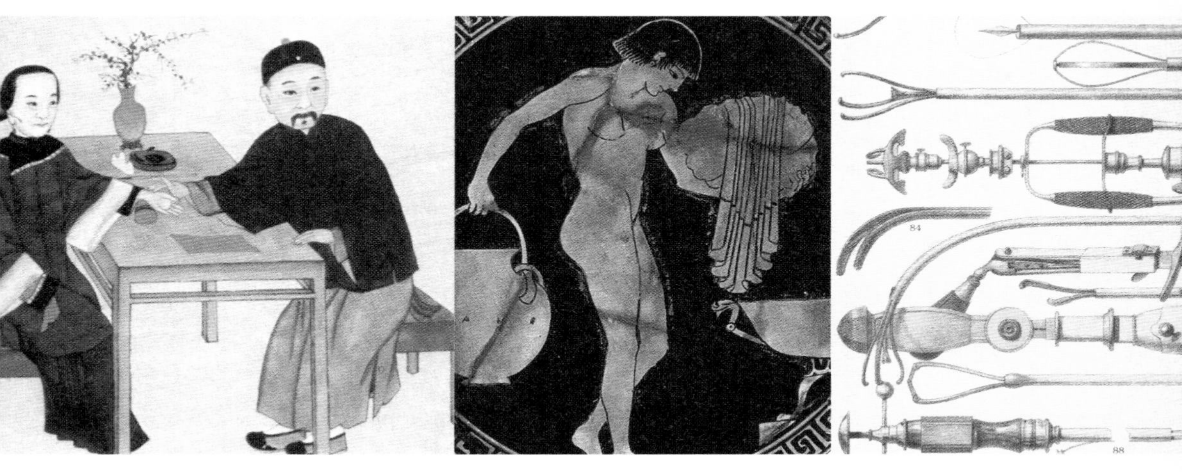

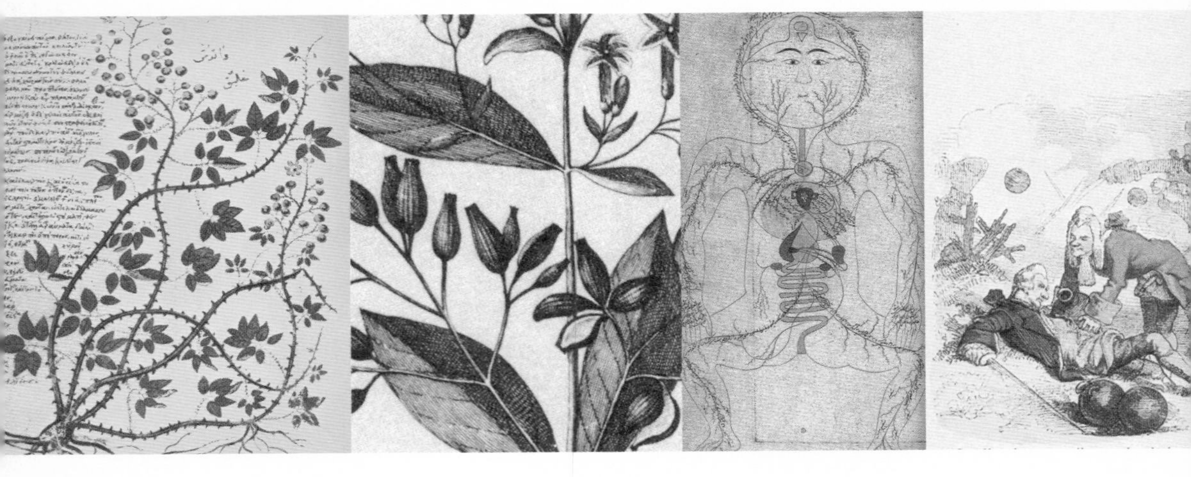

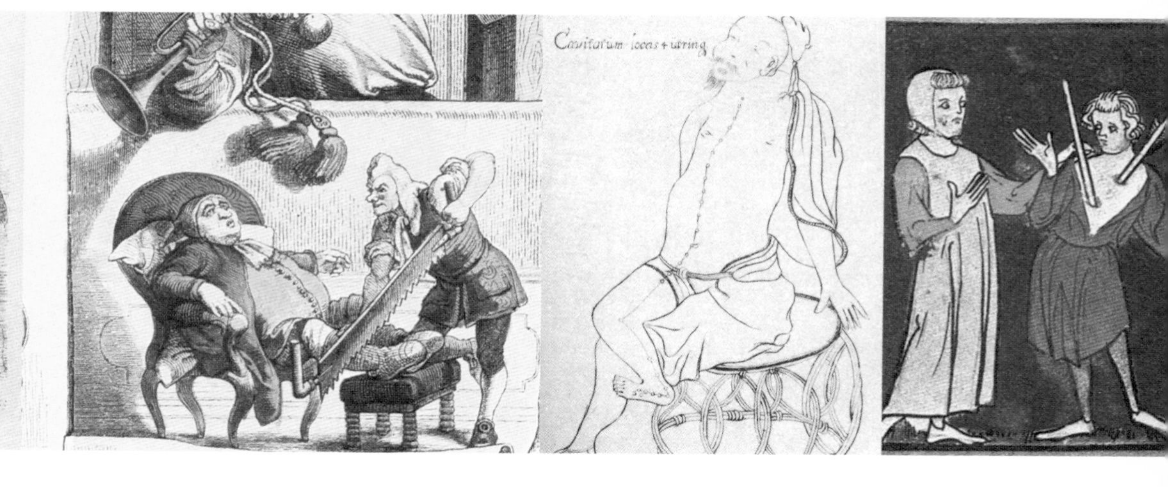

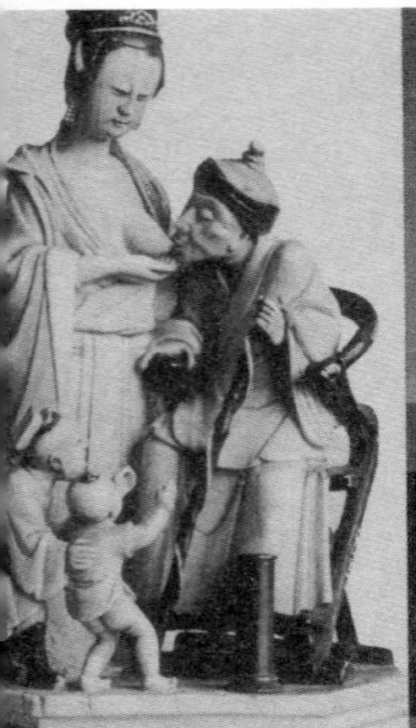
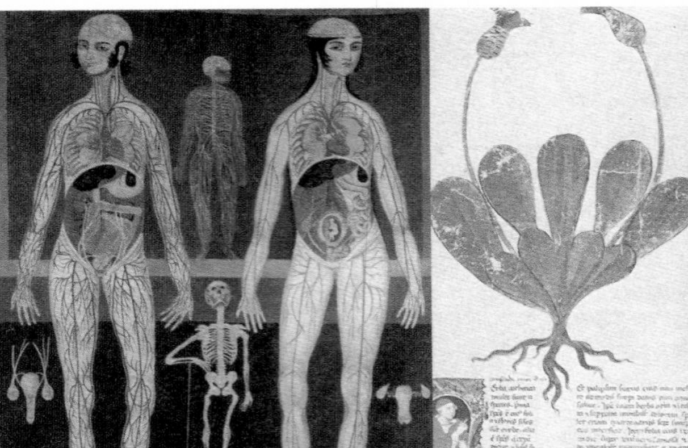
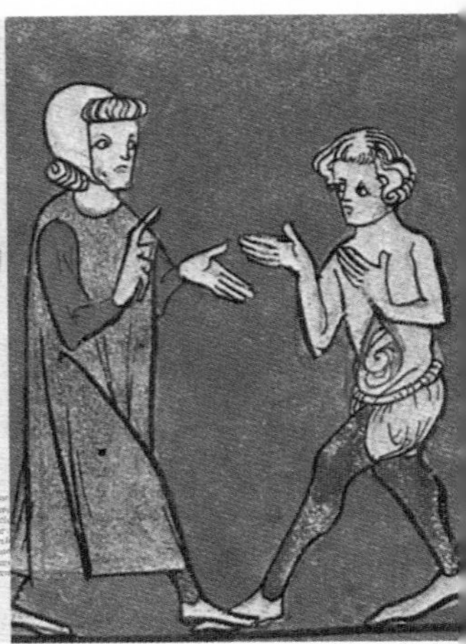

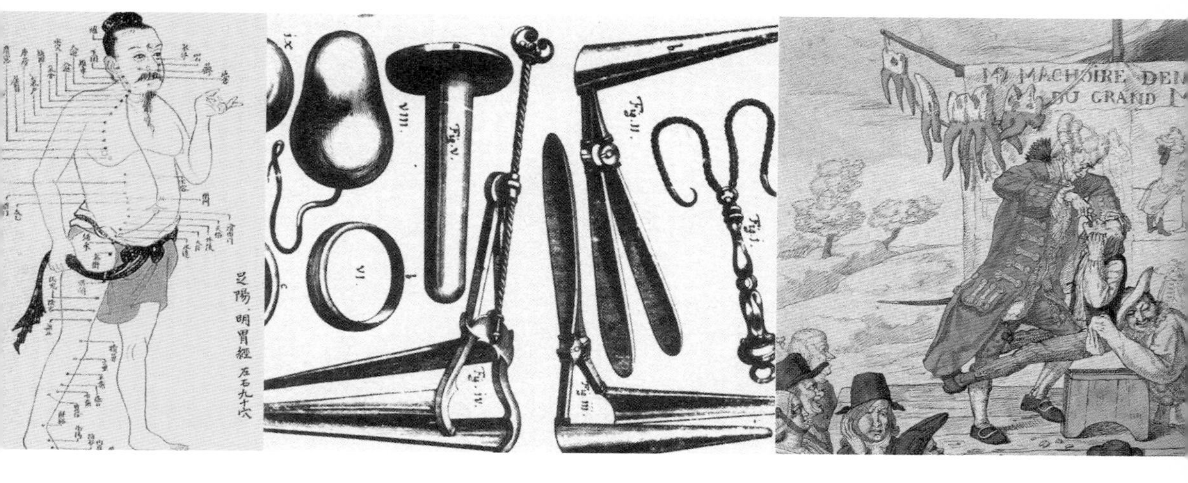
足陽明胃經 左右九十穴
MACHOIRE DEN
DU GRAND

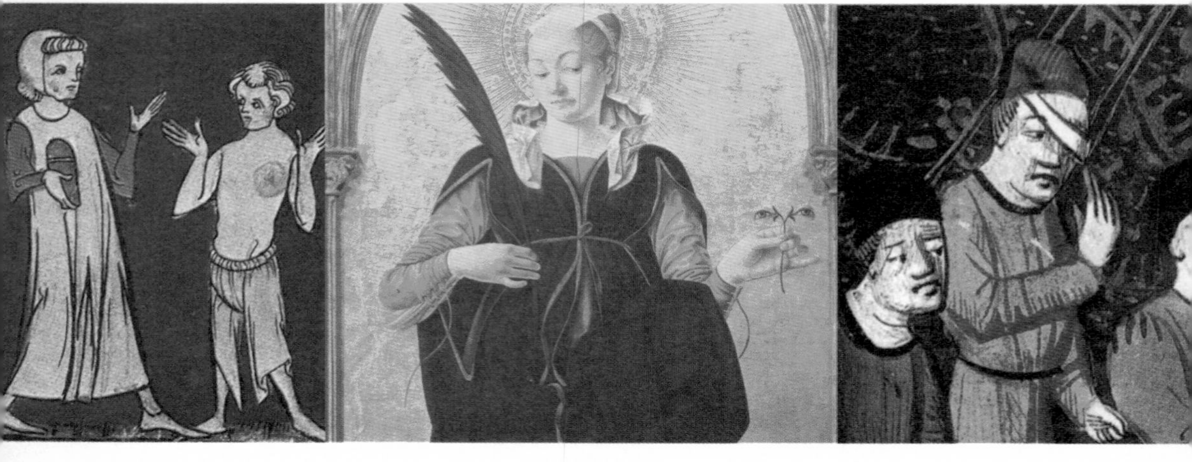

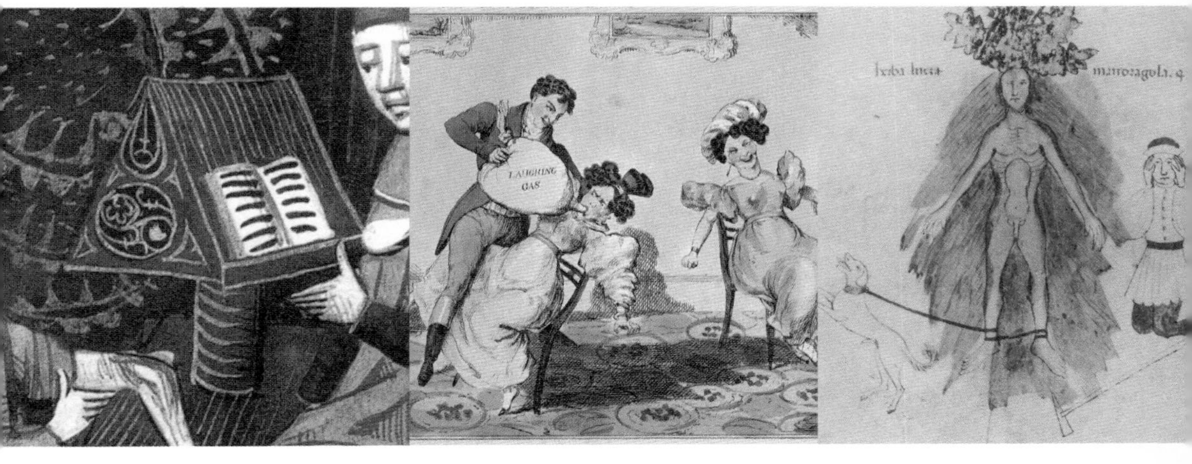
LAUGHING
GAS

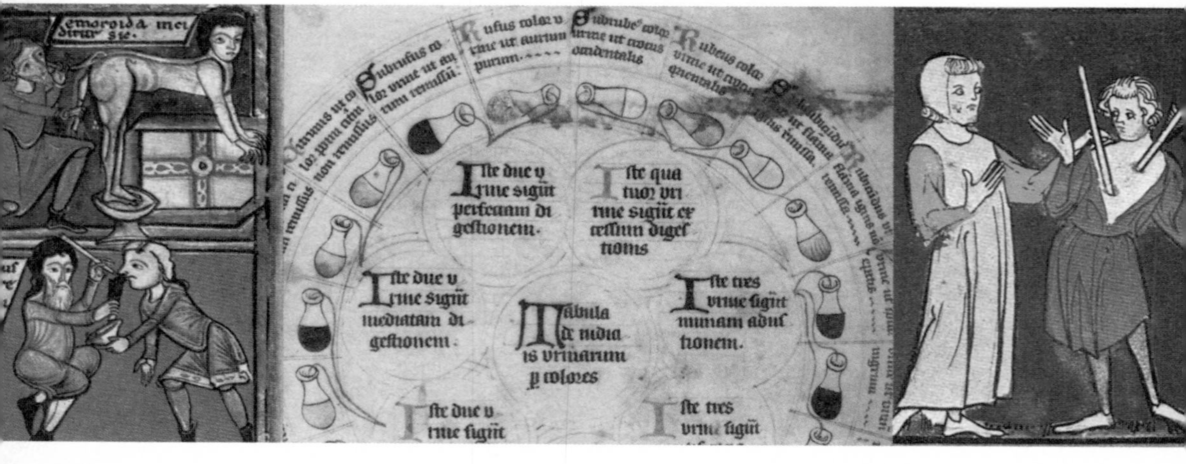

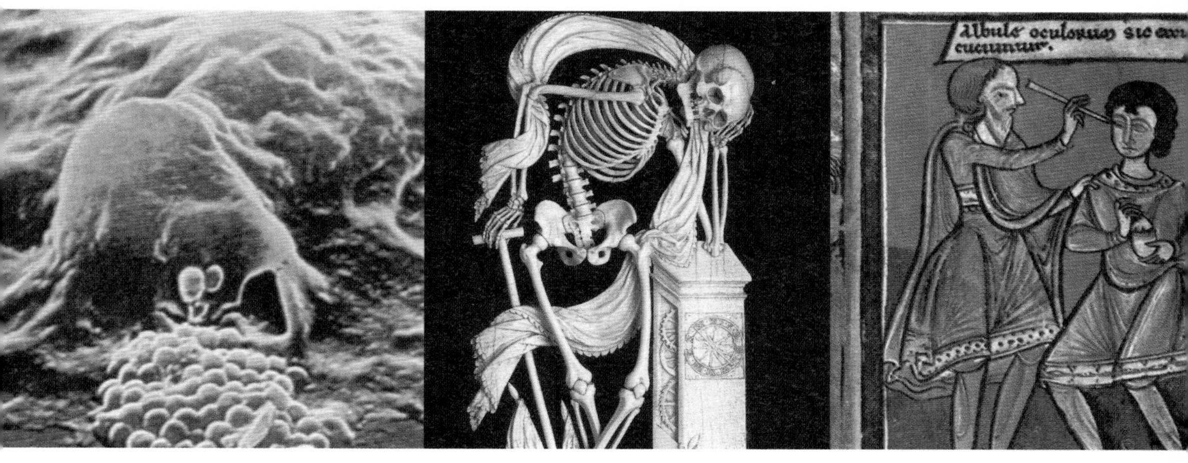
Albule oculorum sic cur
cucuntur.

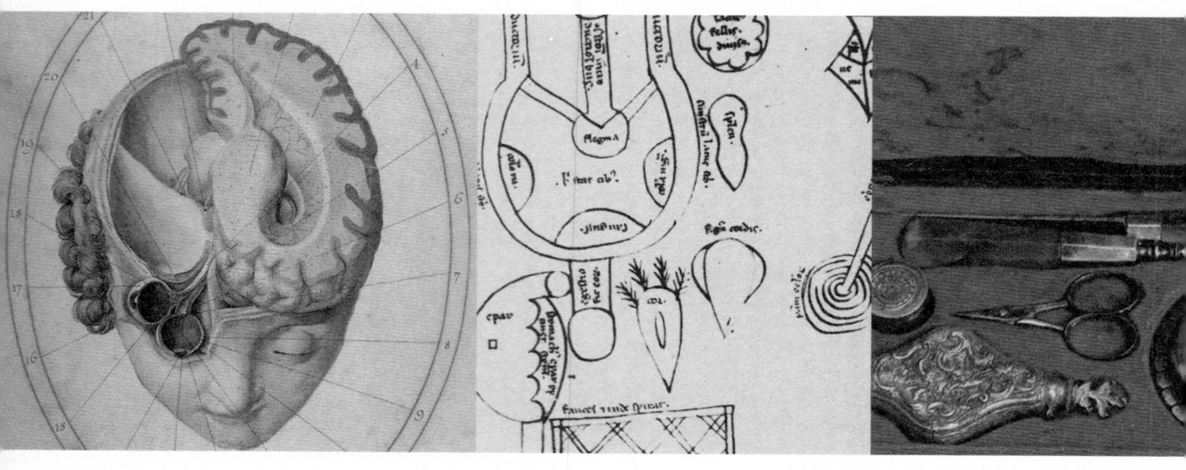

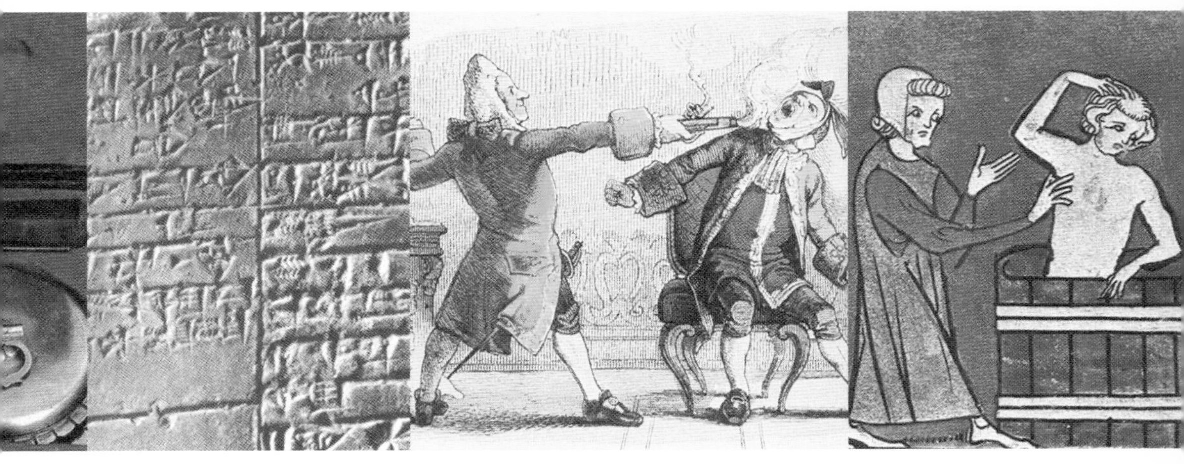

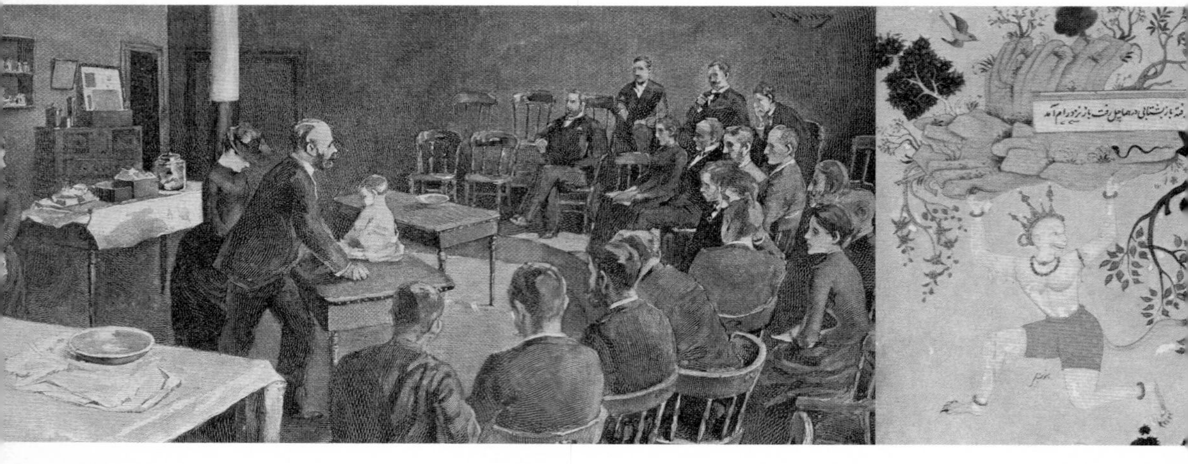

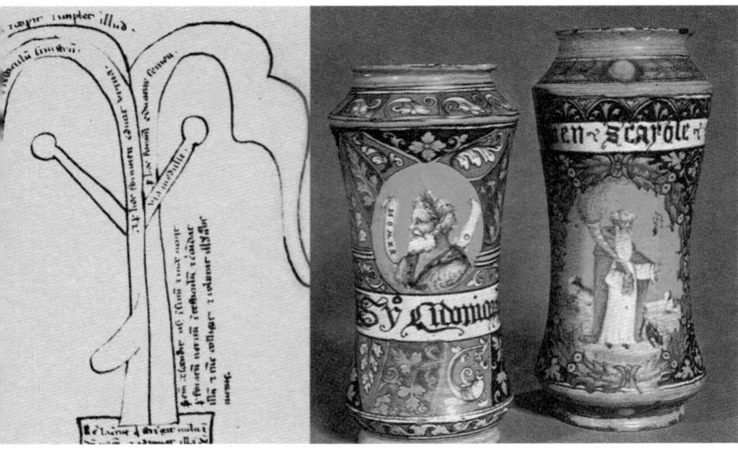

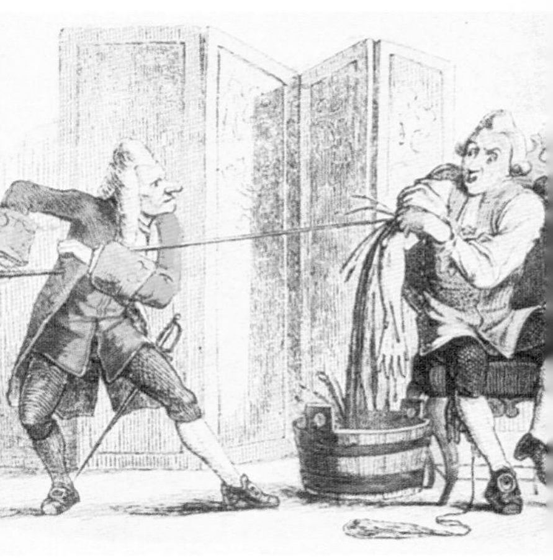

【推薦序】血饅頭與鏈黴素

莊裕安

讓我們向考古學家借用「一天」的概念。

德國學者在海德堡附近，一座西元前五千年史前新石器時代墓穴中，發現了一具年輕人的屍體，第四及五節胸椎有結核病變。這應該是醫學史上最早的結核病證據，假設這是「一天」前的事，那麼華老栓向劊子手買人血饅頭，給華小栓治癆病，換算起來竟然只是「二十分鐘」前的事。

「二十分鐘」前，魯迅的〈墳〉還在描寫中國人用頭顱剛落地的鮮血治療肺結核。這樣的寫法據說有所本，篇中人物夏瑜便隱喻清末女革命黨人秋瑾，確實有人買了秋瑾問斬後的鮮血饅頭治病。用人血治病，早自南美古阿茲特克文明便有所記載。古羅馬競技場更是供應大宗，剛被殺死未冷卻的鬥士鮮血，一向都是搶手貨。到了水蛭治病盛行的年代，也有人反其道而行嘗試用放血來治療結核病。

穆斯林文明因爲有木乃伊文化，食人治病尤其考究。十二世紀，也就是「三小時」前，阿拉伯最名貴的「蜂蜜人」，據說是這樣來的：七、八旬老翁若願捐出軀體，每日只餵食以蜂蜜，以蜂蜜沐浴，大概一個月便受阿拉眞主徵召。這時老人排出來的尿液與糞便已全是蜂蜜，遺體再浸入裝滿蜂蜜的石棺中一百年，等待骨質軟化。百年後開棺便是名貴藥材「蜂蜜人」，對跌打損傷的疼痛尤其有效。

人類在「十二分鐘」之前，才眞正目睹結核桿菌被殺死，那得歸功於塞爾曼・瓦克斯門發現鏈黴素。換句話說，到了二十世紀中葉，據說存在於地球上可能遠溯自二十萬年前的結核桿菌，正式被醫界征服。然而肺結核在「七小時」前已經嶄露曙光，醫學之父希波克拉提斯在他的行醫錄裡，便詳細描述所接觸到的這類病人。「六個半小時」前，羅馬的蓋侖已知道結核是不治之症，休息、營養、新鮮的空氣是養生不二法門。

然後是「一百分鐘」前，義大利的吉羅拉莫・弗拉卡斯托洛醫師，首次發表肺結核是傳染病。「四十分鐘」前工業革命都會興起，結核菌得以大量蔓延。最猖獗散布的時候，八成歐洲人都帶病原，四分之一人死於此病，結核有「白色瘟疫」之名，只是不像鼠疫那般兇猛爆發。一直要到「二十四分鐘」前科赫發現致病原結核桿菌，大多數醫生才相信結核是傳染病而非家族遺傳性疾病。

結核病雖然找盡醫藥界的麻煩，但在文化界卻是場繁花百開的盛宴。義大利文藝復興畫家波提切利，畫出眾多傳世的維納斯、雅典娜、三女神、聖母不朽名作，他的模特兒韋絲普琪便是結核病患。德布西曾以波提切利畫作《春》爲題譜出管弦樂曲，十足捕捉結核病患官能與異教的美感。更能表現結核病態美的，自然要數義大利美聲歌劇的紅伶，由《茶花女》領軍壓陣，《波西米亞人》、《寵姬》、《曼儂・雷絲考》與中國的林黛玉分庭抗禮，男性的《鐘樓怪人》、《孤雛淚》、《魔山》又是另一番風景。

創作者自己罹患結核病，帶來的傳奇創意更是不勝枚舉。作曲家普賽爾、帕格尼尼、韋伯、蕭邦、葛利格，詩人雪萊、濟慈、拉瑪丁，作家布朗特三姊妹、梭羅、史蒂文生、勞倫斯、曼斯斐兒，戲劇界的莫里哀、費雯麗，乃至醫生作家契訶夫、毛姆，各自都為結核光譜留下奇妙的光束。結核病的高領裝束與酡紅面頰，甚至引發巴黎時尚審美風潮。

世界衛生組織已宣布天花自地球上絕跡，但「兩分鐘」前卻嚴重警告，結核病將成為「有翅膀的伊波拉」。結核菌大反撲，主要導因於患者沒有遵照醫囑完成療程，中途停藥造成細菌變種抗藥。傳染病學專家指出，目前全球每年有三十多萬人被確診感染多重抗藥結核病，面臨無藥可救的難題，東歐、中亞和中國尤其嚴重。

以上是結核病「從巫到醫」的一套簡單概述，人類有史以來的霍亂、傷寒、瘧疾、流感、愛滋、腫瘤……，乃至最新上門的SARS，都有涵蓋面廣但自成一局的隱喻系統。結核菌之所以特別，在於歷史遙遠、累積案多、曾經被征服，又再度面臨失控，蘇珊・桑塔格《疾病的隱喻》尤其闢書專說。

伯恩特・卡爾格－德克爾的《圖像醫藥文化史》，便是一本涵蓋神話、信仰、民俗、考古、傳說、祕方、軼事、正史，醫學院正規教育未必有興趣照顧的領域。從前，以執照鞏固「白色巨塔」的醫界，可能稱呼它「另類醫學史」，意味主流之外的旁支。就像鏈球菌也有無法殺死結核桿菌的一天，醫界現在願意給這類論述較寬廣的名辭，所謂「整合醫學史」。

前些日子才從報載獲知，台灣有一群教學醫院學有專精的主治醫師，當他們罹患自己熟稔的癌症時，並不想採用教科書欽定的手術、放射、化學治療。他們改投氣功、穴道、排毒、冥想、能量，其中不乏成功克服癌症的案例。這些身體力行的醫學專家，與其說看似能夠接受新觀念，不如看成是在重新咀嚼「返巫」傳統，那些因為科技日新月異，被傲慢與偏見打入「巫域」祕教的非科學。

一本叫《人類最糟糕的發明——科技的發展到底給我們帶來什麼？》書中，列舉二十種利害存疑的發明，抗生素、複製、基因工程與核武、手機、塑料、香菸、線上遊戲，同樣列入黑名單。鏈黴素無法殺死結核桿菌，號稱「抗生素藥王」的萬古黴素也有能抗藥的變種葡萄球菌，恐怕只是表面上的危機。翻開報紙社會版，抗生素大閘蟹、染料金針菜、防腐劑珍珠奶茶、重金屬鮭魚、狂牛肉、組合牛排、基因玉米、鎘米、農藥柳丁，各種農漁牧污染，讓我們亦疑且懼，到底這是「巫」的時代還是「醫」的時代？

芬蘭與德國已喊出「後抗生素時代」，

雖然目標還難達成，但抗藥性病例已有顯著改善。一些《抗生素的迷思——濫用抗生素對醫療的影響》、《破解抗生素迷思——五十種不用抗生素的免疫提升法》，紛紛延請感染學或免疫學專家推薦閱讀。關於不用抗生素的替代療法，多麼像前面提過肺結核一日的第「六個半小時」，我們再把那句子複製一遍，「羅馬的蓋倫已知道結核是不治之症，休息、營養、新鮮的空氣是養生不二法門」。

還是向考古學家借用「一天」的觀念，就在「一秒鐘前」，我的小兒科病人在看過「先生媽」之後，經過授意與指示，來我這兒掛號。許多年前我第一次聽到，老阿嬤遵造「先生媽」指示的東西南北方位，來我這兒掛初診時，確實有「華小栓的血饅頭」荒唐感。但許多年以後，我卻越來越喜歡各種無傷大雅的民俗醫療。第一線開業醫生面對的小病，其實應奉「不治」為最高治療藝術。我必須承認，「收驚」，有時，不，往往強過吃類固醇與抗生素。

據說「先生媽」是原住民邵族主要文化傳承者，其職能是服侍最高祖靈pasalar和氏族祖靈Apa，並為族人告解、除穢，獲取平安。女祭師要主持族中的歲時祭儀，也包括婚喪喜慶、男子成丁、建築、造船，可以說是邵族宗教生活的支柱，也是精神生活的告慰者。福佬人的「先生媽」，據我母親留給我的觀念，曾經是婦產科醫師匱乏年代的產婆，也是村中最權威、活跳跳的育嬰百科全書。我自己就是由一位叫「阿粉仔」的產婆接生，我的侄兒雖在產科醫院出生，但全都吃過先生媽的香灰水。

「先生媽的故事」頂多讓我承受反智的罵名，但我當實習醫生時的外科老師，可是拿生命當賭注，放棄人工肛門造口術與化療，改投氣功排毒。天佑吾師，據說有驚人實效。最理想的大腸癌治療方式，不是學無專精的我可置喙，但我喜歡開放的「整合醫療」概念，把巫與醫一起納進來思考。伯恩特・卡爾格－德克爾的著作，便是有趣的一本。

這本書採圖文並茂蝴蝶頁編排，繪本部分尤其能夠引導讀者進入敘述情境，抒解非醫學專業人士的陌生感。再怎樣詳盡的醫學史，都無法展現「一天」的豐富與周延，每段蝴蝶頁都是這一天裡靈光閃現的一剎那。十幾年來，我始終是個守著同一張長五十乘寬一百一十公分制式鋁鐵合金辦公桌的執業醫生，在押舌板、溫度計、聽診器、血壓計與液晶銀幕之外，總不能忘懷引導我入此領域的人頭馬身基戎。我永遠不能忘懷「一天」之前的那個夢境，開天闢地的希臘醫神馳騁在森林與草原，無窮盡的方劑欣欣向榮滋長在祂腳下。

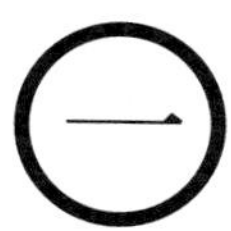

巫醫與神職醫生

對需要醫學的人來說，
醫學幾乎是一種神奇的魔術，
而其效力總有一部分來自於對它的信念。

——阿達爾貝特・馮・沙米索
（Adalbert von Chamisso，一七八一～一八三八年）

1.在巫醫的魔力下

柏林夏利特（Charité）醫院第一個臨床部門的前主任狄奧多爾·布魯格施（Theodor Brugsch）教授曾說：醫療的藝術與人類歷史一樣久遠。他其實並未誇大其辭；當我們的祖先仍處於氏族制度時，他們的生活習慣與動物並無太大區別，因而時時有受傷或生病之虞。然而，當某個原始人類幫族人取出捕獵時扎進皮膚的異物時，他們會在傷口上塗抹唾液，以便讓傷口迅速癒合。換言之，當他們以貝殼、魚刺、自己磨成的石刀切開一個膿瘍時，同時也展開了治療行為。

透過經驗，原始人類逐漸了解藥用植物的用途，尤其是妻子和母親們，她們懂得利用草本植物來調節身體的舒適度：用調味植物激起食欲；用含油植物化解消化不良；用麻醉植物減輕疼痛；甚至只用汁水豐富的葉片敷在身體發熱處，降低該部位的體溫。

儘管如此，我們的遠古祖先仍飽受某些疾病的折磨；這些疾病和外傷不同，它們的致病原因不明，人們不知如何治療，因而認為是魔鬼侵入人體造成的不幸，只有能聯繫部落與神靈的巫醫才擁有驅趕病魔的力量。於是，巫醫應運而生，人們將他們視為神明一般崇拜著。

直到今天，在我們生活的地球上，在某些尚處於原始部落生活的民族中，巫醫仍發揮著作用。令人悚然的面部化妝、儀式中的叫嚷、驅魔咒語的誦唸、出竅般的舞蹈、對神智不清的病人加以毆打以祛除體內魔鬼等，這些行為以及自古流傳下來的侵入式出血手術與自然療法，均屬於巫醫的儀式。

插圖1：印第安巫醫在眾人注視下大聲驅趕想像中的病魔。

根據美國人種學家喬治·卡特林（George Catlin）的畫繪製。卡特林於一八三二至一八四〇年間考察了北美的印第安部落。出自查理·達爾文（Charles Darwin）《教士精神與教士帝國的發展》（*Die Entwicklung des Priestertums und der Priesterreiche*），萊比錫，一九三〇年。

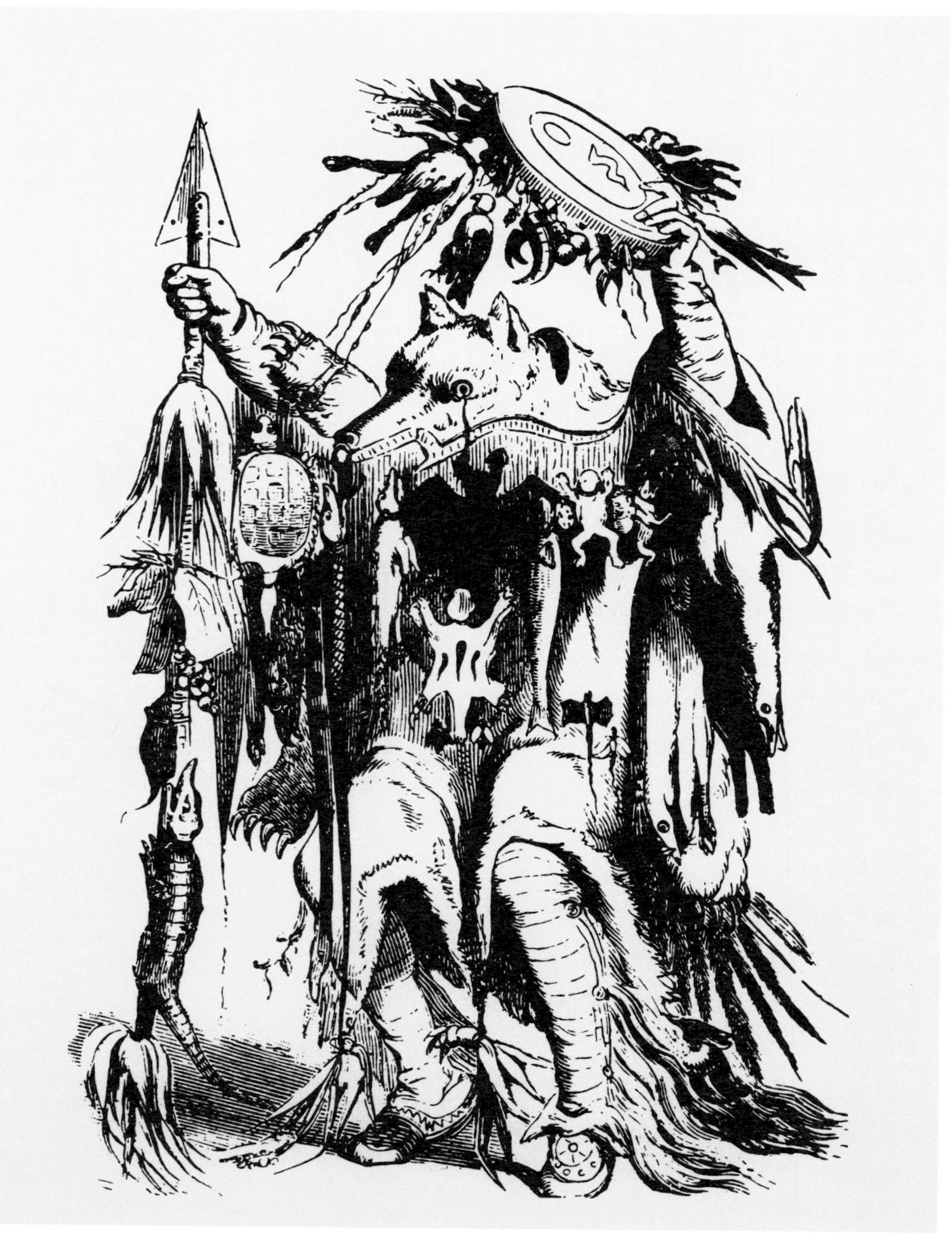

2.病床邊的神職醫生

如果說，早期人類將無法從外在解釋病因的疾病視爲魔鬼的肆虐，那麼在使氏族制度瓦解的奴隸制社會裡，這些疾病則被認爲是公正的神靈對人們罪行的一種懲罰。於是，神職醫生取代了以超自然能力爲人治病的巫醫，他們的任務是透過祈禱、獻祭和贖罪，向「遭到冒犯」的神靈請求寬恕。

奴隸制社會塑造了屬於自己的醫療神祇。在禮神儀式後，教士隨即爲病人進行醫療，不過當時幾乎只有統治階級才能享受教士的治療。教士的治療方法，取決於他們的宇宙觀：他們把手放在病人身上以召神祛魔、讓病人服用祭祀飲料，或規定病人以淨身及節制規律的生活來贖罪。

這些儀式，同時更促進了醫生與病人之間的信任關係。當時爲神職醫生提供支援的，是受過訓練的世俗醫生及輔助醫療人員，他們爲病人檢查、備藥、洗藥浴、抹藥膏、按摩、洗腸與灌腸。簡言之，他們負責執行一切在作爲神靈侍者的神職醫生眼中有損尊嚴的治療行爲。此外，神職醫生掌控所有侵入式出血手術；即使是極小的手術，也必須由安置在寺院附近、受神職醫生監管的外科醫生來進行。儘管他們的解剖學知識亟待加強，但操作技術卻令人驚歎。

無數出土的莎草紙文稿，讓我們得以認識古埃及人的外科醫術；從這些文稿中，我們得知：四千多年前，法老時代的外科醫生已成功治療了頭、鼻、頷骨、耳、唇、咽喉、頸、脊柱和胸部等身體各部位的傷口。此外，根據赫斯特莎草紙文稿（Papyros Hearst）的記載，埃及人還可以固定鬆動的牙齒、爲骨折的四肢上夾板，並能有效處理化膿的發炎、動物咬傷、挫傷，以及其他多種肉體創傷。

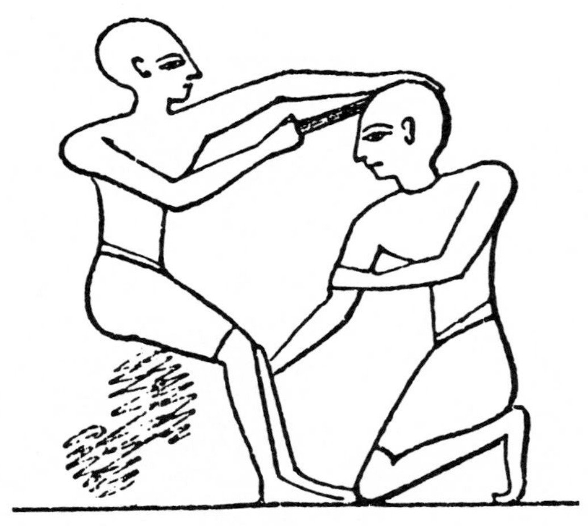

2a

插圖2a和2b：古埃及的神職醫生為病人召神祛除病痛。
根據Wilkinson的壁畫繪製。出自史帕斯默爾（Sparmers）《圖解世界歷史》第一卷（*Illustrierte Weltgeschichte, Band I*），萊比錫，一八九三年。

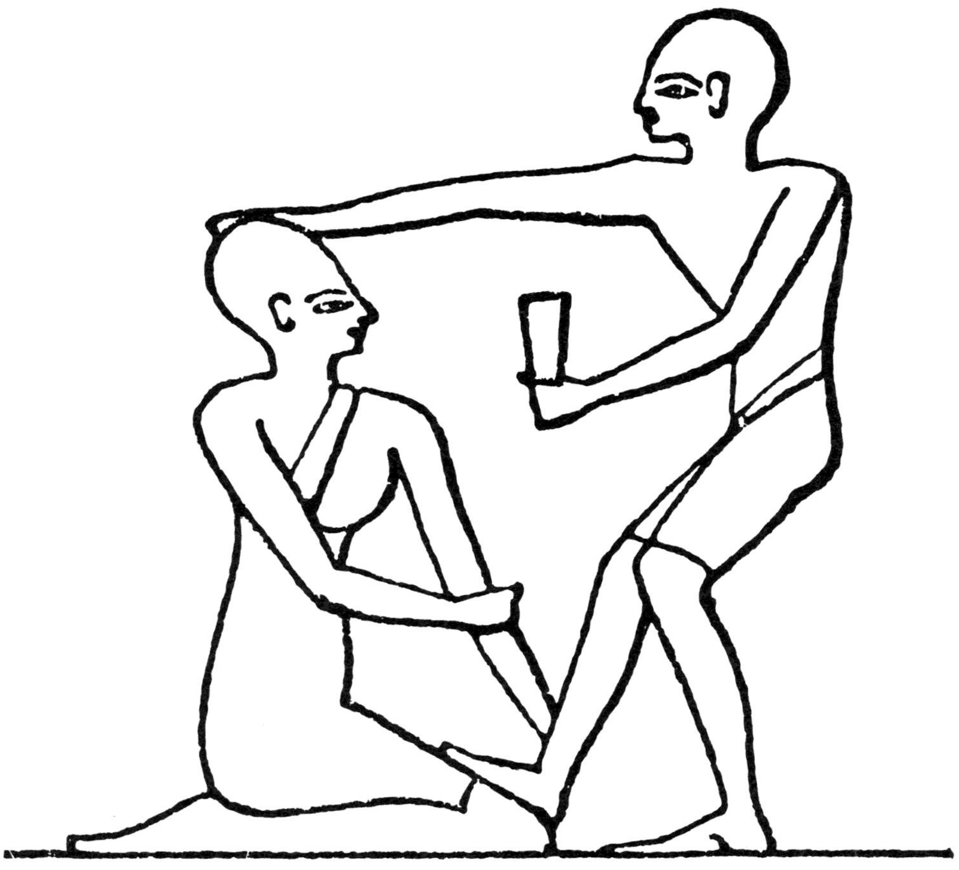

2b

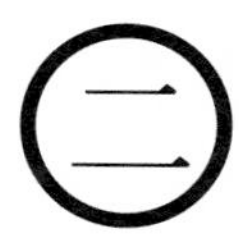

古代東方的醫學

如果優秀的年輕人以爲，
承認別人已承認的眞理就是喪失了創造性，
那麼他就大錯特錯了。

——約翰・沃爾夫岡・馮・歌德
（Johann Wolfgang von Goethe，一七四九～一八三二年）

3.古代中國的醫學

西元前三世紀至前二世紀左右，古代中國已從氏族制度發展爲奴隸社會〔注〕，此時，醫學也開始優先爲統治階級服務，換言之，受壓迫或剝削者幾乎得不到或只能接受很少的醫療照護。

在古代中國的醫學中，預防疾病的理念和措施具有相當重要的地位。這不但表現於特定衛生設備的建造，同時也表現於促進個人健康的措施，例如：保持身體健康，以及透過食療與自然療法來達到合理飲食、強身健體等。此外，當時中國人已懂得將研磨後的天花痂吹入鼻黏膜，以預防更嚴重的天花。

檢查病患時，古代中國的醫生特別重視診斷，其中經常夾雜推測的成分。診斷中最重要的要算切脈和檢查舌、口、肛及糞便。古代中國醫學從哲學角度來解釋疾病的形成：和大宇宙一樣，小宇宙——人——也受制於陰陽兩種對立的力量；一旦受到來自外部或內部因素的干擾，這兩種力量便會失去平衡，體內臟器也會隨之受損。

在治療中，古代中國醫生使用各式被視爲具有特殊功效的動、植物及礦類藥物；處理疼痛時，除了鴉片外，他們還使用曼陀羅或曼陀羅根萃取液做爲麻醉藥物。他們經常使用的治療方法是灸療和針療，據說這二種療法可以延年益壽；灸療是將灸條貼在皮膚表面，薰灼人體經絡上的三百六十個穴位，以達到刺激治療的效果；而針療則是將軟韌的細長針刺入穴位，以取得類似的療效。

〔注〕：此處與大陸史學界說法不同。

插圖3：古代中國針灸穴位圖，注有不同疾病應實施治療的身體部位。
出自弗蘭茨．許伯特（Franz Hübotter）《中國醫學》（*Die Chinesische Medizin*），萊比錫，一九二九年。

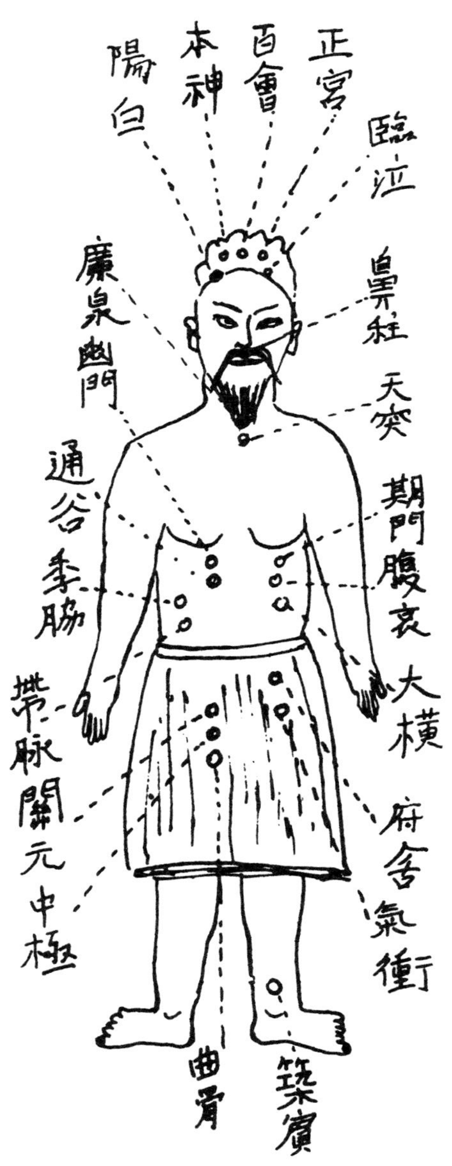
陽白
本神
百會
正宮
臨泣
廉泉
幽門
天突
通谷
期門
腹哀
季脇
大横
帶脈
關元
中極
府舍
氣衝
曲骨
築賓

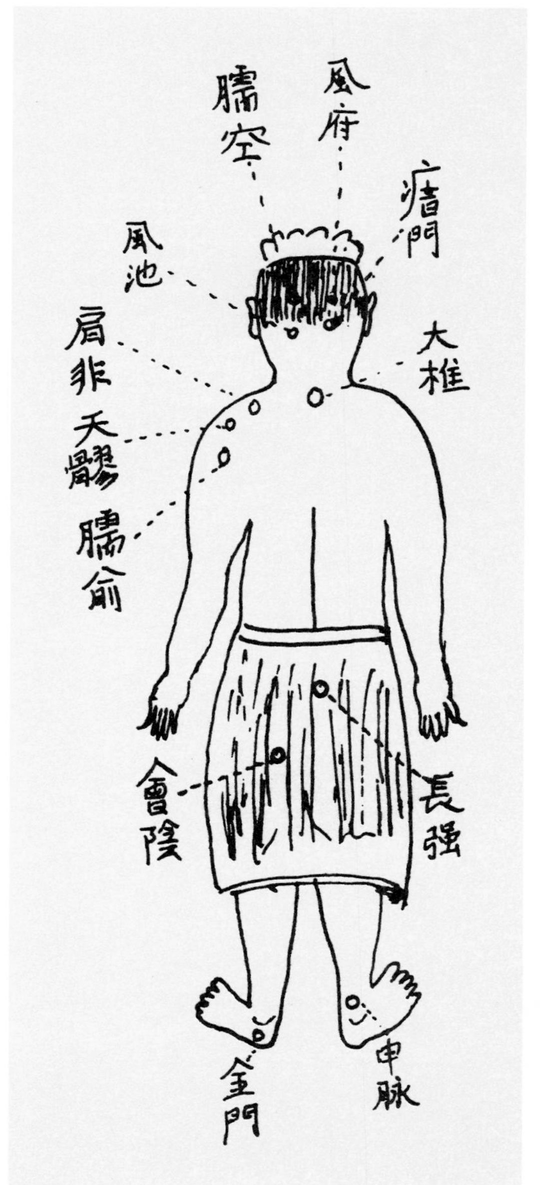
臑空
風府
瘖門
風池
大椎
天髎
臑俞
會陰
長强
中脈
金門

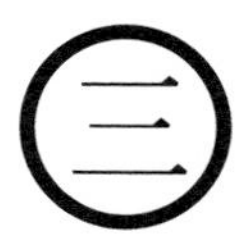

古希臘羅馬的醫學

用藥治不好的，就用鐵；
用鐵治不好的，就用火；
如果用火也治不好，那就無藥可治了。

——希波克拉提斯
（Hippokrates，約西元前四六〇～前三七七年）

4.古代的外科器具

一九一〇年初，耶拿（Jena）的歷史學家狄奧多爾．邁耶爾—施泰內克（Theodor Meyer-Steineg，一八七三～一九三六年）教授前往希臘和小亞細亞進行學術考察，就像他在考察報告中提及的，目的是尋找「一切與古代醫學有關的東西」。在加利式風格的濱海城市愛菲斯（Ephesos）和多立斯風格的科斯（Kos）島上，他的收穫頗豐：曾是眼科專家的他，治癒了當地的眼疾病人，心懷感激的病人因此協助他尋找與古代醫學相關的東西，甚至將自己掘出的文物送給他。

因此，邁耶爾—施泰內克不僅得到許多醫學遺物，還發現了許多古希臘羅馬時代的外科器具，其中大多數是錫含量十五％的青銅製品，其次是以鐵和鋼製成、特別用於切割的工具；希波克拉提斯的著作裡提到手術刀時，有時會出現「sidéros」（「鐵」或「鋼」）這個字，以表示無情的堅硬。至於銀，只有偶爾用來製作內障針（Starnadeln）及其他手術用精細器械。

如果材料允許，上述器具都由經驗豐富的專業工匠以整塊金屬打造而成，至於握把則經常透過澆鑄技術製作，雕飾華美。由不同部分組成的外科器具，例如用來檢查無法以裸視直接觀察的器官的器具、產鉗、窺器等，則製成可以組裝的零件。希波克拉提斯時代的大部分醫療用具顯示了當時的製造原則：工具儘可能簡單，用途則多樣化。古希臘羅馬時代的主要外科工具包括：各式探針、匙、刮刀、單刃或雙刃直刀、彎刃刀、鉗子、鑷子、鉤狀或管狀器具、針、骨鋸、骨鑽、骨鑿、藥膏研缽杵等。這些用具都收在醫生診所裡的工具箱裡，出診時則另有整組攜帶型工具。

插圖4a：古代的外科器具：(1)藥膏研缽杵（青銅鑄人像，青銅鍛造的杵身，蛇紋石製成的下段可以轉下）；(2)青銅探針殘部；(3)青銅探針；(4)象牙探針殘部；(5)青銅探針；(6)青銅帶冠骨鑽；(7、8)青銅探針。本圖器具除(6)發現於尼尼微（Ninive）外，其餘均發現於愛菲斯。

插圖4b：由左至右：(1)碎顱鉗（Kranioklast，將已鑿孔的兒童顱骨分解為小塊的鉗狀工具，同時也作拔出之用）；(2)膀胱結石鉤；(3)眼瞼鉤；(4)成套器具：上端為匙，下端為尖鉤；(5、6)鋒利的創口拉鉤。本圖器具全為青銅製，製於古希臘時期，其中(1)、(2)、(5)發現於愛菲斯，(3)、(4)、(6)發現於科斯。

插圖4c：(1)青銅扁平藥盒；(2)青銅器具箱殘片；(3)青銅研缽杵；(4)青銅平匙；(5)橄欖狀青銅烙器殘片；(6、7)青銅開瞼器（Lidhalter）；(10)銀製睫毛鑷（Cilienpinzette）；(11)銀製凸刃小刀。本圖器具均發現於科斯。

以上所有插圖出自：邁耶爾—施泰內克《古代的外科器具：探索古希臘手術外科學》（*Chirurgische Instrumente des Altertums: Ein Beitrag zur antiken Akiurgie*），耶拿，一九一二年。

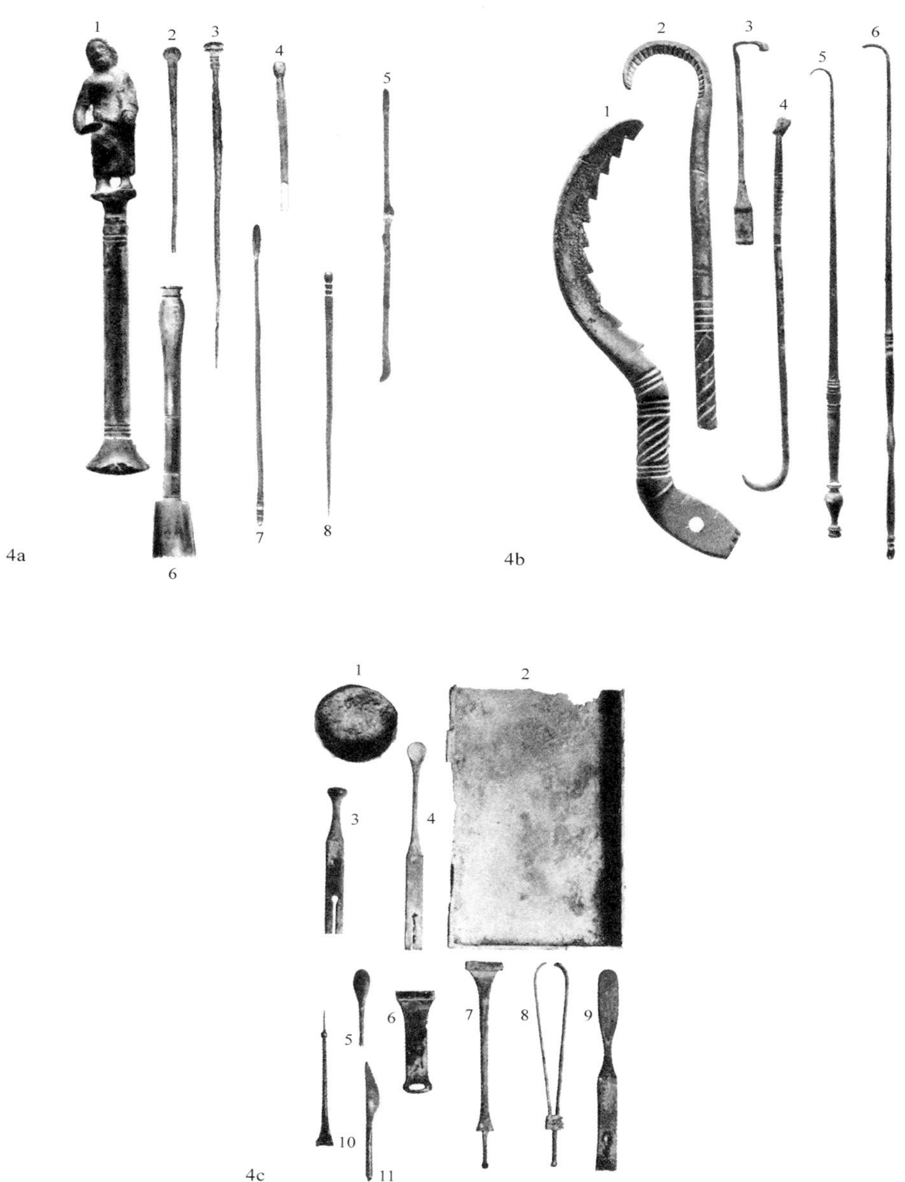
1
2
3
4
5
6
7
8
4a
1
2
3
4
5
6
4b
1
2
3
4
5
6
7
8
9
10
11
4c

5.基戎醫生族裔

古希臘神話中的醫生族裔，可追溯至其男性祖先基戎（Cheiron或Chiron）。在古希臘神話中，基戎是半人馬族的一員，屬於人頭馬身的狂野魔怪，大部分生活在山林裡；與放蕩不羈的同類相比，他們的首領基戎友善、明智、公正又樂於助人。在盛產藥用植物的帖撒利亞地區（Thessalia）的皮利翁（Pelion）山頂山洞裡，基戎向眾多希臘英雄傳授了藥學與草藥學的知識，以便他們在戰爭中受傷時可相互醫治。

基戎曾指導過的英雄，包括荷馬史詩《伊利亞德》中描寫的阿奇里斯。阿奇里斯是特洛伊戰爭中最勇敢的英雄，在療傷方面的表現尤其出色，有一幅當時流傳下來的瓶畫，描繪了在朋友帕特羅克洛斯（Patroklos）遭特洛伊王子赫克托（Hektor）擊成重傷後，阿奇里斯如何以高超技術爲他包紮；此外，他也精通藥用植物，這些植物的療效，都是他治療各式各樣的疾病時，爲所有受苦人類的福祉努力探索並從而得知的。

後來，阿奇里斯將從基戎處學得的外科技術傳授給他的病人帕特羅克洛斯。根據荷馬史詩記載，帕特羅克洛斯的一名戰友遭箭射傷後命在旦夕，因而向他求助，帕特羅克洛斯摟住戰友的胸部下方，用刀子「從腰中挖出令人疼痛難忍的尖利箭頭」，然後以洋蔥冰敷。

基戎最著名的學生，是後來成爲希臘醫神的阿斯克勒庇奧斯（Asklepios或Aeskulapius）。他在後人心中留下的深刻印象，是至今世界各地仍常見的「阿斯克勒庇奧斯手杖」；據說阿斯克勒庇奧斯有個習慣，出診時總帶著一條毒蛇做伴，因此盤在他手杖上的蛇自然就成爲醫學的主要象徵。阿斯克勒庇奧斯之所以成爲奧林匹克山的眾神之一，主要歸功於他的神奇能力：他不僅能治癒重症病人，甚至能讓死人復生。他把向基戎學得的醫學知識都傳授給了女兒許革雅（Hygieia），以及兒子馬卡昂（Machaon）與波達勒里歐（Podalerios）。

插圖5a：半人馬基戎：傳說中古希臘醫生族裔的祖先。
源自西元前五二〇年左右的阿提卡雙耳陶罐上的繪畫。出處：雨果．布呂姆那（Hugo Blümmer）《希臘人的生活與習俗》（*Leben und Sitten der Griechen*），萊比錫－布拉格，一八八七年。

插圖5b：古希臘的基戎醫生家族：基戎、馬卡昂、帕姆菲勒斯（Pamphiles）、色諾克拉提斯（Xenokrates）、尼格爾（Niger）、赫拉克利德斯（Heraklides）、曼提亞斯（Mantias）。
根據維也納國家圖書館收藏的六世紀拜占庭時期手抄本上的小畫像製成之木刻。

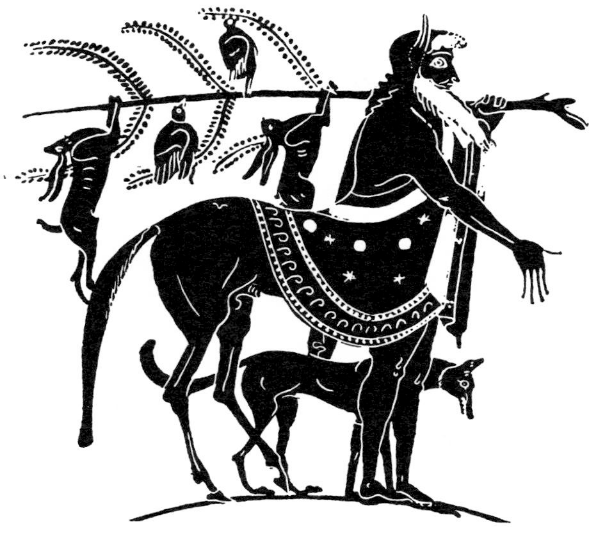

5a

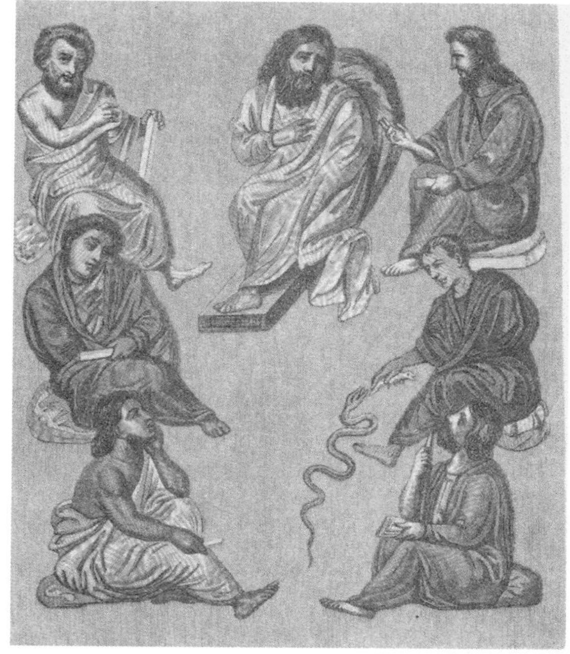

5b

6.許革雅——古希臘的健康守護女神

大多數古希臘人的共同特點就是喜愛健美的身體，奧林匹克運動會、至今爲人所驚歎的古希臘運動員雕塑，以及人們特地挑選的各個健康守護神都是見證，其中地位最高的是醫神阿斯克勒庇奧斯，他也是希臘神話中自由醫生階層的鼻祖。同時代的藝術家大多把他描繪成慈眉善目、蓄著鬍子的旅行者，手執一根多節手杖，杖上纏繞著一路同行的神蛇——此標誌已成爲醫學的象徵。

有時候，在一些繪畫中還可看到醫神和他未婚的女兒許革雅，許革雅手中握著阿斯克勒庇奧斯的神蛇；她的其他個人塑像，則是手持祭品缽、抓取食物餵養受人敬仰的蛇的形象。就像對她父親一樣，人們以特別的儀式崇敬許革雅。她的神殿坐落於雅典；人們特別把她當作疾病預防女神加以崇拜，這也是「衛生」（Hygiene）一詞源自於她的名字（Hygieia）的由來；依照現代的解釋，此詞之意包括所有醫生用來維持與促進健康的措施。

不論在古代希臘羅馬人的私人或公共生活，衛生保健都具有相當重要的地位。衛生學及研究如何依個體情況調整飲食和生活方式的營養學，不僅做爲一般健康生活的指引，更是構成古希臘醫學的主要部分。在希臘和羅馬，此種學說的內容，包括以洗浴和運動來強身健體，以及爲了消除有害的環境因素和維持健康而實施的各種預防措施。

希臘人和羅馬人對清潔的大量需求反映在龐大的耗水量上，而工程浩大的中央供水設備則滿足了此一需求。每個貴族的房子裡都配有淋浴設施；主人會爲客人準備泡澡用的溫水、浴後塗膏及按摩服務。一般而言，當時常見的是河水浴和海水浴。此外，羅馬人還進行溫泉浴和冷水浴；發汗浴、礦泉療養浴也很普遍。同樣的，體操和美容也屬於促進健康的一部分。至於有害健康的環境污染現象，則以勤於清除糞便和垃圾來改善。

插圖6a：古希臘人保養身體：淋浴和塗抹乳膏。
古希臘瓶畫。出處：《醫學史》（*Geschichte der Medizin*），柏林，一九五七年。

插圖6b：古希臘的健康守護神許革雅及三位姐妹。
根據約翰納斯．薩姆布庫斯（Johannes Sambucus）編輯的一本有醫生畫像的對開本中一幅十七世紀初佚名的銅版畫繪製。重繪者：庫爾特．昆澤（Curt Kuntze），羅斯托克（Rostock）。

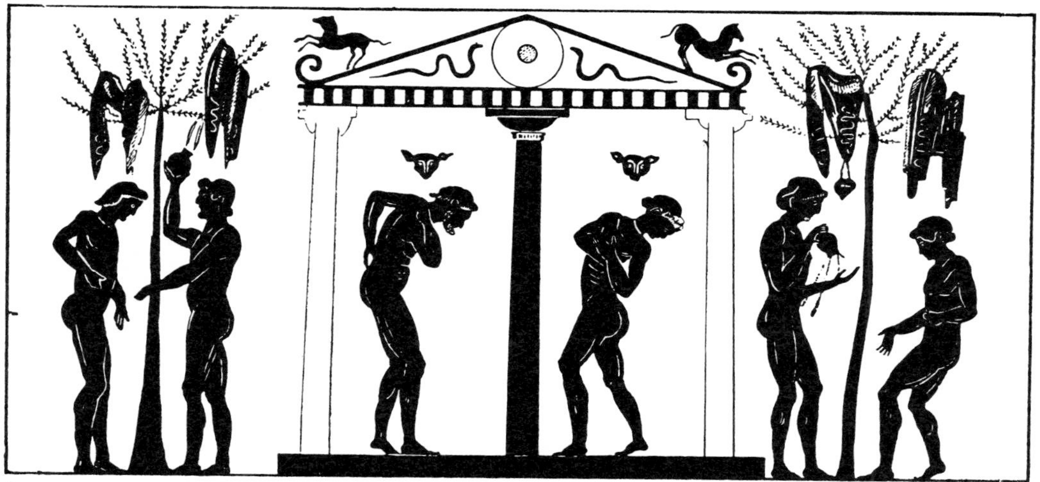

6a

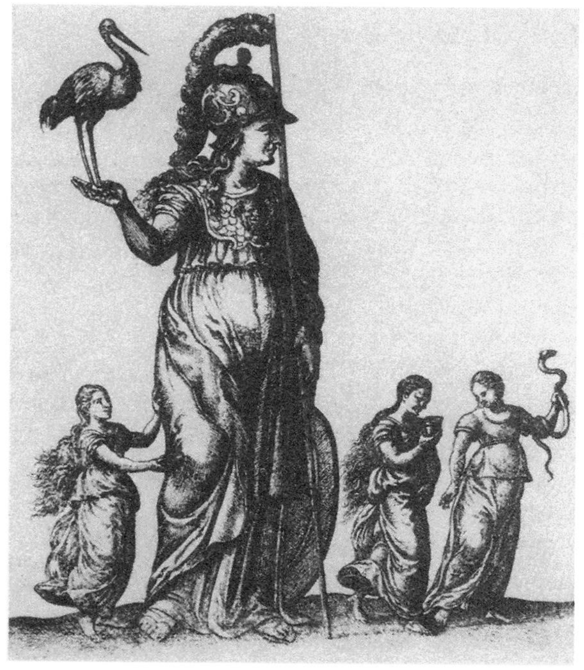

6b

7.奧林匹亞的美善合一

標題中源自希臘語的「美善合一」，描繪了古希臘的教育理想：高貴的青年在成長時期儘可能接受最好的體、智、德教育，以成爲具責任感的城邦公民。在造就「健美、優秀」的公民的努力中，體育運動占有重要地位，各式體育競賽便是很好的證明，尤其是希臘人爲了敬拜最高神靈宙斯而在奧林匹亞每四年舉行一次的體育運動會。由獲勝者名單我們可以確定：最早存在的古希臘奧林匹克運動會是在西元前七七六年舉行的，當時只有希臘自由民出身、無暴行記錄、未曾褻瀆神靈的人才能獲准參加；每位參賽運動員必須在居住地進行十個月的艱苦訓練，並在奧林匹亞證明自己的競技體育能力。

練習的場所稱爲「Gymnasien」(競技場訓練)，源自希臘語「gymnos」(赤裸)，因爲運動員訓練時都赤裸著身子。負責訓練的教練員稱爲「競技教師」(Gymnast)，他們是經驗豐富的體育教師，同時也具備醫藥知識，以便掌握運動員的身體狀況，在訓練中指導運動員合理飲食，或在運動員受傷時施行急救。競技教師都有醫療輔助員提供協助，他們負責清理傷口、用繃帶和紗布墊做包紮。至於運動員能否參加運動會，決定權保留於在最後準備階段才現身的裁判員手中。

在男性青年的體育運動中累積的醫療經驗，促進了古希臘醫學科學的發展。由於了解體育鍛鍊對增進與保持健康的價值，以及健康生活方式對疾病具有預防的效果，因而衍生出包括洗浴、按摩、運動治療，以及食療、衛生措施等的體育治療系統理論，尤其是透過治療骨折和其他各種運動傷病的措施，外科因而獲得相當大的進展。

插圖 7a：古代奧林匹亞的復原圖。
依雷倫德（G. Rehlender）的原畫製作的木版畫，署名不清。出自：伯恩特．卡爾格－德克爾（Bernt Karger-Decker）《奧林匹克運動會史》（*Aus der Geschichte der Olympischen Spiele*），萊興巴赫地區，一九七二年。

插圖 7b：古希臘競技訓練場的一幕：為運動員進行腳部按摩。
柏林夏洛騰堡宮（Berlin-Chorlottenburg）古希臘館所收藏約西元前五〇〇年高腳杯上的繪畫。出自：卡爾．布呂梅爾（Carl Blümel）《古希臘人的運動》（*Sport der Hellenen*），柏林，一九三六年。

插圖 7c：古希臘運動員已在保養身體。左邊的年輕人向手上倒保養油，右邊的同伴脫下罩袍。
出處同插圖 7b。

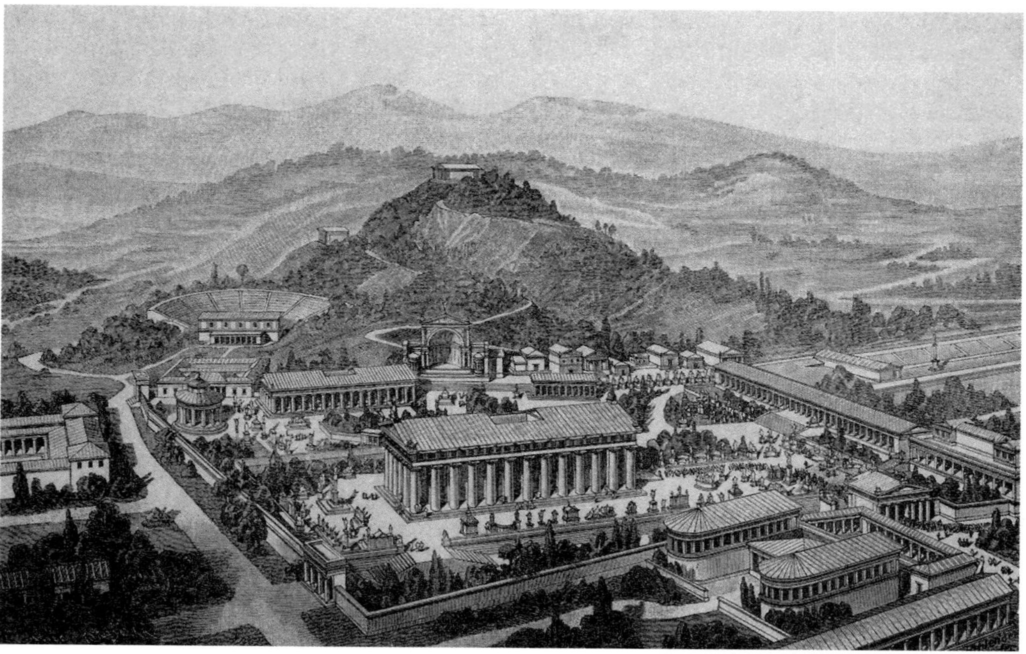

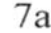

7a

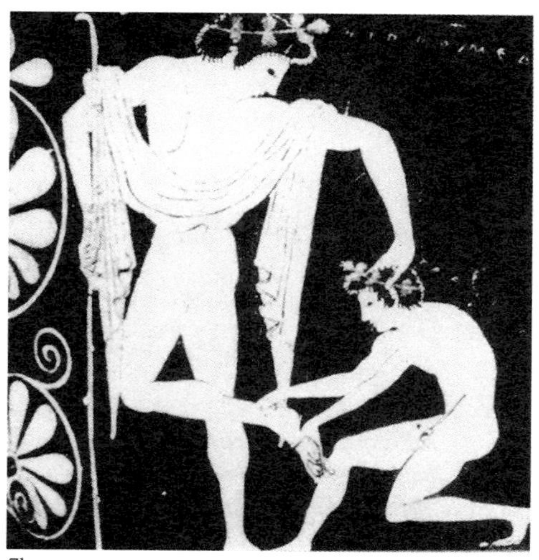

7b

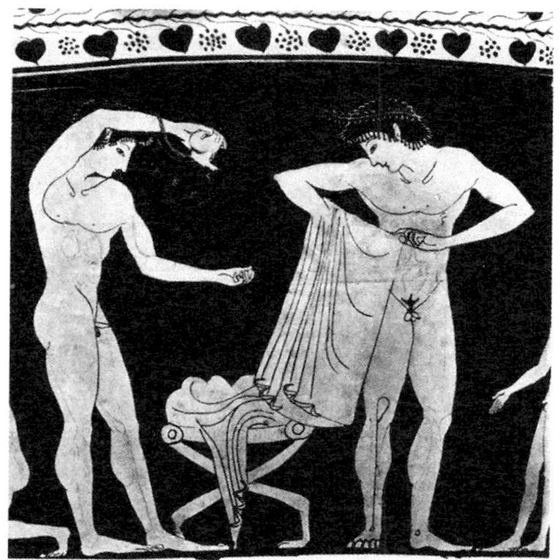

7c

8.醫神廟中的醫療活動

奧林匹亞諸神贈與古希臘人最大的禮物是健康。古希臘人將阿波羅神的兒子阿斯克勒庇奧斯當成醫神，屬於他的第一座神廟，建於其出生地帖撒利亞地區雷塔尤斯河（Lethaios）旁的特利卡（Trikka），遭受各種病痛折磨的希臘公民都會前朝拜，接受誘導式心理治療。

由於只有「純潔的人」才能獲准進入阿斯克勒庇奧斯神廟，於是尋求治療者必須先在神廟前經過滌清罪孽、齋戒、獻祭的過程，再依照宗教儀式列隊，準備即將進行的治療儀式。隨後，他們在神廟祭司指引下進入某個特殊房間，在房內諸神畫像下就寢，隔天早晨向祭司報告前夜的夢，此時，據信受神委託的祭司除了對病人釋夢外，也會施以治療。

治療的程序主要由水療、氣療、塗抹膏藥、按摩、灌腸、洗腸、運動和食療組成。配合這些生理治療措施的是心理治療法，例如：注意力的轉移。此外，神廟裡也會進行外科處理，但非由祭司本人執行，而是由地位較低的醫療助手操作。

恢復健康後，病人不僅藉由祭祀物品來感謝神靈，還會獻上貴重的還願品，特別是治癒部位的仿製品，這些仿製品依病人的地位和財力而有著不同材料，例如黏土、大理石、象牙或昂貴的寶石。阿斯克勒庇奧斯神廟中的醫療活動類似民間節慶：病人接受治療時，陪同前來者就在廟會的商販、喜劇演員和辯論家間遊逛，其樂無窮。古希臘喜劇作家阿里斯托芬（Aristophanes）曾在其劇作中揶揄這類的崇拜祭禮，認爲純粹是江湖郎中的手法；如果他的話可信，那麼從阿斯克勒庇奧斯神廟中的醫療活動演變成醫療詐術的例子似乎不少。

儘管如此，柏林著名的醫學史學家格歐．哈里希（Georg Harig）教授認爲：「雖然祭司治療病人時運用了神祕的力量，但他們積累的大量經驗式知識代代相傳，因此阿斯克勒庇奧斯神廟中的治療活動也逐漸具有了理性的特性。」

此後的幾個世紀，除了特利卡外，其他地方也出現了阿斯克勒庇奧斯神廟，其中尤以埃皮道羅（Epidauros）和科斯的神廟最爲著名。在科斯，對阿斯克勒庇奧斯的崇拜後來發展爲城邦崇拜，城邦行政機構所做出的決議，均存放於阿斯克勒庇奧斯神廟。

插圖8a：科斯的古希臘阿斯克勒庇奧斯神廟。
以邁耶爾—施泰內克的石膏模型為基礎的復原圖。出自：《德國紅十字會》，德勒斯登，一九七五年第七期。

插圖8b：阿斯克勒庇奧斯神廟之眠，阿斯克勒庇奧斯為熟睡中的女病人治療，身後是他的女兒許革雅。
拜里厄斯（Piräus）的阿斯克勒庇奧斯神廟石雕，西元前四世紀。原件存於拜里厄斯考古博物館。出自：卡爾格—德克爾《戰勝疼痛：麻醉和局部麻醉史》（*Besiegter Schmerz-Geschichte der Narkose und der Lokalanästhesie*），萊比錫，一九八四年。

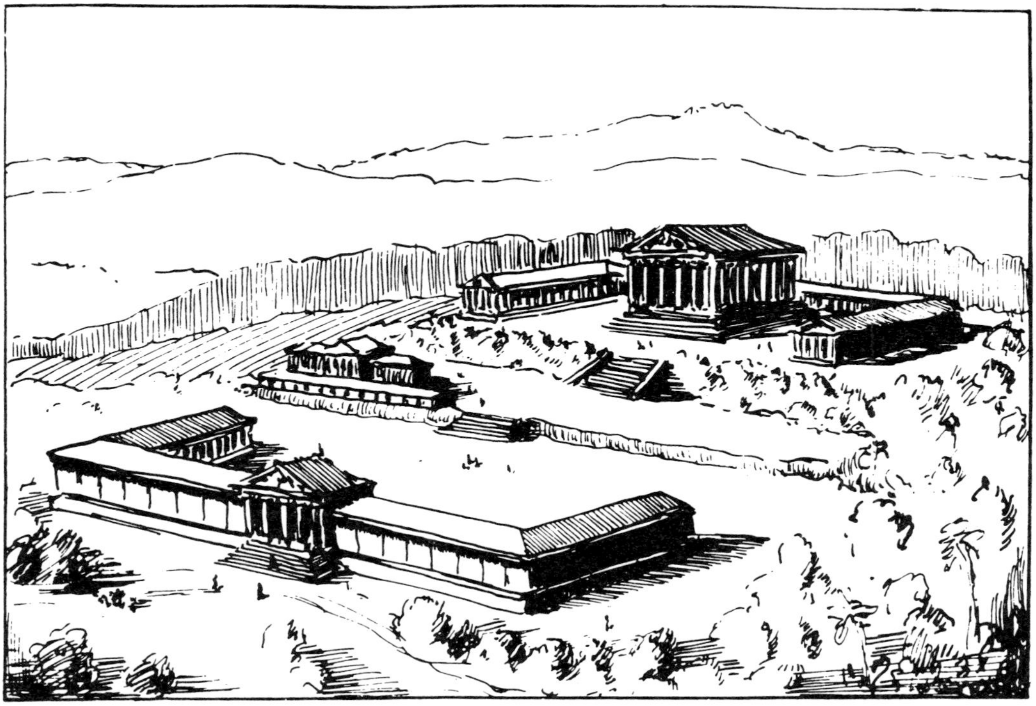

8a

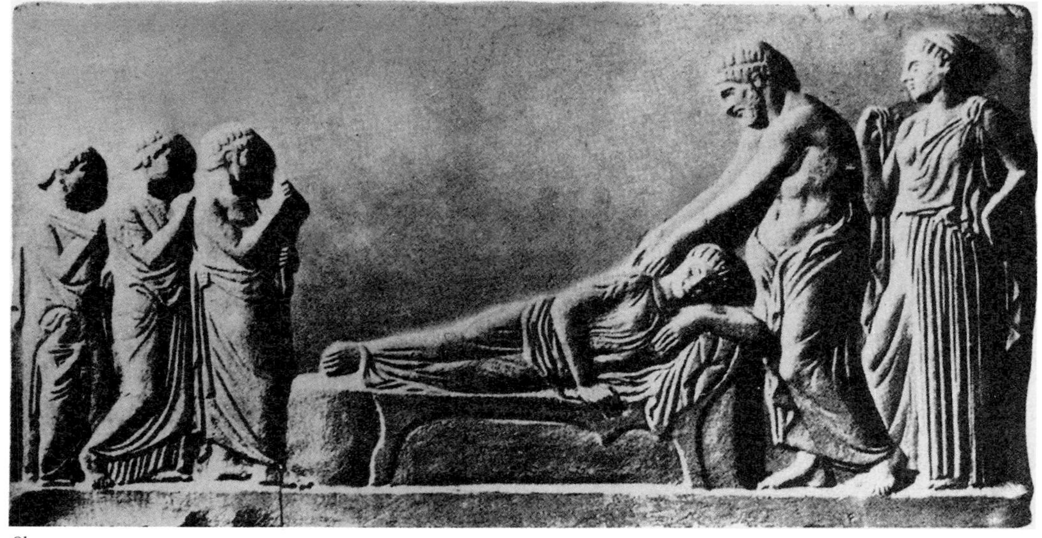

8b

9.獻給醫神的謝禮

在古希臘神祕的宗教式醫學時代，人們將疾病的起因和痊癒多歸因於特殊神靈或魔鬼的作用，因此，當時的病人在癒後習慣前往神廟獻祭，藉此向「冥冥之中的神力」表示感謝，而用來還願的祭品，大多是價格不菲或充滿藝術感的軀體仿製品，人們將其放在神廟祭壇旁，由祭司呈獻以表忠實的敬仰。無數存留下來的還願祭品，讓後世得以了解古希臘人對疾病的看法，以及當時的疾病治療與罹病情況，對醫學史研究而言，這些祭品成爲不容忽視的文化史文獻。古希臘遺蹟中最經典的祭祀浮雕之一，應是雅典阿斯克勒庇奧斯神廟中一件表現病人靜脈曲張的腿部浮雕，這個較原寸放大數倍的立體浮雕，描繪病人以雙手緊抓著病腿的情景，大約製於西元前四〇〇年左右。此外，陶土、合金、金、銀和象牙等，都是當時祭品常用的材料。

最初被指爲異教習俗而遭厭憎的奉獻儀式，從中世紀開始反而成爲基督教的一部分；這些還願的祭祀品，只要同時具有反映醫療方式的價值，大部分也都成爲文化史的關注對象，例如：成功的白內障手術、有驚無險的脫臼復位手術、大膽冒險施行的腹部手術等等。奧地利佛克馬克（Volkermarkt）的市立教堂所保存的一幅還願畫，便具有雙重重要意義；一九五八年第三十期的《治療學報》（*Therapeutische Berichte*）上刊登了此畫，根據學報記載，畫中描繪的是一七六三年十月十六日，一位外科醫生爲議員施行臍疝（Nabelbruches）手術，在鬼門關前搶救病人的情景，在場的還有市立醫院的醫生。儘管當時的醫生還不懂無菌手術和麻醉術，但在這次風險極高的手術中，患者並未出現併發症，因此七個星期後便康復了。即使只從室內的描繪效果來看，這幅還願畫還是相當值得注意的。

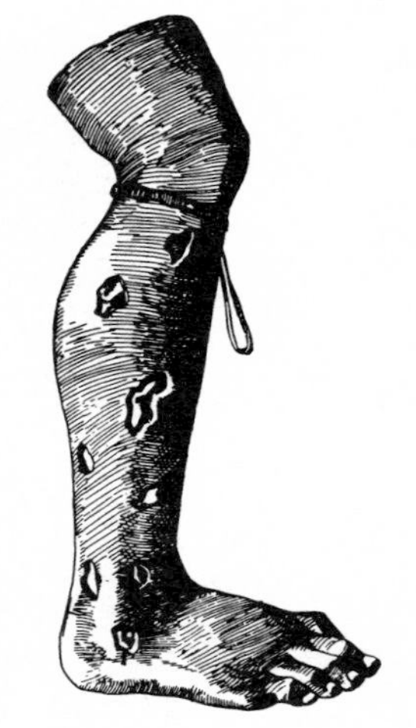

9a

插圖9a：一個腿病患者的祭祀品。
出自：希伯雜誌（*Ciba*），一九三五年第二十六期。

插圖9b：一七六三年十月十六日，市立醫院醫生科格爾（Kögel）在場，外科醫生約瑟夫．馮．謝德威爾（Joseph von Schedwill）為議員馬蒂亞斯．帕赫（Marthias Pacher）施行臍疝手術。
出自：《治療學報》，拜爾－勒弗庫森，一九五八年第三十期。

插圖9c：一個古希臘眼疾患者的祭祀品。
出處同插圖9a。

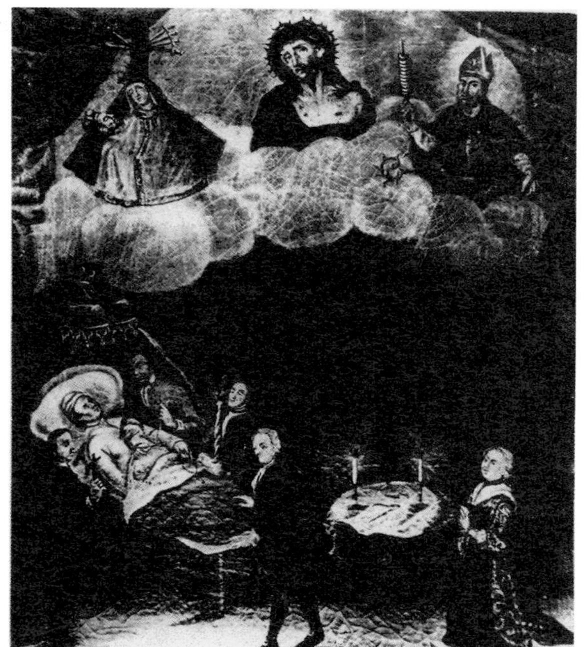

9b

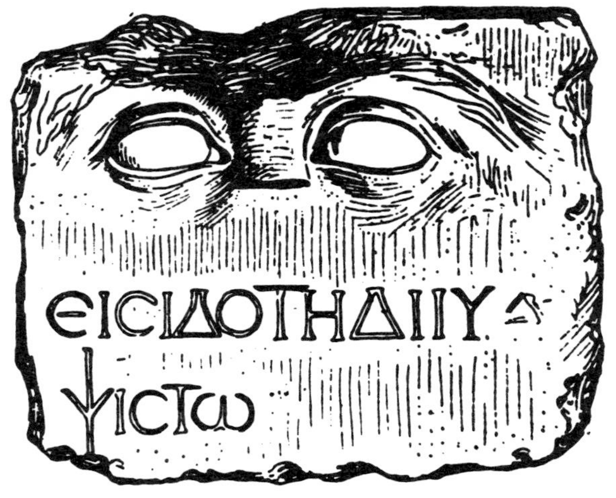

9c

10.爲蘇格拉底準備的毒藥杯

西元前三九九年初，雅典人震驚地獲悉：備受推崇的白髮哲學家蘇格拉底以褻瀆神靈及誤導青年之名被定罪，並以服毒來執行死刑。雖然他嘗試向五百多名法官及陪審員說明眞相，辯駁對方的指控，企圖說服他們相信自己是無罪的，但仍徒勞無效。儘管如此，蘇格拉底仍爲自己一生品行端正而自豪，鄙視以阿諛奉承甚或博取同情的演講出賣自己而獲得自由的做法。

這位七十一歲高齡的老人心情愉快、從容不迫地走進監獄。死刑執行前，他必須在此地待上一整個月，因爲當時雅典正進行祭拜阿波羅神的活動。一個月後，執刑官遞上毒酒，蘇格拉底沈著地以略帶嘲笑的口吻問：「那麼，我最親愛的朋友，我該怎麼做呢？」「很簡單，」執刑官答道：「喝下去，然後來回走一走，直到你覺得大腿發沉時就躺下。」蘇格拉底毫無畏懼地一口喝下了毒酒。當他看到周圍的朋友哭泣時，便要他們向醫神阿斯克勒庇奧斯獻上一隻公雞，作爲感謝祂讓自己「重獲健康」的獻祭——在蘇格拉底眼中，死亡意味著重獲健康。

根據蘇格拉底的學生柏拉圖的描述，蘇格拉底「在監牢裡走來走去，最後因四肢沉重而躺了下來。獄卒使勁按壓這位死刑犯的腳，問他是否有感覺，蘇格拉底的回答是否定的。然後，執刑官按壓他的小腿，問了同樣的問題，隨即又按壓其身體，『當毒藥來到心臟，』蘇格拉底無動於衷地說：『痛苦就結束了。』」由此可知，蘇格拉底是在意識十分清楚的情況下，感覺身體肌肉漸趨冰冷僵硬，終至痲痺。

按照現代毒理學的解釋，斑點毒芹中含有一種名爲毒芹鹼的生物鹼，可使人呼吸痲痹，從而導致死亡。古希臘醫生將這種植物稍加煎煮製成藥劑，用來緩解病人的疼痛或治療痙攣；或者，他們將它製成膏藥和熱藥糊，用來治療疼痛難忍的腺體腫大或神經炎病症。中世紀末期，因爲用這種毒藥治病或致死的劑量難以掌握，人們遂將它從醫藥用植物名單中剔除了。

插圖 10a：蘇格拉底的最後時刻。
根據雅克—路易．戴維（Jacques-Louis David）的油畫製作的木刻版畫，作者克洛茨伯格（Ch. Kreutzberger），一七八七年。出自：卡爾格—德克爾《毒藥、巫婆膏、愛情之飲》（*Gifte, Hexensalben, Liebestränke*）萊比錫，一九六七年。

插圖 10b：斑點毒芹，含有致命的毒芹鹼。
套色木刻版畫。出自：約瑟夫．佩茨卡（Josef Pecirka）《奧地利與德國的有毒植物》（*Die Giftgewächse des österreichischen Kaiserstaates und Deutschlands*），布拉格，一八五九年。

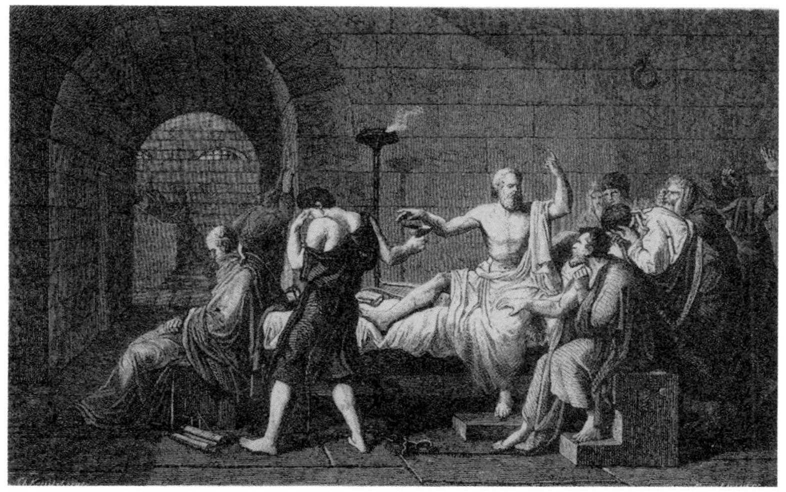

10a

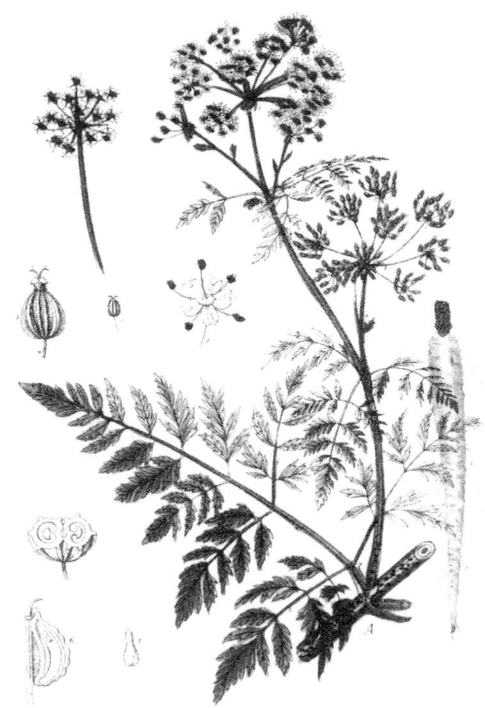

10b

11.希波克拉提斯誓言

「我向醫神阿斯克勒庇奧斯發誓，……遵守爲病家謀利益之信條，並檢束一切墮落和害人行爲」，以上是舉世聞名的醫師誓言主要內容，此誓言與古希臘著名醫療科學創建者希波克拉提斯（西元前四六〇～三七〇年）有密切的關係。

古代史學者證明，所謂「希波克拉提斯誓言」並非出自希波克拉提斯本人，而是源自位於愛琴海附近的科斯島上一所享有盛譽的醫學院，只是希波克拉提斯——亦即院中最出色的代表人物——賦與此誓言最終且爲後世所沿用的形式。

此誓言分爲兩部分，依照前蘇聯醫學史學家斯拉布多夫斯基（Slabudowski）的觀點，誓言「明顯反映了醫師在蓄奴社會（正如在每個剝削階級統治的社會中）的矛盾地位」。

對後世而言，誓言的前兩段內容與當時的同業公會誓言相似，因而只具紀念價值；其後的倫理要求，則逐漸演變爲醫事行爲的黃金準則，其中的最高準則是：做爲眞正的醫生，絕不允許在重症病人對生命絕望而求死時，提供病人致命藥品。同時，醫生不應施行自己沒把握的手術。此外，醫生應對職業祕密保持絕對沈默，在出診時不能做出有損名譽的行爲。只要認眞遵守此誓言，行醫時將會獲得幸福的滿足感；倘若違背《誓言》，將背負永世恥辱。數千年來，尤其是堅信一神教的民族，把希波克拉提斯誓言中的理想視爲神的意志的展現，並將其融入信仰之中。

插圖 11a：古希臘聲名卓著的醫療科學創建者希波克拉提斯、希臘羅馬醫生蓋侖（Galenos），以及中世紀醫學界經院派學者。
出自：奧托．布斯倫費爾德（Otto Brunsfeld）《醫學圖畫目錄》（*Catalogus illustrorum medicorum*），史特拉斯堡，一五三〇年。

插圖 11b：《希波克拉提斯文獻》拉丁文初版的扉頁，內有《希波克拉提斯誓言》，羅馬，一五二五年。
出自：《醫學史》（*Geschichte der Medizin*），柏林，一九五七年。

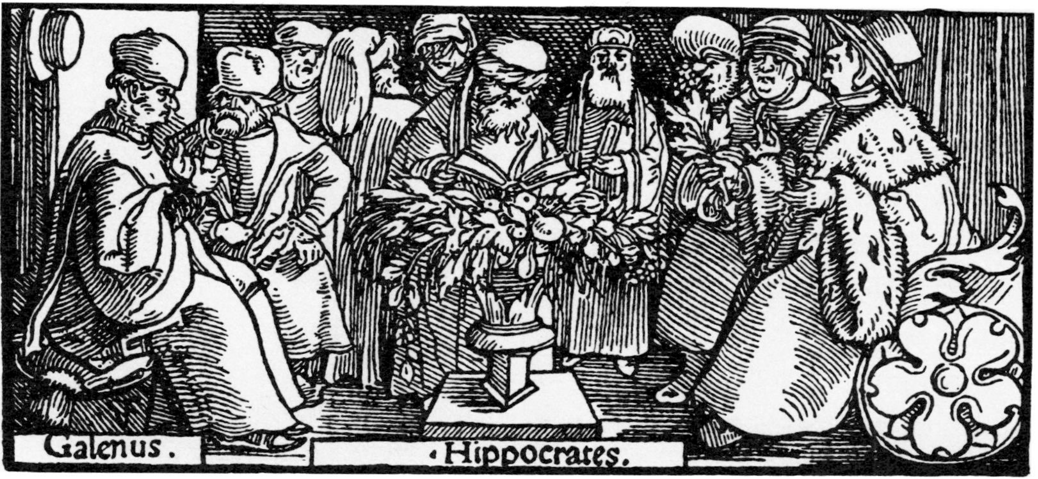

11a

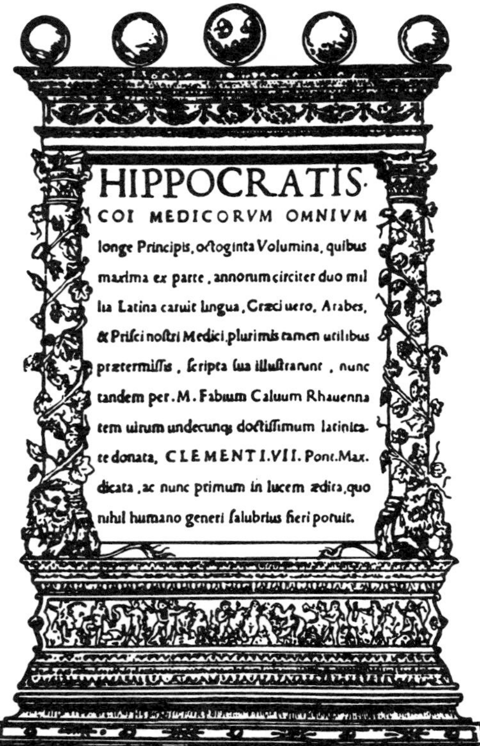

HIPPOCRATIS

COI MEDICORVM OMNIVM

longe Principis, octoginta Volumina, quibus maxima ex parte, annorum circiter duo mil lia Latina caruit lingua, Græci uero, Arabes, & Priſci noſtri Medici, plurimis tamen utilibus prætermiſſis, ſcripta ſua illuſtrarunt, nunc tandem per. M. Fabium Caluum Rhauenna tem uirum undecunq; doctiſſimum latinita-te donata, CLEMENTI. VII. Pont. Max. dicata, ac nunc primum in lucem ædita, quo nihil humano generi ſalubrius fieri potuit.

11b

12.希波克拉提斯治療台

西元前三○○年左右，埃及亞歷山卓城的醫生將許多醫學文獻編纂成《希波克拉提斯文獻》(*Corpus Hippocraticum*)時並未加以署名，因此後來人們只能推測其中哪些部份是由希波克拉提斯親撰；目前，咸認一些有關外科的記錄大致出自其手，尤其是其中的專論《談關節復位》(*Über das Einrenken der Gelenke*)。

處理脫臼是希波克拉提斯外科手術的傑作，其中某些方法歷久不衰。希波克拉提斯和他的學生能如此成功，想必對人體解剖學、人體支撐與運動的機制已有相當程度的了解。在宗教嚴禁解剖研究的時代，這是十分令人驚訝的。

「牽引梯」見證了希波克拉提斯在牽引療法的高超技能。世人對它的了解，主要來自於西元前一世紀希臘醫學家基奇恩的阿波羅尼奧(Apollonios von Kition)對希波克拉提斯有關關節著述的圖解評論。從書中的兩張插圖可清楚看出，病人被綁在兩根梯樑上，頭部朝上或朝下，二位醫療助理借助繞過承軸的粗繩的力量往高處做牽引。

希波克拉提斯治療台既可當成牽引梯，也可做爲牽引床使用。他將它用來治療脫臼和骨折，進行各類骨科療程。幾千年來，這項發明不斷引起話題、吸引追隨者，甚且激發後人靈感，造出更時髦且能滿足特殊治療需求的治療台。

例如，根據文藝復興時期的繪畫作品，我們了解當時的醫生依不同的牽引法來使用希波克拉提斯治療台，包括立式、梯式，或者水平床式；使用水平床式治療台時，病人須仰躺或俯臥以接受牽引治療。

最後補充一則奇聞：原本沒沒無聞的法國外科醫生丹尼．傅尼葉(Denis Fournier)，因於一六八三年建議以令人反感作嘔的刑台做牽引治療而聲名大噪。

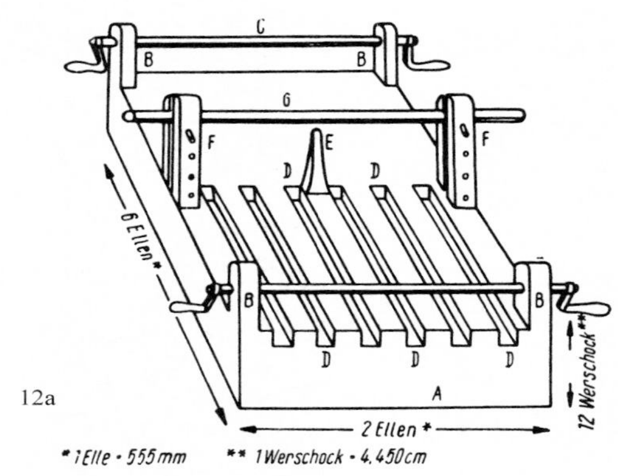

12a

插圖12a：希波克拉提斯設計的治療台，用來做牽引治療，並以他的名字命名為「希波克拉提斯治療台」。
佚名。出自：《德國紅十字會》(*Detusches Rotes Kreuz*)，德勒斯登，一九八六年第一期。

插圖12b：科斯的希波克拉提斯。
根據半身塑像繪製的畫像，繪者不詳。出處同上。

插圖12c：十世紀阿拉伯外科學大師阿布卡齊斯(Abulcasis)筆下的脊柱復位手術。
原圖來自收藏於奧地利國家圖書館古抄本，羅伯特．赫里格爾(Robert Herrlinger)《從古代至一六○○年左右的醫學繪畫史》(*Geschichte der medizinischen Abbildung von der Antike bis um 1600*)，慕尼黑，一九六七年。選自：哈里希－圖茨克－溫特(Harig-Tutzke-Winter)《醫學史》，柏林，一九八○年。

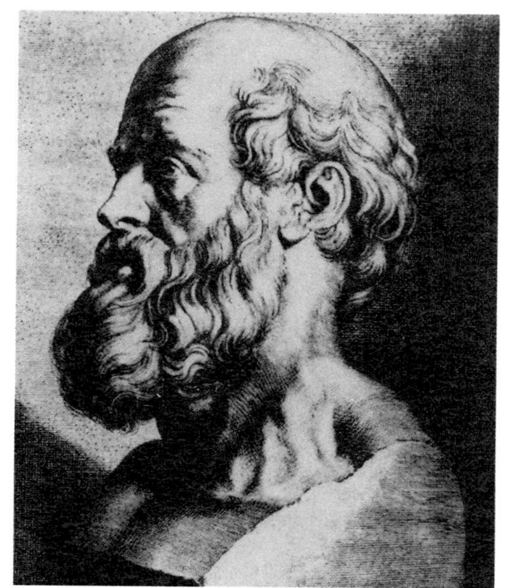

12b

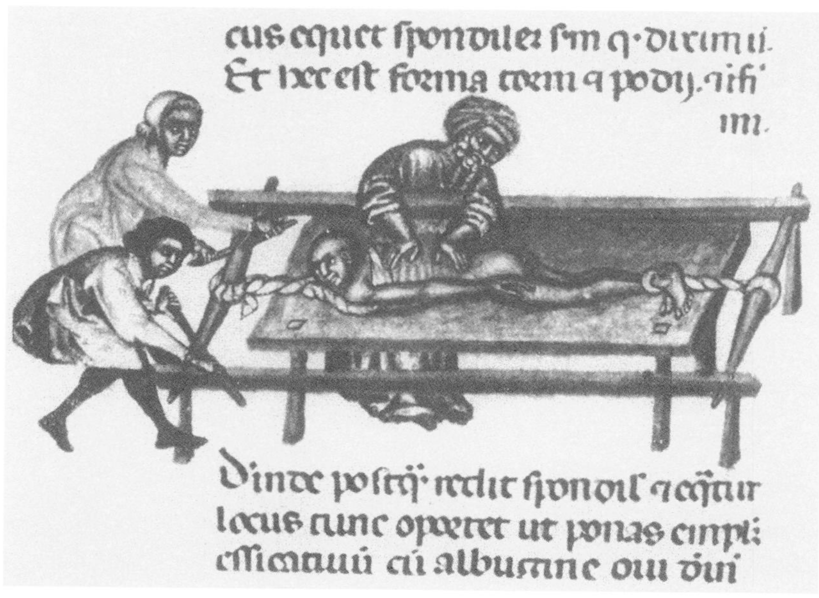

12c

13.四種氣質

出生於西西里島阿克拉伽（Acragas）的希臘哲學家恩培多克勒（Empedokles，西元前四九五～四三五年），創立了火、水、氣（乙太，Ather）、土等四種原始元素理論。他認爲，這幾大元素在愛的原力下「混合」成一體，以及在恨的原力下「四散分離」，而這兩種特性則主宰著世界萬物的變化與消亡。這四種導致宇宙輪迴運動的基本元素，與希波克拉提斯體液病理學說中的熱、濕、冷、乾四個初始性質相互呼應。希波克拉提斯體液病理學說認爲，疾病皆因血液、黏液、黃膽汁及黑膽汁等四種體液的混合失衡而起，而健康的根本，須奠基於和諧的混合體液平衡。

希臘哲學家亞里士多德（西元前三八四～三二二年）爲上述二者的四元素理論加以增補，同時也影響了曾支配醫學觀點千餘年的古希臘羅馬醫生蓋侖（Galenos，一二九～一九九年左右）的生理學理論。蓋侖將希波克拉提斯體液學說進一步發展，認爲在生活或環境因素作用下，某種體液或初始性質會產生主導作用，導致情緒易於激動與感覺失衡（即影響精神狀態）。他的想法後來發展成爲「四種氣質」學說（Die Lehre von den vier Temperamenten）。「氣質（Temperament）」的概念源自於拉丁語「temperamentum」（適當的程度）和「temperare」（適當）。

古希臘人把人分爲四種氣質：活潑開朗、無憂無慮的樂天派；心情憂鬱、常感沮喪的「黑膽汁型」多愁善感的人；容易激動、性情暴躁、行動積極的「黃膽汁型」易怒者；以及行動遲緩、不易動情的冷漠者。依照希波克拉提斯的體液學說，最後一種人之所以具有那樣的氣質，是因爲血液中的黏液過多。在前蘇聯生理學家巴甫洛夫（Pawlow，一八四九～一九三六年）經由動物試驗發現且詳盡闡述的所謂「神經類型」學說中，不難發現與古希臘的氣質生理學有某些相似之處。

插圖 13a：四種氣質的人圍坐一桌，左起：樂天派、易怒者、多愁善感的人、冷漠者。
杜非諾依（Dufrenoy）的法國畫。出自：《德國紅十字會》，德勒斯登，一九八九年第五期。

插圖 13b：樂天派。
德國第一部曆書中的木刻版畫，奧格斯堡（Augsburg），一四八〇年。出自：海因茨．蒂勒（Heinz Thiele）《哥德時期的生活》（*Leben in der Gotik*），慕尼黑，一九四六年。

插圖 13c：多愁善感的人。
出處同插圖 13b。

插圖 13d：易怒者。
出處同插圖 13b。

插圖 13e：冷漠者。
出處同插圖 13b。

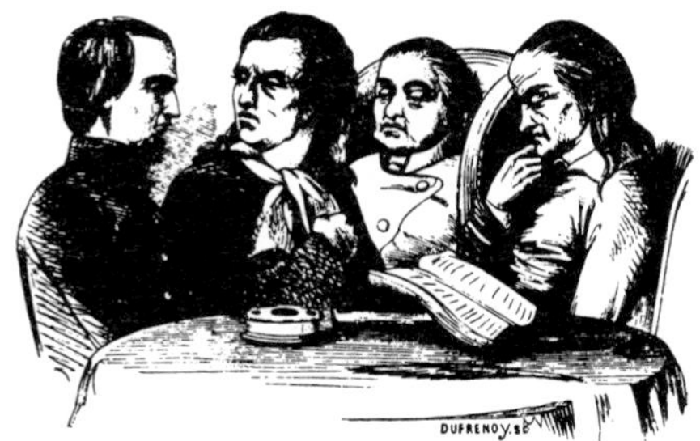

THE FOUR HUMAN TEMPERAMENTS

QUATUOR HUMORES HUMANO CORPORE CONSTANT : SANGUIS CUM CHOLERA, MELANCHOLIA QUOQUE, PHLEGMA. According to the Salerno School : "Those of sanguine temperament, servants of Venus and favourites of Bacchus, have a jovial humour... the choleric man has a bold heart but a lean body, slender and sickly. ... The melancholic person, of a sombre and sometimes crabbed humour, is diligent in his studies, but sleeps badly and broods over his plans with stubborn concentration. ... As for the phlegmatic person, he is short of stature, broad and thick-set and frigidly resists all forms of agitation..."

13a

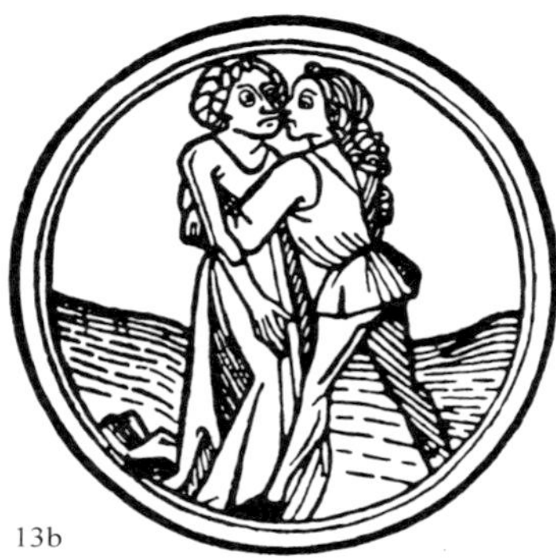

13b

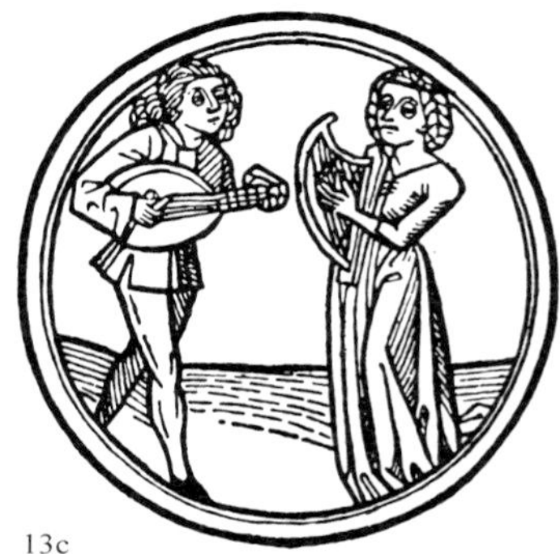

13c

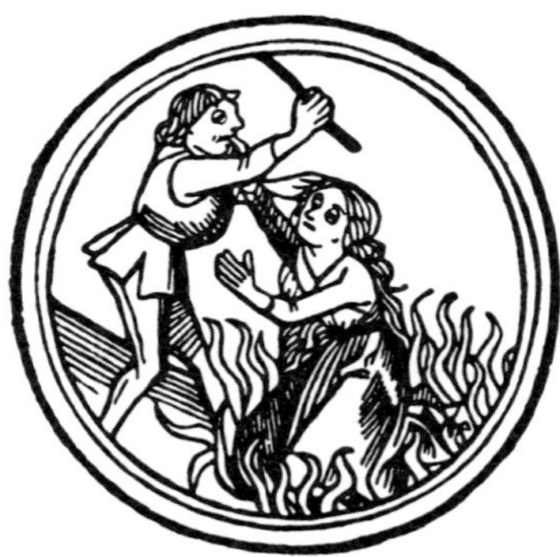

13d

13e

14.古希臘的萬靈藥——羅盤草

羅盤草（Silphion）是古代最有名的經濟作物之一。據信這種生長於北非凱里尼（Kyrene，今利比亞）的傘形花科植物，早在西元前七世紀就由在當地建立希臘殖民地的多立斯人引入種植。由於地中海沿岸其他地區都無法種植極爲依賴氣候條件的灌木，凱里尼人遂得以壟斷羅盤草的擁有權，將它加工製成新鮮美味的食品或藥品進行世界貿易，造就了他們傳奇性的財富。

從當時一個普通酒碗上的黑像瓶畫，就可明白出口羅盤草對凱里尼人經濟的重要性。此酒碗是一八三〇年左右從烏爾茨（Vulci）附近伊特拉斯坎的某處墓地裡發掘出來的，收藏於巴黎國家圖書館的硬幣保存室。酒碗上的圖中有一艘船，看守員正在甲板上嚴格監督裝滿貴重商品的草袋過秤、包裝和裝船，坐在一旁的是國王阿凱謝拉（Arkesilas），此酒碗正是發掘者依國王的名字而命名的。而各種鑄有羅盤圖案的 凱里尼硬幣，也同樣反映了當時羅盤草的價值。

古希臘羅馬人把這種植物的葉子當作蔬菜，花和嫩莖則製成開胃沙拉，根磨成粉後，可作爲醬汁和味道濃重的調味料；根莖切開後流出的樹汁狀乳汁，則成爲萬靈藥。根據西元七九年喪生於維蘇威火山爆發的羅馬大作家普林尼（Plinius）的記載，當時的醫生會給年長者開立這種藥，主要用來治療神經痛、頸胸疾病、咳嗽或聲音沙啞、側胸刺痛、食欲不振和消化不良等症狀，服用時，先以酒或水加以溶解。如果把它製成藥膏，則可敷在患處治療傷口、腫痛，甚至化解蛇毒或蠍毒。古希臘時代末期，入侵凱里尼的游牧民族滅絕了這種植物，羅盤草就此消失，直到今天，人們再也無法認出它來。

插圖 14a：拜爾卡（Barka）出土的凱里尼銀幣，正面為阿蒙（Ammon）頭像，反面為羅盤草叢俯視圖。
出自：施帕默出版社《圖解世界歷史》第一卷，萊比錫，一八九三年。

插圖 14b：國王阿凱謝拉監督凱里尼主要出口品羅盤草的過秤、裝船情況。
根據保存於巴黎羅浮宮、西元前五六〇年左右的阿凱謝拉碗上的圖畫繪製。出自：《布洛克豪斯大百科全書》第一卷（Der Groβe Brockhaus, Band Ⅰ），萊比錫，一九二八年。

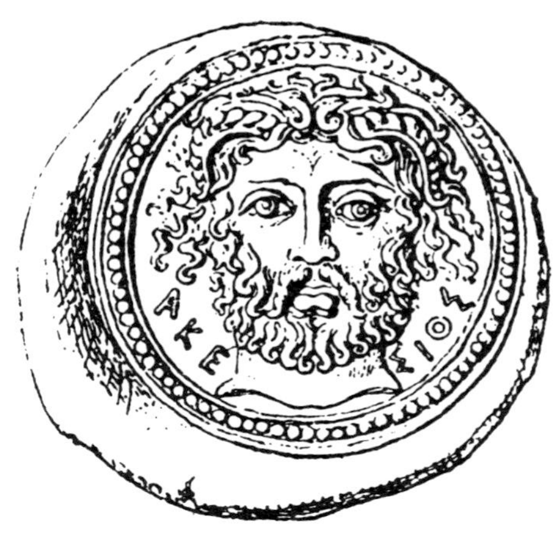

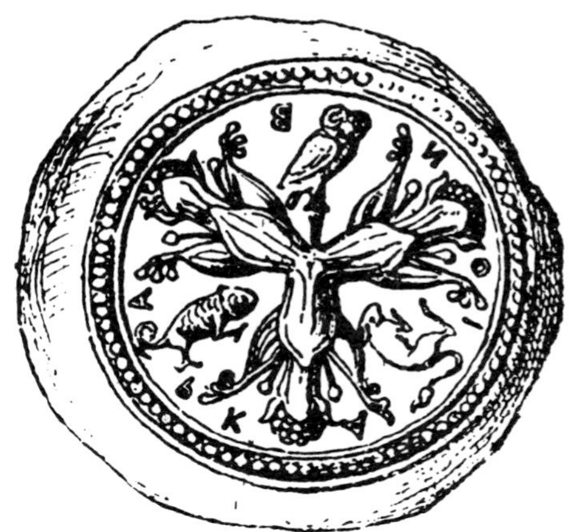

14a

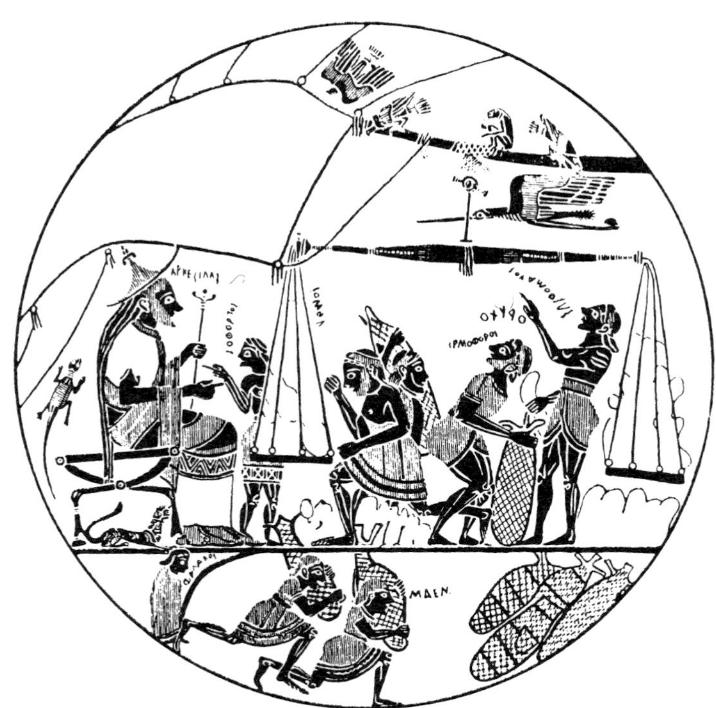

14b

15.做爲食物與藥物的蜂蜜

從原始時代開始，人們就將蜂蜜視爲大自然饋贈的美味禮物。起初，古希臘人從野蜂棲身的空樹幹和岩石洞中收集蜂蜜，隨後才逐漸開始進行系統化的蜜蜂養殖活動。

通過養殖，希臘人獲取產量穩定且豐富的蜂蜜。他們將蜂蜜當成營養豐富的食物，稀釋後做爲飲料，治療某些疾病時，它則是有效的藥物。

塔吉克裔阿伯拉醫生阿維森那（Avicenna，九八〇～一〇三七年）認爲，蜂蜜有提神醒腦、增進食欲、促進消化及增強記憶的功效。古代印度人則認爲，經常食用蜂蜜可以達到美容和強身的功效；蜜蜂因具治癒疾病的能力而被印度人視爲值得尊敬的神靈創造物。在古埃及神話中，蜂蜜源自於太陽神（Rê）的眼淚；除了用來做爲甘味劑、飲料及食品外，尼羅河兩岸的居民還將它當成藥膏，用來治療眼疾、皮膚炎和傷口。以色列國王所羅門（Salomo，西元前九九〇～九二五年）在他的箴言集中說道：「食用蜂蜜吧，吾兒，因它有益健康！」同時代的猶太人在登門拜訪時，一般會帶上蜂蜜當作禮物，以博取主人的好感。希臘和羅馬人則把蜂蜜視爲酒神狄奧尼索斯（Dionysos）或巴克斯（Bacchus）的發明；醫生們喜歡在羊奶裡添加蜂蜜做爲嬰兒的營養品，或用純蜂蜜使新生兒排泄胎便，更將蜂蜜當成鎮靜和安眠藥物來使用。

希波克拉提斯曾列舉一長串使用蜂蜜的藥方。他的建議有一大部分也爲中世紀修道院的醫生所採納。醫術高明的女修道院院長希爾德加德．馮．賓根（Hildegard von Bingen，一〇九八～一一七九年）尤其提倡婦女食用蜂蜜，以治療四肢顫抖和月事不調。而享有盛名的巴拉塞蘇斯（Paracelsus，一四九三～一五四一年）也在作品《談自然萬物》（*Von den natürlichen Dingen*）中大加推崇蜂蜜治療法。

現代醫學發現，蜂蜜中除了碳水化合物外，還有其他具特殊療效的成分，尤其是抗菌性的抑制素、特別能促進心臟或胃腸功能的組織激素乙醯膽鹼，以及人體內不可缺少的礦物質、微量元素、有機磷酸鹽、香精油和氨基酸。蜂蜜對治療胃腸、心臟、肝膽等疾病，以及黏膜炎、咳嗽、流鼻涕、發炎、痙攣等都有助益，同時還能協助健康的生物提高對疾病的抵抗力。

插圖15a：古埃及的養蜂人。
臨摹自西元前二四〇〇年建造的墓穴中畫作。出自：《德國紅十字會》，德勒斯登，一九八六年第十二期。

插圖15b：工作中的養蜂人。
一五〇二年維吉爾（Vergil）的木刻版畫，史特拉斯堡。
出自：古斯塔夫．弗萊塔格（Gustav Freytag）《德國歷史圖繪》（*Bilder aus der deutschen Vergangenheit*），萊比錫，年代不詳。

插圖15c：草編蜂箱和工作中的養蜂人。
「Ars memorativa」中的木刻版畫，奧格斯堡，一四八〇年。出處同15b。

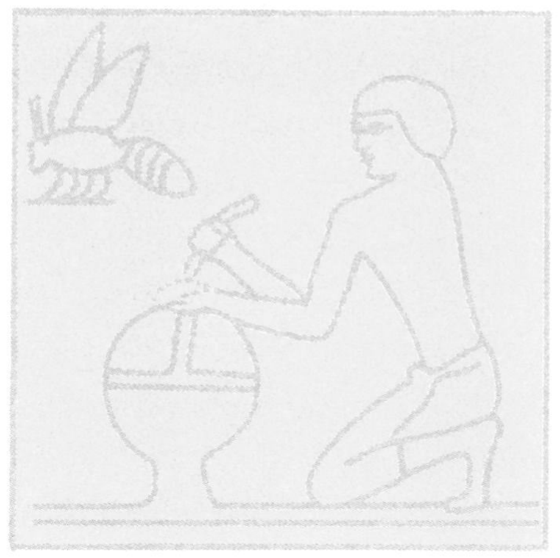

15a

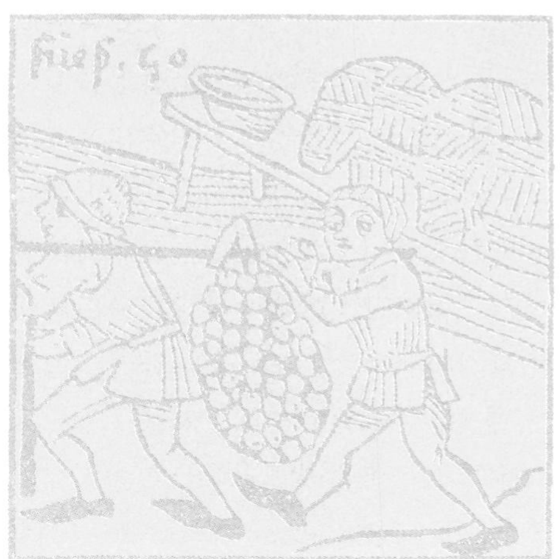

15b

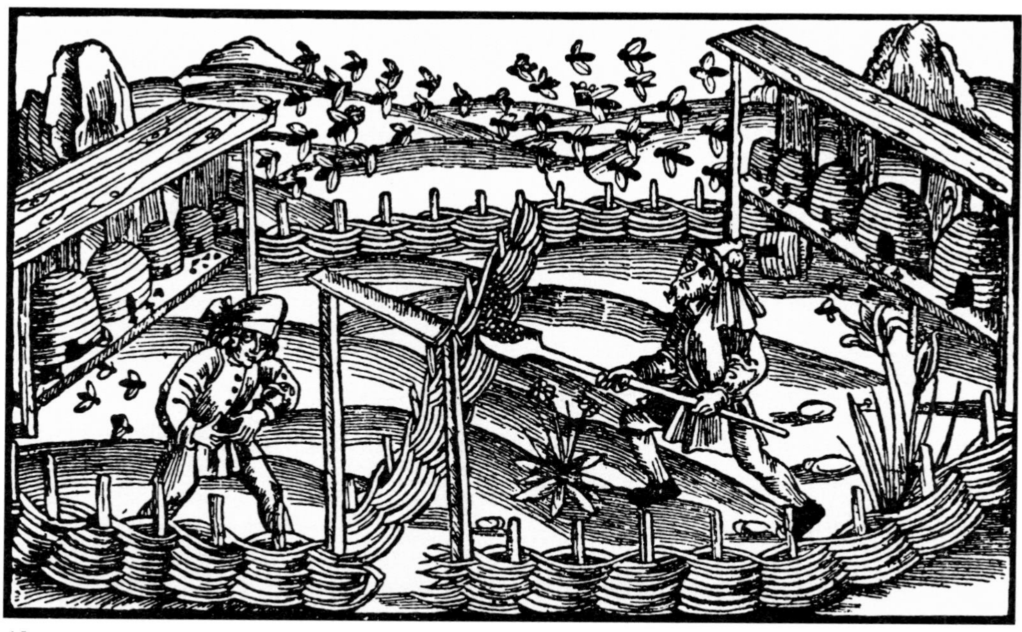

15c

16.做爲藥物的乳香

《聖經》中記載，東方三王帶給出生於伯利恆的耶穌的貴重禮物中，除了黃金、沒藥外，還有乳香。乳香是由阿拉伯地區一種名叫乳香樹（Boswellia carteri）的香膠樹樹脂硬化後製成的黃褐色顆粒。在祭拜神靈的儀式中，古希臘人用它做爲具有象徵意義的香薰料。由於消耗量極大，乳香不久便成爲最重要且能帶來高額利潤的貿易品：在紅海出口處附近的傳奇國家蓬特（Punt）及現在的索馬利亞海岸之間，展開了大規模的貿易巡航，以滿足人們對乳香的需求。當時古埃及女王哈特謝普蘇特（Hatschepsut，西元前一五〇四～一四八三年在位）和以色列王所羅門的乳香貿易船隊聞名世界。

除了祭神外，和同屬植物沒藥一樣，古希臘人也將乳香當成藥物來使用。起先，婦女以乳香燃燒時產生的濃厚香煙來薰衣物，同時還把乳香當成養顏美容用品。在東方，男人用乳香來保養濃密的鬍子，房事後則用來消毒生殖器，儘管當時他們不知道乳香具有抗菌消毒的作用。

在古代，做爲藥物的乳香有丸狀、乳液、貼布及膏狀等幾種類型。著名的希臘醫生希波克拉提斯用乳香乳液振奮病人精神、減輕哮喘、治療黏膜炎或腹瀉。用葡萄酒加乳香和沒藥製成的飲料，可以使外科手術中的病人意識模糊，在執行古希臘羅馬時期最爲人詬病且最殘酷的十字架釘刑時，也可減輕受刑者的痛苦。

無論中世紀或近代，乳香在醫學中用途甚廣，但到了現在，乳香較沒藥少見，只有偶爾在治療中當成收斂劑或消毒劑使用。

插圖 16a：「古埃及女王哈特謝普蘇特巡航至乳香之國『蓬特』」畫局部。前方為裝卸工在回航前將乳香樹裝船。
Dar el Baheri附近梯形神廟浮雕的臨摹畫。出自：約翰納斯・迪米興（Johannes Dümichen）《一個埃及女王的船隊》（*Die Flotte einer agyptischen Königin*）。漢斯・克雷默（Hans Kraemer）《宇宙與人類》（*Weltall und Menschheit*）的插圖，柏林—萊比錫—維也納—斯圖加特，年代不詳。

插圖：16b：十七世紀收集乳香的情景。
《宇宙全志》（*Cosmographie universelle*）（巴黎，一六七五年）中的畫。出自：一本早期的舊書目錄。

插圖 16c：猶太人祭祀時使用乳香。
克尼林（Knilling）的畫。出自：藍道夫・查理・達爾文（Randolph Charles Darwin）《僧侶精神與僧侶帝國的發展》（*Die Entwicklung des Priestertums und der Priesterreiche*），萊比錫，一九三〇年。

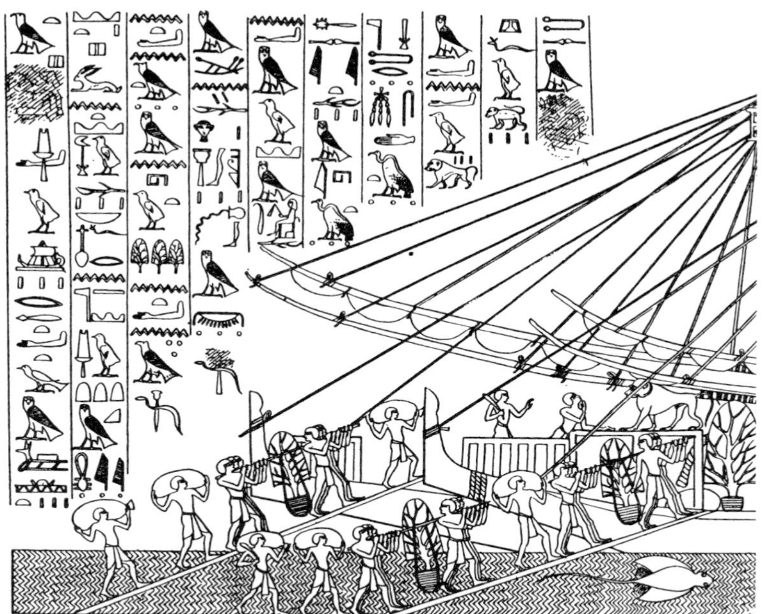

16a

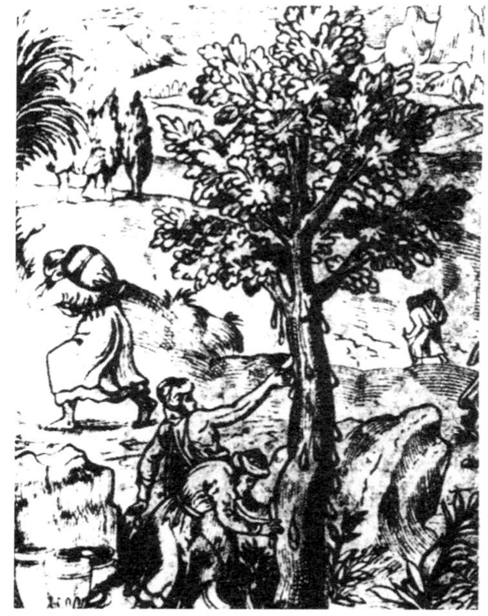

16b

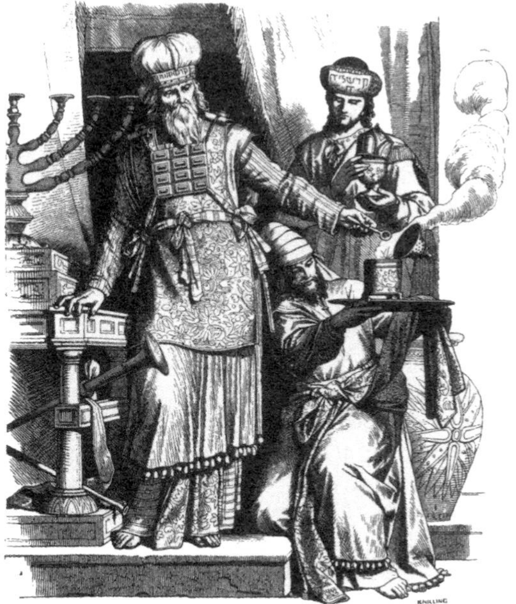

16c

17.醫藥中的葡萄酒

有史以來，葡萄酒始終籠罩在一層神祕且深具魔力的光環之中，尤其對古代愛琴海沿岸的人們而言，葡萄酒不僅是最高貴、帶來最高享受的酒精性飲料，同時也是一種奇妙無比的長生藥。在古希臘名醫希波克拉提斯眼中，葡萄酒是治療截然不同的疾病時不可或缺的藥物。例如，他和弟子以葡萄酒兌水爲病人治療長期性頭痛、消化不良、水腫與失眠。希波克拉提斯在《談內科疾病》一書中曾提到，純葡萄酒可用來治療嚴重的坐骨神經疾病，而且，病人應當「飲用葡萄酒，直到淌鼻血爲止」。

發酵後的葡萄汁會令人酒醉，醫生們很早便利用此特性做爲接生和手術時爲病人減輕疼痛與模糊意識的藥劑。希臘羅馬時期，競技士專屬醫生蓋侖曾把沾有紅葡萄酒的繃帶敷在重傷病人的傷口上。後來，戰勝中世紀正統醫學的醫生巴拉塞蘇斯發現了這種傷口清洗法，從而淘汰了數百年來以小便清洗傷口的做法。他毫不客氣地指出，小便清潔法「讓傷口散發著臭味」，醫生不得不先進行干擾治療的清洗過程。

古代的另一項發明，是用攙有具療效的草藥和調味料的藥用葡萄酒來治療特殊的器官疾病，直到近代，醫生們仍根據不同的醫療準則讓病人冷服或熱服這種藥用葡萄酒。創立「以環境衛生維護公眾健康」理論的約翰．彼得．弗蘭克（Johnann Peter Frank），在一七九四年出版的《疾病的治療》（*Behandlung der Krankheiten*）一書中，雖仍將葡萄酒視爲藥物，但並未深入說明其適用症；他認爲葡萄酒主要用途是強身健體，此觀點與當時另一位醫生克里斯多夫．威廉．胡費蘭（Christoph Wilhelm Hufeland）相同。胡費蘭在其名著《延年益壽的藝術》（*Die Kunst, das menshcliche Leben zu verlängern*）中，對葡萄酒的評價是：治療體虛、疲倦、沮喪和暈厥「最有效的強身振奮藥物」，而葡萄酒「用於治病時總是難以掌握」，因此，「不應在無醫囑的情況下使用……」

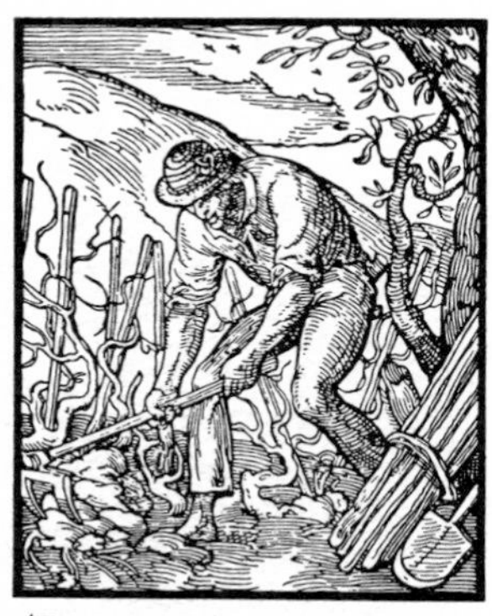

17a Die Winzer sind unsere Freunde: sie bauen und pflegen den edlen Wein.

插圖17a：葡萄園中的農民。
出自：約斯特．阿曼（Jost Amman）關於貨攤和手工業者書中的木刻畫。

插圖17b：葡萄酒稅是教會享有的特權：出庫前的檢查。
根據圖爾奈（Tournai）天主教堂十五世紀的彩繪玻璃所作的木刻畫，作者不詳。出自：亞歷山大．馮．格萊興—魯斯沃姆（Alexander von Gleichen-Russwurm）與弗德利希．溫克（Friedrich Wencker）《哥德時期的世界》（*Die Welt der Gotik*），維也納—漢堡—蘇黎世，年代不詳。

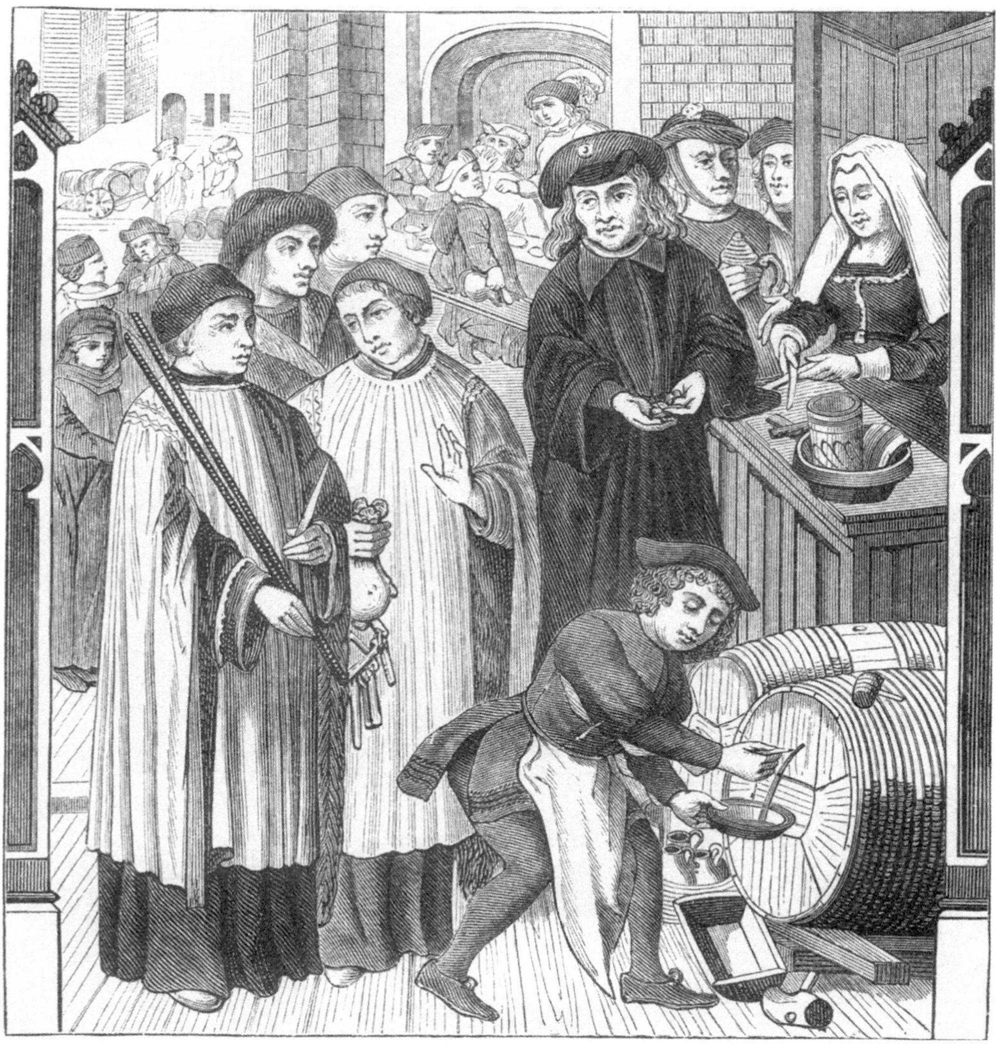

17b

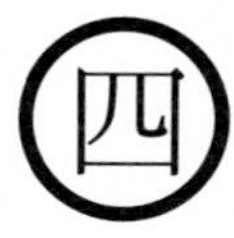

中世紀的醫學

無論中世紀有多少弊病，
它卻擁有一個情感世界，
反映了人們內心熱愛生活的天性。

——奧古斯特．貝貝爾
（August Bebel，一八四〇～一九一三年）

18.薩雷諾學院

位於帕埃斯圖姆（Paestum）海灣邊的古海濱浴場薩勒尼（Salernium），景色如南義大利坎帕尼亞（Campania）般優美如畫。該地由希臘殖民者建立，西元前一九四年轉由羅馬人統治，到了中世紀，陸續落入倫巴德人、諾曼第人和那不勒斯人手中，從那時起，改稱爲薩雷諾（Salerno）。

薩雷諾的醫生向來享有極高的聲望，他們在城裡建立了一所醫學院，這個集歐洲所有醫學專業於一身且充滿綠意的地方，向所有基督徒、猶太教徒及阿拉伯人敞開了大門，並因而擺脫了教會醫學的影響。此院由十位著名醫生擔任教師，其中最年長者終身擔任院長，渴望知識的人們從各地前來求學或在附屬醫院裡接受實習培訓；學院裡所教授的內容，除了從古代流傳下來的希臘－羅馬醫學外，還包括了晚期的阿拉伯醫學。該學院中最重要的科目，包括以動物解剖爲基礎的解剖學，以及蓋侖將器官功能歸因於體內各種不同力量的生理學，其他還有把疾病歸因於體液失衡的體液病理學，以及通過把脈、驗尿、觸診與觀察排泄物等來判斷病情的診斷學。

十二世紀時，薩雷諾學院處於鼎盛時期，這些都記載於學院的主要著作《薩雷諾保健術》（*Regimen sanitatis Salernitanum*）中；正如書名所顯示的，此書以薩雷諾學院指導人們如何保持健康、延年益壽爲主要內容，同時還包括營養與飲食建議、衛生措施、通便灌腸、放血，以及正確服藥等。此外，該學院首開先例，接受了女學生，並培養出著名的女醫生，著實值得讚許。薩雷諾女醫生的工作內容，是當時人們認爲不體面而歸屬於浴室和理髮店工作範圍的婦兒疾病、美容，甚或是外科疾病的治療。

Regimen sanitatis salerni

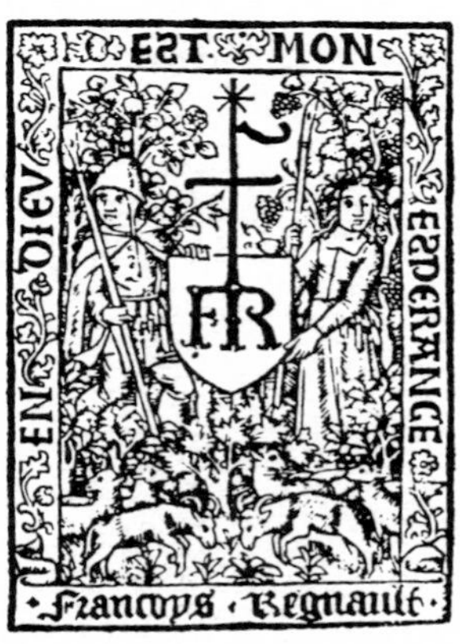

Venale reperitur parisius sub itersignio diui Claudii vici sancti Jacobi.

18a

插圖18a：拉丁文版《薩雷諾保健術》扉頁（大約於十六世紀初出版於巴黎）。
複印版：庫爾特．海因茨．呂莫博士（Dr. Kurt Heinz Römer）的醫學論文。

插圖18b：薩雷諾學院的上課情形，婦女也可參加院中的講座。
依照《如何保持身體健康：薩雷諾文集》（*De conservanda bona valetudine. Opusculum scholae Salernitanae*）（一五五一）由杜非諾伊創作的木版畫。
出自：卡爾格－德克爾《醫學中的婦女》（*Die Frau in der Heilkunde*），萊興巴赫地區，一九七二年。

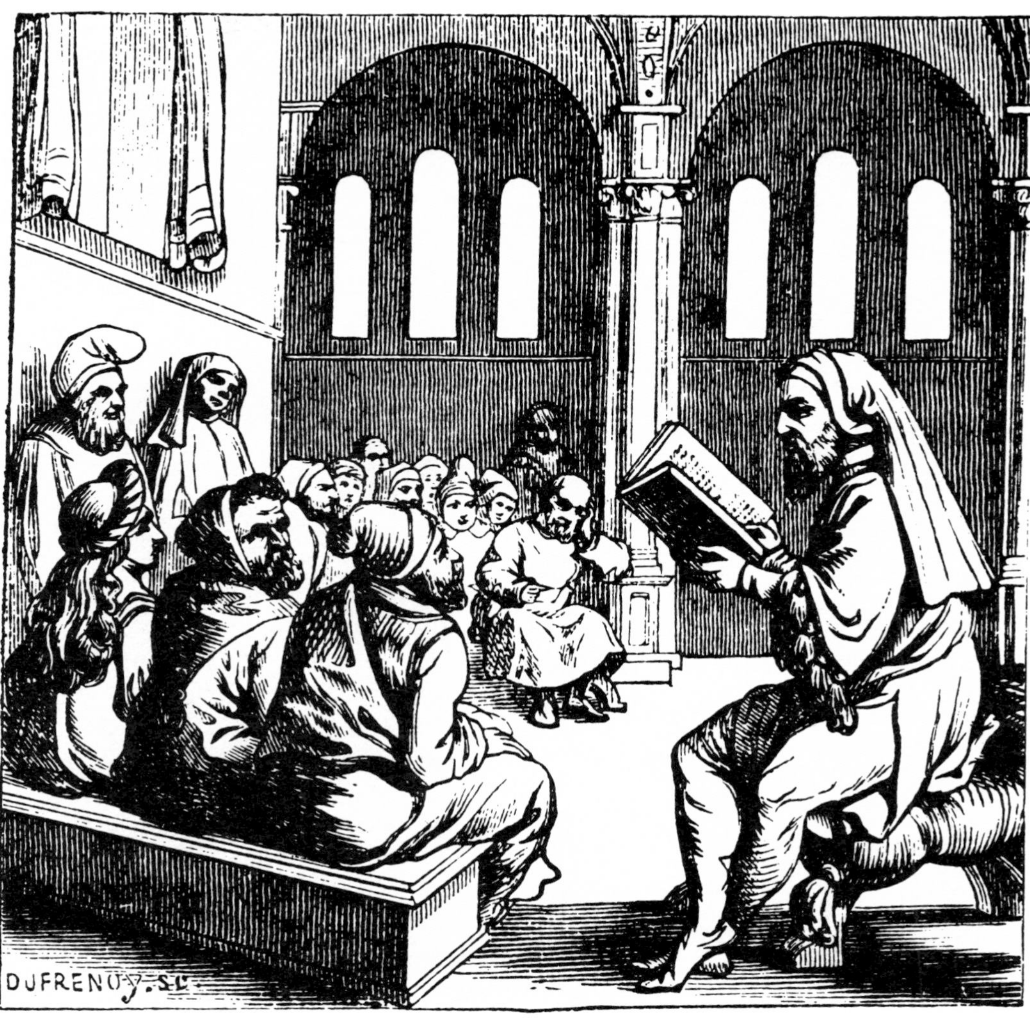

18b

19.「雙料醫生」

源於希臘語的「Chirurgie」在德文原譯中爲「手藝」之意。即使是爲了恢復病人健康或挽救人命，中世紀的學院派醫生也不願從事他們認爲不潔的出血手術，因而將這項工作交給了澡堂工、理髮師或四處遷徙的手術醫生，只有少數思想開放的大學，如薩雷諾學院或帕多瓦（Padua）培養出來的醫生敢於爲病人療傷，並自稱「雙料醫生」（beider Arzneien Doktor）；與長久以來手藝被視爲不體面、不光彩、「地位低微的外科醫生」不同，「雙料醫生」在群眾中享有很高的威望。

即使到了十六世紀，解剖學的研究帶動了外科學的蓬勃發展，也只能稍微減少一些先入爲主的看法，尤其是當時絕大多數醫生仍像以前一樣，無法忘記外科醫生出身於「手工業」，認爲他們不能與自己平起平坐；皇帝爲恢復外科醫生名譽而頒布的敕令聲明，也無法帶來太大的改變。外科醫療仍能繼續留存於年市或廟會裡，與到處遊走治牙、除疝、治白內障和排除結石的江湖郎中爭取病人，不得不說是奇蹟；他們透過流動舞台般的豪華排場及喜劇性的開場序幕，招攬一大部分心懷恐懼的病人。

一四二五年左右，一位試圖於維也納大學攻讀醫學專業的外科醫生，見證了當時絕大多數學院派醫生對認可外科爲醫學專業所產生的反彈情緒：充滿偏見的系主任將這位外科醫生的申請視爲厚顏無理的要求而加以拒絕。過了整整四十年後，維也納大學醫學系所才首次頒授外科醫生的頭銜。後來德國醫學史學家赫曼．彼得斯（Hermann Peters）將在實際操作中「結合了內科與外科治療」的醫生稱爲「雙料醫生」或「醫學科學大師」。

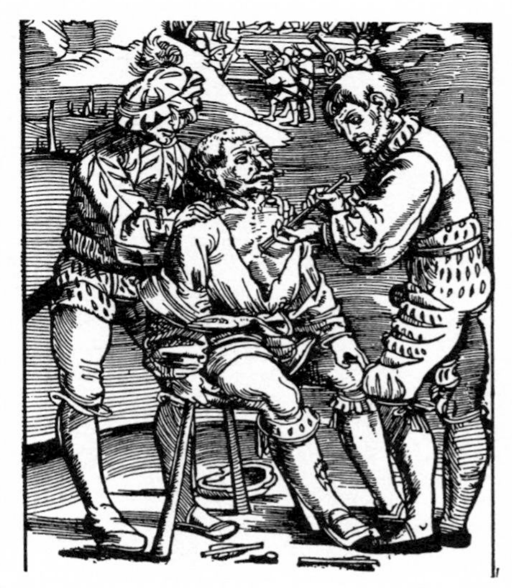

19a

插圖 19a：十六世紀一名外科軍醫從傷口中拔箭。
漢斯．馮．格斯多夫（Hanns von Gersdorff）《軍事外科紀要》（*Feldtbuch der Wundartzney*）中的木刻畫。出自：彼得斯《德國歷史上的醫生與醫療》（*Der Arzt und die Heikunde in der deutschen Vergangenheit*），耶拿，一九二四年。

插圖 19b：中世紀晚期病床旁的外科醫生、助手及學生。
木刻畫，未署名。出自：希羅尼姆．布倫史威格（Hieronymus Brunschwigs）《外科學》（*Chirurgia*），奧格斯堡，一四九七年。複印版：呂莫博士的醫學論文。

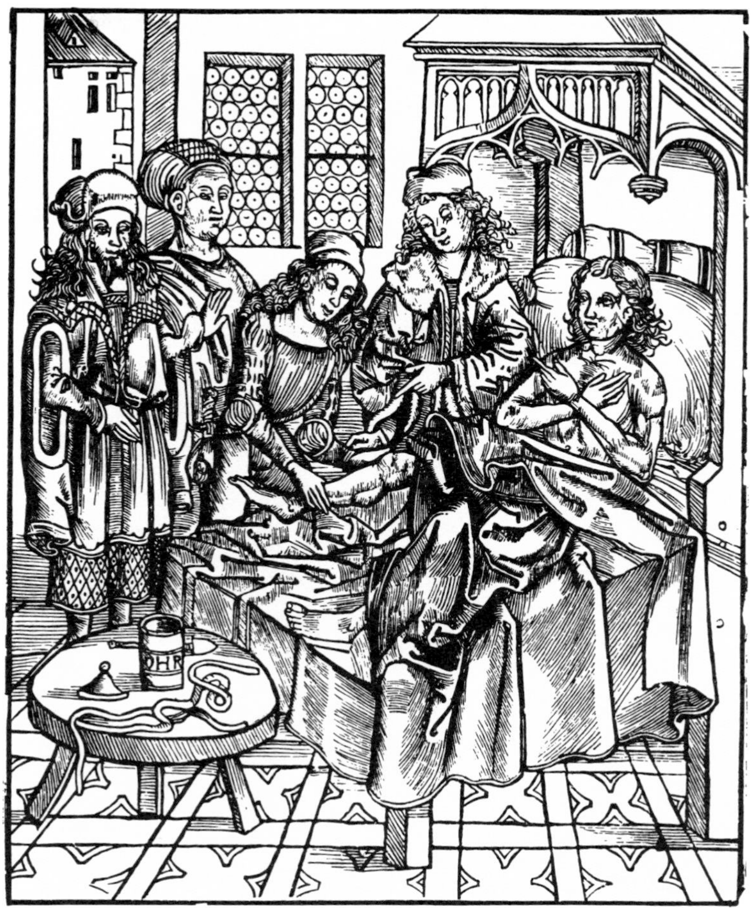

19b

20.星象學影響下的醫學

中世紀巴比倫人和亞述人由於深信在神靈與天體運行之間存在著必然的聯繫，而人類依賴被視爲崇高神靈的星體的觀念，也已深刻影響了當時的醫學觀點與醫療方式。中世紀晚期，民間星象醫學認爲世俗中所發生的一切——尤其是人的命運——取決於天體方位的信念再度爲人們所接受，因此，始終堅信神祕星象學觀點的近代醫學偉大先驅巴拉塞蘇斯曾說：「成爲醫生之前，應先成爲天文學家。」

例如時人認爲星位方位不吉利，須爲瘟疫蔓延負擔部分責任；例如，阿布萊希特・杜勒（Albrecht Dürer）一四八四年製作的木刻就記載著：土星、木星和火星在天蠍座會合，造成嚴重的空氣污染，因而引起當時梅毒大流行。直到今天，古代流傳下來表示流行性感冒的詞「Influenza」（意爲：星體傾瀉），說明了從前認爲傳染性疾病源自於星體的假說。

此外，當時人們還認爲，星體與黃道十二宮控制並影響著人的四肢、器官和身體各部位。治療病人時通曉星象知識的醫生，認爲「相關星體」間的互補、相應與一致性，不只解說了某種疾病的性質與類型，也說明了自然界有哪些醫療資源可以治療這些疾病、這些藥物對應的星體，以及所具有的特殊療效。放血等外科手術的施行，也是根據星象醫學的觀點來進行；放血的時辰有吉有凶，歷史上有各種放血人體圖，圖上標注了影響身體各部位的黃道十二宮，告訴人們最佳治療或預防用的放血方法。對應星體的草藥與煉丹，也應在與病症相對應的黃道吉時內及月亮處於適當位置時服用。

插圖20a：巴拉塞蘇斯曾說：「成為醫生之前，應先成為天文學家。」
根據一五四〇年的銅版畫製作的木刻畫。出自：克雷默《宇宙與人類》，柏林－萊比錫－維也納－斯圖加特，年代不詳。

插圖20b：十三世紀的星象醫學課。
根據拉克瓦（Larcoix）《中世紀的科學與文學》（*Sciences et lettres de Moyen age*，巴黎，一八七七年）製作的木刻。出處同插圖20a。

插圖20c：除了有毒的瘴氣外，不祥的星體運行也曾一度被認為是瘟疫形成與流行的原因之一，例如一四八四年土星、木星與火星在天蠍座的會合。
杜勒一四九六年左右製作的木刻畫。出自：卡爾格－德克爾《看不見的敵人——與傳染病奮戰的醫生及研究者》（*Unsichtbare Feinde-Ärzte und Forscher im Kampf gegen den Infektionstod*），萊比錫，一九六八年。

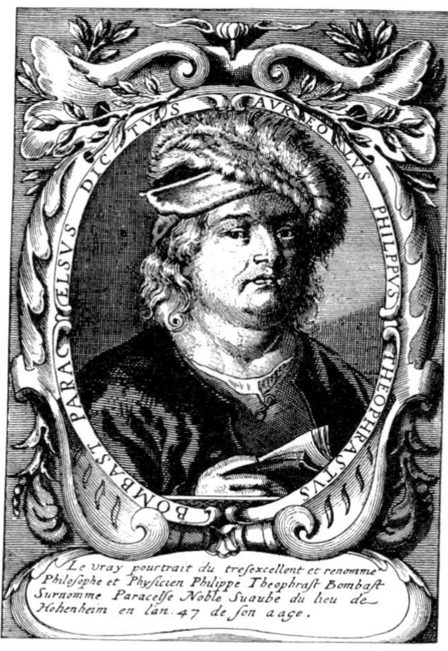
Le vray pourtrait du tresexcellent et renomme
Philosophe et Physicien Philippe Theophrast Bombast
Surnomme Paracelse Noble Suaube du lieu de
Hohenheim en lan. 47 de son aage.

20a

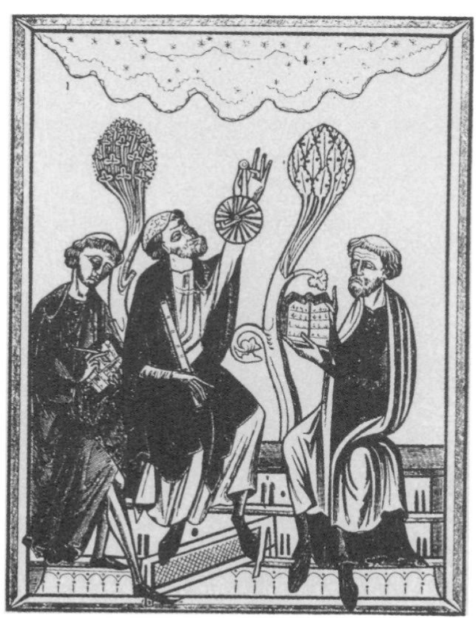

20b

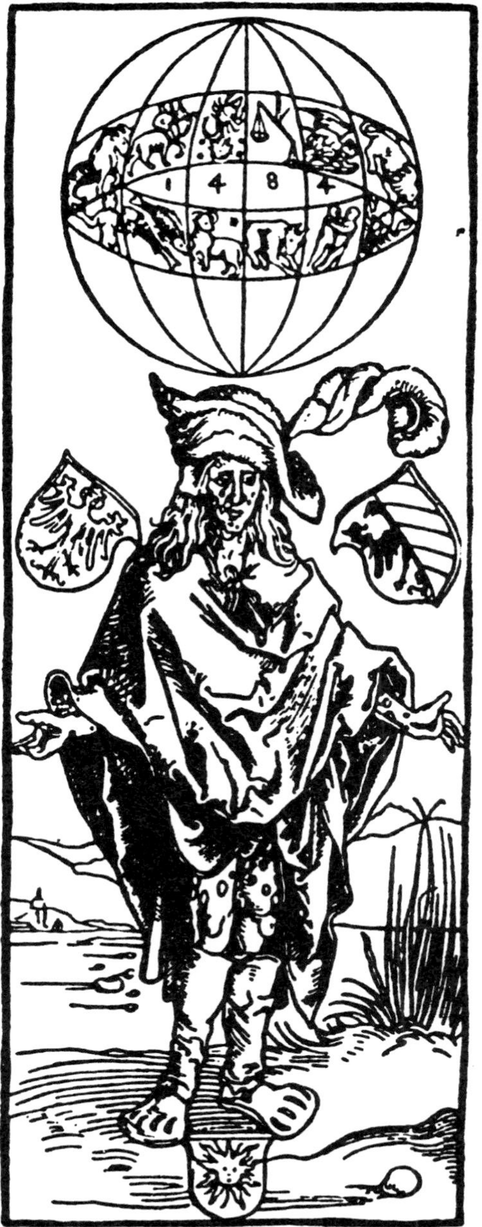
1 4 8 4

20c

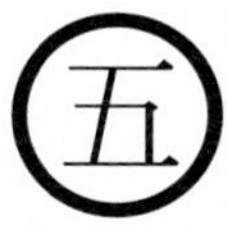

藥房業

科學與藥物都會隨著時間而變化，
但藥房的氣味卻與物質一樣，
是永恆的。

——安東·契訶夫
（Anton Tschechow，一八六〇～一九〇四年）

21.早期的藥房

古希臘時期的醫生大多親自以植物製藥，因此當時還沒有藥房，直到中世紀，藥房才慢慢發展起來。在歐洲，藥房的經營源自於以護理病人爲主的修道院，當時所謂的藥房，其實只是一間與病房隔離的屋子，由負責的修道士將修道院花園裡種植的藥用植物煎製成藥。此外，當時的諸侯和市政當局也經管藥草園，負責製藥的管理員領有固定薪水。

十三世紀時，德語區出現了第一批城市藥房：首先是一二六二年出現於羅斯托克（Rostock），之後是漢堡（一二六五年）、明斯特（一二六七年）、維斯瑪（Wismar，一二七〇年）、奧格斯堡及馬格德堡（Augsburg，Magdeburg，一二八五年）。獨立藥劑業的出現，可追溯到一二四〇年腓德烈二世頒布的著名醫學條例《薩雷諾聖諭》（*Edikt von Salerno*），其中規定：任何醫生不得開設藥房，也不得參與藥房的經營管理。

後來，藥房的開設和經營必須經過君主批准，先決條件是申請者能證明自己具有充足的專業知識且品行端正。獲准開業的藥師必須鄭重發誓，承諾自己謀求病人幸福與利益的初衷絕不改變。有關中世紀藥房的設備並無相關文獻，所有當時留下來的繪畫所描繪的都是某個獨立的房間，房內靠牆的架上擺著各式各樣的容器，有的還畫有調劑台，旁邊坐著正在研磨藥物的助手。

回顧這些在文化史上具啓發意義的插圖時，我們常會看到有些醫生以診療棒指著他們所開的藥，因爲當時還不需要處方。當時的藥房管理條例把製藥分成兩種：被稱做「調料」（Spezerei）的簡單藥物，以及被稱爲「小點心」（Konfekt）的混合藥方，其中「小點心」在相關書籍中有詳細的介紹，它們通常包裝在藥盒裡，盒上貼著使用說明。

插圖21a：十六世紀初德國的藥房，在醫生指導之下製藥。
希羅尼姆．布倫史威格（Hieronymus Brunschwigs）《蒸餾術最新介紹》（*Das nüw Buch der rechten Kunst zu destillieren*，一五〇五年）中的木刻畫。複印版：昆澤，羅斯托克。出自：卡爾格—德克爾《藥草、藥丸、製劑》（*Kräuter, Pillen, Präparate*），萊比錫，一九七〇年。

插圖21b：十六世紀混合藥方的藥盒上標籤。「小點心」在這裡指的是經由調配的混合藥方。
此為當時的木刻，未署名。複印版：昆澤，羅斯托克。

插圖21c：古代波斯藥房中的製藥景象。
馬丁（Martin）臨摹自紐約大都會博物館中第奧庫里德（Dioskurides）手稿「藥材」（Materia Medica）（巴格達，一二二四年）中的彩色袖珍畫。複印版：昆澤，羅斯托克。出自：卡爾格—德克爾《戰勝疼痛——麻醉和局部麻醉史》，萊比錫，一九八四年。

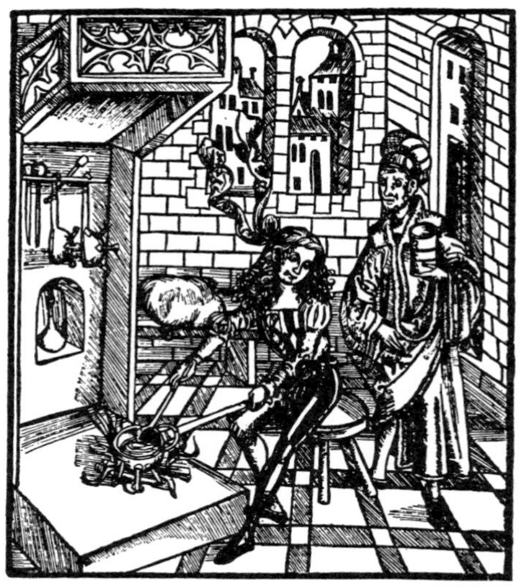

21a

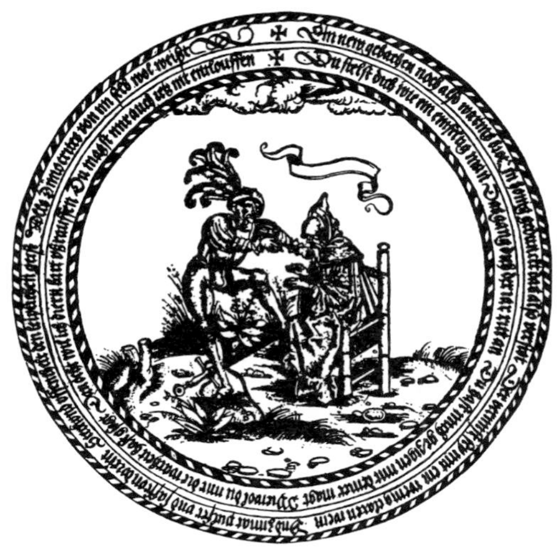

21b

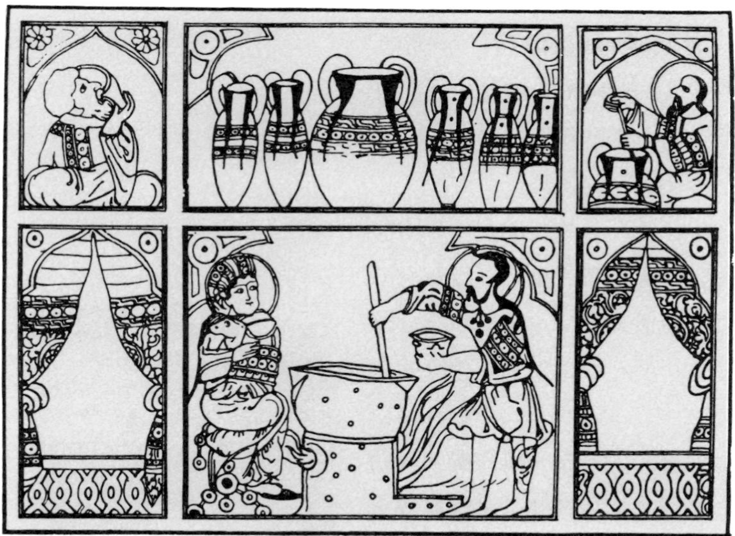

21c

22.沒有處方的時代

在維也納國家博物館名人手蹟展覽室裡，每位對醫學史感興趣的參觀者看到其中一張處方時都不免感到激動：一張長方形的手寫處方上，潦草的橫線將三個治療膀胱疾病的醫囑區分開來。由於處方上並未標注日期，也沒有簽名，參觀者都相信旁邊的說明：此為目前發現最古老的處方，出自瑞士近代醫學先驅荷漢海姆（Theophrastus Bombastus von Hohenheim），亦即巴拉塞蘇斯之手。

在十六世紀控管鬆散的手寫處方普及之前，醫生在聽完病人陳述後，會親自到藥房口頭指示藥師配藥，就像早期有關藥房的繪畫所生動描繪的那樣，醫生手持類似教鞭的診療棒，指著高架上一個個盛裝著所需藥物的精美瓶罐，然後親自監督配藥。一般而言，醫生會讓病人的親屬前來取藥，但若是重症病人，醫生則會立刻親自送藥，讓病人服用。

後來，加諸於藥師的義務逐漸取代了醫生的診療棒，配藥室或製藥室裡專為醫生準備的位子上隨時準備著紙筆，讓醫生寫下藥方。「Rezept」一詞之意為醫生給藥師的書面醫囑，源自於拉丁語的命令式「recipe」（拿著！）。以前接受過學院正統醫學教育的醫生，大概也曾在藥物架旁揮動過診療棒，並以同樣的語氣發號施令。現在，每張處方以縮寫「Rp」開頭已成為慣例，不過，藥方上卻不能像最初或者至十九世紀還偶爾會出現的情況那樣，缺少細節（如：開具處方的時間、地點、號碼、醫生簽名等），或病人的基本資料（如：姓名、地址、年齡等）。

插圖 22a：醫生開藥方的漫畫。醫生：「我開的藥是：小牛肉、野味、好酒、靜養。（和我想要的一樣）」
阿道夫．威萊特（Adolphe Willette，一八五七～一九二六年）的畫。出自：愛德華．福克斯（Eduard Fuchs）《歐洲各國漫畫》（*Die Karikatur der europäischen Völker*），柏林，一九〇三年。

插圖 22b：十六世紀的德國藥房，一名醫生以診療棒指著自己開的藥。
布倫史威格《蒸餾術最新介紹》中的木刻畫。出自：克雷默《宇宙和人類》，柏林－萊比錫－維也納－斯圖加特，年代不詳。

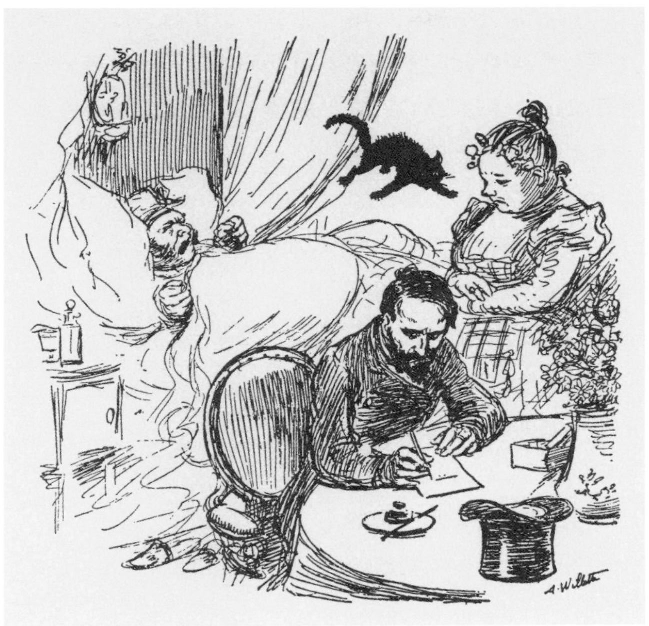

22a

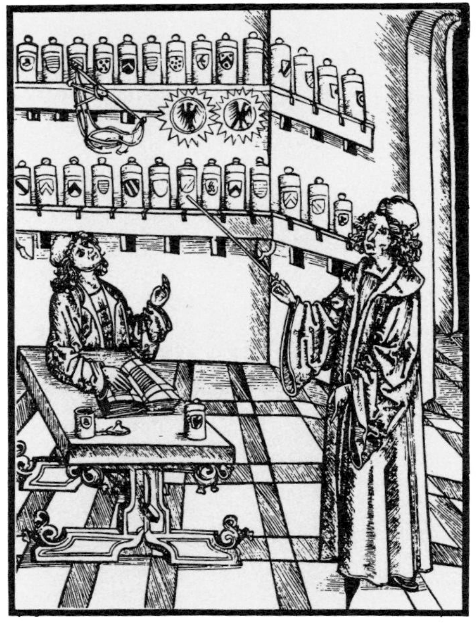

22b

23.巫藥房裡的處方

中世紀甚或近代之前的藥物治療均可用所謂的「巫藥」來形容。巫藥起源於原始社會的醫學，當時人們將無法解釋病因的疾病歸咎於魔鬼施法，因而也以魔法治療病人。部落巫師除了以外科手術或粗魯的手段驅趕人們信以爲眞的妖魔外，還讓病人服用一些以動物製成、令人作嘔的藥，他們認爲這些藥也可以驅趕附於病人身上的妖魔。

中世紀及後來的巫藥房裡，備有珍珠粉、乾蟾蜍、烤鼴鼠、狼和鹿的內臟、羊血、雞肫、梭魚牙、蟹眼，甚至還有動物的排泄物，如牛糞、羊糞、蛇油和其他令人噁心的東西。根據柏林醫學與自然科學史研究所前所長保羅．迪普根（Dr. Paul Diepgen）的說法，使用這些迷信者口耳相傳的祕方，多少有些冒險。他曾在著作中提到：「蛇肉是治療痲瘋病的特效藥，羊血可治瘧疾，兔肉灰可治腎結石，用公牛膽按摩肛門區可通便，將戴勝的舌頭繫於脖子上，是治療健忘症的藥方，活蚯蚓則可直接放在潰瘍和皮膚長癬之處。從剛宰殺的動物身上取出溫熱的器官，馬上放在精神病和眩暈患者頭上，直到器官腐爛……動物糞便主要用於藥膏上……治療不孕的方法，是以香木薰生殖器；吸入炭化蛋殼的煙可治鼻出血，吸入驢蹄煙則可治子宮腫瘤。」

配製這些巫藥前，常會舉行以現代人眼光看來十分可笑的儀式，但當時的病人甚或醫生卻對此深信不疑。儘管巴拉塞蘇斯在反對醫學野蠻行爲頗有成績，但是「三十年戰爭」期間及戰後，社會風俗普遍趨於野蠻，醫學上的野蠻行爲也達到了高峰。

插圖23a：《具療效的巫藥房》（*Heilsamen Dreck-Apotheke*）一書扉頁。作者為御醫克里斯蒂安．弗朗茨．保利尼（Kristian Frantz Paullini），出生於愛森納赫（Eisenach），「有侯爵封號及大主教地位」，著於一六九九年。
複制：昆澤，羅斯托克。

插圖23b：諷刺漫畫裡中世紀巫藥房中的蹩腳廚師。
根據納紮利（Nazari）的Della Tramutazione Metallica，布雷夏（Brescia），一五七二年。印刷版：呂莫博士的醫學論文。

插圖23c：十六世紀的煉丹房。
佩特拉卡（Petraca）《安慰鏡》（*Trostspiegel*，一五三九年）中漢斯．魏德茨（Hans Weiditz）的木刻畫。出自：弗萊塔格《德國歷史圖繪》，萊比錫，年代不詳。

Neu-Vermehrte/
Heilsame
Dreck-Apotheke/
Wie nemlich mit
Koth und Urin
Fast alle / ja auch die schwerste/
gifftigste Kranckheiten / und bezauberte
Schaden vom Haupt biß zum Füssen/
inn- und äusserlich / glücklich
curiret worden;
Durch und durch mit allerhand curieu-
sen / so nütz- als ergetzlichen
Historien und Anmerckungen/
Auch andern
Feinen Denckwürdigkeiten/
Abermals bewährt und nun zum dritten mal
um ein merckliches vermehrt / und verbessert
Von
Kristian Frantz Paullini.
Franckfurt am Mayn/
In Verlegung Friedrich Knochens/
Druckts Peter Begereiß 1699.

23a

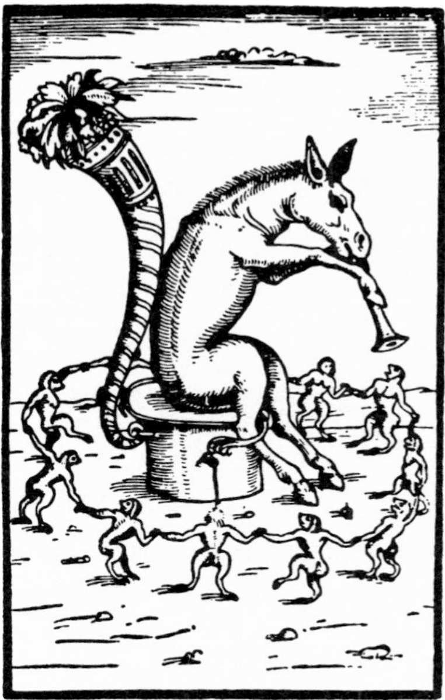

23b

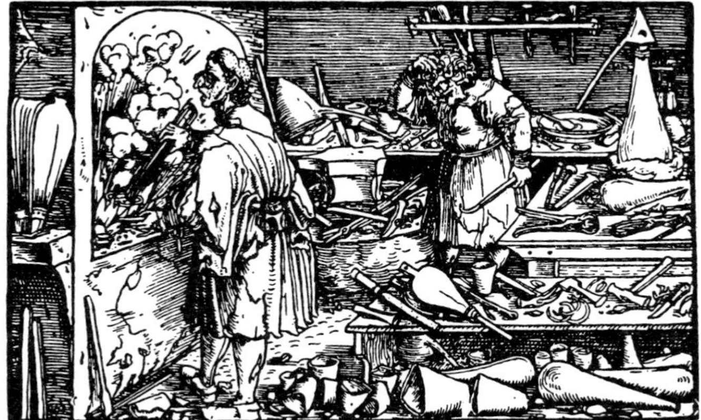

23c

24.古老的草藥書籍

《舊約》中的箴言家西拉克（Sirach）曾說，主讓大地生長藥物，因此聰明的人應利用這些藥物；由於恪遵其言，中世紀醫學者都特別重視草藥的利用。無論是率先護理病人的修道院，或是後來的市政當局，都會經營草藥園，以便不斷採集原料，製作藥茶、藥酒和膏藥。儘管醫生和藥師可以從古希臘論文中獲得相關知識，但這些文獻仍缺乏有系統的確認與植物插圖。

目前保存最古老的植物—藥物學畫冊，是希臘醫生第奧庫里德於五世紀著述的《藥材》（*Materia medica*）。他在羅馬擔任軍醫時曾遠遊四方，因而獲得了草藥知識；直到近代之前，阿拉伯和歐洲醫生仍承襲沿用他的藥物學知識體系。印刷術發明之後，法蘭克福的醫生約翰納斯・馮・考普（Johannes von Caub）所撰寫的《健康之園》（*Hortus sanitatis*）得以出版，全書配有近四百幅的木刻畫，在社會上引起了巨大的轟動；可惜書中的插圖不夠逼眞，無法實現初衷，令人遺憾。

後來打破此一窘境的，是幾位被稱爲「植物學之父」經科學驗證的著作。其中具開創性的，首推新教神學家兼醫師的奧圖・布倫費爾（Otto Brunfels）於一五三〇～一五三七年間以拉丁文出版的《長命草藥》（*Herbarum vivae*），以及以德文出版的《草藥書》（*Contrafayt Kreuterbuch*）。五年之後，植物學家兼醫學家萊昂哈德・富克斯（Leonhard Fuchs）以拉丁文撰寫了《植物史》（*Historia stirpium*），並譯成中古高地德語《新藥草書》（*New Kreutterbuch*），兩本經典都詳細描繪與介紹了各種植物，內容生動鮮明。路德教派的神學士兼醫師希羅尼姆・博克（Hieronymus Bock）撰寫的《新藥草書》（*New Kreutterbuch*）則首次將植物分科，並配有大衛・坎德爾（David Kandels）的插圖，既富藝術性，又符合自然型態。不過，遺憾的是這些著作僅侷限於描述和介紹本土的草藥；第一種被介紹的異國草藥是山馬茶（Tabernaemontanus），直到一六一三年才出現於法蘭克福出版社的《新草藥書》（*Neues Kräuterbuch*）一書中。

插圖24a：修道院藥草園圖，附於瓦拉弗里德・施特拉波（Walahfried Strabo，八〇八～八四九年）關於藥草療效的詩作旁。
十六世紀的木刻。照片複製：埃德曼・施密特（Erdmann Schmidt），霍登斯萊本（Haldensleben）。

插圖24b：開花的黑種草。
一四九二年出版於呂貝克的古版書《健康之園》（*Gaerde der suntheit*）。照片複製：昆澤，羅斯托克。

插圖24c：藥草女工。
霍登斯萊本議會藥房私人文件中的佚名插圖。照片複製：施密特，霍登斯萊本。

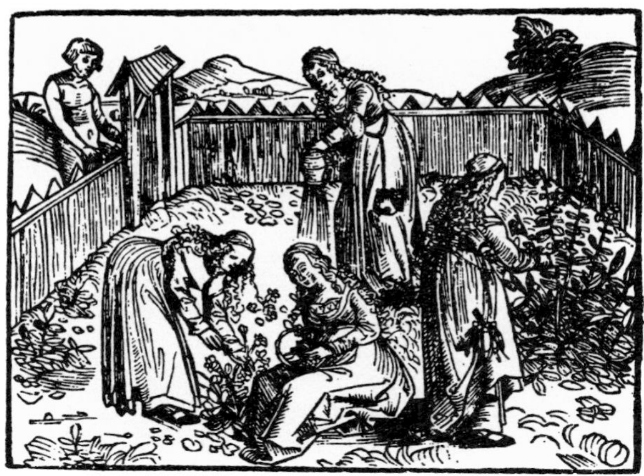

24a

Nigella Raden cccxxxvi.cap.

Nigella latinsch. Melanchion.effte Sitmelanchiũ grekisch. Caruon.effte Stanix arabisch j ¶ De mester Paulus bescrift vns vñ sprikt dat de raden synt heit vñ droghe an dẽ dridden grade Unde dat saet bruket me in der arstedye. vnde dat is ghenomet nigella. Dit krut wasset meyn liken an stenighẽ steden. vnde sunderghen wasset yd gherne mank dẽ korne. ij ¶ Dyt saet waret. x. iar vnvorderet an siner nature iij ¶ Serapio in dem boke Aggregatoris in dẽ cap. Caruon (dat is nigella) sprikt. dat dit krut hebbe lutke blade vnde hefft klene subtile stẽgele by na twyer spannen lank. An d' spissen hefft id bouede gelik den korne blomen. dar in heft id saet dat is swart vnde scarp vnde hefft eynen guden roke. iiij ¶ Dyascorides sprikt. dat meel van radensade ghemẽget mit wormeden sap vñ dar uth ghemaket ein plaster vnde dat up den buck gelecht. dodet de worme in deme buke. vnde is sunderghen guet den yungen kinderen. v ¶ Dyt obghescreuẽ stucke (alzo tempereret) vnde honnich dar to ghemenget. vnde dat ghenuttet. is ock gans guet den rudighen mynschen vj ¶ Dit sulue is gans guet vor de quade placke dẽ des antlates. dat antlat vñ de plakken dar mede ghesmeret.

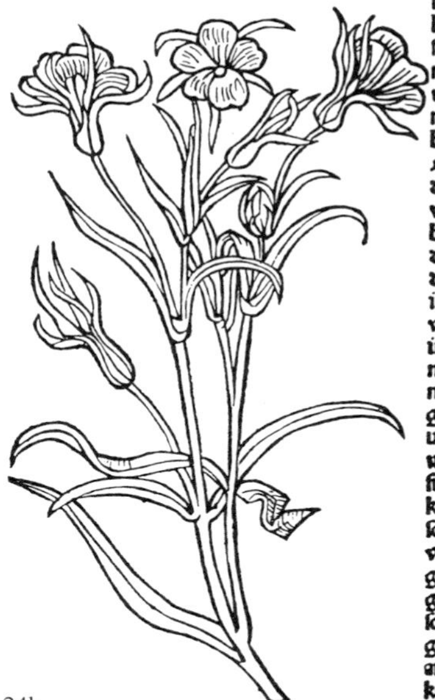

24b

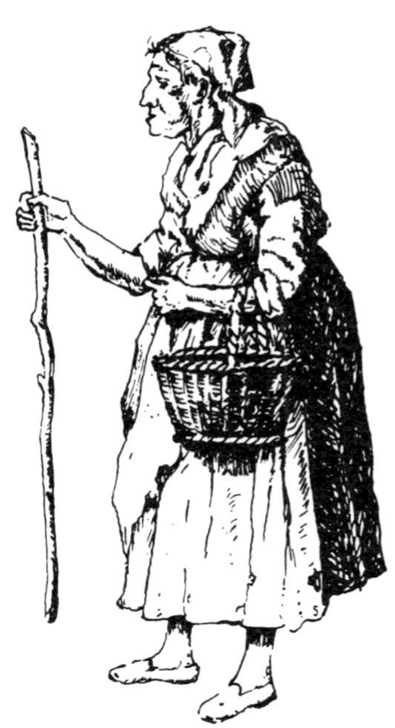

24c

25.「神藥」解毒劑

一七六八年七月，法國環球帆船「葉子花號」（Bougainville）一名水手在南太平洋某島嶼岸邊尋找海蚌時，遭有毒水蛇咬傷。根據領航員的記錄，傷口引起敗血，伴隨著劇痛與全身抽搐，他必定「忍受了五、六個小時令人難以置信的痛苦。不過在他受傷的半小時內，馬上讓他服用了『解毒劑』和『琥珀酸氨液』，讓他全身出汗，終於救活了他」。

所謂「琥珀酸氨液」是一種用來抗菌、防腐的液體；至於「解毒劑」則是直到十九世紀仍在使用的一種煉丹類萬靈藥兼解毒劑，此種「神藥」的歷史可追溯至古代，由希臘一位無名神職醫生爲治療有毒動物咬傷所發明的。根據神廟碑文記載，「解毒劑」是以歐茴香、茴香和蘭芹等數種藥草混合製成，實際上並無任何解毒功能。

後來，一位對醫學興趣濃厚、出身草原的米特里達特（Mithridates）國王爲防止遭人下毒暗殺，在自己與罪犯身上做了多年試驗，最終配製出內含五十四種成分的混合劑，其中包括蝰蛇肉和鴨血。來自克里特島的安德羅馬修（Andromachos）後來又將此種解毒配方稍加修改，使其能預防毒蛇咬傷與其他毒傷；據說它甚至還具有某種程度的延年益壽作用。

中世紀的魔法又爲解毒劑添加了來自所謂巫藥房裡的成份；此後的數百年裡，解毒劑一直扮演著受眾人崇敬的萬靈藥角色。根據史書記載，每年春天，議員、醫學界要人和宣誓後的藥師都會親自公開製作這種人們尊稱爲「天藥」的解毒劑，完成後人們將解毒劑像貴重物品一樣保存在價格不菲的瓷罐裡備用。

插圖 25a：醫生正在查看解毒劑的成分。
希羅尼姆《蒸餾術最新介紹》中的木刻畫。出自：彼得斯《德國歷史上的醫生與醫療》，耶拿，一九二四年。

插圖 25b：十七世紀販賣解毒劑的流動商販，以活蛇演示解毒劑的解毒作用。
當時的銅版畫，作者庫帝（H. Curti）。出自：《圖解會話辭典》（*Illustriertes Conversations-Lexicon für Jedermann*），萊比錫，十九世紀。

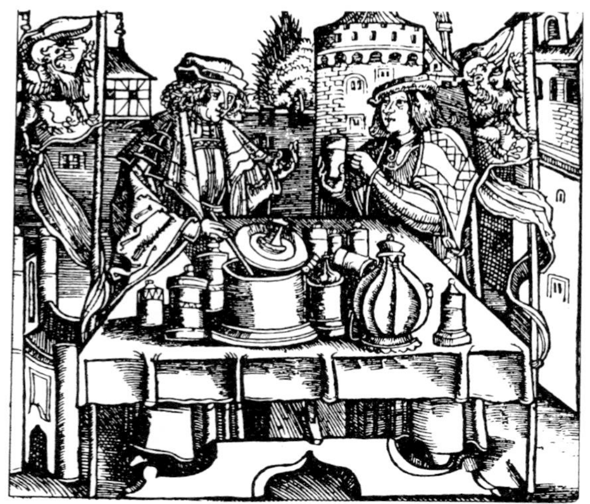

25a

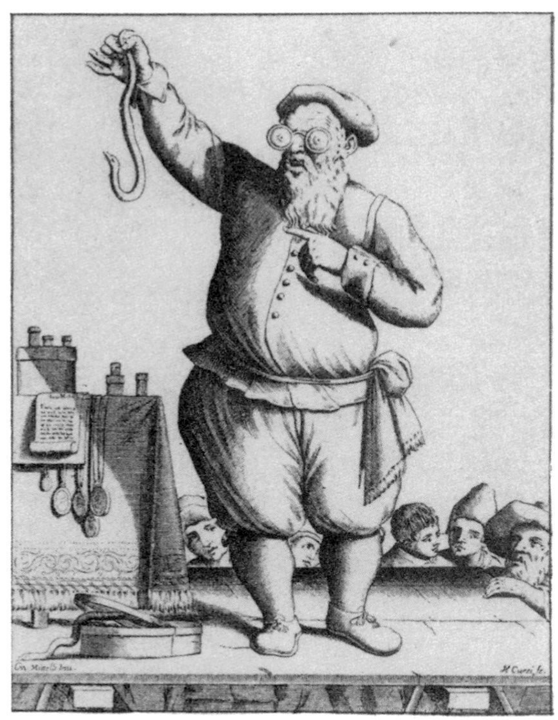

25b

26.克拉那赫的藥房經營特權

西元一五○五年，維騰堡薩克森地區的選帝侯弗德利希（Friedrich des Weissen）聘請三十三歲的畫家盧卡斯·克拉那赫（Lucas Cranach，一四七二～一五五三年）為宮廷作畫。克拉那赫的任務繁多，除了藝術畫，其他一切官方的裝飾畫也是他的工作。不久，他不得不設立類似製造廠的工作室，聘雇一些藝術學徒和許多繪畫助手來幫忙，並以一五○八年選帝侯發給他的聘書上的徽章——帶翅膀的蛇，做為他本人畫作和工作室的標誌。

不久，克拉那赫便累積了可觀的收入，在市場旁建造一座「城裡最大的房子」，同時做為繪畫工作室。克拉那赫同時經營了數種生意，但因利潤微薄，不得不放棄原有的印刷廠和紙店，另外買下了當時維騰堡唯一的藥房，結果竟意外成為一項長期投資。

這家藥房原是由選帝侯的御醫暨當地大學首任校長馬丁·波利希·馮·梅勒施塔（Martin Pollich von Mellerstadt，約一四五○～一五一三年）所成立，波利希去世後，藥房由一名助理藥師——非獨立開業經營的藥師——管理，直到一五二○年，才由克拉那赫以二千古爾登（Gulden）買下，當時，他才剛獲選進入市議會沒多久。儘管沒有製藥學資格，但選帝侯因為他擔任宮廷畫家期間盡忠職守而十分欣賞他，特准他「本人及其繼承者」享有藥房經營特權——當然，選帝侯同時也明確規定，因為克拉那赫本人不熟悉這個行業，他的藥房只能由可像專家一樣接待醫學界人士的「雇工」來經營。克拉那赫特地從萊比錫和法蘭克福購進最好的藥品，讓專家定期檢驗庫存品的情況；同時，由於享有特權，他因而獲得調料、調製藥、糖、彩蠟和葡萄酒的交易。

一五四○年，出生於薩爾費爾德（Saalfeld）的藥師助理卡斯帕·普夫倫特（Caspar Pfreund，一五一七～一五七四年）進入他的藥房工作。後來普夫倫特娶了克拉那赫的小女兒安娜，在克拉那赫離開城後暫時接管藥房，直到克拉那赫去世，才以重申的獨家特權成為合法的擁有者。

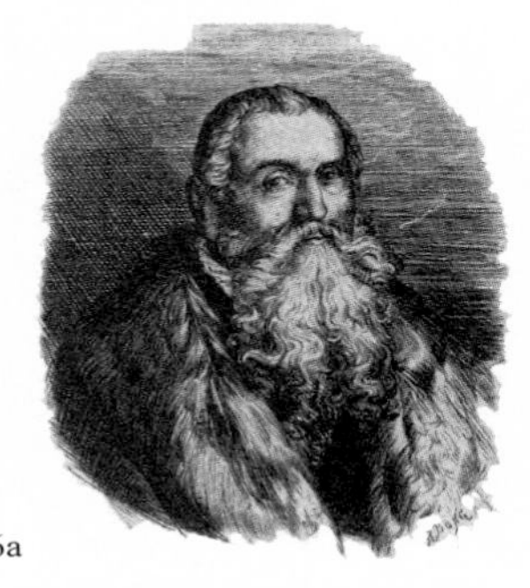

26a

插圖26a：克拉那赫，德國畫家、版畫家、藥師。
波恩（R. Bong）根據畫家自畫像製作的木刻畫。出自：《圖解會話辭典》，萊比錫，十九世紀。

插圖26b：一五四六年左右的維騰堡風景。
克拉那赫的版畫。

插圖26c：克拉那赫在維騰堡市場旁的房子，藥房也位於此處。
出自：沃爾弗拉姆·凱澤（Wolfram Kaiser）、阿麗娜·福爾克（Arina Völker）《維騰堡宗教改革時期的醫學與自然科學》（*Medizin und Naturwissenschaften in der Wittenberger Reformationsära*），哈勒－維騰堡馬丁－路德大學的科學文獻，一九八二年。

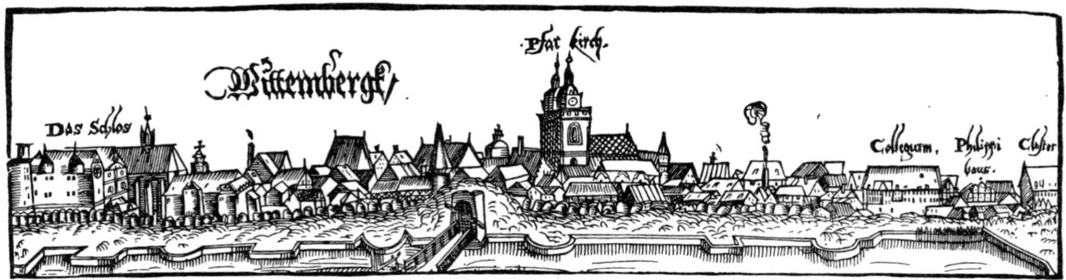
Wittembergk
Pfar kirch
DAS Schlos
Collegium
Philippi haus
Closter

26b

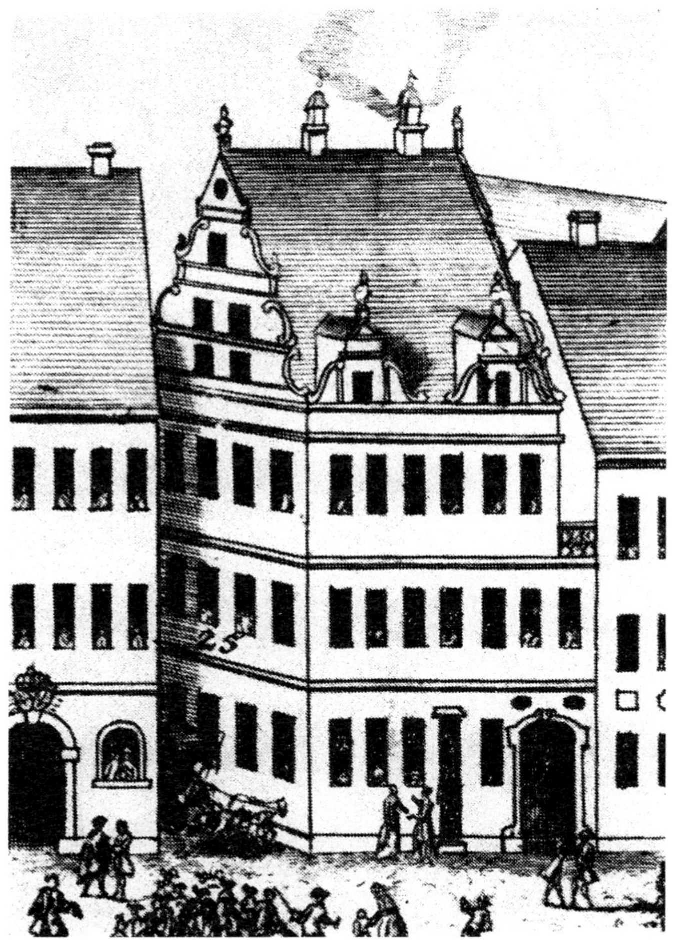
25

26c

27.氣壓室

在十八世紀的最後三十年，兩個研究人員分別發現了氧氣，卻並未認識氧氣的特性。首先發現氧氣的人是德裔瑞典人卡爾·威廉·席勒（Karl Wilhelm Scheele，一七四二～一七八六年），一七七二年十一月，他在細長的瓶頸上綁著以石灰水密封的牛膀胱加熱硝酸鉀，突然，牛膀胱發脹變大，因爲沒有集氣槽，他於是把玻璃圓筒放進水中收集生成的氣體，再將一根蠟燭伸進其中，發現火苗變得極爲明亮，因此把這種氣體稱爲「火氣」。

由於出版商的疏忽，席勒發現新氣體的報告遲至幾年之後才得以發表，他也幾乎因此失去首位發現者的地位，因爲英國的化學家約瑟夫·普里斯特利（Joseph Priestley）於一七七四年八月也發現了同樣的氣體，並稱之爲「脫燃素的空氣」（dephlogisticated air），他是以密封燒杯加熱氧化汞時收集到這種氣體的，同時他還發現，在這種「新氣體」的影響下，「蠟燭燃燒得特別旺盛」。此外，人們在吸入這種後來被稱爲「氧氣」的氣體後，胸口會有「難以言喻的舒適感」，因此，他建議在吸入療法中也加入這種新的氣體。

在普里斯特利的倡導下，英國首先建立了所謂的氣壓室，歐洲大陸也逐漸跟進。病人在氣壓室裡透過吸氧來治療各種疾病，尤其是肺病。第一位建立吸氧療養院的英國人，應是牛津的化學教授暨開業醫生托馬斯·貝多斯（Thomas Beddoes），一七九九年，他在英國西南港市布里斯托（Bristol）附近的小鎮克利夫頓（Clifton）成立了這樣的治療機構。

除了吸氧治療外，關於當時已發現和新發現的各種氣體對人體所產生的影響所進行研究，爲笑氣止痛法播下了發源的種子。

插圖27a：席勒關於研究空氣組成、燃燒和呼吸現象的實驗說明。
印刷版：佩特拉·庫賓（Petra Kobin），比森塔爾。

插圖27b：著名藥師暨氧氣的發現者席勒。
出自：卡爾·洛伊特納（Karl Leutner）《我們引以為豪的德國人》（*Deutsche auf die wir stolz sind*），柏林，一九五九年。

插圖27c：席勒《關於空氣和火的化學論文》（*Chemischen Abhandlung von der Luft und dem Feuer*）一書扉頁，烏普沙拉和萊比錫，一七七七年。

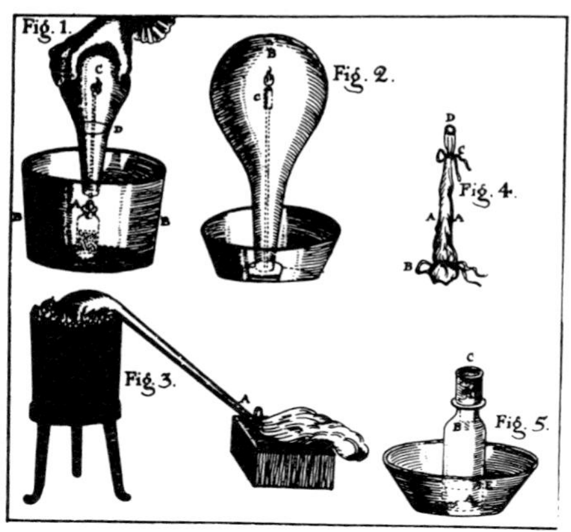

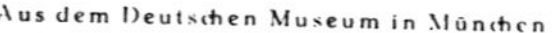
Aus dem Deutschen Museum in München

1. Wasserstoffflamme in Luftquantum, durch Wasser abgesperrt.
2. Kerzenflamme, durch Kalkwasser abgesperrt.
5. Atmendes Insekt, durch Kalkwasser abgesperrt.
3. Apparat zum Entwickeln und Aufsaugen von Gasen.

27a

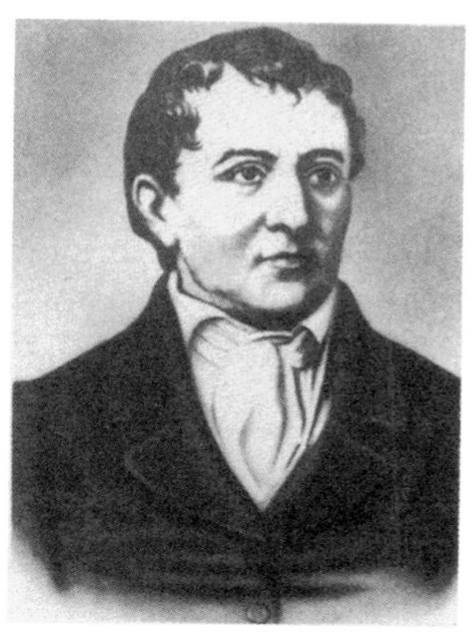

27b

Carl Wilhelm Scheele's
d. Königl. Schwed. Acad. d. Wissenschaft. Mitgliedes,
Chemische Abhandlung
von der
Luft und dem Feuer.
Nebst einem Vorbericht
von
Torbern Bergman,
Chem. und Pharm. Prof. und Ritter; verschied. Societ. Mitglied.

Upsala und Leipzig,
Verlegt von Magn. Swederus, Buchhändler; zu finden bey S. L. Crusius.
1777.

27c

28.水腫病人

一七七五年，一名嚴重水腫的病人請著名的英國醫生威廉．威瑟陵（William Withering）到家裡出診。當時，人們不知道此病病因，也不知道病的性質。面對著這個呼吸困難、全身如氣球般鼓脹的病人，威瑟陵感到束手無策。他對抽泣著向他求助的病人妻子說，以針扎進病人肚子讓聚積的液體迅速流出，只能緩解一時之急。

絕望之中，傷心的病人妻子給威瑟陵看了一個祕方，據說在附近伯爵領地什羅普郡（Shropshire）有個藥草女工，因爲醫生對她的水腫病無能爲力，於是以此藥方自療，結果效果不錯。此外，病人妻子還告訴威瑟陵，此種神藥的作用就是讓人「劇烈嘔吐和瀉肚」。

身爲經驗豐富的醫生，威瑟陵立即推測，如果此藥方確實有效，那麼在這個由二十種不同藥草配成的藥方裡，只有毛地黃具有上述作用。早在一五四三年，圖賓根（Tübingen）著名的醫學家兼植物學創建者萊昂哈德．福赫索斯（Leonhart Fuchsius）在《新草藥書》（*New Kreutterbuch*）中已首次描述了毛地黃，該書出版於巴塞爾（Basel），書中配以植物插圖，並說明煮熟的毛地黃可做爲催吐劑與瀉藥。威瑟陵的功勞，在於將此種有毒的藥草做爲排尿去水的藥物，用於治療因血液循環不良而出現的瘀血，以及隨之而來的水腫。

此外，威瑟陵還發展出一種觀察病人抗毒能力的方法。在對近二百名病患進行十年的試驗後，他向醫學界展示其研究報告：《關於毛地黃與其臨床應用的可能性，以及對水腫與其他適應症的具體說明》。除了治療成功的案例外，爲了讓藥師與醫生能深入了解並加以運用，他也詳述了治療失敗的過程及讓病人服用的劑量，並且公布了採摘和準備這種富含生物鹼植物的詳盡步驟。此後，醫學界尊稱他爲「毛地黃治療法」的創立人。

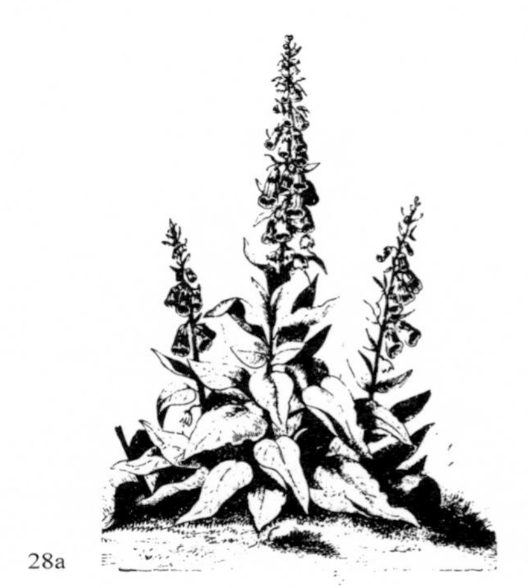

28a

插圖28a：紫花毛地黃。
木刻畫，出自《圖解會話辭典》，萊比錫，十九世紀。

插圖28b：十六世紀以針刺手術治療水腫病人。
當時的佚名銅版畫。出自：卡爾格－德克爾《毒藥、巫婆膏、愛情之飲》，萊比錫，一九六七年。

插圖28c：德文版《關於毛地黃與其臨床應用的可能性，以及其對水腫與其他適應症的具體說明》扉頁，一七八五年出版，一九二五年由位於曼海姆（Mannheim）的波林格（C. F. Boehringer）製藥廠發行。

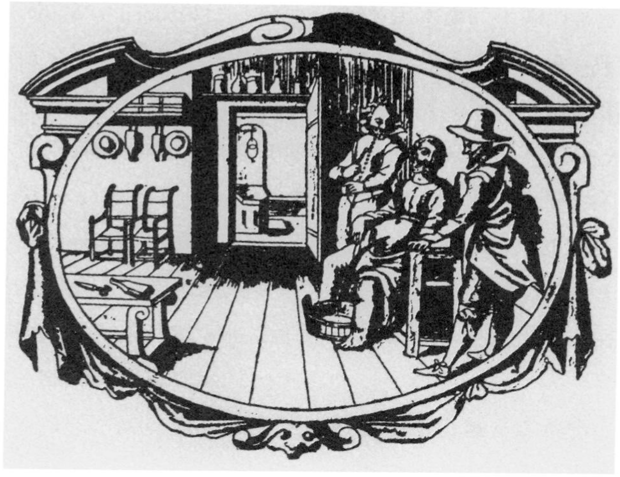

28b

Bericht

über den

FINGERHUT

und

seine medizinische Anwendung

mit

praktischen Bemerkungen über Wassersucht

und andere Krankheiten

von

William Withering, M. D.

Arzt am Allgemeinen Krankenhaus

zu Birmingham

*

Nach der englischen Ausgabe von 1785

ins Deutsche übertragen

C. F. Boehringer & Soehne G. m. b. H., Mannheim

28c

29.從罌粟汁到嗎啡

早在史前時期，住在瑞士湖邊木屋裡的人就已開始利用罌粟治病。後來，地中海沿岸的古希臘人也使用具鎮靜作用的罌粟煎劑來治療疼痛、失眠及長期憂鬱症，並在詩歌中對此藥大加稱頌。希臘化時代的人們甚至滿懷感激地供奉許普諾斯（Hypnos），從繪畫中我們可以看到，許普諾斯從其象徵——豐饒角中取出具安眠作用的罌粟汁，滴在疲倦者的額頭上。

所有流傳下來的古希臘文獻均未提及罌粟汁的麻醉作用。他們把罌粟熬成煎劑或煮成濃汁或製成丸狀；或者他們會劃開未成熟的罌粟莢，使其乳汁在空氣中迅速乾燥，從而獲取鴉片，做為藥物使用。除了在外科手術時可用來減輕病人痛苦和模糊病人意識外，罌粟汁、鴉片溶劑和鴉片膏可用來安腸、治療嚴重腹瀉和婦女帶下症，外用則可緩解風濕疼痛。

此外，罌粟汁也可讓哭鬧的孩子安靜下來。希臘羅馬醫生蓋侖還用鴉片治療咳嗽、發熱，並做為解毒劑治療創傷中毒或蛇毒。在古希臘和中世紀外科手術中令病人昏睡的「睡眠海綿」裡，就含有罌粟與鴉片的提取液。近代醫藥學的先驅巴拉塞蘇斯總把鴉片丸放在把手可旋下的手杖裡，神祕地稱之為「鴉片祕方」，認為它「能在鬼門關前救回所有人」。

一八〇三至一八〇五年間，帕德伯恩（Paderborn）的助理藥師弗德利希．威廉．澤圖那（Friedrich Wilhelm Serturner）在尋找藥物的有效成分時，從鴉片中成功分離出了嗎啡，因此，人們發現了既能造福人群也會危害社會的生物鹼用量。一八五三年「普拉瓦茨針」的發明，結束了此種苦藥的口服歷史。一九五二年，經歷有關嗎啡結構的數十年艱困研究後，美國的研究人員成功合成了嗎啡。為防止人們對嗎啡依賴成癮，化學家終於開發出合成製劑，相對於嗎啡而言，此劑鎮痛作用毫不遜色，但卻不會使人產生依賴。

插圖29a：以死神形象出現的江湖郎中正在吆喝叫賣，能讓人意識模糊的鴉片則放在售貨架上的容器裡。
賽茨（O. Seitz）漫畫《新的死亡之舞》（*Ein neuer Totentanz*）中的諷刺畫。出自：《青年》（*Jugend*），慕尼黑，一八九九年。

插圖29b：切開的罌粟莢，裡面流出的乳汁是製造鴉片和嗎啡的原料。
出自：卡爾格－德克爾《藥草、藥丸、製劑》，萊比錫，一九七〇年。

插圖29c：卡爾．路德維希．施萊希（Carl Ludwig Schleich）手中拿著普拉瓦茨針。
出自：施萊希《燦爛的歷史》（*Besonnte Vergangenheit*），柏林，一九二〇年。

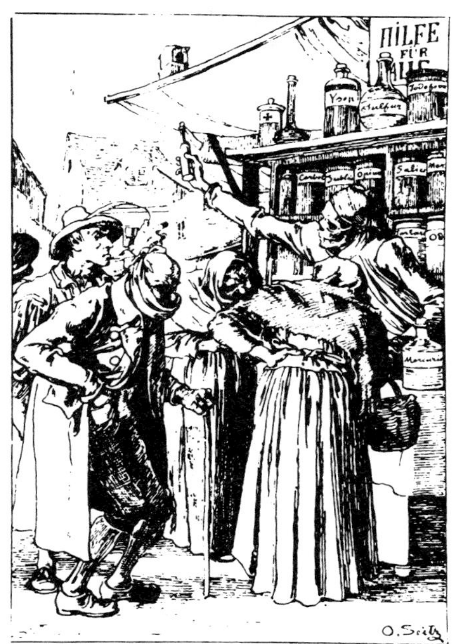

29a

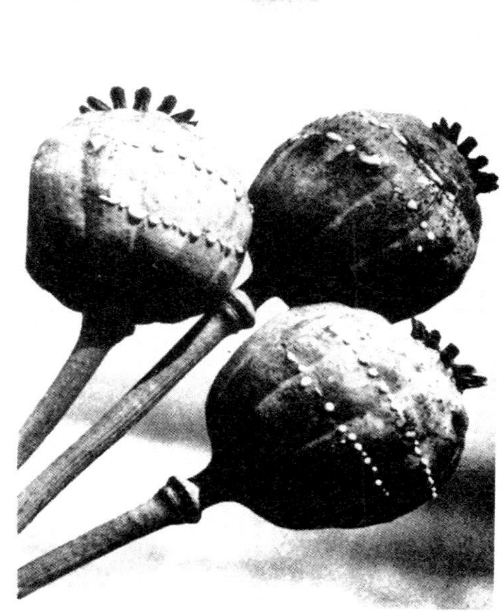

29b

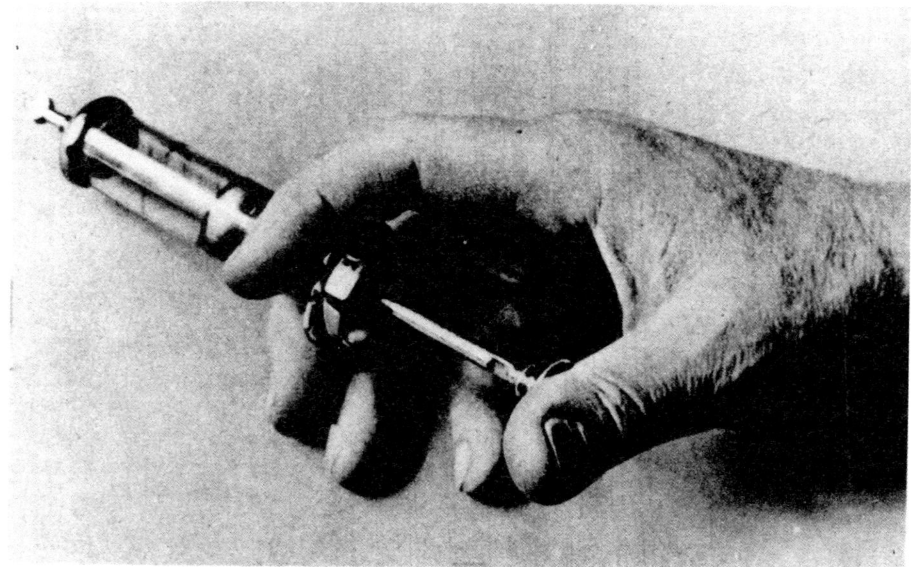

29c

30.創造歷史的實驗室

在偉大的自然科學家暨教育家亞歷山大·馮·洪堡（Alexander von Humboldt）的推薦下，二十一歲的尤斯圖斯·李比希（Justus Liebig）由黑森大公任命爲吉森（Gibßen）大學的化學教授。由於當時德國大學還沒有實驗化學，這個滿懷研究熱情的年輕人在母校建立了德國第一個教學實驗室，不久，此實驗室成爲國際注意的焦點，「李比希就等於化學」的說法也因而遠近馳名。

在他千辛萬苦建立的「王國」裡，李比希藉由自行發明的「五球儀器」創造了一套新的化學元素分析程序，用以解釋有機物的結構。一八三一年，在研究氯對酒精的作用的實驗中，他發現了氯仿（三氯甲烷）；十五年後，英國的皇家助產士詹姆斯·楊·辛普森爵士（Sir James Young Simpson）開始把氯仿當成麻醉藥物使用。此外，李比希於一八三二年發現的氯醛，到了一八六九年時，由德國醫學家兼藥物學家奧斯卡·李普萊希（Oskar Liebreich）以水合氯醛的結晶形式，製成合成安眠藥用於治療。

就像李比希在德國創建實驗室一樣，法國里爾（Lille）大學自然科學系教授暨主任路易·帕斯德（Louis Pasteur）也致力於實驗。一八五七年，他成功地證明了發酵和腐爛是由某些微生物引起的，並因此反駁了以往的錯誤學說；而他以燒瓶進行空氣中病原菌成份分析的實驗，則成爲一八六七年英國外科醫生約瑟夫·李斯特（Joseph Lister）所創立的抗菌學說的開路先鋒。在後來成立的巴黎實驗室裡，帕斯德更發明了對付危害人類的狂犬病的有效疫苗。

一八七八至一八九〇年間，羅伯特·科赫（Robert Koch，一八四三～一九一〇年）在其柏林實驗室中發現傷口感染是由細菌引起的，同時也在此發現結核病的病原體，並製出結核菌素。同時，埃米爾·馮·貝林（Emil von Behring）在科赫的傳染病研究所裡發明血清治療法，並於一八九〇年發表了特殊的白喉抗毒素和破傷風抗毒素。

到了一八九五年，威廉·康拉德·倫琴（Wilhelm Conrad Röntgen）在維爾茨堡（Würzburg）實驗室中發現了後來以其名命名的X光射線。一八九八年，居禮夫婦在他們簡陋的巴黎實驗室裡，從瀝青鈾礦中分離出對治療血管瘤和癌變腫瘤十分有用的鐳。一九〇九至一九一二年間，保羅·埃利希（Paul Ehrlich）的法蘭克福實驗室裡發現了抗梅毒素砷凡納明（Salvarsan）。

插圖30a：李比希在吉森大學的教學實驗室，旁為克羅伊茨（Kreuz）。
特勞特舒德（Trautschold）當時教室實驗室的畫冊，一八四二年。出自：卡爾格－德克爾《毒藥、巫婆膏、愛情之飲》，萊比錫，一九六七年。

插圖30b：實驗室裡的科赫。
當時的繪畫。出自：《花園涼亭》（*Gartenlaube*），柏林，一八九一年。

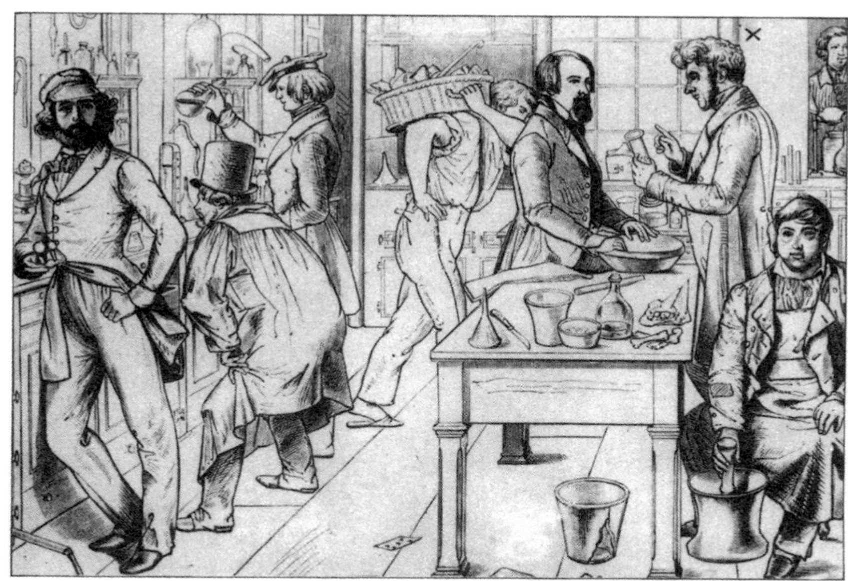

30a

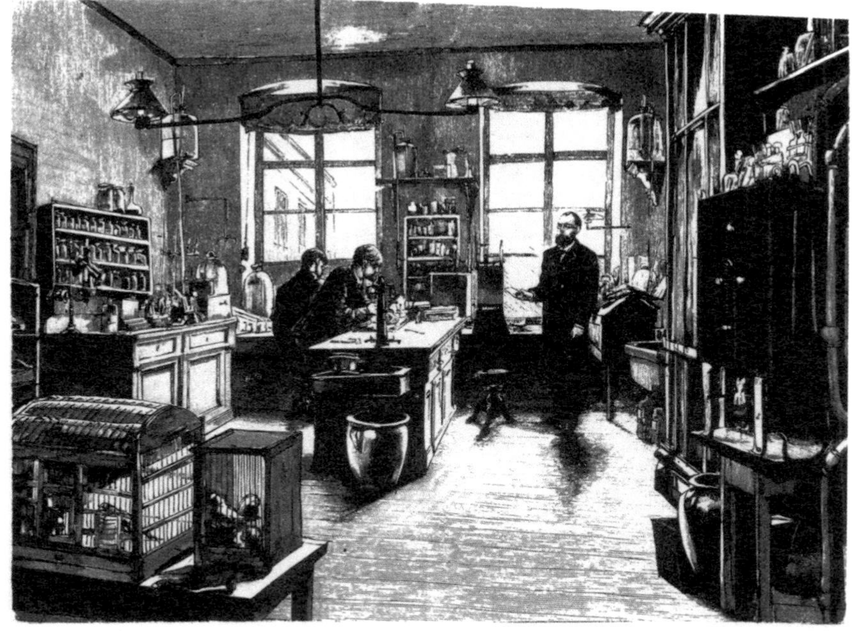

30b

31.順勢療法和對抗療法的衝突

十八世紀末，薩穆爾．哈內曼（Samuel Hahnemann，一七五五～一八四三年）和當時開藥方毫無節制的學院派醫學意見相左，因而創建了順勢療法體系。以希臘語「hómoios」（類同）和「páthos」（病徵）命名的順勢療法（Homöopathie），以推測性的相似原理爲基礎，依照此原理的解釋，在健康的生物體中高劑量使用時會引起類似病徵的藥物，小劑量使用時卻可緩解病情。

在一八一〇年大爲轟動的著作《理性療法的器官》（*Organon der rationellen Heilkunde*）中，哈內曼的治療原則是「相似的病用相似的藥治療」，可說與傳統醫學所主張的「以對抗藥物治療疾病」的概念大相逕庭。

哈內曼以希臘語「allós」（不一樣的）和「pathós」（病徵），把爲自己揚棄的療法稱爲「對抗療法」（Allopathie）。依照「藥給得愈少，療效就愈明顯」的原則，當時於托爾高（Torgau）執業的哈內曼在開藥時大幅減少用藥劑量，同時也極力反對合併用藥。這種對一般健康人而言十分陌生的學說與假設，引發追隨者與反對者的相互攻訐，甚至連不懂醫學的人也以刻薄的言詞加入了爭論。

諷刺畫家挖苦嘲諷了支持和反對此種——無科學根據的——哈內曼治療法的論戰。例如，他們畫了一名病人躺在地上，兩邊的死對頭扭打著，還配上諷刺詩：

小城裡的醫生在爭吵，
到底是對抗還是順勢
治癒病人最有效？
對抗療法和順勢療法的醫生
終於爭出結論，
但病人早已安息，
快樂又寧靜。

插圖31a：哈內曼：德國醫生、順勢療法的創建者。
迪特馬（Dittmar）根據一幅一八二九年標有「醫聖」押花字的素描所作的。版畫。

插圖31b：相互矛盾的順勢療法及對抗療法。結論令人心寒：「兩種方法截然不同之處在於：順勢療法讓病人死於疾病，對抗療法則讓病人死於治療。」
托馬斯．狄奧多爾．海涅（Thomas Theodor Heine）的諷刺畫。出自：《大衆》周刊（*Simplicissimus*），慕尼黑，一九〇一年。

插圖31c：一八五五年四月十日和十一日，上千位來自各地民衆聚集在哈內曼的故鄉邁森（Mei*ß*en）紀念哈內曼百歲誕辰。
當時報紙刊登的插畫。

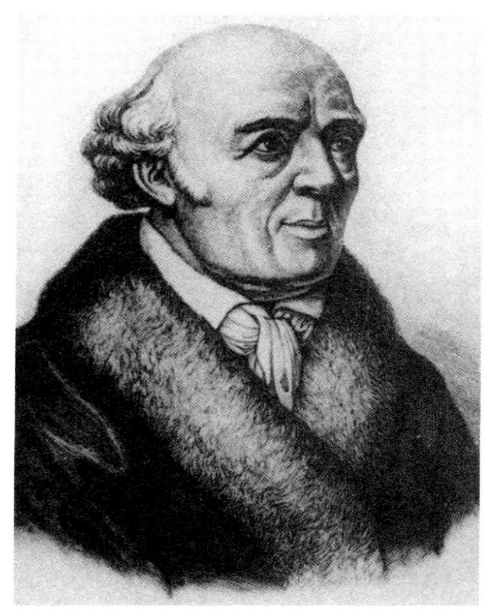

31a

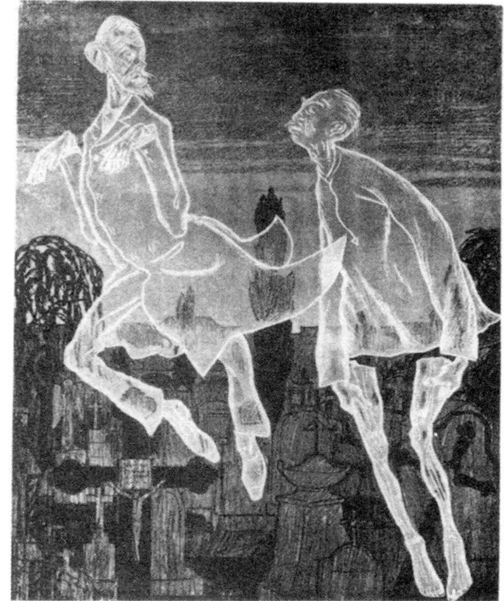

31b

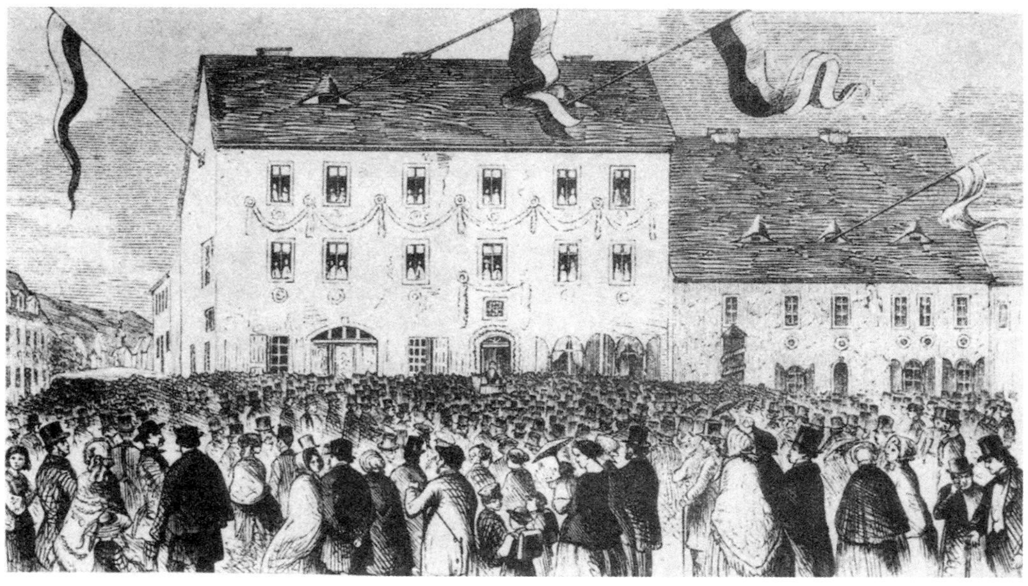

31c

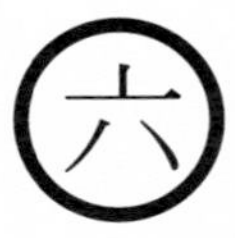

江湖郎中與庸醫

一切都是毒，無毒則無物。
只有合適的劑量，
才能使有毒變成無毒。

——巴拉塞蘇斯
（Paracelsus，一四九三～一五四一年）

32.江湖郎中與庸醫

民間把未受醫學教育、未經國家批准就以醫生或治療者身分爲病人施以職業性治療的人稱爲江湖郎中。這個詞可追溯至荷蘭語的「kwakken」（像鴨子般嘎嘎叫）和「zalver」（賣膏藥的人），暗指江湖郎中多以無效的藥進行非正當醫療行爲。

塞巴斯蒂安．布蘭特（Sebastian Brant）著名的諷刺作品《傻瓜船》（*Gaukeldokoren*）中，一幅配有挖苦詩句、名爲「騙子醫生」的諷刺漫畫正顯示了封建時期江湖醫生禍害的嚴重程度。作者嘲諷道：「江湖醫生的手法如此高明，即使是長年不癒的重症都能治好……這樣的蠢材在你發覺之前就將你推進了深淵，縮減了你的壽命。」

大約五十年後，德呂安德爾（Dryander）於一五四二年出版的一部藥學書前言中抨擊了這些「流浪漢和騙子」，認爲他們施行愚蠢的醫學行爲爲害人們，糟蹋他人生命。然而，江湖郎中利用年市集會自吹自擂地宣傳自己的「神藥」，仍有許多病人不斷上他們的當，而且這些行走江湖的「醫生」絲毫不因自己的騙術而感到不安。義大利的一名江湖騙子聲稱，他曾在舞台上當著一大群目瞪口呆的觀衆面前將手指放在火焰上灼傷，然後立刻以自己神奇的藥膏治好了傷口；不過，他並未告訴這些一臉驚訝的觀衆，在表演之前，他已先在手上塗了一層預防燙傷的隱形保護膜。

爲遏止醫療騙局，各國政府都致力於醫療制度的制定。由於江湖醫生沿街叫賣的欺騙行爲，從前的人曾把這些行走江湖的醫療術士諷爲「庸醫」（Scharlatan），本詞源於義大利語的「ciarlare」，其義近似「講廢話」。不少江湖郎中爲了招攬更多病人，發展了許多表演手法，例如，十七世紀末，德國的除疝士卡爾．貝爾納丁（Karl Bernardin）裝扮成粗繩上熊熊燃燒的火炬，藉此吸引觀衆前來他的看台，最後，他在某次表演時從高處摔下，在人們的驚恐中痛苦而亡。

插圖32a：一名「神醫」以熱爐將病人腦子裡的憂鬱情緒和古怪念頭加以蒸發。

此為傳單上諷刺江湖郎中與化學術中的畫。出自：卡爾格－德克爾《手持解剖刀，頭戴檢眼鏡》（Mit Skalpell und Augenspiegel），萊比錫，一九五七年。

插圖32b：吆喝叫賣的江湖郎中。

十九世紀安德烈．吉爾（Andre Gill，一八四〇～一八八五年）的漫畫，無題活頁畫。

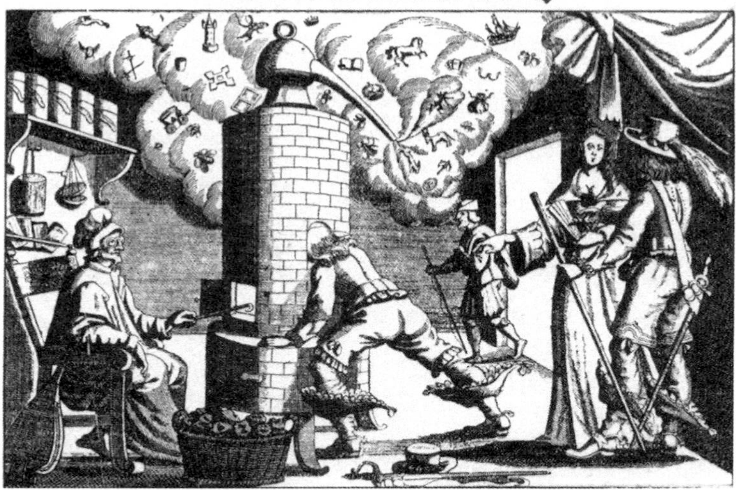

32a

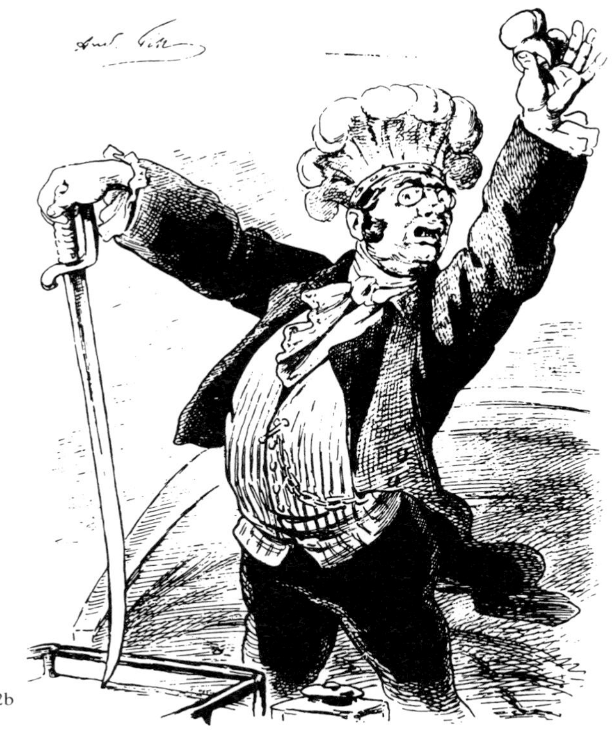

32b

33.柏林浮士德式的庸醫

治癒諸侯夫人薩比娜（Sabina）後，一五七一年，傳說中的神醫萊昂哈德·圖爾內瑟（Leonhard Thurneysser，一五三〇～一五九六年）由布蘭登堡的選帝侯約翰·格奧爾格（Johann Georg）任命爲領有報酬的柏林宮廷醫生。此外，另一個讓格奧爾格願意聘任這位巴塞爾人的原因，是圖爾內瑟在甫完成的《撥彈機》（*Pison*）一書中提到布蘭登堡蘊藏十分重要的礦藏，引發了君主的煉金幻想。

圖爾內瑟被視爲文藝復興時期最神祕的人之一。他漂泊四方，周遊了半個歐洲，曾擔任傭兵、礦工、冶金工，從事過星象、醫療等業，他的醫療技術正是在擔任醫師助手時，在門診收集藥草與加工藥物而學來的。接受巴拉塞蘇斯的正統醫學訓練後，圖爾內瑟很快便證明了自己是經驗豐富的醫藥專業作家。

圖爾內瑟並未放棄吆喝叫賣的行醫方式，當時的人因而對他有著截然不同的看法；也因爲他不純正的經營手法和騙人的陰謀詭計，加上嫉妒他和反對他的人都懷疑他是巫師，圖爾內瑟最後不得不悄悄離開柏林；然而，他紮實的知識、經驗，以及不尋常的生意活動，爲這座城市的發展立下了汗馬功勞。圖爾內瑟住在灰暗的修道院中，同時經營了一個實驗藥房，主張把煉製的藥物用於治療之中。他提議清洗街道、安裝自來水管，並提出可行的具體建議。此外，他還是成功的發行人，擁有印刷廠、造紙廠、鑄字廠，雇用了二百人，帶動了柏林的手工製造業之資本主義發展。他所出版印刷的色彩絢麗的藥草與醫藥書籍聞名於世。此外，他同時也是礦物分析的先鋒。

另一方面，因爲圖爾內瑟生產並大量銷售可疑的香料、藥酒、煉金藥與據稱具治療功效的護身符，同時還經營一家國際性的尿液研究中心，並透過他爲「病人」所做的「遙感」診斷提供昂貴藥物，因而招來了庸醫的惡名。

插圖33a：曾任布蘭登堡選帝侯貼身御醫的圖爾內瑟在選帝侯格奧爾格前煉藥。
木刻畫。出自：施蒂爾弗里德（Stillfried）和庫格勒（Kugler）的《霍亨佐倫人》（*Die Hohenzoller*），出版時間、地點不詳。

插圖33b：十六世紀的煉金實驗室。
加勒（J. Galle）根據約翰·施特拉達努斯（Johann Stradanus）的繪畫製作的銅版畫。出自：克雷默《宇宙與人類》中的插圖，柏林－萊比錫－維也納－斯圖加特，年代不詳。

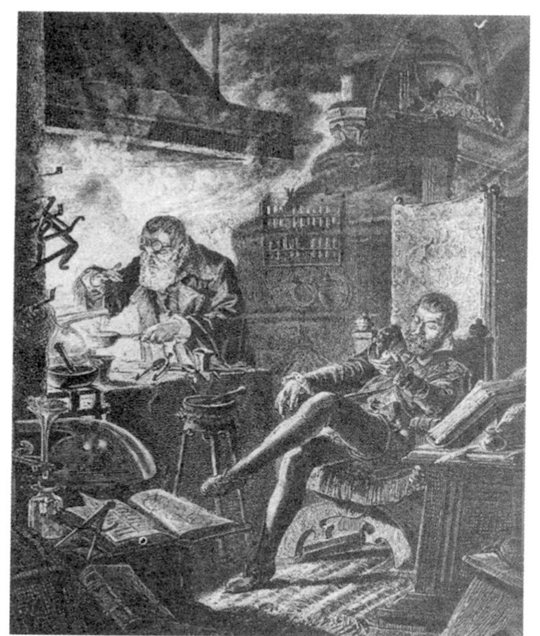
33a

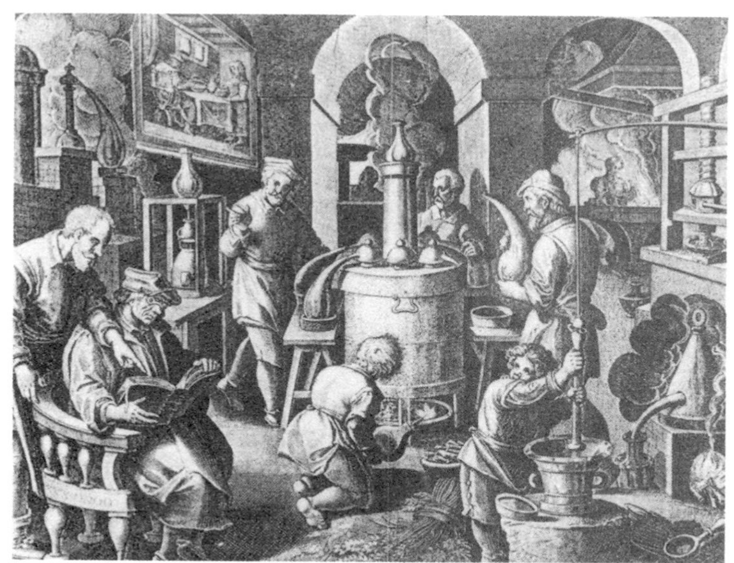
33b

34.神祕的魔蘋果

傳說古希臘巨神普羅米修斯爲人類送火種而使人類擁有文明，但他也因而受眾神之父宙斯的懲罰，囚禁於高加索山；在山上，有一隻老鷹每天前來啄食他不斷新生的肝臟，而從滴滿「肝液」的地上長出來的植物就是曼陀羅。這是一種類似馬鈴薯的茄屬植物，古希臘人因此稱之爲「普羅米修斯草」；古埃及人特別崇拜它，把它氣味強烈、番紅花色的漿果尊稱爲「愛情小蘋果」，因爲據說它可提高性欲。此外，古希臘的醫生還將它煎成汁液，做爲安眠藥或止痛劑。

古代和中世紀時，曼陀羅的根比漿果作用更大，民間把它的根部稱爲「魔蘋果」（Alraune），其古怪且酷似人形的外表，使當時迷信的人將它當成護身符，只要擁有它，就可得到幸福和財富，還可免受疾病和困苦——當然，必須小心呵護魔蘋果，才能保持它有效的「魔力」。因此人們以制式的儀典敬拜它，用小套子保護著，平放在鋪有軟墊的特製容器裡，每天進餐前舔一舔，周末再以紅葡萄酒浸洗。

精明的藥草收集者都因銷售魔蘋果而獲取巨額利潤，因爲它很難找，而且必須舉行嚴格的儀式，之後在依星象學訂出的深夜吉辰挖掘。許多「巫婆」——當時極度迷信的婦女——以魔蘋果製成各種惡名昭彰的飲料與膏藥，以便於「瓦普幾司夜」〔注〕時，協助她們在布羅肯山（Blocksberg）上「與魔鬼私通」。

事實上，如我們今日所知的，使她們進入迷醉興奮狀態的，其實是魔蘋果中所含的有毒物質——東莨菪鹼和莨菪鹼等生物鹼，其中莨菪鹼在植物採摘後加工時會轉變爲顛茄鹼，一八三三年，德國製藥學家菲利普·洛倫茨·蓋格爾（Philipp Lorenz Geiger）首次分離出對醫藥學意義重大的顛茄鹼，它可在手術中減少病患的腺體分泌，並消除平滑肌痙攣；此外，由於它還可以散瞳，因而對眼科醫生的診斷也有很大的幫助。

〔注〕：即五月一日前一夜。

插圖 34a：古希臘醫生第奧庫里德讓學生畫魔蘋果。
根據維也納國家圖書館收藏的五世紀第奧庫里德手抄本中的畫所製的木刻畫。出自：赫曼·格爾（Hermann Goll）《古代的智者與學者》（*Die Weisen und Gelehrten des Alterthums*）。

插圖 34b：一條狗拉出魔蘋果。挖掘魔蘋果的人自己吹號，以蓋過酷似人形的魔蘋果致命的叫喊聲。
十七世紀的手繪圖。出自：弗萊塔格《德國歷史圖繪》，萊比錫，年代不詳。

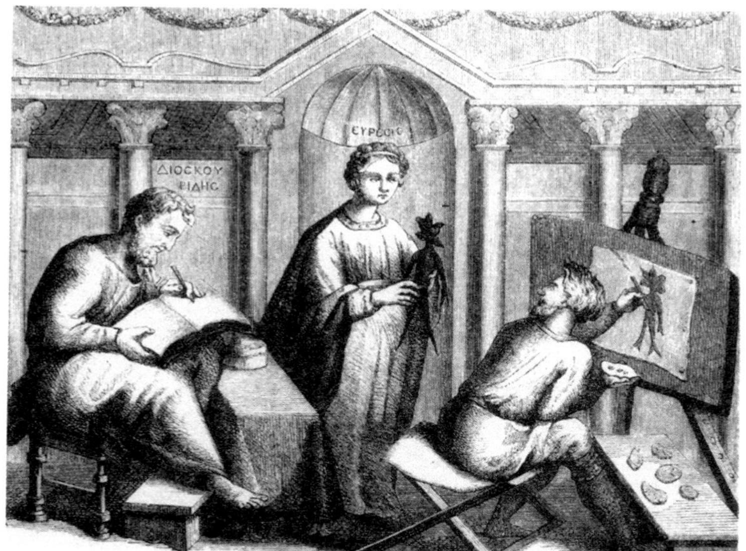

34a

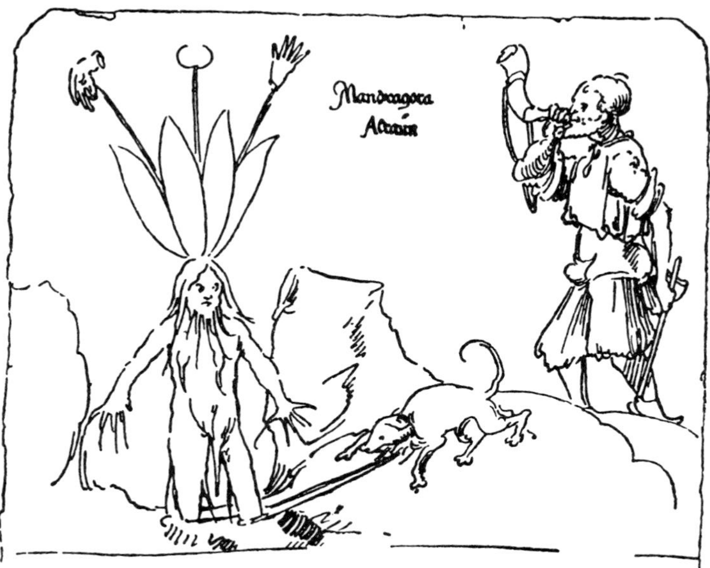

34b

35.可疑的解毒劑

過去，不受歡迎或受人憎恨的人都害怕對手會以毒藥剷除自己，因此他們尋找所有可能與不可能的方法保護自己免遭毒害，也因此，統治者和富人飯桌旁所謂的「試毒者」扮演著重要的角色，他們必須在每餐之前當著主人與客人的面品嘗所有菜餚和飲料。即使如此，下毒仍無法完全避免，因爲精明的投毒者會以非常慢性的毒藥來進行陰險的犯罪計畫，讓藥效在飯後很長一段時間之後才發作。

由於上述緣故，古代黑海之北的國王米特里達特爲防止遭人毒害及有毒動物咬傷，早已使用許多可疑的東西（特別是蝰蛇肉和鴨血）製成他自認可抗毒的解毒藥，在迷信魔法的中世紀，此藥甚至還兼具解毒藥與萬靈藥的作用。後來，他還製成一系列據說可試毒的魔藥，自十五世紀開始，人們就將它們和解毒劑一起小心翼翼地保存在特製的餐具櫃裡。

在用來檢查餐桌上食物是否含毒的所有器物裡，還包括了傳說中的獨角器。古人認爲，獨角獸杯子般的長角能讓飲料中的毒藥轉爲無害，同時還會自動大量滲水，提醒人們毒物的存在。當時也曾有傳言指出，裹在黃金裡的蛇牙會在毒鹽中出水。

儘管如此，過去人們最相信的是糞石（牛黃）對毒物的敏感度。糞石是一種球狀結石，由山羊吞進肚裡的毛和其他難消化物質在胃裡形成的，經過在鑲滿珠寶、藝術品般的金罐中加工後，當時人們認爲它不但可以防毒，還可防止可怕的傳染性瘟疫，因而是最昂貴的珍寶，只有富人才買得起。

插圖35：糞石形成過程的想像圖。早期人們認為糞石具治療及解毒的功效，事實上糞石是各種哺乳動物（特別是山羊）胃裡形成的類似膽結石的圓形物質，卻是中世紀巫藥房裡的重要藥物。

一五八二年一幅無名木刻。出自：彼得斯《圖解製藥史》（*Aus pharmazeutischer Vorzeit in Bild und Wort*），柏林，一八八九年。

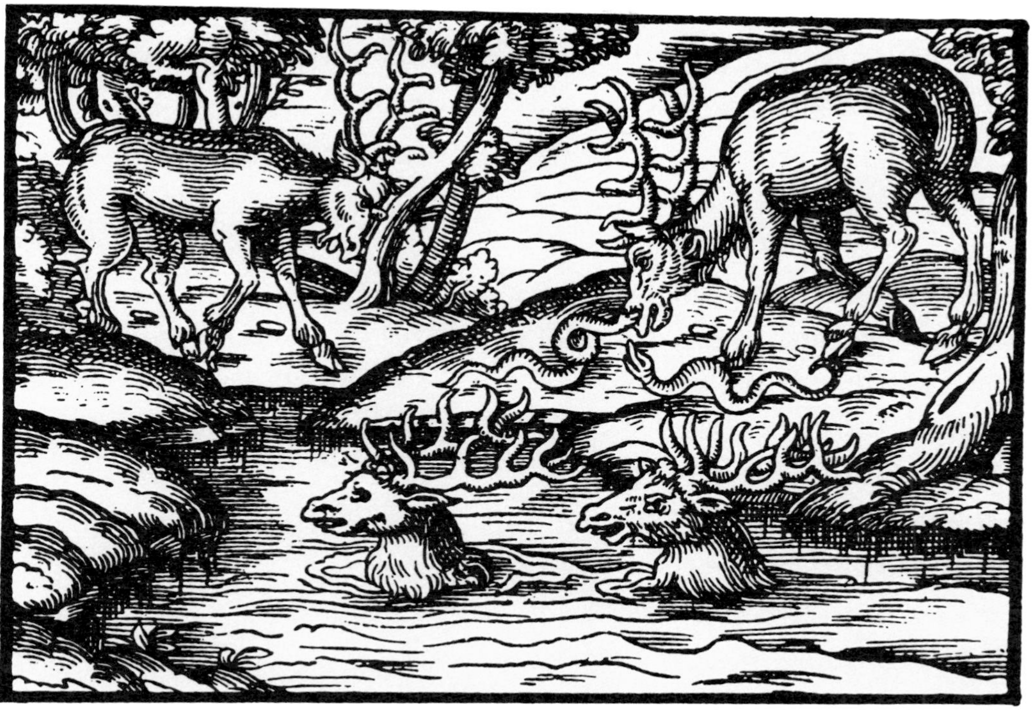

35

36.「巫婆膏」的傳說

一八四三年，《各階層文化人最新高雅會話詞典》（*Das neueste elegante Conversations-Lexikon für Gebildete aus allen Ständen*）一書出版，書中有許多令人毛骨悚然的文章，其中一篇有關迷信的傳聞曾提及，中世紀遭烙下女巫印的婦女是「女魔法師」，她們可「藉由魔鬼的力量達到超自然的狀態」，因此，當時人們把人或動物生下怪胎、蟲災、暴風雨、罹患痨病等災禍，以及所有令人厭惡的幻想全歸咎於她們。此外，她們具有神祕的力量，可在瓦普幾司夜騎著雄山羊、爐叉、掃把飛到布羅肯山上，與幽冥世界裡的鬼神縱情歡愉。

宗教法庭的嚴刑審訊，讓眾多據說是魔鬼情婦的婦女承認自己有罪，同時無情地將她們推上火堆；而在判處火刑的審訊中必然出現的重要物品，就是傳說中女巫所使用的充滿神祕的膏藥。例如，一五七〇年三月十五日於奎德林堡（Quedlinburg）被捕的瑪格達蓮娜．赫爾梅斯（Magdalena Hermes）因不堪嚴刑拷打的巨痛，供稱她依照撒旦本人調配的祕方配製成藥膏塗在外陰和腋窩，隨即便感覺自己離開地面，飄向空中。篤信《聖經》的異端審訊法官對這種「乘風飛行」的可能性毫不懷疑，尤其是〈福音〉作者馬太就已說過，魔鬼為了私利甚至把主耶穌綁架到「一個高山上」。

事實上，神祕的巫婆膏的確存在！它由油、脂肪和天仙子、曼陀羅和顛茄等茄屬植物的萃取物所組成，這些植物中含有當時尚未發現的成分，依照現代毒理學的解釋，這些成分對中樞神經系統具強烈作用，也正是它們導致聲名狼藉的女巫失去意識、引發性欲、產生幻覺，讓她們在夢醒之後以為這些經歷是眞實的，並因而自認具有某種特殊能力。

插圖36a：「女巫廚房」想像圖：圖左正在製作巫婆膏，從前民間認為這種膏藥可讓「女妖」飄然升空。圖右的女巫在飛向布羅肯山前讓人把藥膏塗在自己身上。
根據維也納藝術博物館中弗蘭斯．弗蘭肯（Frans Francken，一五八一～一六四二年）的油畫製作的木刻畫。出自：普洛斯（H. Ploss）《自然學與民族學中的女性》（*Das Weib in der Natur-und Völkerkunde*），萊比錫，一八九五年。

插圖36b：飛向布羅肯山。
木刻，尤里可斯．莫里托（Ulricus Molitor）De laniis et phitonicis mulieribus，史特拉斯堡，一四九〇年。出自：約翰納斯．謝爾（Johannes Scherr）《德國文化和風俗史》第二卷（*Deutsche Kultur und Sittengeschichte, Band II*），柏林－維爾默斯多夫（Wilmersdorf），年代不詳。

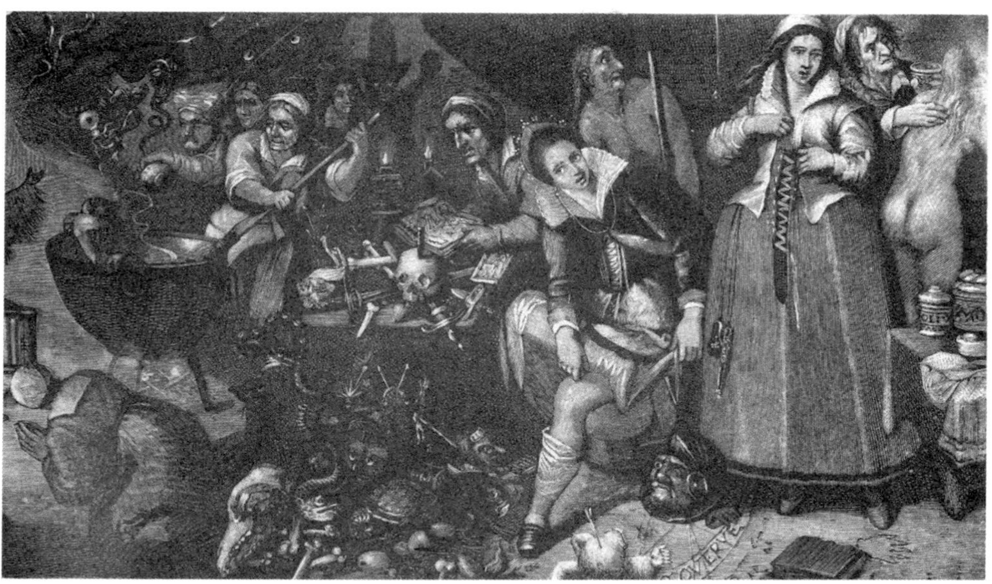

36a

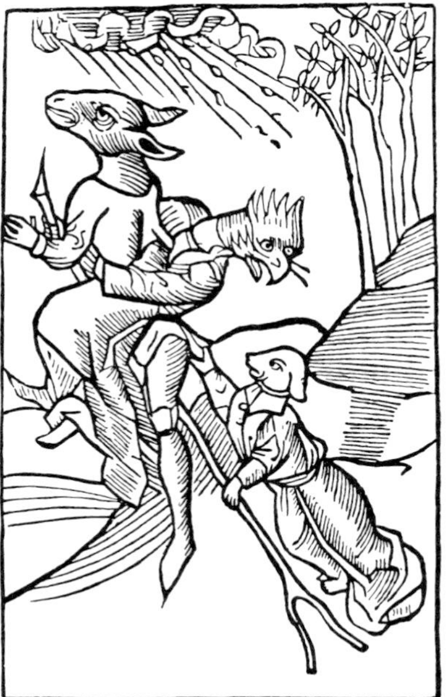

36b

37.迷魂毒酒

萊比錫造型藝術博物館中一幅十五世紀末題為「愛情魔術師」的小型油畫，吸引無數參觀者駐足欣賞。此畫由一名來自下萊茵地區的不知名畫家所繪，畫中裸體的溫柔貴族小姐在閨房中期待情人的到來，同時進行著激發情人愛欲的神奇儀式，由於她全心投入，未曾注意到她的仰慕者已略顯笨拙地悄悄從她身後溜進來。

自從人類學會思考，便迷信某些物質能激起性欲，相愛的人大多將它們製成「迷魂酒」悄悄飲下。古希臘人依照他們掌管愛情和感官欲樂的女神阿芙羅狄忒（Aphrodite）之名將「迷魂酒」稱之為「愛神酒」(Aphrodisiaka)，而羅馬人則直接稱之為「愛情杯」（Pocula amatoria）。在篤信一切神祕事物的中世紀，人們也相信「愛情杯」具有提高性欲的力量。

我們讀過崔斯坦（Tristan）和伊索德（Isolde）的傳說，這兩個私下定情的愛人喝下了伊索德母親瞞著他們釀製的「迷魂酒」，於是爆發了火般的激情，最後以悲劇告終。雖然故事並未說明造成嚴重後果的「迷魂酒」的成分，但藉由歷史記載，我們得知它主要含有麻醉藥品（曼陀羅、天仙子、罌粟汁、鴉片）的萃取物或煎劑。

此外，從文藝復興時期開始，人們以西班牙的飛螢加工製成的藥酒、藥丸和藥粉，雖可提高性欲，但同時也危害了健康。在歷史上，遭人鄙視的情人和職業下毒女子大量濫用「迷魂酒」從事犯罪活動，因此，若和有毒的「迷魂藥」沾上邊，是必須接受刑法制裁的。例如，中世紀鼎盛時期，弗德利希二世曾頒布法令，對於買賣此種毒品者處以長期監禁刑罰，若因非法使用此毒品而致人於死者，甚至可處以絞刑。

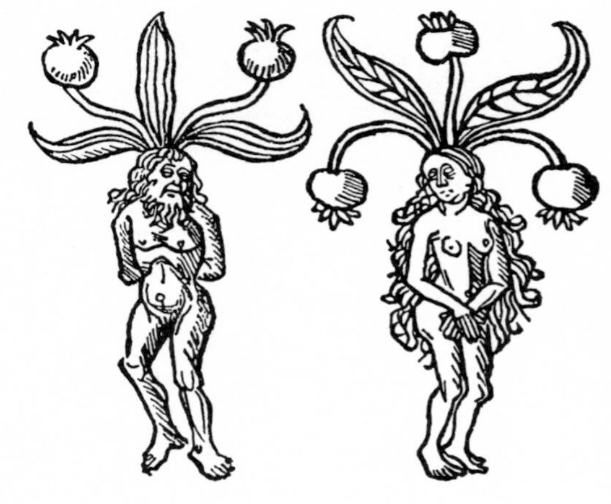

37a

插圖 37a：傳說中雄性和雌性曼陀羅草的想像畫。除了其他茄屬植物外，此種植物也曾用來製作「迷魂酒」。
根據《健康之園》（*Hortus sanitatis*，奧格斯堡出版）製作的木刻。出自：弗萊塔格《德國歷史圖繪》，萊比錫，年代不詳。

插圖 37b：十五世紀末的「愛情魔術師」，畫中少女正等待情人的到來，同時進行可激起愛欲的神奇儀式。
根據萊比錫造型藝術博物館所藏的十五世紀下萊茵地區一名畫家作品所製作的佚名木版畫。出自：普洛斯《自然學與民族學中的女性》，萊比錫，一八九五年。

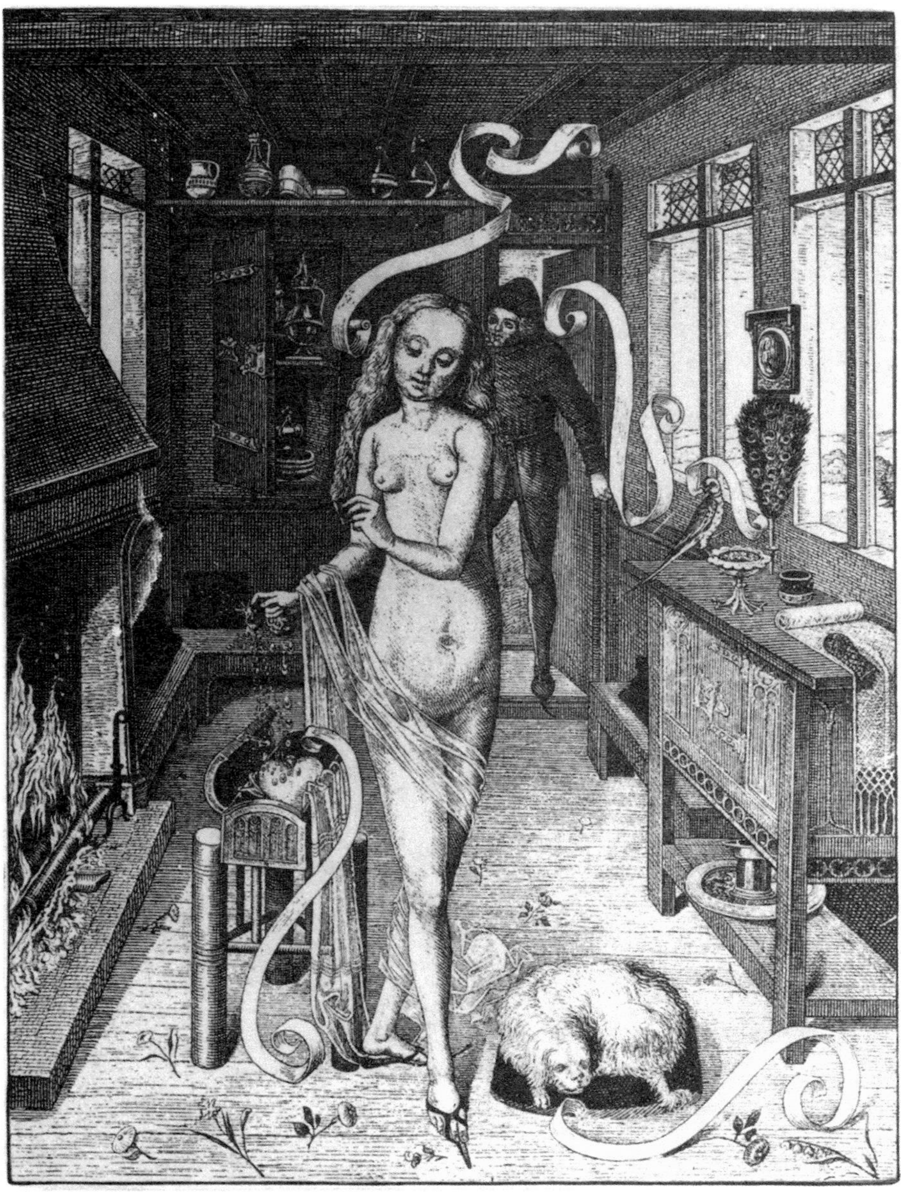

37b

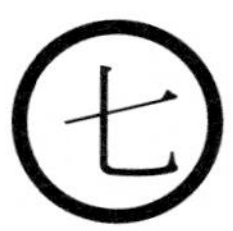

近代醫學的進步

每個研究者都應承認：

如果沒有其他科學，

任何一門科學都無法成爲科學。

——諾瓦利斯

（Novalis，一七七二～一八〇一年）

38.褒貶不一的醫師諮詢委員會

一五七一年，萊比錫人文主義者姚阿幸．卡梅拉留斯（Jocahim Camerarius，一五〇〇～一五七四年）向當時「地下帝國首都」紐倫堡議會提出建議，成立一個醫生會診小組，擔負起最高醫療機構的職責，以改善公共醫療衛生事業。但這樣的委員會直到二十年後才得以建立，而在此期間，奧格斯堡已先成立了一個類似組織，德國其他較大城市也慢慢跟進，先後實行了這項革新。

諮詢委員會的領導職責由大學醫學系主任或另一位「身分顯赫的醫生」擔任。召開大會時，成員就疑難病症及其治療展開辯論，此外，他們還進行解剖學研究，或和藥師一起進行藥草學考察旅行。行會最重要的任務是培訓，提供行政管理機構健康方面的諮詢服務，解決等級和教育訓練的問題，並且履行監督義務。

當然，醫師諮詢委員會也常做出顏面盡失的事。民間即流傳一些諷刺的話語，例如：「三名醫生一位病人，教堂墓地感激不盡。」或者「醫生爭吵之處，死亡必至收割。」即使諸侯善意的醫療法令也無法改變現實。在耶拿的醫藥史家邁耶爾－施泰內克眼中，那些醫療法令雖然「規範了公共醫療衛生領域裡的某些問題，但在很多方面卻是醫學發展的絆腳石」。

邁耶爾－施泰內克尖銳地批評了於一六八五年成立的布蘭登堡諸侯國醫藥當局「醫藥諮詢委員會」（Collegium medicum），就當時情況而言，此一組織已相當先進，但總有些神祕的影響阻礙醫學的科學發展，醫院被視爲「謀殺者之陷阱」，尤其是在瘟疫爆發時。爲了監控傳染病的大量感染，布蘭登堡－普魯士還特別成立了自己的「衛生諮詢委員會」（Collegium sanitatis）。

十八世紀末，上述兩個行會合併爲「醫藥衛生諮詢委員會」（Collegium medicum et sanitatis），以期一致發揮或許更有效的作用。

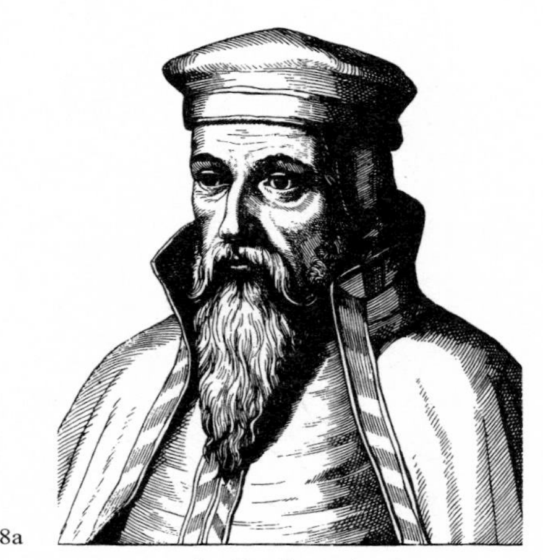

插圖 38a：卡梅拉留斯首次向當時「地下帝國首都」紐倫堡議會建議成立醫師會診小組。
木刻。出自：《二百位著名德國男性的肖像及生平》（*Zweihundet Bildnisse und Lebensbeschreibungen berühmter deutscher Männer*），萊比錫，一八五七年。

插圖 38b：守屍人同業行會。
威廉．霍格思（William Hogarth，一六九七～一七六四年）描繪從前的醫師諮詢委員會的諷刺漫畫。出自：古斯塔夫．霍赫施泰特（Gustav Hochstetter）及格奧爾格．策登（Georg Zehden）的《聽筒與針管》（*Mit Hörrohr und Spritze*），柏林，一九二一年。

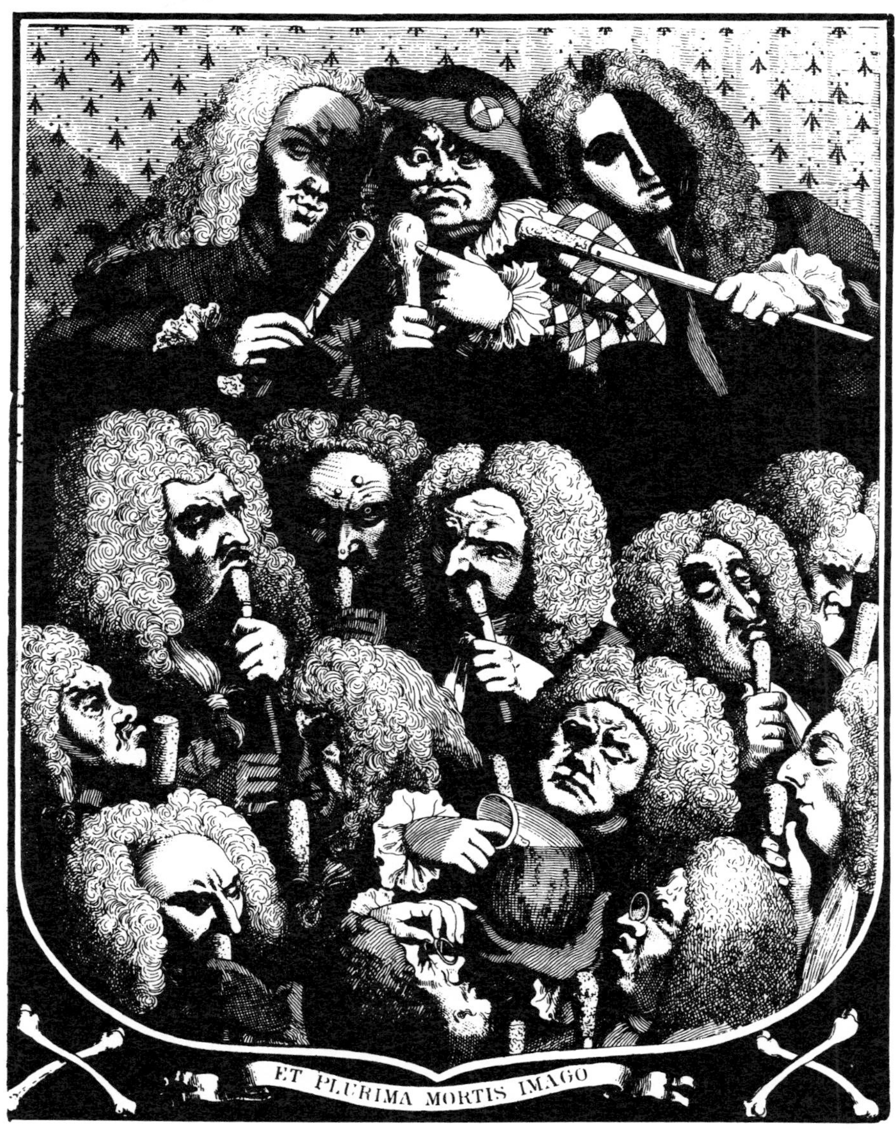

38b

39.獨立牙科學的成立

直到十七和十八世紀，牙病治療仍是外科學的一部分，主要由澡堂工、理髮師和到處遷徙、地位卑微的傷口手術醫生擔任。牙科學得以快速發展並成為獨立的專業學科肇始於法國，其偉大創始者則是外科游醫出身的巴黎優秀牙醫皮耶．傅夏（Pierre Fauchard，一六七八～一七六一年）。

由於技藝精良，傅夏的診所始終門庭若市，後來，他還用這些收入買下了巴黎近郊的一座城堡。一七二三年，上了年紀的傅夏以自己多年的觀察、經驗和方法為基礎，著手撰寫內容豐富的牙醫教科書《牙醫外科學》（*Le Chirurgien Dentiste*），成為現代牙科醫學的創立者，牙科醫學的發展也隨之脫離外科學，自成體系。五年之後，亦即一七二八年，這部幾近九百頁的著作出版了，全書分為二冊，內附四十幅銅版畫。經過半世紀，一家柏林出版社發行了德譯本，在德國也造成劃時代的影響。

在這部指導手冊的標題上，傅夏早已提出以「牙醫」做為此一特定職業的名稱，同時要求從事此行業者應接受類似學院派的訓練。另外，他以六十章的篇幅介紹了從古希臘以降的牙病醫療知識，描述自己所觀察到的口腔與牙病病徵及治療方法。與齲齒及化膿性牙周病相關的內容也佔了相當大的篇幅。在仔細研究病因後，傅夏指出，長期以來流行的「牙蟲」理論純屬荒謬，真正傷害牙齒的是糖、酸、不當飲食和口腔衛生不良。

此外，傅夏還詳細闡述了牙痛的治療方法，以紮實的解剖學知識做為拔牙及其他口腔手術的前提，一一介紹了當時牙科使用的器材、各種不同的補牙材料、自己發明的全套假牙、牙橋的製作，以及矯正青少年咬合不正的頜骨骨科整形辦法。

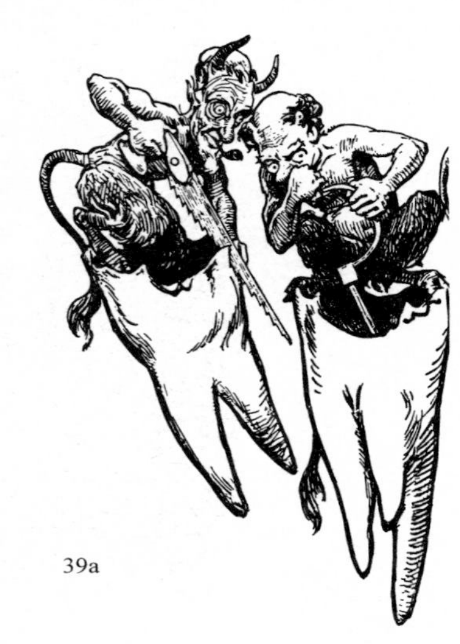

39a

插圖39a：壞牙。
漢斯．克里斯蒂安．安德森（Hans Christian Andersen）《坦特皮娜姨媽》（*Tante Tandpine*）一書中漢斯．特格納（Hans Tegner）的插圖，一九〇〇年出版。

插圖39b：十六世紀看牙醫的情形。
盧卡斯．凡．萊登（Lucas van Leyden，一四九四～一五三三年）的銅版畫，一五二三年。
出自：謝爾《德國文化與風俗史》第二卷，柏林—維爾默斯多夫，年代不詳。

插圖39c：傅夏：法國外科醫生，獨立牙科學創建者。
《牙醫外科學》（巴黎，一七二八年出版）的卷首銅版插圖，刻版者：斯克亭（J. B. Scotin）。複印版：呂莫博士的醫學論文。

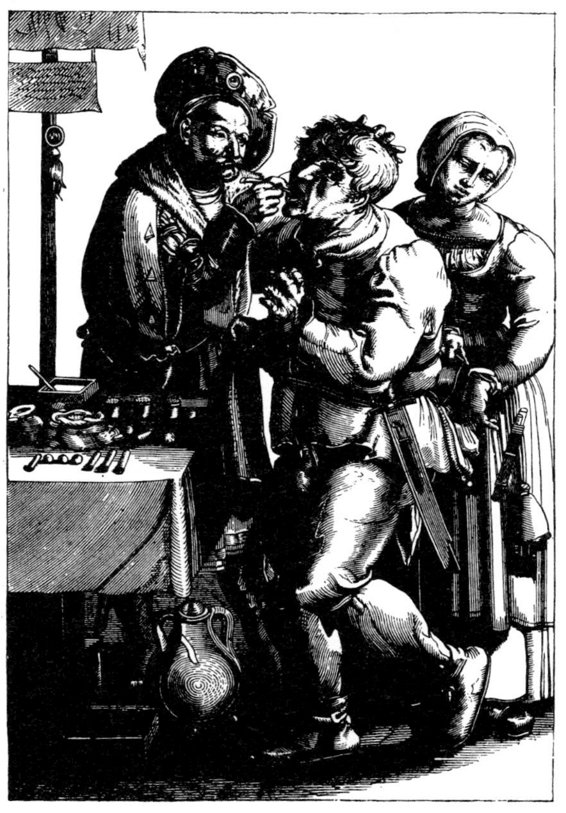

39b

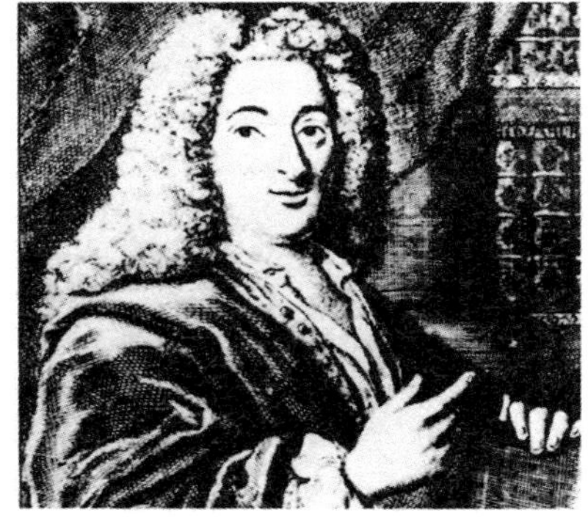

39c

40.從對血的崇拜到輸血

如果失血過多而得不到輸血，人就會死亡。從許多早期神話和童話可以得知，我們的祖先已懂得血即是生命的道理，因此他們會在獵獲或剛宰殺的動物鮮血中沐浴，或者喝下這些鮮血；他們甚至飲用在戰鬥中殺死的對手尚溫熱的鮮血，因爲他們相信這麼做可以汲取對手的力量和勇氣。

一四九二年，一名位猶太醫生爲了醫療目的首次讓一名因中風而生命垂危的病人飲用男童的血；當然，病人並未因此獲救。進行專業輸血，首先必須具備血液循環的知識；大約在一百二十五年之後，英國醫生暨生理學家威廉．哈維（William Harvey）才發現了血液循環，到了一六六五年，英國人理查．羅爾（Richard Lower）首次成功施行動物間的輸血。

一六六七年七月十五日，巴黎數學教授暨御醫尙．巴蒂斯特．德尼（Jean Baptiste Denis）和一位外科醫生一起大膽地將動物血液輸入人體。這次嘗試也成功了；但是，大部分（此類手術）會造成嚴重的器官功能失調，因而引發強大的反對聲浪，反對將動物血輸入人體。

一八二五年，英國助產士詹姆斯．布倫德爾（James Blundell）爲一名大出血的產婦進行了首次人體輸血。儘管此次輸血成功，但後來相同的嘗試卻不多，因爲受血的病人血液易凝集或產生凝集反應，導致輸血一次次地失敗。於是，醫生寧可使用一八八一年由德國醫學家阿爾伯特．蘭德雷爾（Albert Landerer）所提倡的靜脈鹽水輸入的應急措施。

到了二十世紀初，維也納血清學家卡爾．蘭特施泰納（Karl Landsteiner）發現了輸血血型不同所造成的凝集反應。爲了輸入相同血型的血以防止凝血，德國人歐萊克爾（Oehlecker）於一九二一年發明了所謂的生物預試法，同時提出驗血以及「從血庫取血」等措施，從而避免了輸血的危險性。

插圖40a：把動物血輸入人體。
約翰納斯．斯庫爾特圖斯（Johannes Scultetus）《外科器具庫》（*Armamentarium chirurgcum*），萊頓，一六九三年。出自：邁耶爾—施泰內克及卡爾．祖德霍夫（Karl Sudhoff）合著之《醫藥全史及圖示》（*Geschichte der Medizin im Überblick mit Abbildungen*），耶拿，一九五〇年。

插圖40b：人體間的輸血。
根據歐萊克爾（一九二六年）的想法繪製而成。出自：《德國紅十字會》，德勒斯登，一九八〇年第一期。

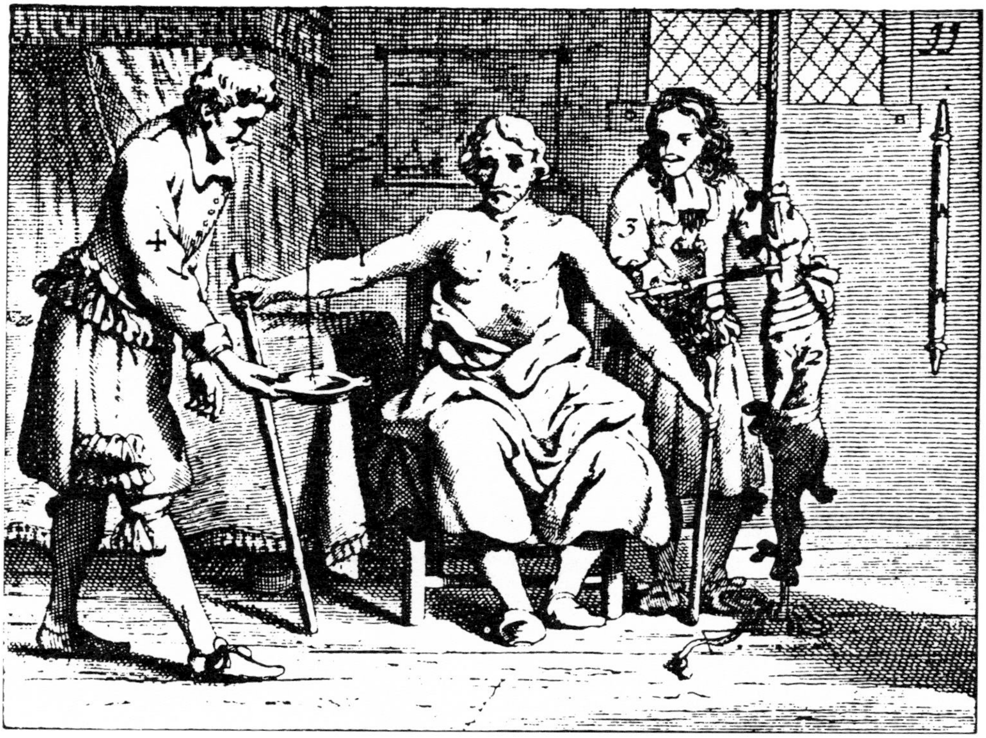

40a

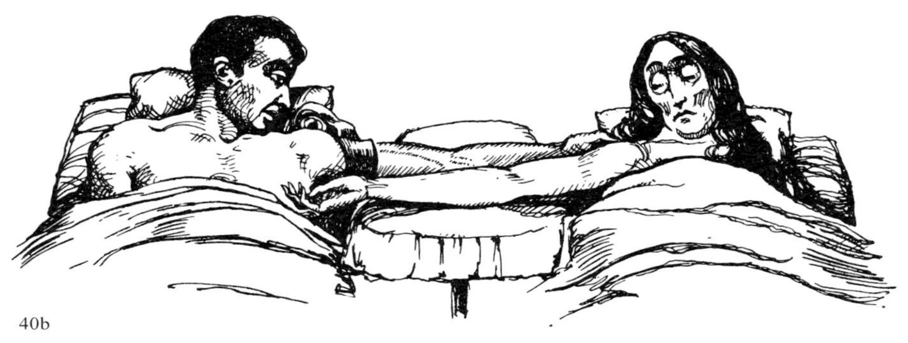

40b

41.靜脈和皮下注射

將液體藥物注入血液之中的想法，據說首先由英國天文學家暨建築師克里斯托夫·雷恩（Christopher Wren）發想的。一六五六～一六五七年冬天，為了替朋友家因重病而極度虛弱的狗解除疼痛，雷恩將鴉片溶液透過開口處接上削尖羽莖的一個動物膀胱，朝狗的心臟方向注入其前腿靜脈。在麻醉劑的作用下，「病患」很快便安然無恙地睡著了，在這段時間裡，牠也因而擺脫了痛苦的折磨。不久，類似方法也應用在人身上，主要使用者是軍醫。靜脈注射的創始者是布蘭登堡的御醫約翰·西吉斯蒙德·埃爾斯霍爾茨（Johann Sigismund Elsholtz），他將其命名為「輸藥」（Klysma chirurgicum）；在他一六六五出版的《新輸藥法或如何將藥物引入靜脈切口的方法》一書中提及的尖頭羽莖，其使用方式相當於後來的空心針。

直到一八三〇左右，皮下注射才開始出現。為了以滴入方式導入氯化鐵溶液使動脈瘤閉合，法國醫生查理·蓋伯里耶·普拉瓦（Charles Gabriel Pravaz）設計了一種圓柱形的玻璃管，上面帶有螺旋線圈和橡膠密封圈，再套上尖細的金屬空心針，就成為注射用針筒。一八五三年，蘇格蘭醫生亞歷山大·伍德（Alexander Wood）得知甫公布的新發明後，隨即聯想到：是否可以用普拉瓦注射針向神經幹注射嗎啡或鴉片溶液，以減少神經系統疾病的發作。他以自己改良的注射針筒，在一位頸椎嚴重黏連患者的鎖骨溝組織裡注入鎮痛藥液，效果十分理想，而皮下和靜脈注射藥物實際操作方法也隨之建立。此後，隨著臨床治療也引進使用注射療法，注射針筒也因而更加精良。

插圖41a：在人的胳膊上進行靜脈注射：藥物從動物膀胱中被擠入靜脈。
約翰·丹尼爾·梅傑（Johann Daniel Major）《外科注射》（*Chirurgia infusoria*），基爾，一六六七年。出自：費利克斯·波恩海姆（Felix Boenheim）《從黃帝到哈維》（*Von Huang-ti bis Harvey*），耶拿，一九五七年。

插圖41b：十七世紀埃爾斯霍爾茨的靜脈注射法。
埃爾斯霍爾茨《新輸藥法或如何將藥物引入靜脈切口的方法》書中的銅版畫細部。出自：卡爾格－德克爾《戰勝疼痛：麻醉和局部麻醉史》，萊比錫，一九八四年。

插圖41c：各種注射針和配件。
(1)普拉瓦式，(2)呂埃爾式，(3、4)雷德式，（5~7）萊特式。出自：阿爾伯特·奧伊倫貝格（Albert Eulenberg）《藥物的皮下注射》（*Die hyperdermatische Injection der Arzneimittel*），柏林，一八六五年。

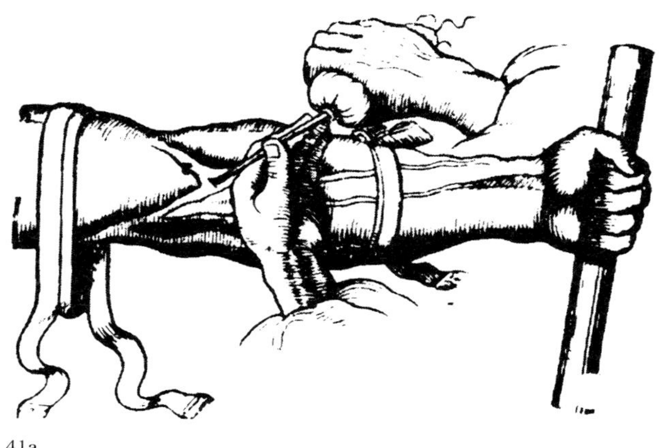

41a

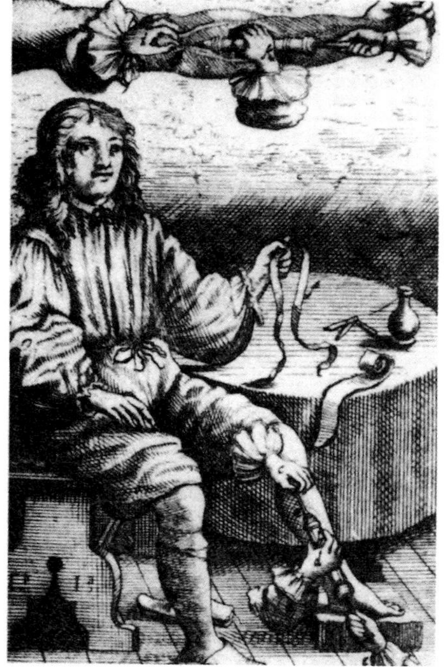

41b

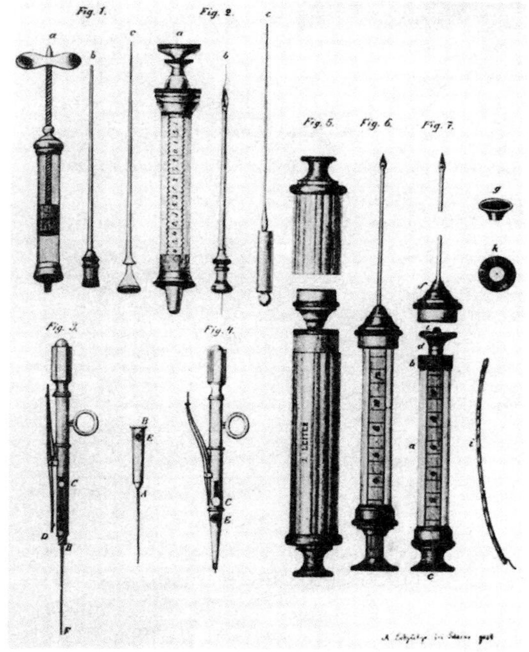

41c

42.人工止血法

一八七三年，五十歲的基爾大學外科醫學院院長弗里德利希・馮・埃斯馬赫（Friedrich von Esmarch）教授在第二次德國外科學大會上，對優秀的同行發表了自己發明、用於截肢手術的「人工止血法」。他的介紹獲得與會成員一致的掌聲；每個人都注意到，除了麻醉劑的發明及抗菌法的引進，這個新方法讓現代外科手術又邁開了決定性的一步。

早在此次大會數十年前，埃斯馬赫曾在對丹麥戰爭中擔任軍醫，完成多項戰地傷兵急救措施的革新，其中最重要的改革——三角巾和前線個人急救用必備的急救包，至今仍廣爲全世界所採用。他還設計了一個裝著鐵線支架和舌鉗的面罩，支架用來放置含有麻醉劑的紗布，舌鉗則在麻醉時用來保持呼吸道暢通，因而改進了吸入麻醉法。此外，他發明的清腸和洗腸器也爲人們所熟知。

如同埃斯馬赫在大會上所說的，「人工止血法」的原理是在大腿上繫上橡皮管，或在手臂上纏繞彈力繃帶，阻止動脈血流向手術中的肢體，在「不見血」或只有少量失血的情況下施行外科手術。如此一來，不但對病人而言手術的危險性降低，就動手術的醫生來說技術上更能掌握，進而從容自信地施行手術。

埃斯馬赫後來的助手暨主治醫師、最後繼任其位的奧古斯特・比爾（August Bier）也是馳名國際的外科醫生，在回顧這項造福社會的醫療方法時他曾說：若不仔細思考人工止血法的簡單特性，他也不會認爲這是項天才的創舉；而天才之所以是天才，就在於「在簡單、自然的事物中看出作用。」

插圖42a：埃斯馬赫（一八二三～一九〇八年），後來以他為名的人工止血法的創始者，發明截肢手術前阻斷動脈血流的方法。
根據阿道夫・諾伊曼（Adolph Neumann）繪畫製作的木版畫。出自：《圖解會話辭典》，萊比錫，十九世紀。

插圖42b：一八七〇～一八七一年德法戰爭中，埃斯馬赫示範如何為傷兵做腿部截肢手術。
根據馬克沃特（Th. Marckwort）原畫製作的木版畫。

插圖42c：埃斯馬赫著作《軍事外科技術手冊》（*Handbuch der Kriegschirurgischen Technik*）中圖解人工止血法
出自：卡爾格－德克爾《戰勝疼痛：麻醉和局部麻醉史》，萊比錫，一九八四年。

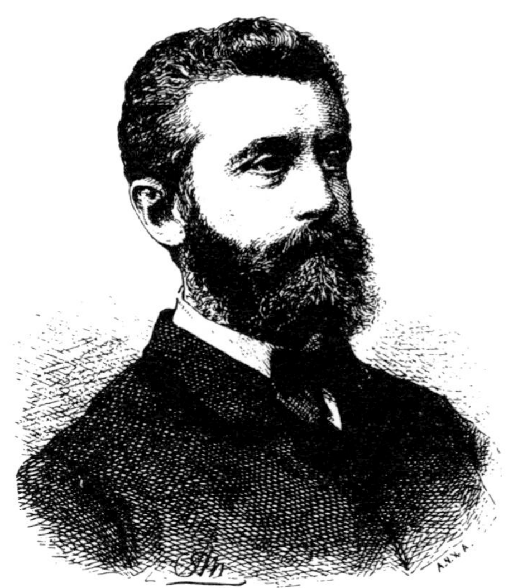

42a

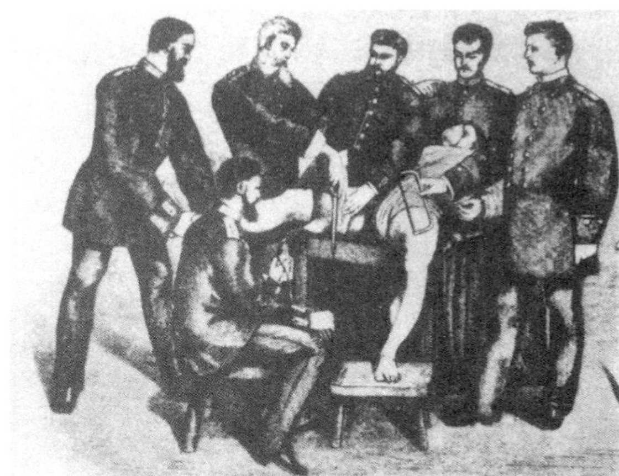

42b

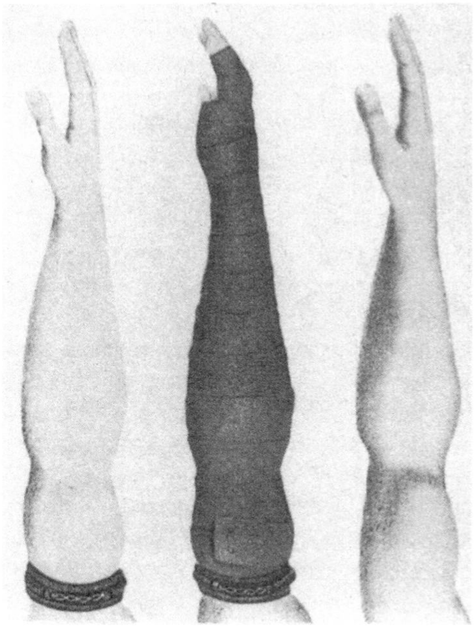

42c

43.荷爾蒙研究的先驅

十七世紀之前，學者不知道內分泌腺的存在，因爲內分泌與肝、汗腺、唾液腺等外分泌腺不同，不具排泄管。

直到一六八九年，義大利自然研究學者暨醫生馬賽羅．馬爾皮基（Marcello Malpighi）在做分泌腺結構顯微研究時，才發現了動物機體內也存有腺體，但當時的顯微鏡仍不夠完備，他「不可能認清排泄管」。一八三〇年，天才的德國生理學家、波昂的教授約翰納斯．穆勒（Johannes Müller）基於比較解剖學研究結果，相信某些器官會分泌物質到血液中。

一八四九年，哥廷根生理學教授阿諾．亞道夫．貝特霍德（Anold Adolph Berthold）通過實驗證明了上述假設。他把一群小公雞體內的生殖腺取出，再將生殖腺重新植入部分公雞體內不同部位後，發現這些（重新植入生殖線的）公雞並未失去第二性徵，而其他遭閹割的公雞，同理推測就成了閹雞——一種沒有雞冠、也無肉垂、無啼叫能力、身形肥碩、缺乏性別、看似母雞的禽鳥。

貝特霍德後來又解剖了移植的生殖腺，發現它們仍能繼續分泌精液。關於這一點，維爾茨堡的解剖學暨細胞生理學家阿爾伯特．馮．科利克（Albert von Kölliker）在其一八五二年出版的《人體組織學說手冊》（*Handbuch der Gewebelehre des Menschen*）中，詳細說明「血液腺」（Blutdrüsen）產生的某些物質，並「不通過特殊的排泄管排出，而是直接從組織中滲透出來，以某種方式對生物體產生有益的影響」。三年後，法國實驗生理學家克勞德．貝爾納（Claude Bernard）於一八五五年將「內分泌」的概念引進醫學領域。一九〇五年，英國人恩斯特．亨利．史達伶（Ernest Henry Starling）依照希臘語「hormáein」（驅動、刺激之意），將這種物質命名爲「荷爾蒙」（Hormone）。

插圖43a：十八世紀顯微鏡研究學家的書房。
約伯洛特（Joblot）的銅版畫，約一七一八年。出自：《大西洋》（*Atlantis*），一九四〇年。

插圖43b：一八五五年法國實驗生理學家貝爾納將荷爾蒙腺體的「內分泌」系統概念引入醫學領域。圖為在巴黎法蘭西學院實驗室裡的教學示範。
當時的一幅畫，佚名。出自：卡爾格－德克爾《戰勝疼痛：麻醉和局部麻醉史》，萊比錫，一九八四年。

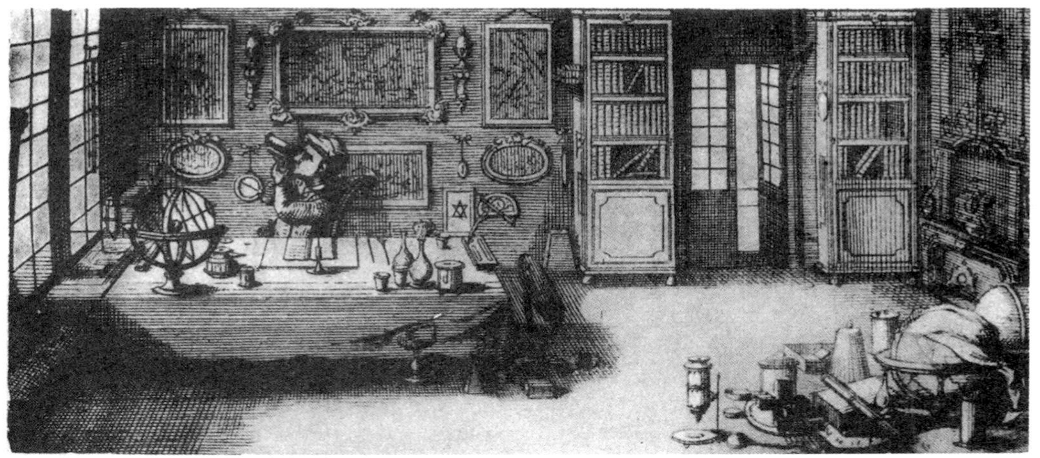

43a

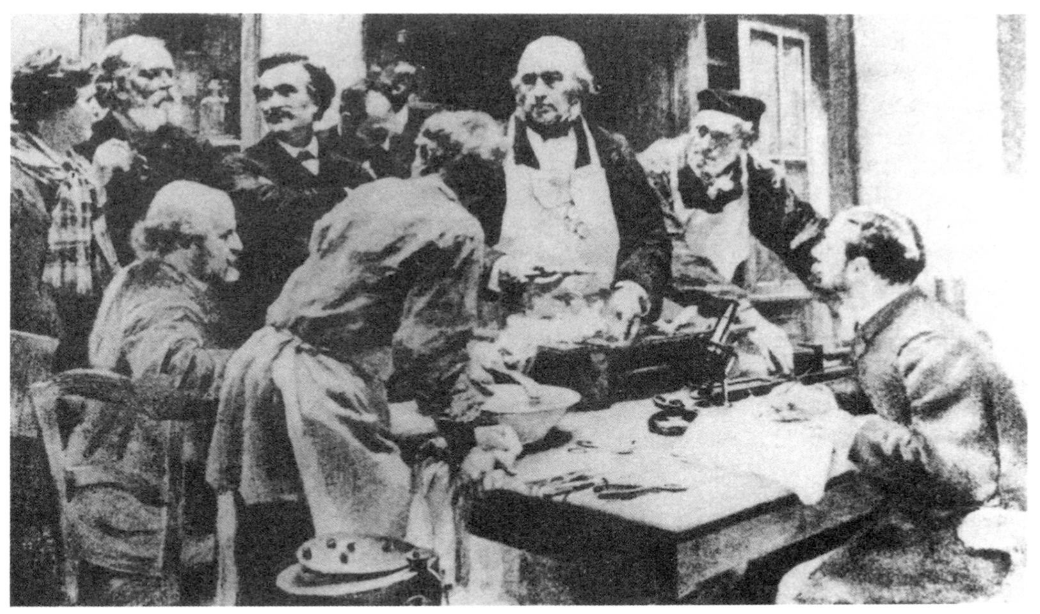

43b

44.胰島素的發現

歷史學家發現，古代各文化民族早已有關於糖尿病的相關記載，當時的醫生自然還無法對它進行精確的診斷，因爲他們仍缺乏對其本質的認識，不了解主要是因胰腺中的胰島B細胞機能不足而造成。直到一八六九年，柏林維爾荷的學生保羅．蘭格爾漢斯（Paul Langerhans，一八四七～一八八八年）才發現具內分泌作用的胰腺細胞群，後來還以他的名字爲其命名。一八八九年，史特拉斯堡的內科醫生奧斯卡．明科夫斯基（Oskar Minkowski，一八五八～一九三一年）和約瑟夫．馮．梅林（Joseph von Mering，一八四九～一九〇八年）經由動物實驗，確定爲調節糖代謝提供重要物質的胰腺與糖尿病間的關聯。

他們的實驗結果，再度啓發了加拿大醫生暨生理學家腓德利克．葛蘭．邦亭（Frederick Grant Banting，一八九一～一九四一年），一九二〇年他決定將這種理論上可以降低血糖的蘭氏小島分泌物分離出來，以便做爲抗糖尿病藥物加以測試。一九二一年夏天，他與精通血糖測定的醫學系學生查爾斯．赫爾伯特．貝斯特（Charles Herbert Best，一八九九～一九七八年）共同開始了這項工作。經歷數月的困難、挫折與失望後，他們終於萃取出尋找已久的胰島素，然後注入事先令其罹患糖尿病的四一〇號實驗犬的頸靜脈中，結果證明胰島素確實具有療效。一九二二年一月十一日，此劑首次在一名身患嚴重糖尿病的男孩身上證明其作用。由於此種製劑起初無法完全脫離其他配合藥物，但這些藥物卻會在病人注射處造成疼痛的副作用，在院長約翰．詹姆斯．理查德．麥克勞德（John james Richard Macleod，一八七六～一九三五年）的領導下進行艱辛的研究後，這些副作用才得以消除。一九二六年，胰島素終於純化成結晶品；一九三六年，第一批長效胰島素開始生產；一九五二年終於釐清胰島素的複雜結構；一九六三～一九六五年，開始進行部分和全部人工合成胰島素。此後，各種類型的胰島素進入工業化大量生產。至於胰島素的諸位發現者，則於一九二三年獲頒諾貝爾獎。

插圖44a：屠宰場牲口的胰腺，是最初取得胰島素的原料。
根據位於柏林阿德勒斯霍夫的柏林化學公司的照片繪製。

插圖44b：患者在專業人員的指導下自行注射胰島素。
攝於位在柏林考爾斯多夫的糖尿病醫院，一九七〇年。

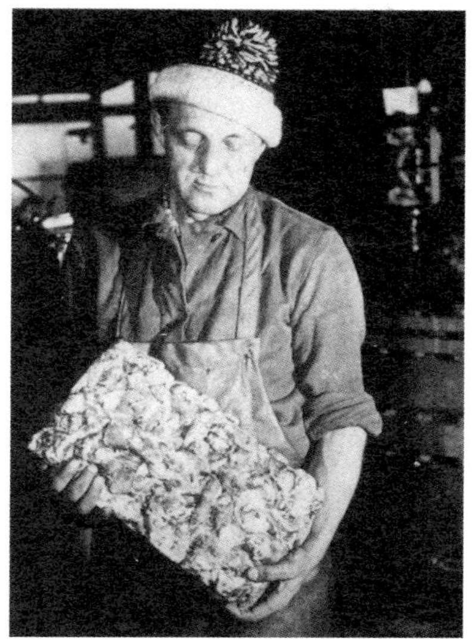

44a

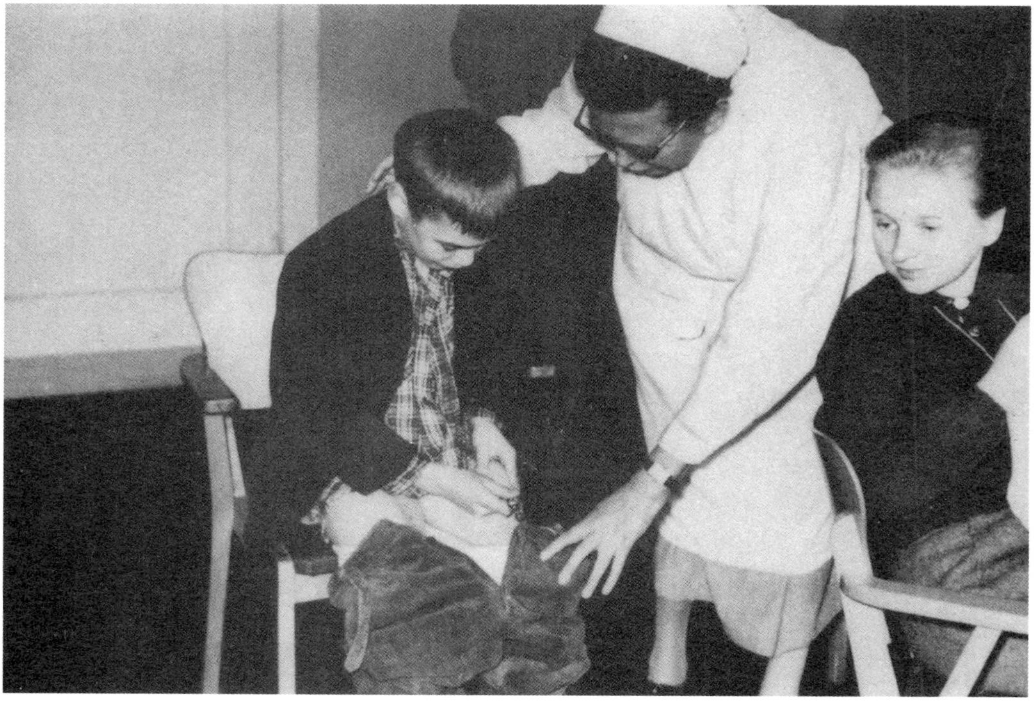

44b

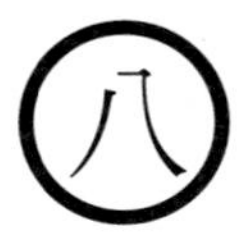

解剖學史

解剖對我具有雙重意義——
它滿足了我的求知欲，
同時也教我如何忍受令人難受的景象。

——約翰．沃爾夫岡．馮．歌德
（Johann Wolfgang von Goethe，一七四九～一八三二年）

45.古代的解剖學

在古代，由於對宗教的畏懼，人們不允許系統性的支解屍體，婆羅門教的教義甚至禁止印度人觸摸死人，違反者將遭逐出教門。大部分早期具有較高文化的民族，由於對長生不死的冀求，以及對來世的想像，也排拒解剖人的屍體。

於是，古希臘羅馬的醫藥學家若想獲取有關人體構造知識，只能觀察傷患、比賽中的裸體運動員（尤其是摔角運動員）、罹難者或木乃伊製作過程中的死者等，只有少數幾個離經叛道者敢違反解剖禁令，例如從西元前三世紀開始，著名的亞歷山卓醫學院的教師不只解剖絞死者的屍體，甚至還曾對罪犯進行活體解剖。儘管如此，一般而言古代主要還是只能藉由觀察動物祭品的內臟及剖開動物屍體來獲得解剖學的相關知識，即便是出生於小亞細亞佩格蒙（Pergamon）的古希臘醫學權威蓋侖，雖曾就讀於亞力山卓大學，後來還將當時的醫學知識加以系統化整理，也僅能滿足於動物（尤其是熊、豬、狗和猴子）解剖實驗，並且毫不猶豫地將在四腳動物上的發現錯用於人體，難怪他的許多觀點不符合實際情況。

中世紀基督教教會也反對人體解剖，認為那是對上帝的褻瀆，但卻接受了蓋侖的哺乳動物解剖學說，並認可其有效性，任其主導著自然科學領域對人的看法。直到十六世紀中期，現代解剖學的奠基者安德烈．維薩里（Andreas Vesalius）在祕密進行人體解剖之後，出版了打破傳統觀念的《談人體構造》（*Über den Bau des menschlichen Körpers*）（一五四三年），論證了蓋侖學說的許多謬誤之處。

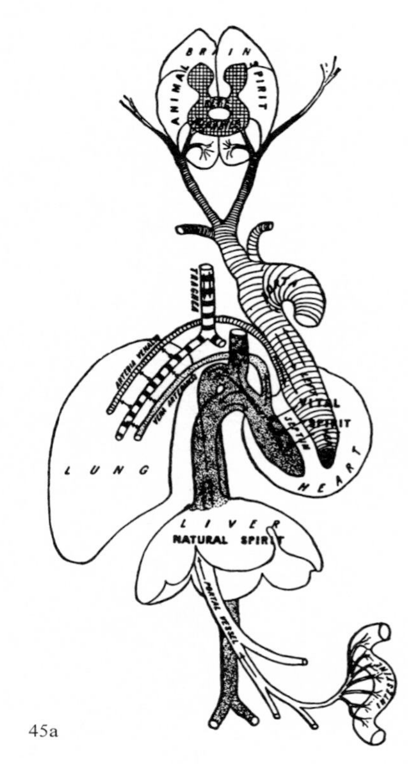

45a

插圖45a：蓋侖學說的血液循環圖示。
出自：查理．辛格（Charles Singer）《血液循環的發現》（*The discovery of the circulation of the blood.*），倫敦，一九二二年。

插圖46b：古希臘醫生蓋侖在一群中世紀專家面前進行動物解剖。
出自：一五六二年版蓋侖著作的扉頁細部。（右下）

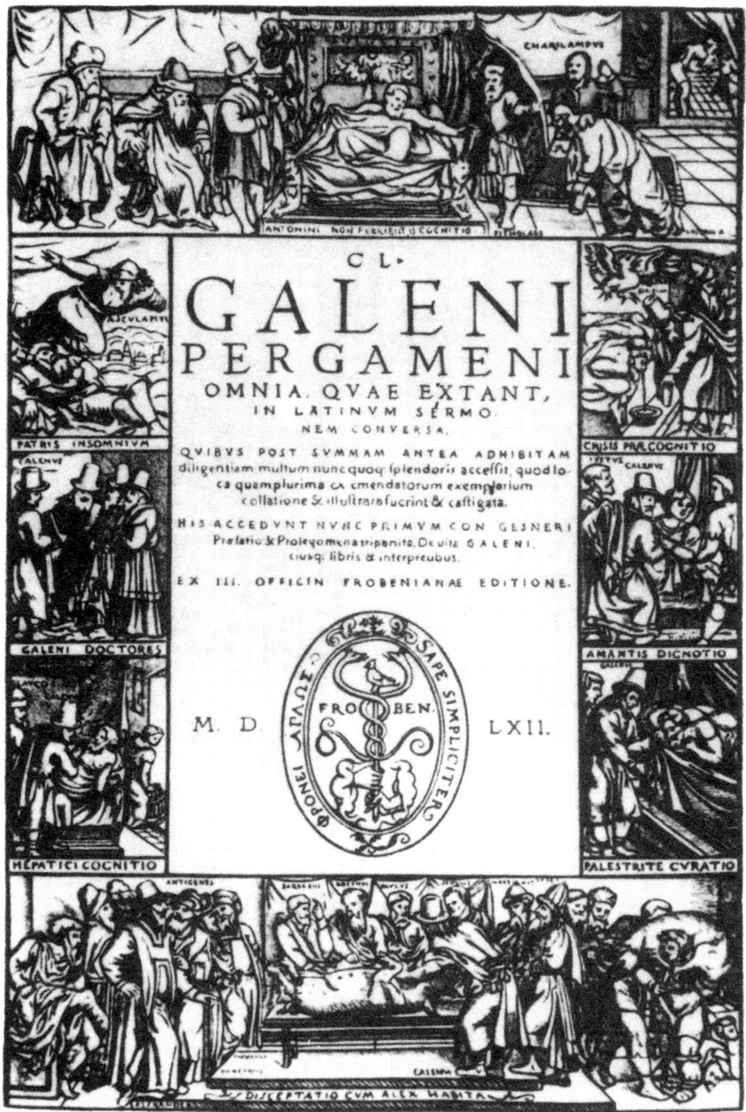

CL.
GALENI
PERGAMENI
OMNIA, QVAE EXTANT,
IN LATINVM SERMO-
NEM CONVERSA.

QVIBVS POST SVMMAM ANTEA ADHIBITAM diligentiam multum nunc quoq; splendoris accessit, quod loca quamplurima ex emendatorum exemplarium collatione & illustrata fuerint & castigata.

HIS ACCEDVNT NVNC PRIMVM CON. GESNERI Praefatio & Prolegomena tripartita, De vita GALENI, eiusq; libris & interpretibus.

EX IIII. OFFICIN. FROBENIANAE EDITIONE.

M. D. LXII.

45b

46.達文西的解剖學

在整個中世紀時期，醫學史上被稱為「猴子解剖專家」的古希臘醫生蓋倫一直被奉為最高權威。啊！誰敢反對他！「到底為什麼？」一些不畏權威的知識分子，包括神職人員及平民百姓——當然，起先只能私下——對教會的持續監督感到氣憤，畢竟《聖經》裡並未提到解剖屍體與宗教信仰不能並存！

到了追求人文主義教育的文藝復興時期，出現了獨立思想的先驅者——義大利天才畫家暨自然研究者與工技大師李奧納多·達文西。他拒絕總是依照古希臘的審美觀來描繪人體，為了力求自然，充分的解剖學知識是不可或缺的，因此他在佛羅倫斯的聖瑪麗新院裡解剖了三十具左右的屍體。達文西大膽地支解性別不同、年齡各異的屍體，以便更深入了解以往從模特兒身上獲得的人體知識，同時還以科學家般的精確度，畫出骨骼、肌腱、肌肉、心臟和大腦的構造與其他器官，甚至包括母體中胎兒的胎位、血管的走向，以及年齡增長帶來的變化。

這位藝術家在無意中透過解剖的發現，幸運地為後世留下了約八百張研究圖，並成為蓋倫的反對者及現代解剖學的不朽創立者維薩里的前鋒。

達文西一生動蕩不定，但這些對開繪圖紙上的素描草圖卻從不離身；一五一九年五月初，畫家逝世於遠離家園的安布瓦斯（Amboise）附近的克勞克斯堡（Cloux），之後，這些畫頁與注釋輾轉經過法國、義大利和西班牙抵達英國，在溫莎古堡圖書館的一個鐵匣子裡靜躺了數個世紀，直到一七七八年才重見天日，其中部分還得以出版。此時世人才了解，這位藝術家較同時代其他人先行了約三百年。

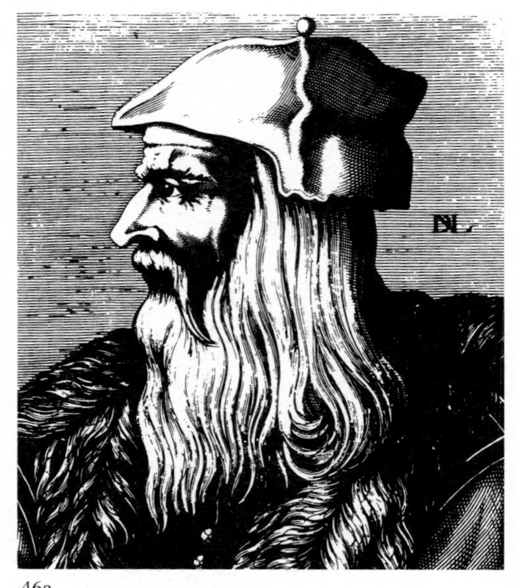

46a

插圖46a：達文西（一四五二～一五一九年）為了畫中的人體形象進行了解剖研究。
署名DN的鋼版雕刻。出自：科學與藝術學院（Academie des Sciences et des Arts），阿姆斯特丹，一六八二年。

插圖46b：達文西所繪製的肩與臂部肌肉解剖研究圖頁。
根據保存於溫莎城堡英國國王圖書館一幅一五一〇年左右達文西的上色鋼筆畫所臨摹的圖。
出自：卡爾格—德克爾《手持解剖刀·頭戴眼底鏡》，萊比錫，一九五七年。

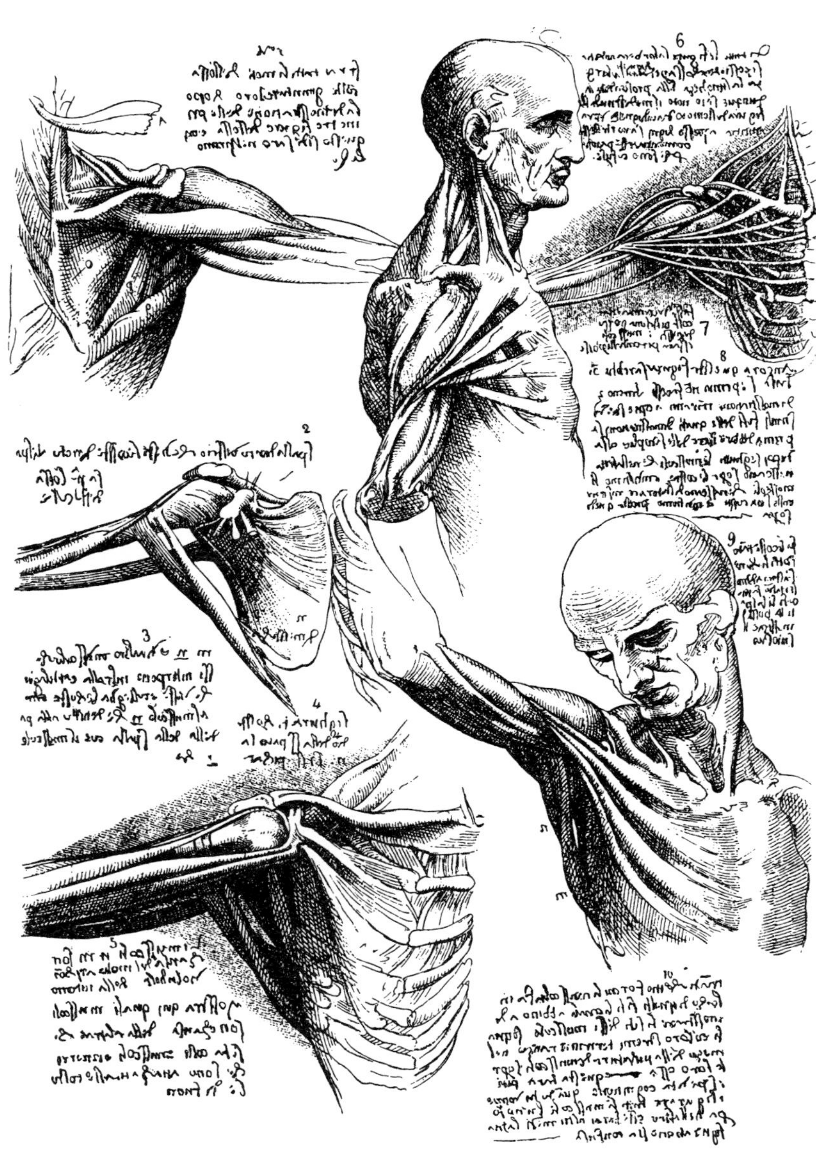

46b

47.現代解剖學的誕生

巴黎大學叛逆學生維薩里的解剖學老師安德納（Andernach）教授和同事們一樣，上課氣氛沈重，內容也不豐富；他在講台上正襟危坐，照本宣科地講述古希臘醫生蓋侖長達千餘年的醫學權威學說。這些課堂上的內容不曾在人的屍體上實際示範，因為從古代起，宗教的偏見迫使人們只能解剖動物屍體，只有固執的離經叛道者，偶爾敢從絞刑架上偷下罪犯的屍體，在圍坐成半圓形的學生面前，讓當時從事外科手術、手法拙劣的理髮師用大刀粗魯地切開屍體的肌膚；懷有滿腔研究熱情的藥師子弟維薩里所遭遇的情況其實相去不遠，也只能從絞刑架上獲取屍骨，以便仔細觀察它的形狀。

有一次，維薩里成功地從絞刑架上卸下一副肌肉幾乎遭烏鴉啄食殆盡的完整骨架，不料骨架摔落在地，他只好迅速撿起散落滿地的一塊塊屍骨裝進袋裡拖回家，一路上忐忑不安地留心著是否有人注意他的行為。在租來的房間裡，他先將屍骨煮過，再刮淨、晾乾、漂白，然後仔細完整地重新拼成一具骨架。這就是世界上第一具人體骨骼標本。鑒於他在科學上的創舉，這名不到二十三歲的年輕人，在畢業考後立即獲得帕多瓦（Padua）大學外科及解剖學的教席。

後來，維薩里終於取得一具人類屍體，隨即進行解剖，成功地證明：蓋侖從解剖猴子屍體上獲得且直接應用在人體上的知識是錯誤的。在附有豐富銅版圖示的七卷本名作《談人體構造》（一五四三年）一書中，維薩里直指曾是醫學教皇的蓋侖學說缺乏科學性，全是謊言，更提出其中二百多處的錯誤做為佐證，維薩里也因而成為人體解剖學的催生者。

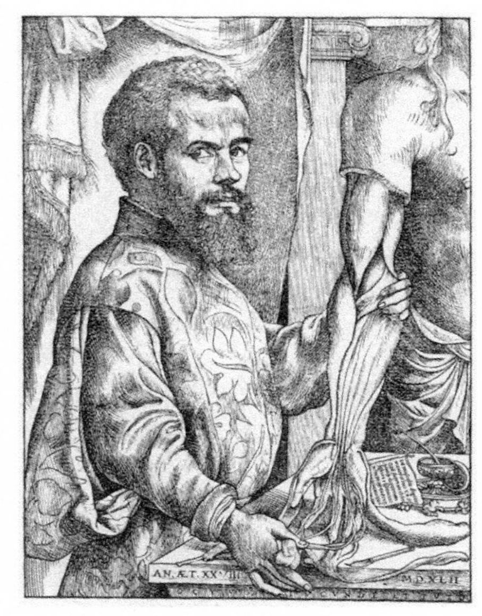

47a

插圖47a：現代人體解剖學的創建人維薩里。
時人約翰．馮．卡爾克（Johann von Calcar）為維薩里名作《談人體構造》製作的木刻畫，巴塞爾，一五四三年。出自：彼得斯《德國史上的醫生與醫術》。

插圖47b：由維薩里從絞刑架上卸下的零散屍骨重新拼成的第一具人體骨骼標本。
出自：維薩里《談人體構造》，一五四三年。

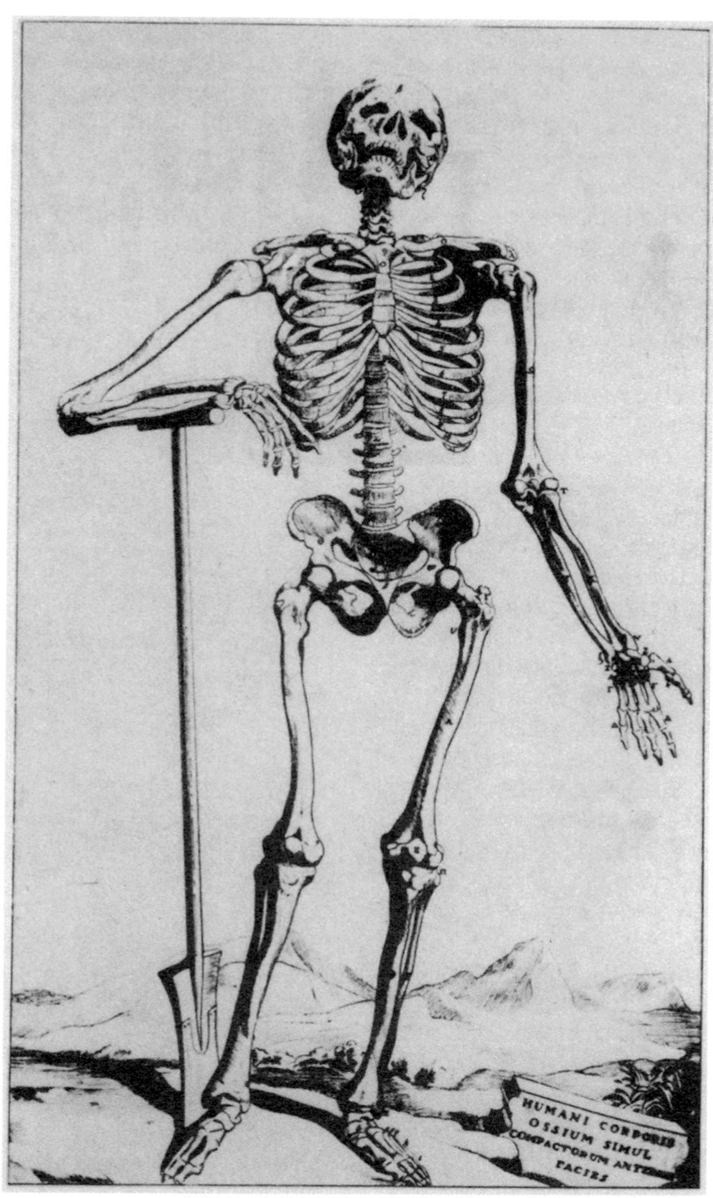

47b

48.參觀解剖舞台

若說德裔比利時外科醫生維薩里創建了現代人體解剖學，他著實當之無愧。儘管有人因盲從中世紀教會視解剖屍體是褻瀆上帝的說法而激烈攻詰，世俗大學仍然設立了所謂的「解剖舞台」（Anatomische Theater），一些先進的醫學家在此以實際示範來講授解剖學課程。

根據十六世紀目擊者的描述，前來解剖室觀看的，除了學生外，還有「其他許多男士與市民」，以及「年輕的小姐，好像她們是男人一樣」。甚至許多修道士也前來聆聽站在架高講台上的教授講課，並觀看外科解剖者或教授本人進行解剖過程。不過，非專業人士入場必須付費：第一天他們可以看到腹部的內臟，第二天看胸部器官，第三天看顱內，第四天看四肢及肌肉、血管、神經、骨骼和脊柱，若想看人體的隱私部位，則必須付雙倍的入場費。

奇怪的是，儘管教會激烈反對人體解剖，首批解剖室竟然出現在嚴守教義的義大利醫學院。因此，當時全歐洲的醫科大學生們都到波隆那、帕多瓦、薩雷諾接受教育。以義大利爲先例，西班牙、法國和英國的醫學院紛紛起而效尤，但一直到十七世紀，在德國大學屍體解剖課仍極爲罕見的。

屍體的來源從一開始就是個大難題，經常會出現盜屍甚或是「爲科學而謀殺」的犯罪行爲。十九世紀時，透過國定解剖法規定：供予解剖學院的只能是自殺者、絞刑死者、去世的犯人和孤兒等無人料理後事的屍體，情況才有所改變。

插圖48：十七世紀初解剖舞台中公開解剖的景象。解剖家腳旁放置骷髏頭的景象是解剖學的象徵。
時人安德烈亞斯．施托克（Andreas Stock）根據雅各布．德．蓋恩二世（Jakob de Gheyn d. J.）的畫所製作之銅版畫。出自：謝爾《德國文化和風俗史》第二卷，柏林－維爾默斯多夫，年代不詳。

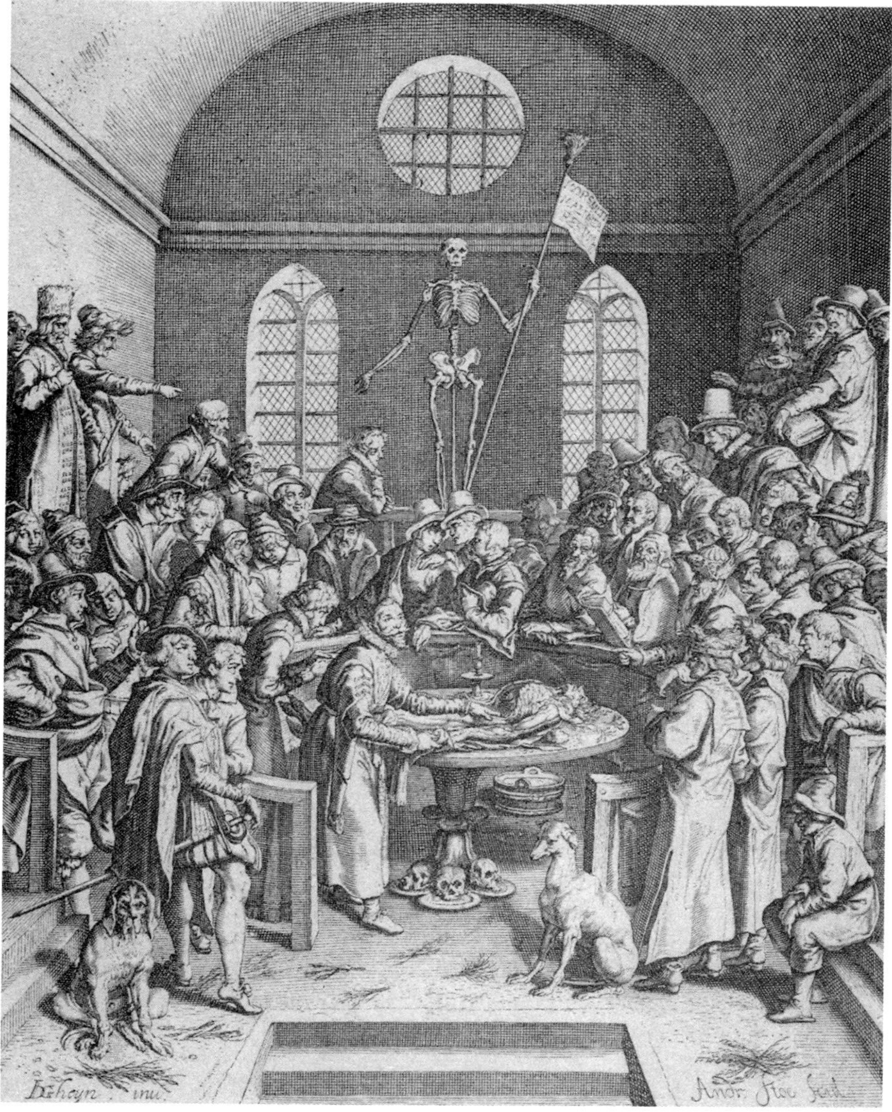

48

49.為解剖而謀殺

一八二八年愛丁堡警察局出現一對衣衫襤褸的男女——格雷（Gray）夫婦在港口區一家價錢低廉的客棧裡住了十四天後，突然遭客棧的老板——兩名三十七歲、行為不軌的男人威廉·布克和威廉·海爾趕了出去，因為他們「必須為一個據說從愛爾蘭來的親戚挪出空間」。當格雷夫婦搬到另一處，打開一文不值的家當時，發現他們將一隻襪子遺落在上一家客棧裡。

格雷夫人來到先前的草房尋找襪子，驚恐地發現了血跡，還有使他們搬出客棧的陌生人的屍體。警局偵探費雪錄完口供後，立刻會同法醫前往這家惡名昭彰的小客棧。然而，他們並未找到屍體。布克和海爾把屍體藏到哪裡了？該不會……最後他們想到了著名解剖學教授羅伯特·諾克斯（Robert Knox）正因缺乏人體解剖材料而以金子購買新鮮屍體的公開祕密。

費雪和法醫趕到當時稱為「解剖舞台」的解剖室大廳。他以警察的身分強令守衛打開存放屍體的地下室，隨後趕來的格雷夫婦指認出「來自愛爾蘭的親戚」。原來，布克把被害人的屍體賣到此地了。在調查中還發現他另外涉及其他讓當時整個英格蘭和蘇格蘭陷入恐慌的殺人案。一八二九年一月二十八日，布克遭當眾絞死，至於主要證人亦即豁免刑罰的同伙，則在濃霧密布的深夜裡被驅逐出境，否則可能會遭憤怒的民眾處死。

由於這些駭人聽聞的事件，歐洲各國議會不斷就制定解剖法展開討論，最後，法律規定「自殺者、絞刑死者，以及去世的犯人、孤兒和無名屍等無人料理後世者的屍體，可提供解剖學院進行科學研究」。

一八八九年，德國制定了第一部解剖學法。

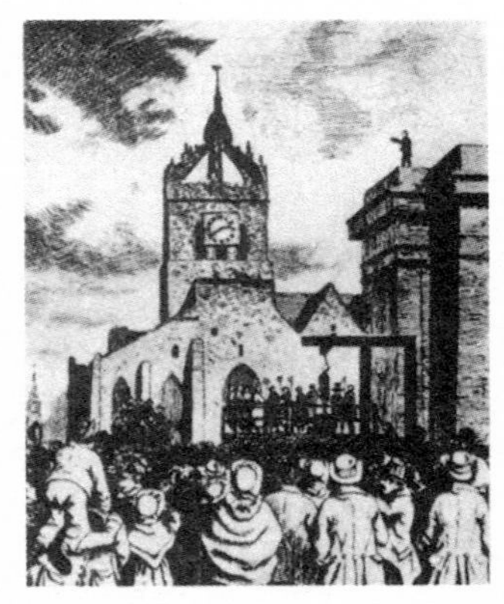

49a

插圖49a：一八二九年一月底，英國殺人犯布克在二萬五千名憤怒的群眾面前被絞死。布克和一名同伙有計畫地進行謀殺，並將屍體賣給愛丁堡大學解剖學院。
當時的一幅畫。出自：卡爾格—德克爾《時代變化中的解剖學（畫冊）》[*Anatomie im Wandel der Zeiten* (Bildserie)]，萊興巴赫地區，一九七〇年。

插圖49b：解剖遭絞死的犯人。
威廉·霍格恩（William Hogarth）（一六九七～一七六四年），銅版諷刺畫，象徵「贖罪性的暴行」。出自：葛奧格·希爾特（Georg Hirth）《文化史畫冊》（*Kulturgeschichtliches Bilderbuch*），一八八一年～一九九〇年，。

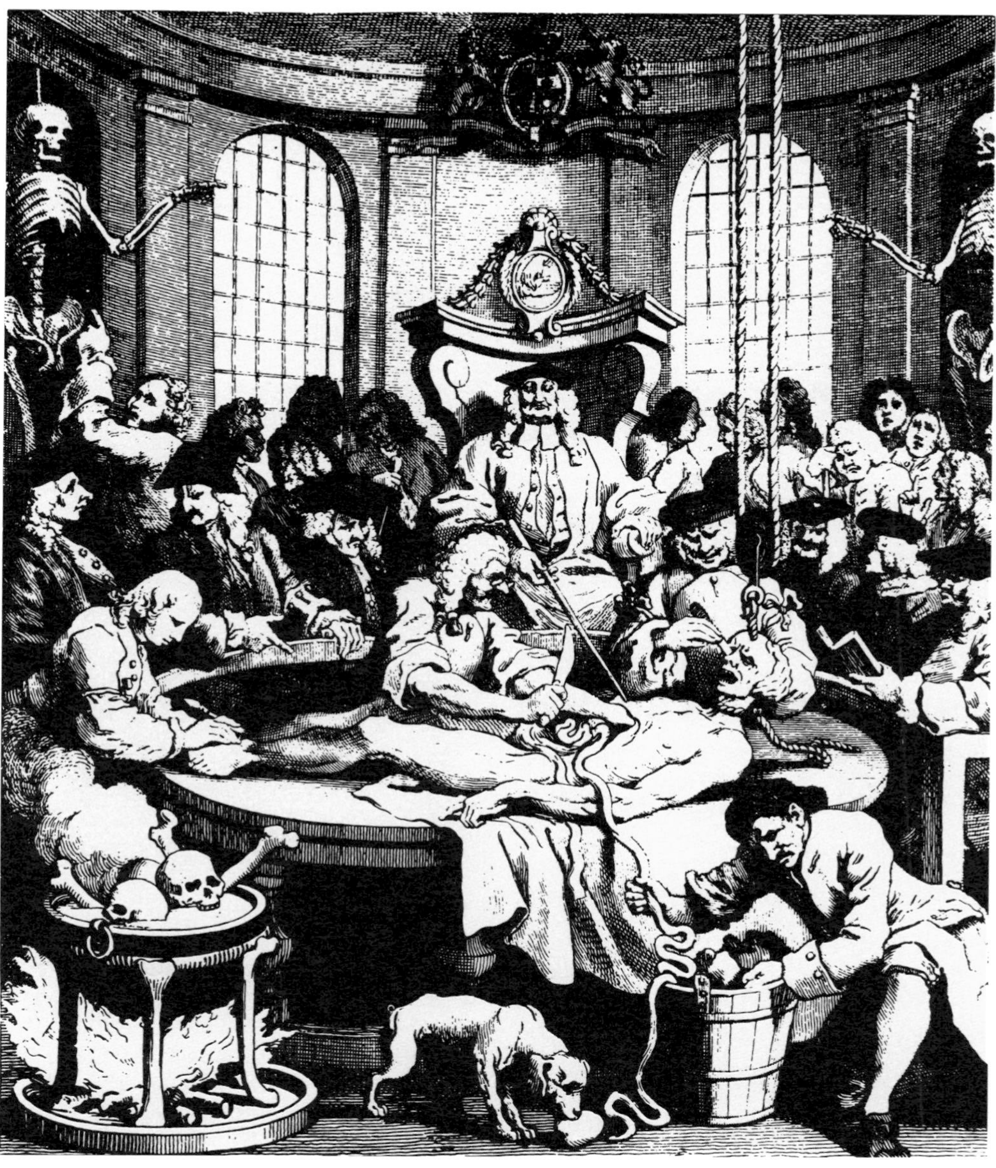

49b

50.解剖對法律的重要性

第五世紀初起，古羅馬人常在稱爲「論壇」(Forum) 的市集廣場上舉行民眾大會或審判大會，因此，人們將中世紀晚期出現的法醫學依集會地點予以專業名稱「forensisch」(意爲：雄辯的、法庭的)。最早有文獻記載的法醫學屍體解剖發生於一三〇二年的波隆納，由當地解剖學教授巴托洛梅奧・達・瓦里納納 (Bartolomeo da Varignana) 完成，這在當時算是非常轟動的特殊情況。

十四世紀中期，出於法庭需要的驗屍開始成爲外科醫生的職責。當死亡原因不明時，法官便委託負責的城市醫生指定驗屍時間，驗屍醫生必須宣誓找出犯罪眞相，不能徇私舞弊，包庇可能是熟人的罪犯。

例如，根據一五二六年所頒佈的維爾茨堡法院規章中規定，經過宣誓並出庭接受審訊的外科醫生，每剖驗一具屍體便可獲得二十芬尼的報酬。一五三二年由卡爾五世 (Karl V) 制定頒布的德國第一部普通刑事與刑事訴訟法——「刑法法規」中，便首次規定請醫生協助調查和鑒別死傷的眞相。

法學家暨犯罪學家安塞爾姆・馮・費爾巴哈 (Anselm von Feuerbach，一七七五～一八三二年) 出生於耶拿附近的海尼興 (Hainichen)，在其影響之下，法醫學成爲醫學中一門獨立的學科，具有計畫性的教學育訓練。早在一五四三年，薩克森公爵莫里茨 (Moritz) 便將已世俗化的保利納修道院 (Paulinerkloster) 移交給萊比錫大學使用。一七〇四年，修道院的後屋開始成爲「解剖舞台」，在優秀的醫生、解剖學家暨生物化學家約翰納斯・波恩 (Johannes Bohn，一六四〇～一七一八年) 的影響下，此地成爲醫學新學科的搖籃。波恩教授一再強調解剖對於司法中澄清事實的重要性，對於受暴力傷害和死因不明的事件，解剖始終是不可免除的；而在解剖學的發展過程中，又陸續出現了許多現代自然科學的研究方法及澄清事實的程序。

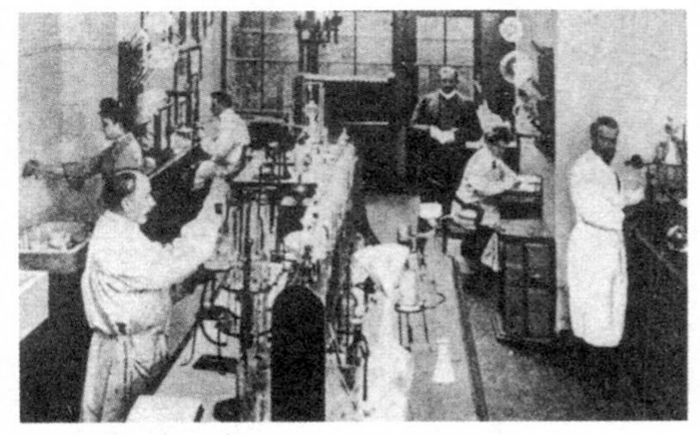

50a

插圖 50a：十九世紀末至二十世紀初的法醫實驗室。
當時的圖片，佚名。

插圖 50b：中世紀晚期一位女性屍體的解剖。
根據居・德・修里亞 (Guy de Chauliac) 手稿中的袖珍畫製成的木刻版畫。出自：普洛斯《自然學和民族學中的女性》，萊比錫，一八九五年。

插圖 50c：從前的保利納修道院，一五四四年起成為舊萊比錫大學故地，一七〇四年時，後屋開始成為解剖室，也是德國法醫誕生的搖籃。
當時的一幅佚名畫。出自：《德國紅十字會》，德勒斯登，一九八六年第十期。

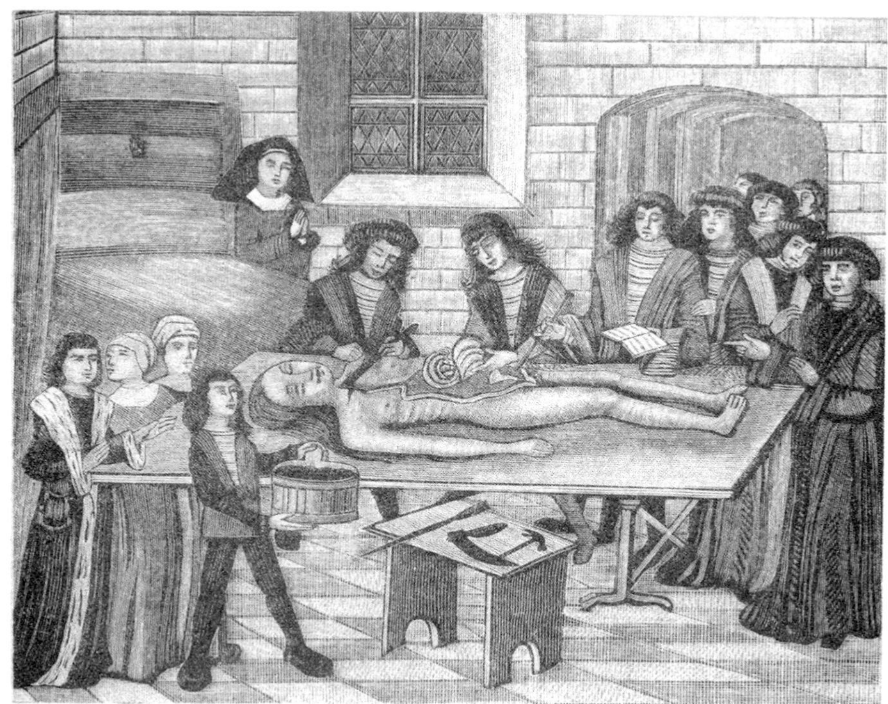

50b

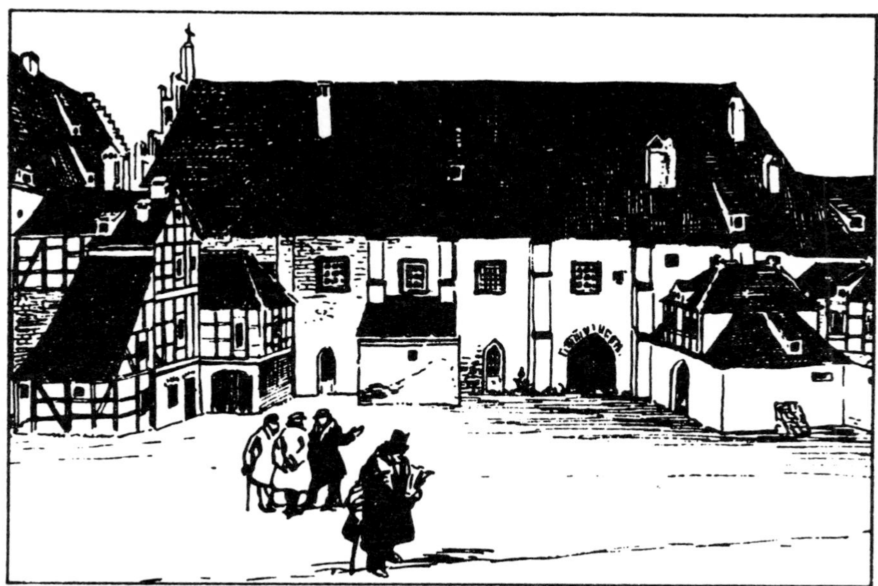

50c

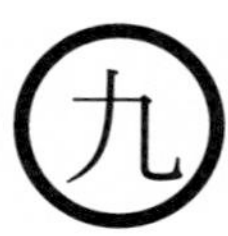

生理學的祕密

我相信，沒有恐怖的經歷，
沒有神降下的苦難，
人將無法扛起重任。

——歐里庇得斯
（Euripides，西元前四八〇～四〇六年）

51.遭處火刑的西班牙醫生

十三世紀，波斯醫生伊本．安納菲斯（Ibnan-Nafis）在著作中首次提出血液從右心臟經過肺部流向左心臟的理論，但當時並未受到重視，直到一九二五年，他的論文複印本才在柏林的德國國家博物館裡重新為人發現。十六世紀時，西班牙醫生米古埃．塞爾維托（Miguel Serveto）重新提出了上述現象，成為「小循環」或「肺循環」的發現者而留名醫學史。塞爾維托把獨立發現的生理學知識寫進了一五三三年出版的著作《基督教的復原》（*Christianismi restitutio*），同時指出：當時主導所有醫學院中的蓋侖學說中，關於血液從右心室通過心中隔上的「小孔」流向左心室的理論純屬虛構，然而他並未說明利用何種方法得出「血液在肺中的長循環」的結論。

塞爾維托並未刻意藉由揭示血液在肺中的通道來標榜自己在醫學上的重大發現。此外，這個生活潦倒的神學家悄悄出版了自己的著作，未曾署名，因為他在書裡毫不留情地批駁了基督教的教條學說、以其為本的教會規定和改革後的宗教，並試圖透過這部書，呼籲大眾以使徒的想法「重建基督教」。

在這樣的主旨下，塞爾維托的生理學學說其實是指在肺部得到淨化後的心血浸滿神的氣息，僅僅用來支持他以符合上帝旨意的早期基督教精神來改進現有教派的神學思想。

儘管匿名發表，但作者未能瞞過宗教法庭。在穿越多國的逃亡中，塞爾維托最終遭死敵約翰納斯．喀爾文（Johannes Calvin）的差役發現並逮捕。在這位瑞士宗教改革領袖人物的運作下，經過兩天的審判，一五五三年十月二十日，塞爾維托和他所有革命性論戰文章一起被送上日內瓦教堂山丘上接受火刑，只有三本書免於銷毀的命運，至今仍是塞爾維托為其世界觀奮鬥的見證。

插圖51a：西班牙醫生塞爾維托首次解釋「肺循環」假說；在喀爾文的命令下，他於一五三三年被捕，並以異教徒之名遭處火刑。
根據後來一幅佚名銅版畫所繪。出自：《圖繪世界史第五冊》（*Illustrierte Weltgeschichte, Band V*），萊比錫，一八九三年。

插圖51b：塞爾維托在日內瓦遭處火刑。
盧梭（Rousseau）根據馬洛爾德（Marold）油畫繪製。出自：維多．莒胡伊（Victor Duruy）《蠻族入侵羅馬高盧地區以來的法蘭西歷史》（*Histoire de France depuis l' Invasion des Barbares dans la Gaule Romaine*），巴黎，一八九二年。

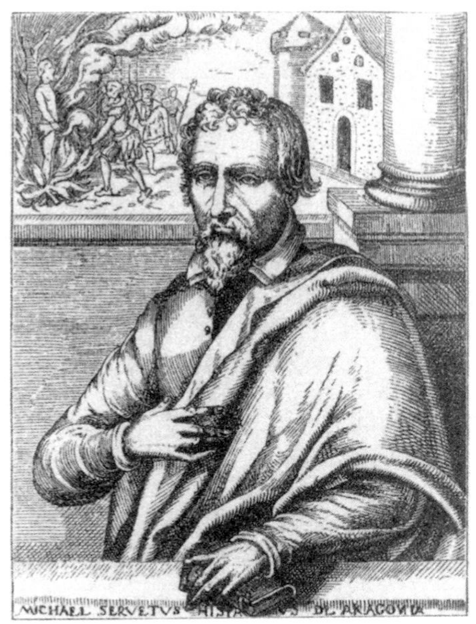

51a

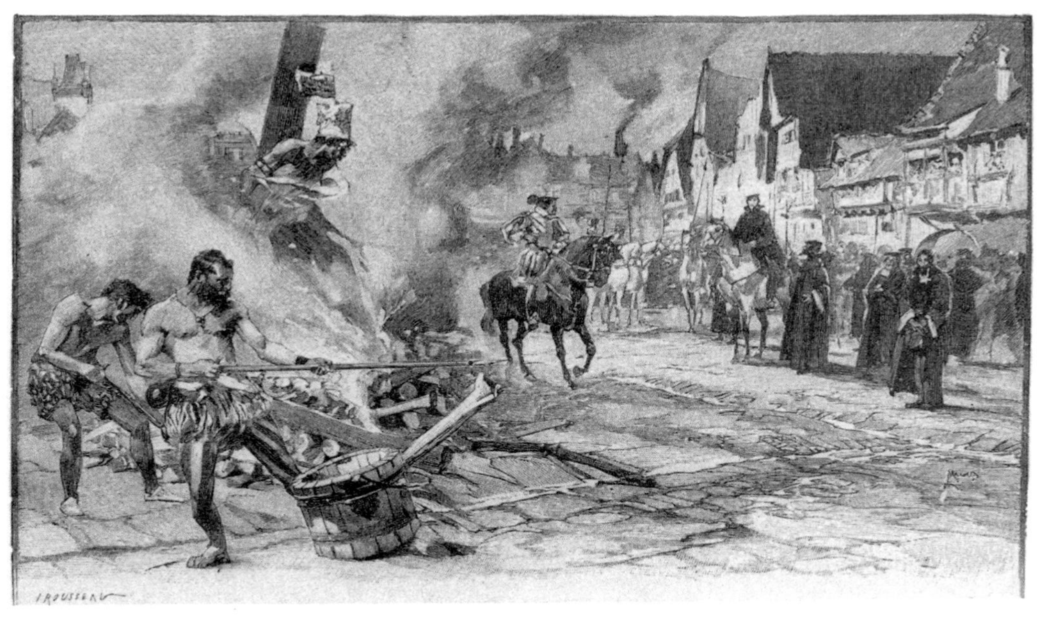

51b

52.血液循環的發現

高等脊椎動物和人體中的血液循環問題，在經過兩千多年的醫學研究後才得以解決。在開始探討這個問題時，人們就已從原始社會的弓箭手身上推測心臟裡存在著維持生命的力量。身爲首位醫生的古希臘科學醫學創建人希波克拉提斯假設：心臟是血管系統的中心點，血液通過它後流向身體各個部位，並不再返回到心臟裡。此外，他也誤將心臟視爲造血的器官。

大約五百年後，生於小亞細亞佩格蒙、曾任多位羅馬皇帝御醫的醫生蓋侖提出了比較準確的供血體系說。蓋侖認爲：血液形成於肝臟中的食糜，一部分血從該處直接流到心臟，另一部分則以經過心臟、肺臟然後又流回心臟的方式到達身體各部位。

一五五三年，西班牙神學家暨醫生塞爾維托首次證明肺循環的存在。這個重要論斷，以及早在一五三〇年由義大利醫學家貝倫加里奧．達．卡庇（Berengario da Carpi）發現的阻止缺氧血回流的靜脈瓣，最後成爲英國生理學家哈維建立如今世人所熟悉的血液循環理論的基礎。哈維不停思考，如果血液的確像蓋侖所言，是以滲流方式進入體內器官，那麼宰殺動物時，以刀刺入脖子後，血液不應噴濺如此之高。進行多次動物實驗後，他首先確定心臟具有幫浦的特性；他秤量心臟收縮後流入動脈的血的重量，驚訝地發現幾乎每次都一樣，在計算由心臟打出的巨大血流量達一小時後，哈維認爲，肝臟不可能持續製造出如此大量的血，身體也不可能消耗如此大量的血。

持續進行多次臨床觀察後，哈維於一六二八年在其論著《心臟和血液的活動》（*Die Bewegung des Herzens und des Blutes*）中公開了他所發現的「大循環」和「小循環」。一六六一年，義大利研究學者馬爾皮基藉由改良後的顯微鏡找到微血管或毛細血管網，成爲哈維一系列證據的重要結論。

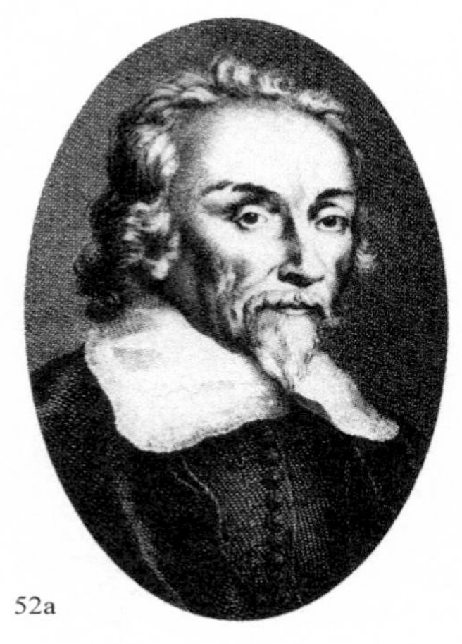

52a

插圖52a：哈維：「小循環」和「大循環」的發現者。
當時的佚名銅版畫。出自：亨利．西格里斯特（Henry Sigerist）《偉大的醫生——醫學史傳記》（*Grosse Ärzte-Eine Geschichte der Heilkunde in Lebensbildern*），慕尼黑，一九三一年。

插圖52b：鹿特丹所出版哈維關於心臟活動和血液循環一書的扉頁。
伊斯特凡．貝內德克（Istvan Benedek）《從石斧到倫琴射線——自然科學史概述》（*Vom Faustkeil zum Röntgenstrahl-Streifzüge durch die Geschichte der Naturwissenschaften*），柏林，一九八二年。

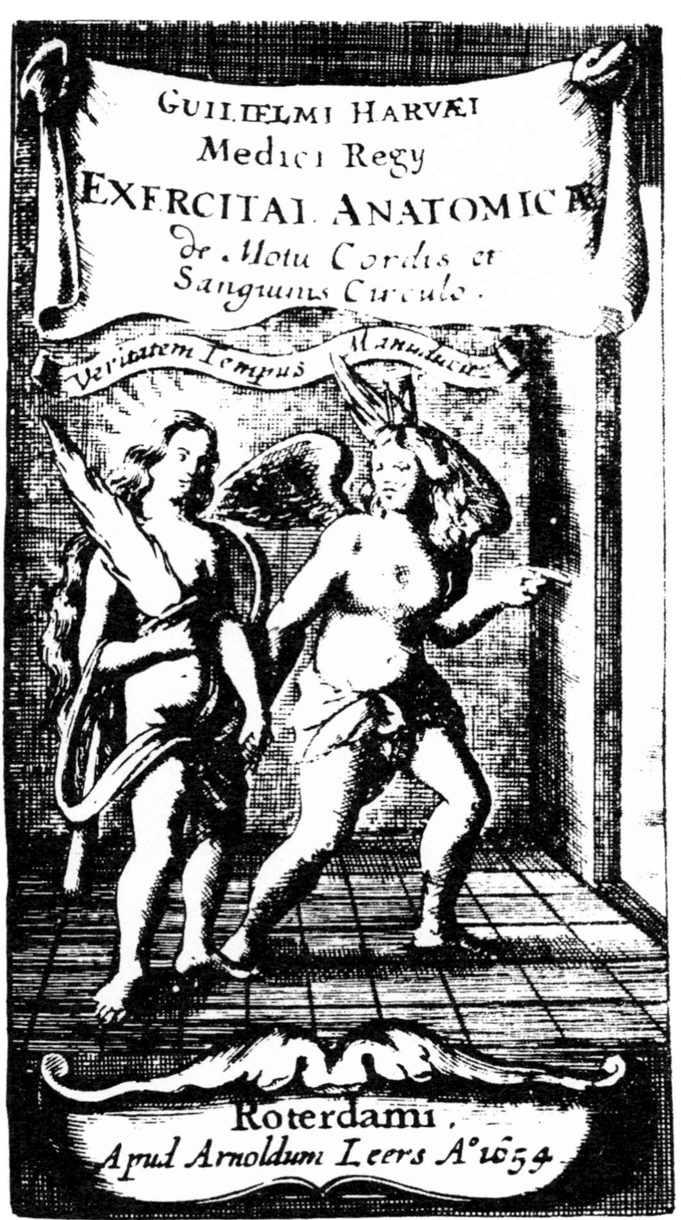
GUILIELMI HARVÆI
Medici Regy
EXERCITAT. ANATOMICÆ
de Motu Cordis et
Sanguinis Circulo.
Veritatem Tempus Manuducit
Roterdami,
Apud Arnoldum Leers A°1654.

52b

53.物理代謝秤上的聖多里奧

隨著提出：「測量一切可以測量的東西，把一切尚無法測量的東西變成可測量的東西。」的假說，義大利物理學家、數學家暨天文學家伽利略（一五六四～一六四二年）成為將由個別現象推斷出一般結論的研究方法變成工作原則的自然科學者之一，為達此目的，他發明了一些測量儀器，包括流體靜力秤，以及用於精確測量熱度的驗溫器。

帕多瓦醫學教授聖多里奧（Santorio，一五六一～一六三六年）曾和伽利略共事過一段時間，因發明了第一支體溫計、脈搏擺和物理代謝秤而聞名於世。聖多里奧以物理代謝秤進行自我測試，以實驗方式檢視古希臘醫生蓋侖關於身體在各種機能作用下會有水分流失、體重波動的現象，因此必然進行著不易察覺的發汗或看不見的呼吸的理論。

這位著名學者在自己設計的大型秤上度過了幾十年，秤上可以坐人，還備有書桌，無論伏案工作或休息、進餐前後、大小便、睡覺、體育活動、情緒激昂、性生活，以及在健康或生病的狀態下，都可以通過它來觀察體重的差異，並加以記錄成表格。

在進行無數艱難研究之後，聖多里奧得出結論：生物體透過「不顯汗」——亦即察覺不到的發汗的科學名稱——經由皮膚減輕了數磅。他也由此推斷，許多疾病「因出汗太多或太少而產生，所以可以對症治療」。在一六一四年出版的《靜態醫學醫療術》（*Ars de statica medicina*）一書中，聖多里奧發表了實驗結果，這種以單方面機制解釋所有生物和病理過程的方式，使他成為物理醫學派的創始者，和當時不見得較無偏頗的化學醫學派一起主導著十七世紀的醫學領域。

插圖53：幾十年來聖多里奧在自己設計的物理代謝秤上進行所謂「看不見的發汗」的自我測試研究
《靜態醫學醫療術》（一七四三年）扉頁上的銅版畫。出自：卡爾格－德克爾《親身試驗的醫生》（*Ärzte im Selbstversuch*），萊比錫，一九六五年。

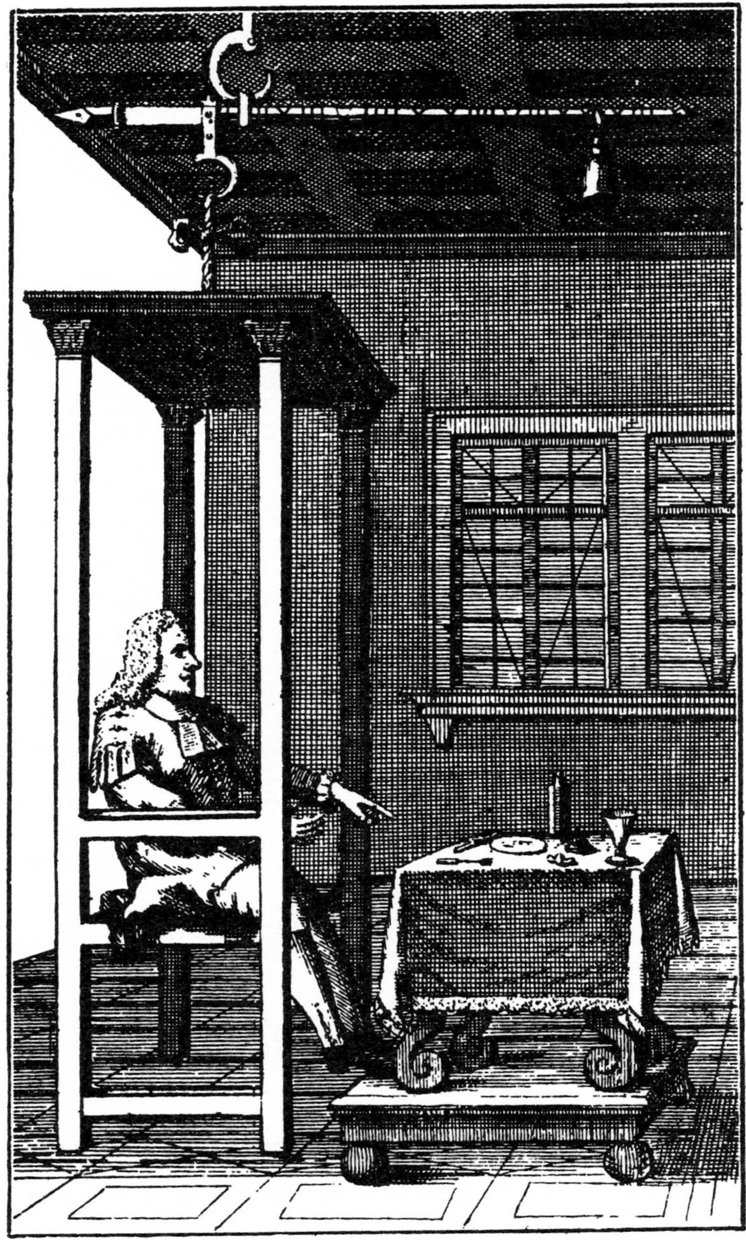

53

十 助產

在生命的撞擊中，
誕生了新的生命。

——西恩．奧．卡塞伊
（Sean O'Casey，一八八〇～一九六四年）

54.女性卵巢研究

就像男性的睪丸一樣，女性生殖腺早在古代就引起自然研究者和醫生的注意。西元前三百年左右，亞歷山卓的醫生暨解剖學家赫洛菲羅斯（Herophilos，約西元前三四〇～西元前二五〇年）在解剖屍體時首次發現了女性生殖腺，但當時他不知那其實就是卵巢，只將它描述爲「女性睪丸」。到了近代，人們才逐漸認識女性成對的生殖器官的構造與功能。

歷史上值得注意的相關文獻，是希臘地理學家斯特拉波（Strabon，約西元前六三～西元二〇年）所記錄的古埃及風俗習慣：爲避孕而動手術摘除婦女的卵巢。現代解剖學的創立人維薩里在其具突破性、內附大量彩圖的七大冊著作《談人體構造》（一五四三年）中提到，當時仍稱爲「女性睪丸」的卵巢有著不規則的表面。一六六七年，丹麥自然學家尼爾斯．史坦生（Niels Stensen，一六三八～一六八六年）推測女性睪丸中含有卵子，因而將此器官稱爲「Ovarium」（卵巢）。次年，荷蘭人楊．范．霍恩（Jan Van Horne，一六二一～一六七〇年）發現了卵泡，不過並未向學術界公布。

一六七二年，荷蘭解剖學家萊尼爾．德．格拉夫（Reinier de Graaf，一六四一～一六七三年）因詳細描述女性卵巢而成爲卵巢的發現者；不過，當時他誤以爲那就是卵子。在學識淵博的瑞士自然學者、醫生暨詩人阿布萊希特．馮．哈勒（Albrecht von Haller，一七〇八～一七七七年）的提議下，卵泡被命名爲「格拉夫卵泡」。一八二七年，愛沙尼亞動物學家卡爾．恩斯特．馮．貝爾（Karl Ernst von Baer，一七九二～一八七六年）發現了人類的卵子；他在向聖彼得堡俄國科學院提出的論文《哺乳動物和人類卵子的形成》（*De ovi mammalium et hominis genesi*）中，詳細描述了他的研究，因而以胚胎學創始人的身分成爲聖彼得堡科學院成員。

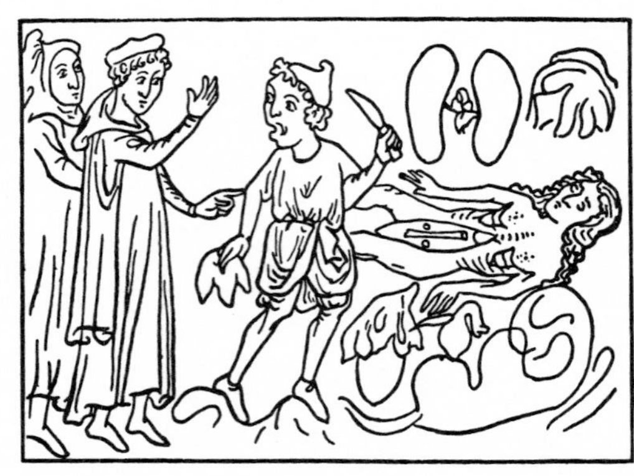

54a

插圖 54a：目前所知最古老的解剖圖。一位非行醫者在解剖女性屍體時見到醫生和修道士，大吃一驚。
保存於牛津的十四世紀初手稿中的袖珍畫。出自：雨果．格拉瑟（Hugo Glaser）《人的發現者：從希波克拉提到巴甫洛夫》（*Die Entdecker des Menschen von Hippokrates bis Pawlow*），維也納，一九五四年。

插圖 54b：婦女的內生殖器官。
醫學家的翰納斯．迪蘭德（Johannes Dyrander，一五〇〇～一五六〇年）一五四七年的解剖著作中的木刻畫。佚名之攝影複製品。

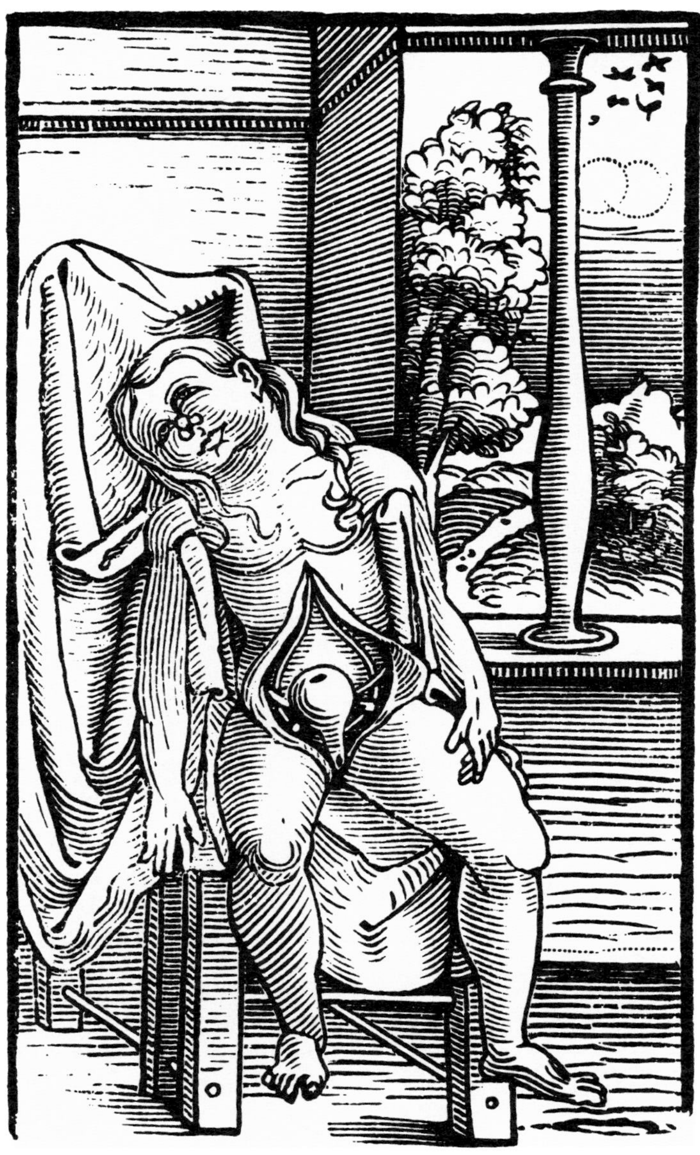

54b

55.助產婦的歷史

助產婦可說是最具傳統性的職業之一。早在混沌不明的原始時期，就已有助產婦的存在，因爲經歷過生產痛苦的婦女認爲，在自己姐妹困難的時刻出出主意或提供協助是義不容辭的。漸漸地，母親爲自己女兒或女性鄰居提供的自然協助，遂演變成專門的助產婦職業。

在文化發達的古希臘，助產婦受到社會極大的尊重，特別是她們爲婦女進行一切必要的檢查，而且除了協助正常分娩外，甚至還必須做接生手術、照料產婦和新生兒、治療婦女病。希波克拉提斯一派的醫生謹遵行業規範，對於觸摸女性的性器官出於某種膽怯而裹足不前。封建時期，助產婦一職並無長足的發展。由於當時缺乏助產士進修的可能性，使其益發帶有神祕與迷信的色彩。所以在其科學研究上有所努力的，只有位於薩雷諾、獨立於教會之外的平民醫學教育機構，當時婦女也獲准在此學習。

然而，薩雷諾學院中女學生的接生技術毫無例外地只造福於當時主流社會的婦女。社會底層不斷上升的母體與嬰兒死亡率，從十五世紀開始，市議會當局聘任產婆，將正確的操作技術傳授給下一代，改進以往爲人所忽略的助產婦專業。

十八世紀建立專門培訓機構後，助產婦一職有了重大轉變。十九世紀末成立的助產士聯合會，成爲助產士的同業行會。一八八六年，具責任感與奮鬥精神的助產士奧爾加·格鮑爾（Olga Gebauer）在柏林夏利特醫院創辦了《柏林助產士報》（*Berliner Hebammen-Zeitung*），成爲第一份相關的行業進修刊物。

插圖55a：孕婦和助產婦的玫瑰園。
烏爾姆畫家默克爾（C. Merkel）為羅斯林（E. Rößlins）的助產士手冊所做的木刻畫。出自：漢斯·波施（Hans Boesch）《德國歷史上的兒童生活》（*Kinderleben in der deutschen Vergangenheit*），萊比錫，一九〇〇年。

插圖55b：賈斯汀娜·西格蒙德（Justine Siegemund）助產教科書扉頁。西格蒙德是十七世紀末享有盛名的助產婦，曾被任命為「布蘭登堡宮廷助產婦」。

插圖55c：十六世紀德國助產婦為臨盆的產婦接生。
時人雅各·呂夫（Jacob Rueff）的版畫。出自：普洛斯《自然學與民族學中的女性》，萊比錫，一九〇五年。

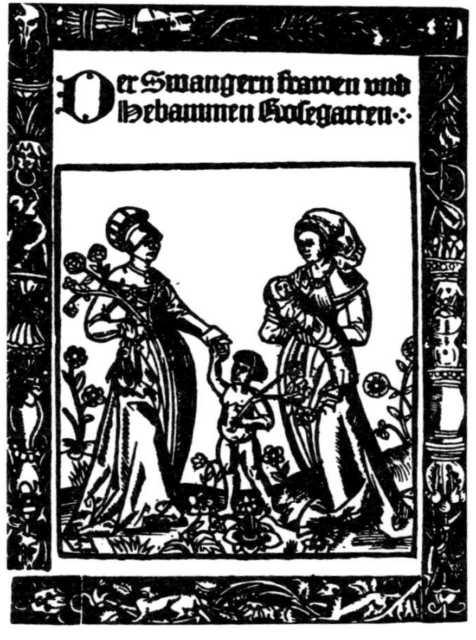

55a

Die Chur-Brandenburgische
Hoff-Wehe-Mutter/
Das ist:
Ein höchst-nöthiger
Unterricht/
Von schweren und unrecht-stehenden
Geburten/
In einem Gespräch vorgestellet/
Wie nehmlich/ durch Göttlichen Beystand eine
wohl-unterrichtete und geübte
Wehe-Mutter/
Mit Verstand und geschickter Hand/ dergleichen verhüten/
oder wanns Noth ist/ das Kind wenden könne
Durch vieler Jahre Ubung/ selbst erfahren und wahr befunden/
Nun aber/
GOtt zu Ehren und dem Nechsten zu Nutz/
Auch/ auf Gnädigst- und inständiges Verlangen/ Durch-
lauchtigst- und vieler hohen Standes-Personen
Nebst Vorrede/ Kupfer-Bildern/ und nöthigem Register
auf eigene Unkosten zum Druck befördert/
Von
Justinen Siegemundin/ gebohrener Dittrichin/
von Rohnstock aus Schlesien/ im Jaurischen Fürstenth gelegen.
Mit Röm. Käyserl. Mayt. auch Chur-Sächs. und Chur-
Brandenburgischen/ Special PRIVILEGIEN.

Cölln an der Spree/
Gedruckt bey Ulrich Liebperten/ Churfl. Brandenb. Hofbuchdr. 1690.

55b

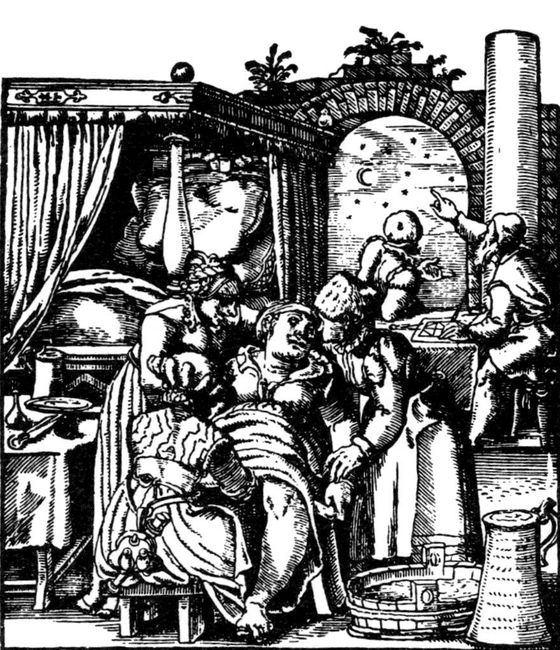

55c

56.剖腹產的起源

一六一〇年四月二十一日，維騰堡大學醫院手術台上一名箍桶匠的妻子，由於受碰撞導致子宮位置不正必須剖腹取出她的第一個孩子。在兩位醫學教授的監督及教區牧師見證下，外科醫生耶雷米亞斯．特勞特曼（Jeremias Trautmann）執行助產史上第一次的活人剖腹產手術。經由另一位外科醫生和兩位助產士的協助，他先切開產婦高高隆起的腹壁和腹膜，然後沿長軸切開子宮，將胎兒與胎盤一起取出來。

這個孩子活了九年，但母親卻因不明原因而在手術後四周就去世了。後來進行的所謂帝王切開術因經常造成死亡而聲名狼籍，難怪大多數助產士譴責其爲蓄意謀殺，只有在產婦因骨盆小而導致產道狹窄時才會進行剖腹產手術。直到十九世紀後半，隨著麻醉術引進、傷口無菌處理和手術過程改良，剖腹產才得以重新進入產科醫療中。

民間將剖腹生產稱爲「帝王切開術」（Kaiserschnitt），此詞應是源自於羅馬皇帝凱撒（Caesar）。傳說凱撒是剖腹出生的，他的原名與後來人們對他的稱謂「凱撒」，在中世紀時結合成德語概念的「皇帝」（Kaiser）一詞，之後，漸漸又演變爲無論在語言或內容都不算正確的說法——「帝王切開術」。在整個中世紀，基督教會嚴格監督剖腹產，根據教義，只有受過正式洗禮的人才有資格剖腹產；在分娩中，未能致力挽救胎兒生命並死於分娩的產婦無法入葬。根據法國助產士弗朗索瓦．莫里梭（Francois Mauriceau）的說法，十七世紀時，人們曾製作「洗禮針」，如果胎兒無法活著來到世上，就以「洗禮針」爲母體裡的胎兒以聖水進行洗禮。

插圖 56a：十八世紀初的剖腹產。
當時的銅版畫。出自：克里斯托夫．伏爾特（Christoph Volter）《新開設的助產婦學校》（*Neueröffnete Hebammen-Schul....*），司圖加特，一七八七年。

插圖 56b：一八七九年夏，在中非施行的緊急剖腹產手術。
根據英國醫生和旅行研考者羅伯特．費爾金（Robert W. Felkin）的原稿繪製。出自：法伊特—施托克爾（Veit-Steckel）《婦科學手冊》（*Handbuch der Gynäkologie*），慕尼黑，一九三七年。

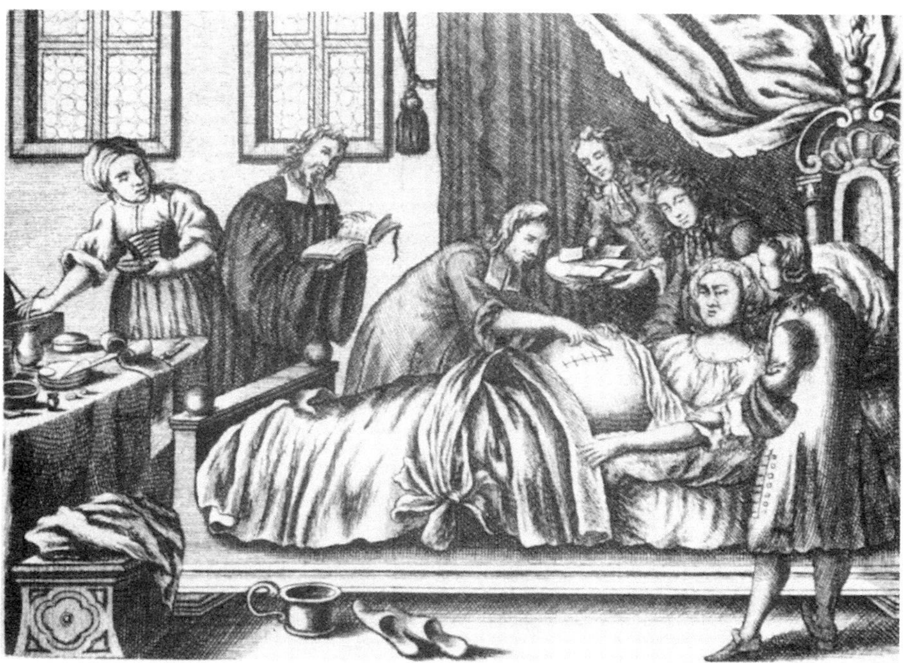
56a

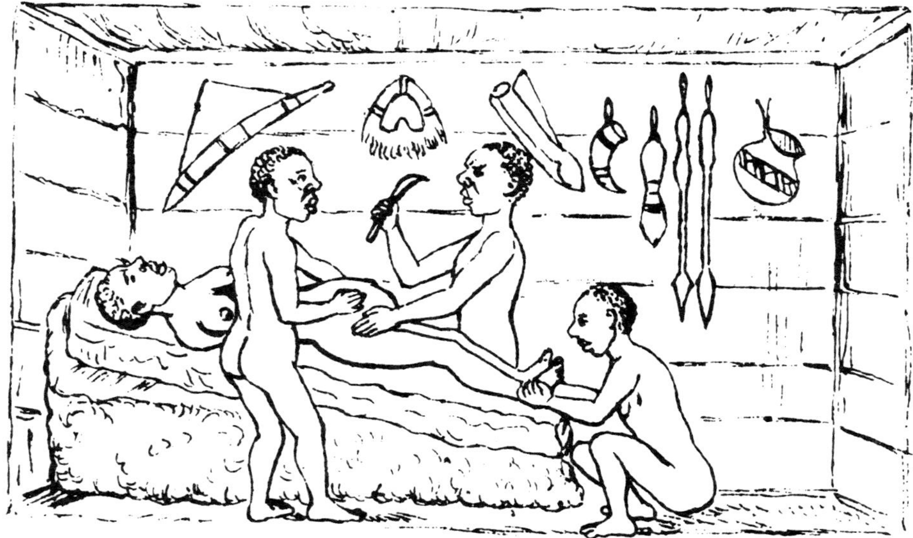
56b

57.產鉗醜聞

一六七〇年八月的某一天，巴黎助產士莫里梭出診爲一位產婦接生。該名產婦三十八歲，生頭胎，陣痛長達一個星期之久。爲產婦檢查時，他發現產婦骨盆過窄，產道不暢，無法順利產下胎兒，但因當時剖腹生產仍屬禁忌，他只好讓產婦服用催生藥。在此緊急情況之下，英國「同事」休．錢伯倫（Hugh Chamberlen）如救命天使般出現在產房裡，宣稱只要買了他家族發明的「祕密器具」，就不必進行令人擔心的剖腹生產。莫里梭向這個英國人描述了產婦幾乎瀕臨絕境的情況，但錢伯倫保證「七、八分鐘內就可從母體裡取出孩子」，然而，他努力了三個小時仍徒勞無功，產婦並未生下孩子，且第二天就去世了。根據莫里梭的記錄，當他解剖死者時，發現產婦「子宮多處遭撕裂，顯然是因爲有器具伸入其中而引起的」。他不清楚眞正的情況，因爲，錢伯倫接生時要求他迴避，不願讓他要價一萬法郎的「器具」在售出前曝光。

由於這樁不幸事件，交易當然無法達成。至於爲莫里梭帶來厄運的那名英國人，醫學史上只知道他於一六三〇年左右出生於倫敦，是一支系龐大、信奉胡格諾教的醫生與助產士家族的子弟。在醫學系畢業取得醫生資格後，除了自己的診所外，他還從事各種投機生意，靠著駭人聽聞的「家族祕密」發財。根據後來的研究，上述的失敗不能歸咎於錢伯倫，而是產婦生殖器官難以克服的構造問題，使「器具」未能發揮作用。

錢伯倫去世之前貴爲皇家御醫，他比照歷代先祖與兄弟的做法，把「祕密」一起帶進了墳墓，即使是他的兒子——家中的最後一名男性——也未曾透露半點祕密，直到一八一五年，人們才在某個以牆圍堵的隱密處發現了它：那是大約十五世紀末由彼得．錢伯倫（Peter I. Chamberlen）所設計製作的世界上第一把產鉗。當然，在發現它之前，已有更好的產鉗問世，這段因追逐利潤而造成不幸事件、駭人聽聞的歷史也隨之結束。

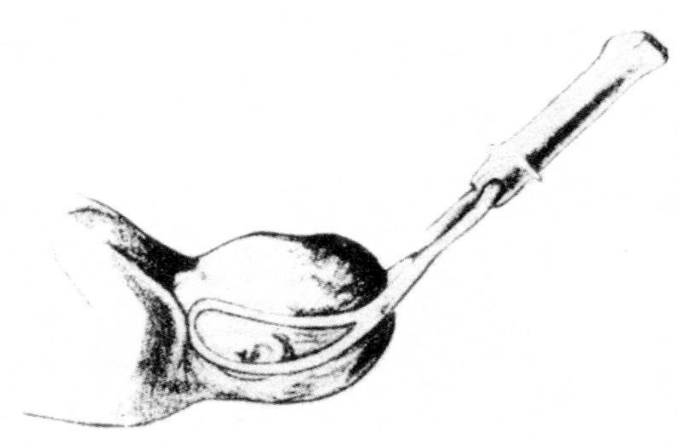

57a

插圖 57a：一六〇〇年左右，由英國助產士彼得．錢伯倫設計製作的產鉗功能圖示，他與後代子孫為了獲利而對此守口如瓶。
出自：《德國紅十字會》，德勒斯登，一九七九年第十期。

插圖 57b：瑪利亞、伊麗莎白，以及她們腹中的聖胎。
根據一四〇〇年左右科隆派油畫製作的木版畫。出自：普洛斯《自然學與民族學中的女性》，萊比錫，一九〇五年。

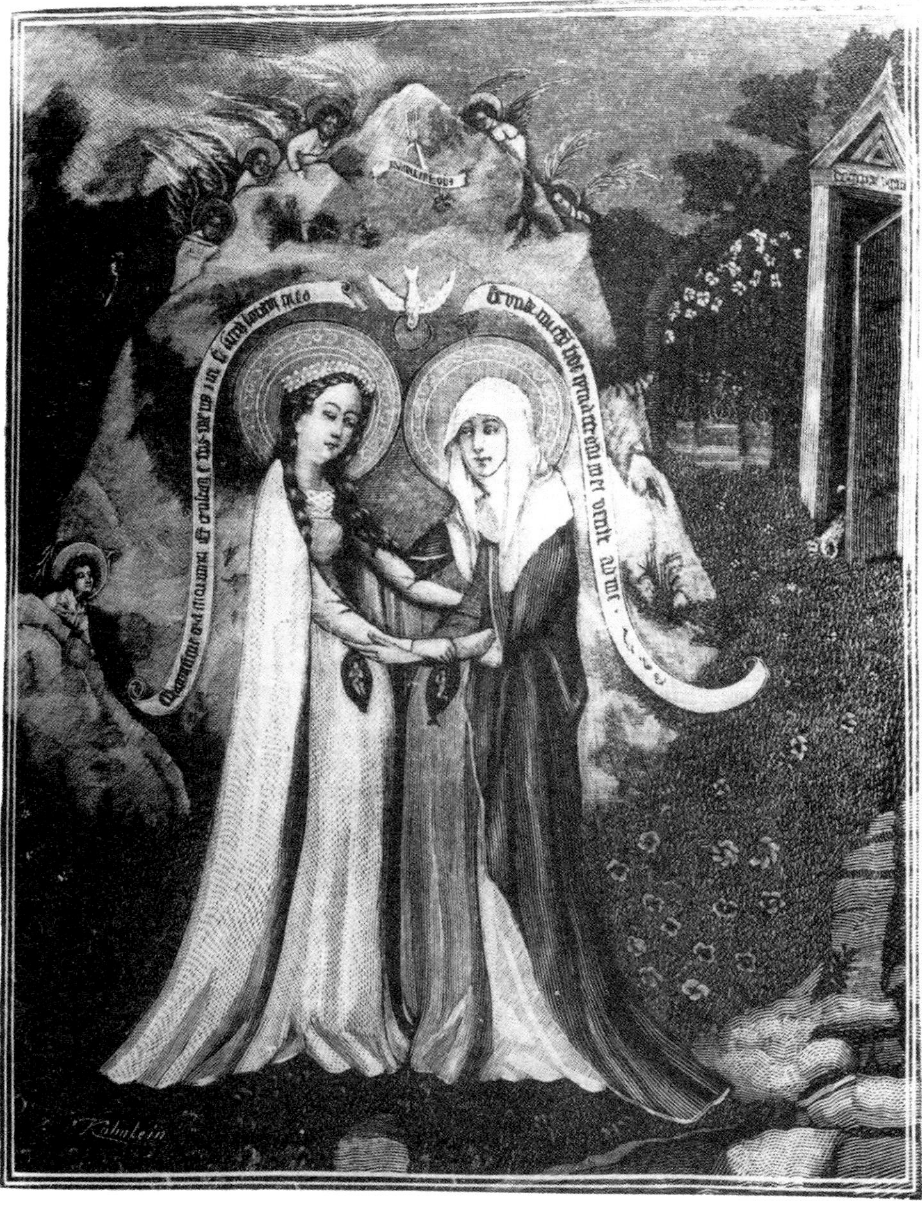

57b

58.依偎母親胸前的嬰兒

從古代開始，一種奇怪的觀念流傳了逾千年：產婦不可一開始就爲新生兒哺乳，因爲人們認爲，此時產婦乳腺所分泌由脂肪球、蛋白質和白血球組成的初乳不易消化，對新生兒有害。

由於此一錯誤觀念，古希臘一直盛行由乳母餵養嬰兒。儘管有些智者的推廣，例如羅馬作家老普林尼（Plinius des Älteren，西元二三～七九年）在其內容豐富的名著《自然史》裡曾鄭重建議：「對每個新生兒來說，親生母親的乳汁是最有益健康的」，不過情況並未因而改觀。

古希臘文化衰落後，在當時較爲強勢的民族中，由母親餵養嬰兒成爲一般習俗。到了中世紀，學者、宗教界和醫生再度引發了母乳餵養對母親是否可能有害的爭論，於是母乳餵養再次遭到排拒，乳母也因而重新流行。然而，在人文主義時期，荷蘭學者伊拉斯謨斯．馮．鹿特丹（Erasmus von Rotterdam，一四六六～一五三六年），以及捷克教育學家楊．阿默斯．考曼斯基（Jan Amos Komensky，一五九二～一六七〇年）極力反對當時的做法，考曼斯基甚至把將新生兒交給乳母餵養的母親稱爲「謀殺凶手」。在此之後的醫生也開始極力提倡母親餵養嬰兒。

眞正的突破發生於十八世紀，法國啓蒙運動者讓．雅克．盧梭（Jean Jacques Rousseau，一七一二～一七七八年）在其教育小說《愛彌兒》（*Emile*）中宣揚母親「爲孩子餵奶是幸福」的感情。在德語國家，尤其是醫生和衛生教育者約翰．彼得．弗蘭克（Johann Peter Frank，一七四五～一八二一年），以及克里斯托夫．威廉．胡費蘭（Christoph Wilhelm Hufeland，一七六二～一八三六年）力圖徹底改變世人的想法，儘管開始時相當成功，但十九世紀急遽發展的工業化卻阻礙了母乳餵養的持續推廣。直到二十世紀初經由新興的嬰兒護理機構大力提倡，才使母乳餵養被視爲是養育新生兒惟一的自然方式，並因而逐漸受到重視。現在，許多地方都建立了母乳收集機構，乳母已成爲過眼雲煙。

插圖58a：十七世紀正為嬰兒哺乳的乳母和保姆。
《丹契格婦女與少女常見舉止與服裝》（*Der Dantzger Frawen und Jungfrawen gebräuchliche Zierheit und Tracht*）一書中，安東．穆勒（Anton Müller）的木刻畫。出自：阿德勒．施賴伯（Adele Schreiber）《母性》（*Mutterschaft*），慕尼黑，一九一二年。

插圖58b：為子女們所環繞、多產的家庭主婦。
一五二〇年左右佩脫拉克共濟會（Petrarca-Meisters）的木刻畫。出自：普洛斯《自然學與民族學中的女性》，萊比錫，一九〇五年。

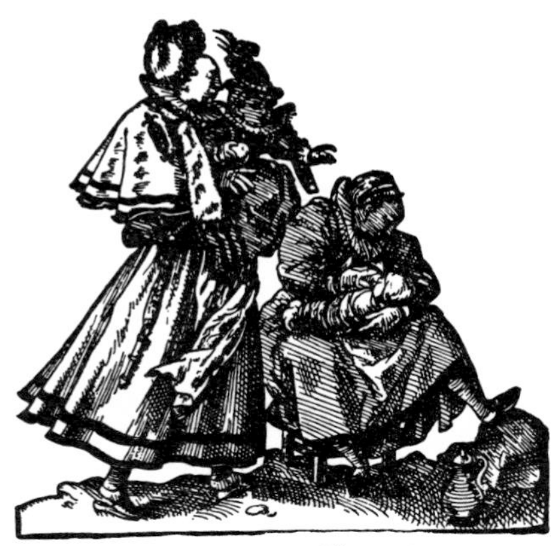

Ein Seugamme vnd Warterſche.

Die Kindßwarterin mit jhr ſachn/
Thut ſich ſo vber die Langgaß machn.
Darzu die Ammen Kindlein ſeugn/
Wann die Sechßwöchrin ſchwerlich lign.

58a

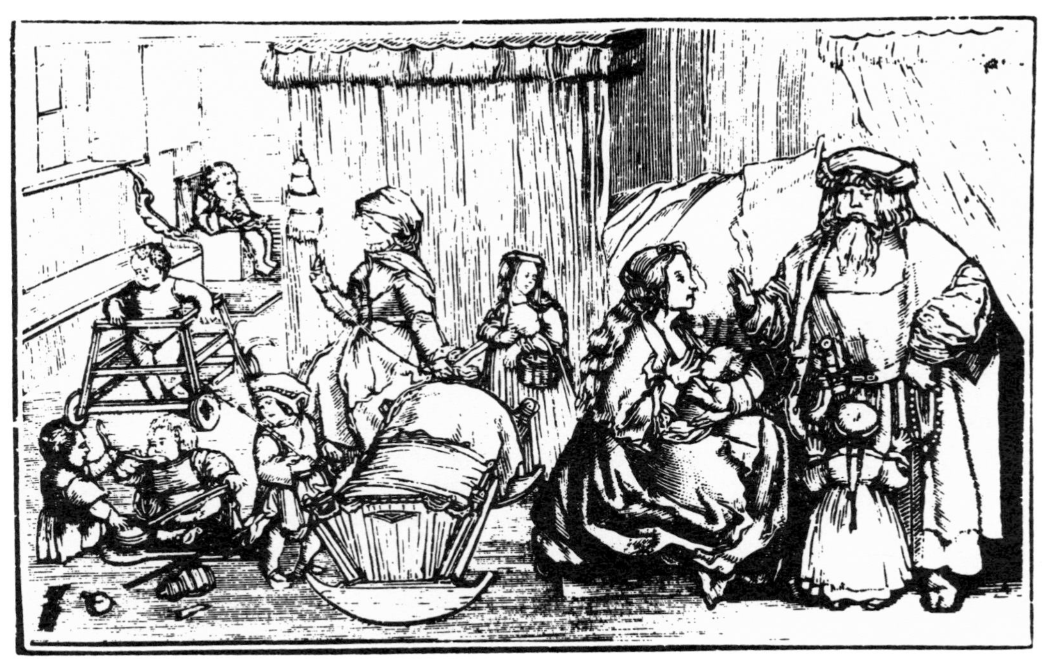

58b

59.從雙胞胎神話到雙胞胎研究

每誕生八十五個嬰兒，其中就包括一對雙胞胎。關於多胞胎的形成，過去曾有過許多神話與傳說，人們試著將它解釋爲天意，因此，有時將雙胞胎當作是神的後裔而百般崇敬，有時卻又視其爲魔鬼的子孫而心懷畏懼，或者將他們視爲通姦不倫的結晶，使得他們的母親因此經常遭到鄙視與迫害。

古希臘神話中最著名的孿生兄弟是兩個在人類記憶中永不磨滅的形象——卡斯托爾（Kastor）和博魯克斯（Pollux），他們是天神宙斯與傳奇的皇后麗達（Leda）之間風流韻事的結晶：宙斯在皇后沐浴時以天鵝形象意外出現於她面前，並讓她受孕。古羅馬最著名的孿生兄弟，則是傳說中建造羅馬城的羅慕路斯（Romulus）和勒莫斯（Remus），他們是戰神馬爾斯（Mars）和維斯塔神廟女祭司雷雅．西爾維亞（Rhea Silvia）的兒子。馬爾斯趁西爾維婭熟睡時與其同房；羅慕路斯與勒莫斯出生後，遭人遺棄於野外，幸由一隻母狼哺乳，後來爲一名牧羊人所發現，交給妻子拉倫提雅（Larentia）撫養長大。

醫學史上最有成就的孿生兄弟，是早期基督教時期的醫生科斯馬斯（Cosmas）和達米安（Damian）。根據記載，他們醫術高明，幾近神奇，因而備受社會各界愛戴與崇敬，且被奉爲中世紀醫師與藥師同業公會的保護神。大約十九世紀最後二十五年裡，雙胞胎現代研究開始進行。

雙胞胎可分爲同卵或異卵雙胞胎，同卵雙胞胎由單一受精卵分裂而成，一般而言，其遺傳基因與性別應該相同；異卵雙胞胎則由兩個受精卵形成，遺傳基因不同，性別也可能相異。

透過對同卵與異卵雙胞胎及非孿生兄弟姐妹間系統性的比較研究，雙胞胎研究力圖發現遺傳和環境因素的影響。雙胞胎研究的創始人是英國醫生暨自然科學學者弗朗西斯．高爾頓（Francis Galton，一八二二～一九一一年），亦即達爾文的表弟。

插圖59：科斯馬斯和達米安神醫，三〇三年左右去世，是著名的孿生兄弟，亦是中世紀醫生與藥師同業公會的保護神。科斯馬斯在畫中始終拿著一個集尿瓶，達米安則拿著藥膏罐和剖鑱。

漢斯．馮．格斯多夫（Hanns von Gersdorff）《軍事外科紀要》（*Feldtbuch der Wundartzney*）中約翰納斯．韋希特林（Johannes Wechtlin）的木刻畫，史特拉斯堡，一五一七年。

出自：彼得斯《德國歷史上的醫生和醫療》，耶拿，一九二四年。

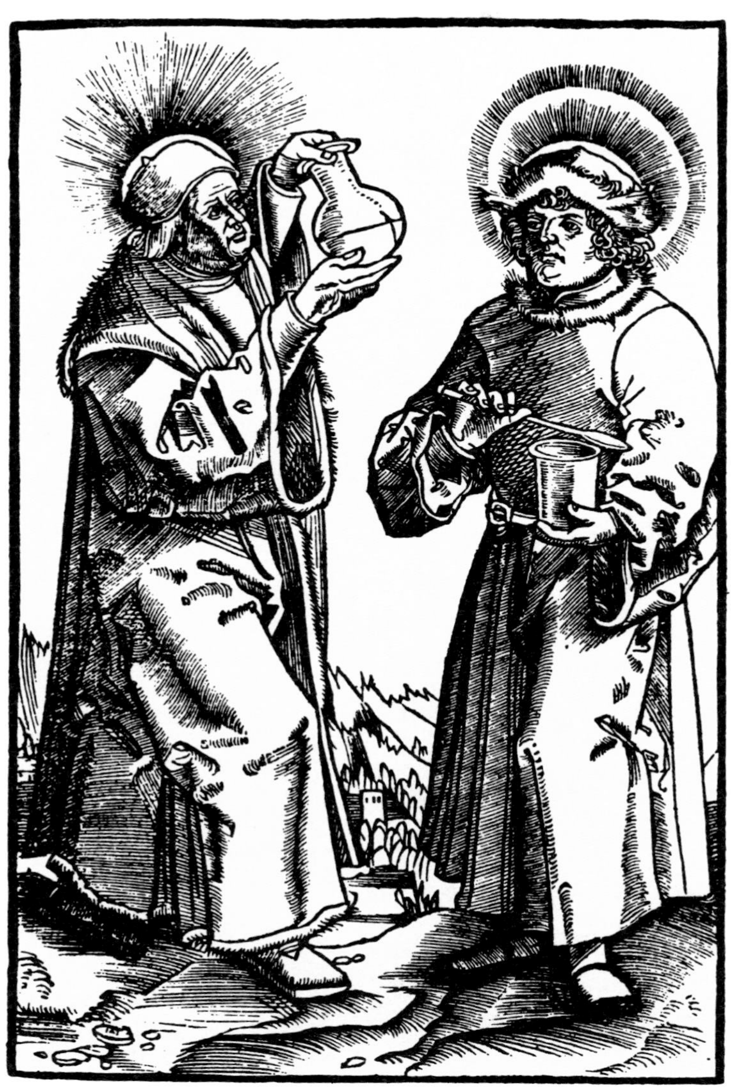

59

60.連體雙胞胎

根據一本「醫學字典」的簡短解釋，連體嬰是指「由組織橋連接彼此的同卵雙胞胎」。《新邁耶爾辭典》（*Der NEUE MEYER*）則加以解釋：此種畸形是由於「胚胎分裂不完全」而造成的。

一般口語稱呼此種不正常現象爲「暹羅雙胞胎」（Siamesische Zwillinge），這可追溯到一八一一年五月在暹羅（今天的泰國）出生的孿生兄弟「章」（Chang）和「安昆」（Enkunkes），他們的命運備受時人與醫界的關注。

這對兄弟五十九歲時，魯道夫·維爾荷（Rudolf Virchow）對他們進行了研究，並在《柏林臨床周刊》（*Berliner Klinische Wochenschrift*）上向醫學界公布研究結果：一道帶有肌肉的軟骨，讓這對年事已高的兄弟從胸側的胸骨下緣至臍之間連結在一起過了一輩子，但當時還不可能爲他們進行外科分離手術。

根據統計數字，連體嬰和正常嬰兒的比例大約爲一比三十至四十萬。關於連體嬰出生的最早報導出現於十二世紀時的英國，第一幅連體嬰圖則出現於十五世紀末。一四九五年，出現了至少五張附有木刻畫的傳單，上面畫著沃爾姆斯（Worms）附近布爾城（Bürstadt）出生的一對額頭相連的連體嬰。當時大部分圖畫幾乎與眞實情況不符，因爲畫作並未以實際觀察爲基礎，缺乏專業知識，只是搞搞噱頭而已。這些不幸的連體人始終是廟會或遊藝場上供人觀看的對象。一八九三年，巴黎外科醫生尤金—路易·杜瓦揚（Eugène-Louis Doyen，一八五九～一九一六年）第一次爲一對胸骨部位相連的連體姐妹施行了分離手術，但手術後不久，這對十三歲的姐妹由於腹部脂肪結核性炎症去世。直到今天，這樣的外科手術仍是一項大膽的冒險，只能在具有足夠的解剖與生理學的知識和條件下進行。

插圖60a：花押字繪者MF所畫的一對連體雙胞胎早期圖示。
出自：《德國紅十字會》，德勒斯登，一九八八年第五期。

插圖60b：熱那亞伯爵拉薩魯斯·柯羅雷多（Lazarus Colloredo）和連體兄弟約翰·巴普蒂斯塔（Johann Baptista）。這是第一幅實際觀察連體雙胞胎之後的所作的繪畫。
十七世紀里瑟圖（Licetus）的銅版畫，無出處。

插圖60c：關於畸形人的想像畫，其中也有連體雙胞胎。
一五五〇年塞巴斯蒂安·明斯特爾（Sebastian Münster）的《宇宙志》（*Kosmographie*）。出自：克雷默《宇宙和人類》，柏林—萊比錫—維也納—斯圖加特，年代不詳。

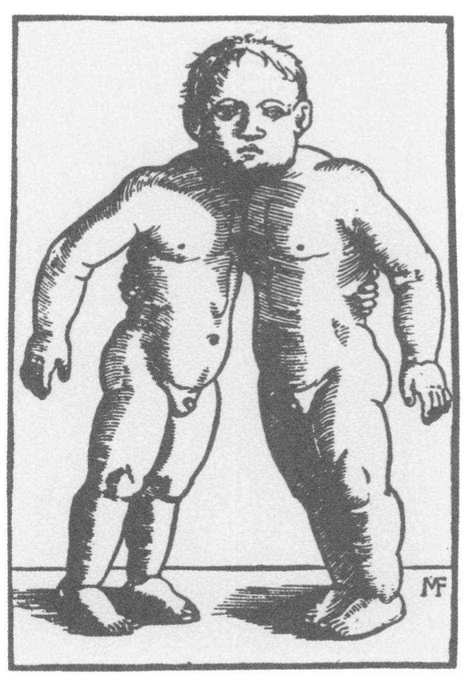

60a

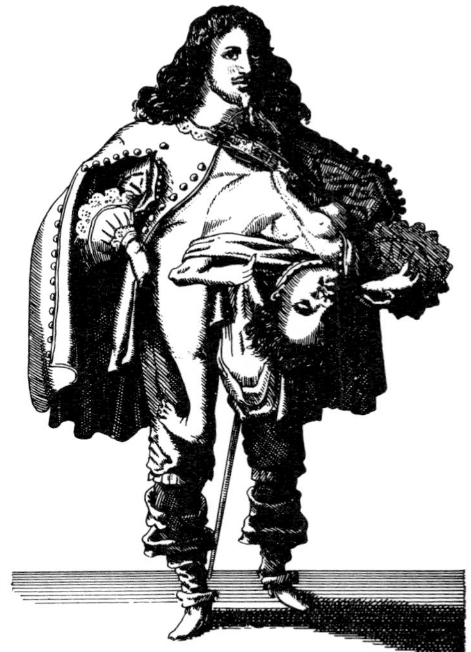

60b

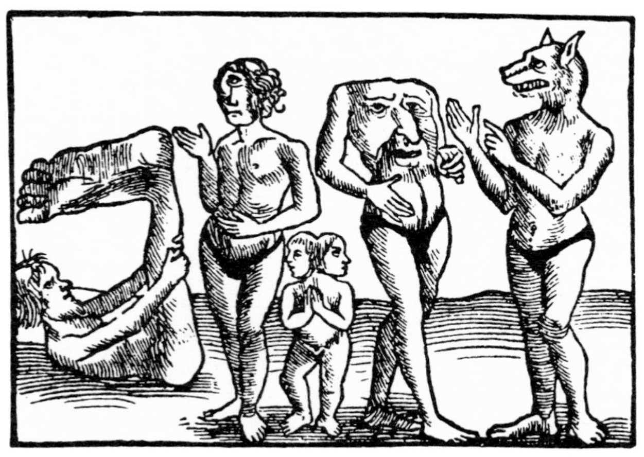

60c

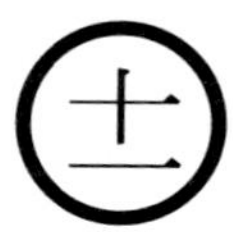

外科學的歷程

古之善爲士者，
微妙玄通，
深不可識。

——老子（西元前五世紀～前三世紀）

61.千年穿顱術

穿顱術（Trepanation）或開顱術（Schädeleröfnung）是最古老的外科手術之一。正如法國醫學史家普呂尼埃（Prunières）一八七三年在洛澤爾山谷（Lozeretal）發現的人體骨骼首次證明的，早在原始社會，或更精確地說，早在四千多年前的新石器時代，各地就已出現穿顱術了。史前和古代的先祖們之所以穿顱，不只是爲了醫治頭部外傷，還包括他們因無法解釋病因而認爲是由魔鬼造成的疾病，例如劇烈的頭痛、癲癇，或所謂的魔鬼附身（躁症）。他們希望藉由穿顱術造成的洞爲惡鬼打通一條出路，將其趕出「遭糾纏附著」的身體。

古代文化發達的民族，對穿顱術所具有的高度醫療價值甚或其有時帶有的儀式意義也予以高度重視。因此，當埃及第四王朝的法老修建大金字塔做爲陵墓，希望「靈魂」繼續過著生前奢華的生活時，會有一位「宮廷穿顱人」在法老臨終前爲他們施行開顱，以便讓古埃及宗教傳說中存在於顱內的「不死原則」能及時離開即將死亡的軀體。開顱的過程，可藉由慢慢刮骨或以火石刀切挖骨頭的方式完成。

古希臘醫生在開顱時使用的是螺旋鑽或顱骨錐。爲了防止鑽顱工具過熱，醫生先用水把工具淋濕，除去施行手術部位的頭皮，隨後以易沖洗的墨水做記號。古希臘醫生蓋侖建議外科醫生在顱骨受傷的部位周圍鑽孔，然後用彎刀和錘子把這些小孔之間的骨頭切斷。在中世紀，穿顱術和傳統迷信有著密不可分的關聯；之後數百年裡，開顱經歷了鼎盛時期，人們用開顱治療長久難癒的眼疾和梅毒引起的骨瘍，同時還發明了使用時更趨完美、附快旋固定杆及旋轉小鋸的冠形顱骨鑽，亦即所謂的「斯庫爾特圖斯旋轉鋸」（Serrula versatilis des Scultetus），用來鋸斷兩個鑽孔間的骨頭。

插圖61a：十七世紀的鑽顱工具：斯庫爾特圖斯旋轉鋸（可旋轉的小鋸，一六五三年），用來鋸斷兩個鑽孔間的骨頭，其上鑲有華麗的雕刻裝飾。
出自：奇伯雜誌，一九三六年第三十九期。

插圖61b：十六世紀穿顱術。
喬瓦尼．安德烈亞．德拉．克羅塞（Giovanni Andrea della Croce，一五七三年）著作中所繪製的銅版畫。書中詳細講解了穿顱方法和鑽顱工具。
出自：卡爾格－德克爾《探究大腦》（*Der Griff nach dem Gehirn*），萊比錫，一九七七年。

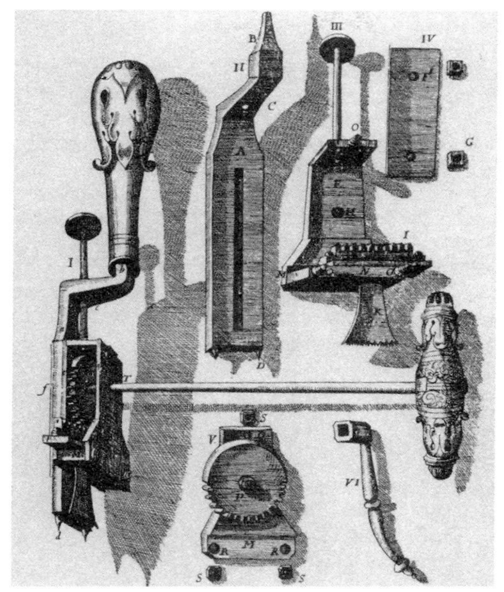

61a

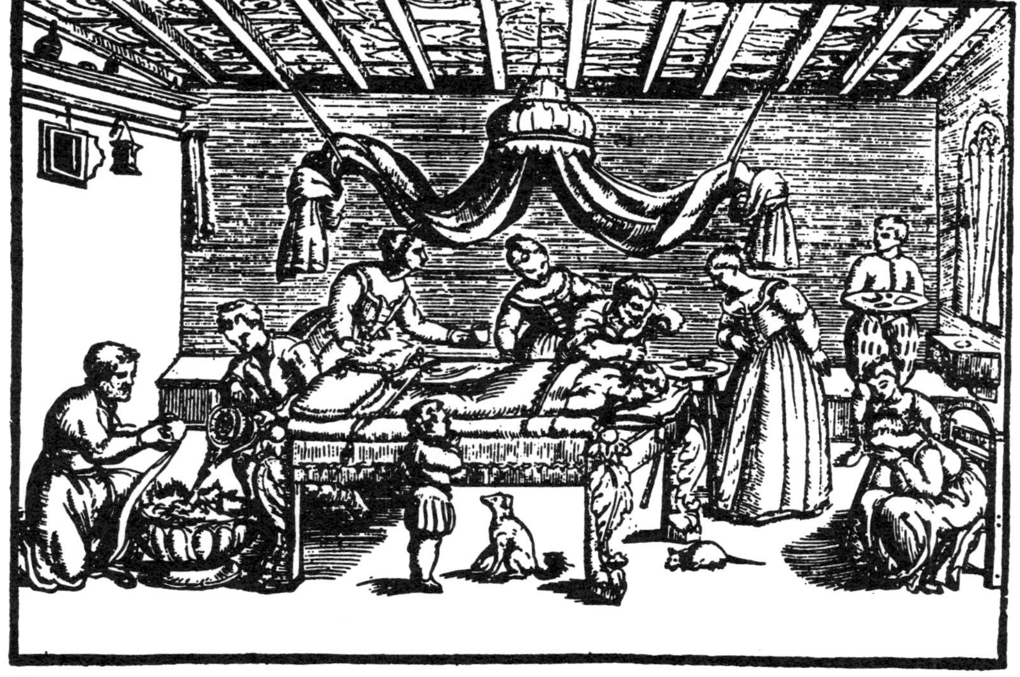

61b

62.偉大的外科醫生修利亞克

一三六三年，法國傑出外科醫生居伊．德．修利亞克（Guy de Chauliac，約一三〇〇～一三六八年）向同行展示其拉丁文著作《外科療法總論》（*Bestandaufnahme der chirurgischen Heilkunst*）。他在書中總結當時的外科學，並根據自己的專業知識及手術經驗加以評論。本書不僅引起國際關注，更意外成爲外科學的教科書達數百年之久，甚至在一八九〇年，巴黎一家出版社還發行了法語版，命名爲《偉大的外科醫生居伊．德．修利亞克》（*La Grande Chirurgie de Guy de Chauliac*）。

這位民間尊稱爲「居伊師傅」的醫生，出生於法國南部洛澤爾省一處名爲修利亞克的村子裡。他先在當時作爲主導示範的蒙佩里耶（Montpellier）醫學院裡完成醫學教育，之後又在里昂擔任好一段時間的「雙料藥物醫生」，直到去世前不久，一直在亞維農擔任流亡教皇的私人醫生。他畢生致力於將外科學發展成獨立學科，獲得世人的認同；他要求外科醫生須博覽群書、手術靈巧、善於創新，面對病人時，應懷有同情心及親切和藹、負責任的態度。

因此，修利亞克主張在施行疼痛難擋的外科手術前，使用讓病人意識模糊的蒸氣或具催眠效果的植物萃取物，但他同時也提醒使用過量時的致命危險。在擔任里昂聖耶穌（Saint-Just）慈善院院長期間，他始終不遺餘力地監督手下的外科醫生於使用麻醉海綿、飲劑和蒸氣時保持高度警覺狀態。許多外科器具的發明，如耳鏡、當時常用來拔除箭頭的外科弩、直腸瘻管手術時作爲指示器的空心導管、燒灼器、刮骨刀等，都得歸功修利亞克。身爲當時最有經驗的手術醫生之一，修利亞克曾在治療大腿骨折手術中採用牽引治療法、建議使用接骨夾板治療手腳關節脫臼、直接縫合受傷的神經，以及用插管治療呼吸困難，並對症實施氣管切開手術。

插圖 62a：法國外科醫生修利亞克。
蒙佩里耶醫學院的一幅木刻。出自：W. 馮．布魯恩（W. von Brunn）《外科學簡史》（*Kurze Geschichte der Chirurgie*），柏林，一九二八年。

插圖 62b：人們使用修利亞克發明的拔箭外科弩。
一五四六年威尼斯出版的《居伊．德．修利亞克的外科手術》（*Ars Chirurgica des Guido von Chauliaco*）中的圖。
出自：《德國紅十字會》，德勒斯登，一九八八年第十期。

插圖 62c：修利亞克發明或構想的外科器具。
照相複印版：呂莫博士的醫學論文。

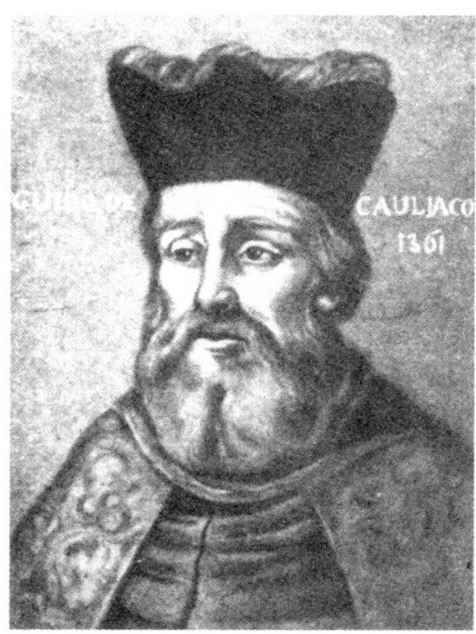

62a

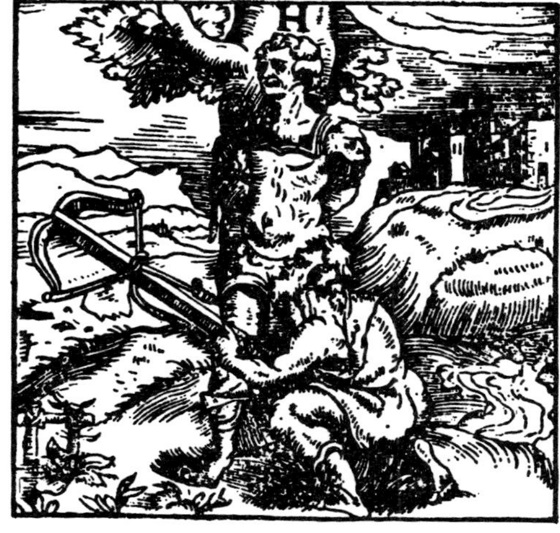

62b

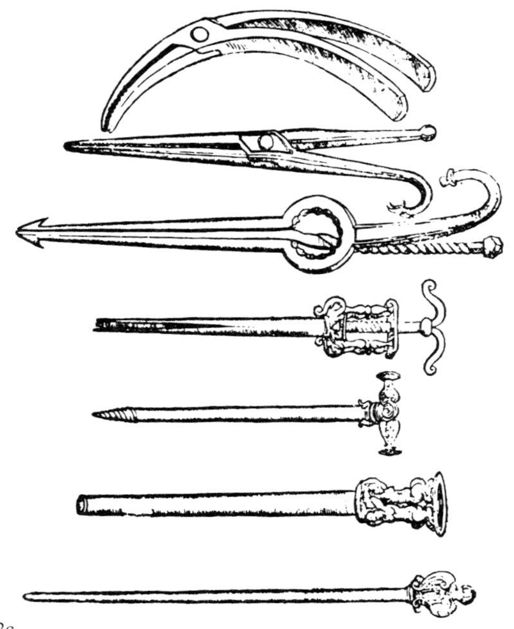

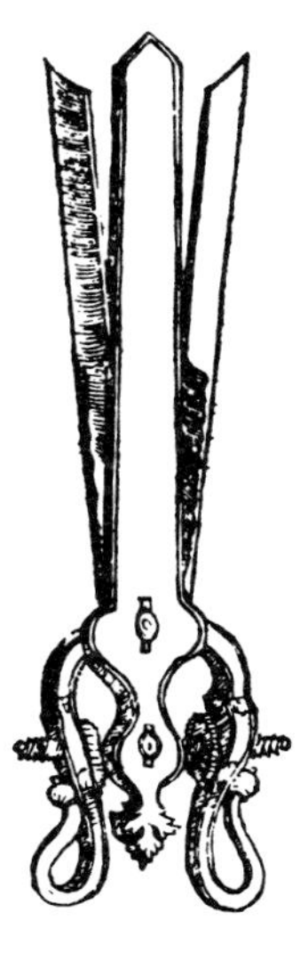

62c

63.澡堂工和理髮師

中世紀的學院派醫學家雖然學習和教授外科學，但自己並不動手，因爲他們認爲拿手術刀是有損尊嚴的事，因此只負責監督助手進行手術，而這些助手大多是從鐵匠、劊子手、澡堂工和理髮師等行業招募來的。

後來，這些助手逐漸發展成一個自手工業演變而來的獨立服務業。從希臘文「cheir」（手）和「ergon」（工）二字而來的概念「Chirurgie」（外科），指的就是外科醫療術。當時若有親人或家屬從事外科手術業，自己也覺得面上無光。儘管皇帝一再頒布法令，強調外科和從事外科治療業的人是值得尊敬的，但數百年來，人們仍固守這種偏見，直到十八世紀下半葉，巴黎夏利特醫院的外科主任皮耶．約瑟夫．德索（Pierre Joseph Dessault）建立了科學外科學，學院派的醫生才開始平等地看待外科。

近代外科學的先驅大部分出身於澡堂工和理髮師，他們除了自己的本行外，還施行所有的外科小手術，例如放血、清腸、拔火罐、包紮、脫臼復位、骨折治療、外傷、潰瘍、皮膚病及其它類似疾病。至於可能造成病人身體受傷甚至導致死亡的嚴重外科疾病，根據德語醫學史先驅彼得斯的說法：「不只學院派，連一般外科醫生都一概不予理會。」

本文的插圖描繪的是十六世紀一名澡堂工透過拔火罐替病人從皮下放血的情景。這種方法在當時不僅用於治療，也用於預防疾病，因爲人們相信這樣可以保持身體健康。

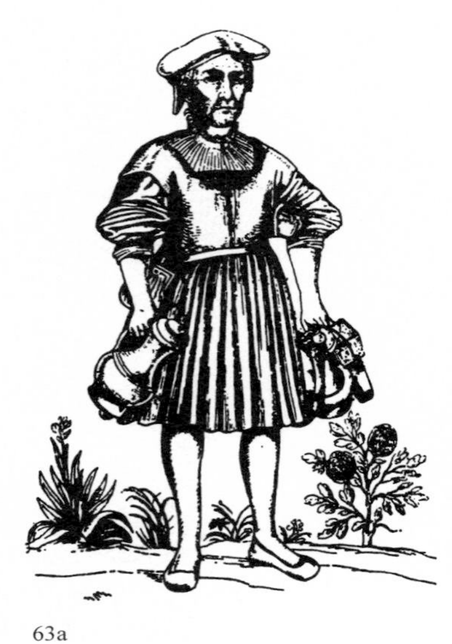

63a

插圖63a：根據紐倫堡理髮師和外科醫生陪審員手冊上的水彩畫製成的木刻版畫。
日耳曼博物館提供。彼得斯《德國歷史上的醫生與醫療》，耶拿，一九二四年。

插圖63b：16世紀後半葉的澡堂，澡堂工為顧客放上拔罐用具。
巴拉塞蘇斯關於外科和藥物著作中，約斯特．阿曼（Jost Amman）作的木刻畫扉頁，法蘭克福，一五六五年。
出自：阿弗雷德．馬丁（Alfred Martin）《德國歷史上的洗浴業》（*Deutsches Badewesen in vergangenen Tagen*），耶拿，一九〇六年。

插圖63c：十六世紀後半葉的澡堂工正在為病人拔火罐。
一五六八年介紹各行各業的書籍中，阿曼的木刻畫。

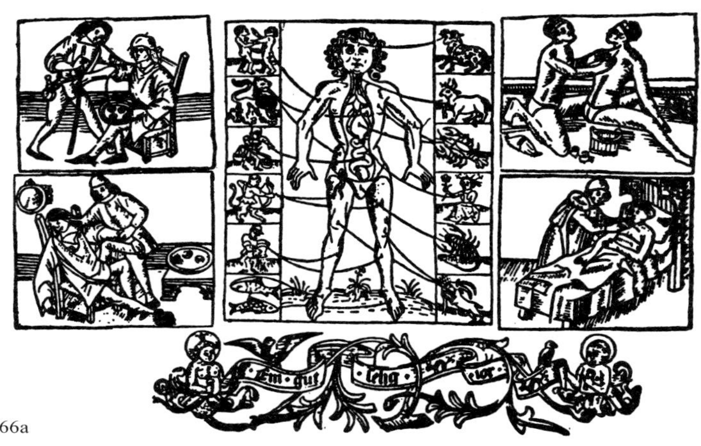

66a

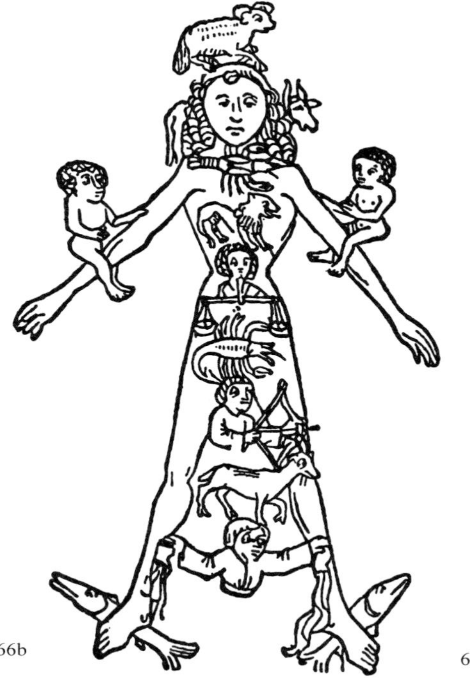

66b

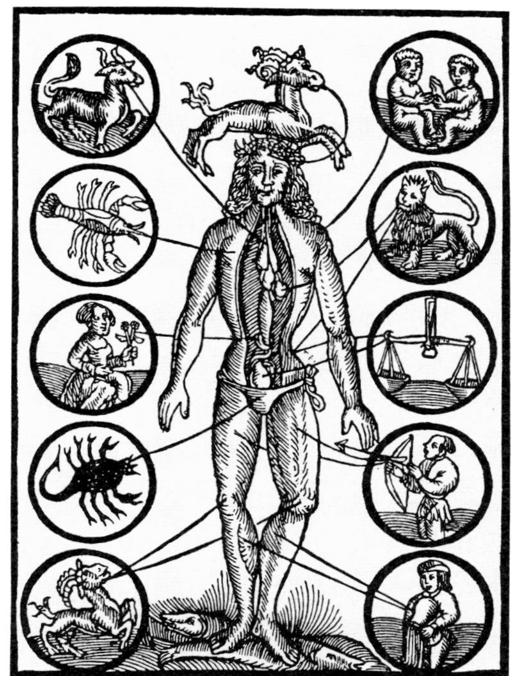

66c

67.廟會中拔牙

一八七三年二月二十八日，柏林《福斯報》（*Vossische Zeitung*）刊登了一則消息：「大城市裡來了一號特殊人物」，「只需用手指碰一碰病牙，完全不需藉助任何工具」，一下子就能治好牙疼。報導中指出，「那個人」的門診，因據說是無痛拔牙的高明醫術而門庭若市，當時人們聽到這個消息頓感輕鬆，幾千年來粗魯的拔牙術似乎終於告一段落了。透過印度早期的黑暗魔法咒語書（Atharwa-Weda），我們得以認識原始的拔牙術：如果透過護身符或咒語無法祛除牙痛，那麼就用「錘和鑿」將病牙拔除。史前各民族都採取了類似的做法，這可從史前史學家發現的頭骨獲得證明。

希臘羅馬時期及整個中世紀最高醫學權威蓋侖建議人們只拔除鬆動的牙齒，至於應當拔除但牙根仍堅固的牙齒，應試著先在牙床上用藥，待牙齒鬆動後再用力拔除。甚至連中世紀在廟會和年市上行醫的牙醫，也會在為病人拔牙前先設法鬆動病牙。

根據漢斯．鮑爾（Hans Bauer）的記載，當時牙醫的手法多變，且多少有些嚴酷：一般是將「病人的頭固定在手術醫生的兩膝之間」，為了減緩疼痛，他們在過程中先使用曼陀羅和天仙子煎劑做為麻醉藥，再猛然驚嚇病人，讓呻吟中的病人處於震驚失神的狀態，最後用鉗子或其他工具猛地將牙齒硬拔出來。直到一七二八年，巴黎醫生傅夏以具前瞻性的《牙外科學》開創了符合解剖學基礎的科學牙科學，這些遊蕩江湖的拔牙人才逐漸式微消失。

插圖 67a：十六世紀在年市上看牙的情景。
出自：瓦爾特．沙伊丁（Walter Scheidig）《佩脫拉克共濟會的木刻》（*Die Holzschnitte des Petrarca-Meisters*），柏林，一九五五年。

插圖 67b：十六世紀的牙醫。
一五六八年介紹各行各業的書籍中阿曼的木刻畫。

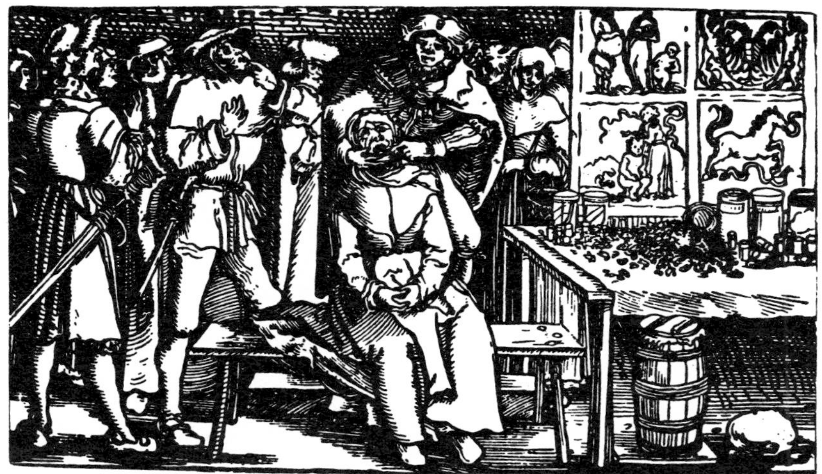
67a

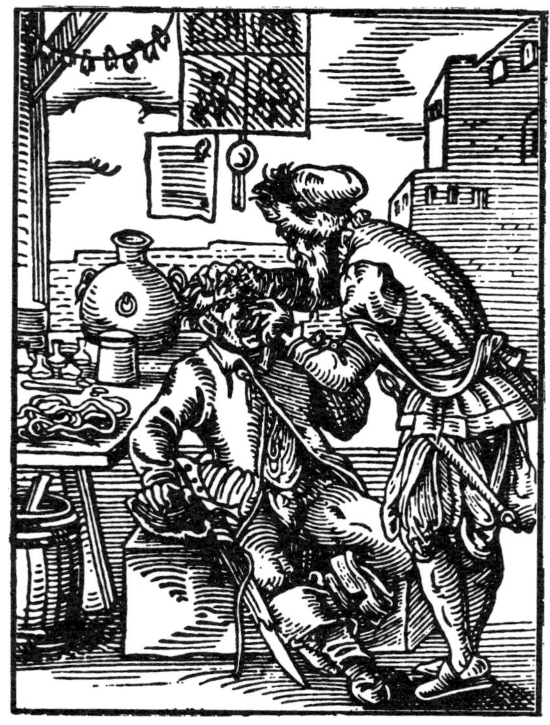
67b

68.傷科軍醫的特徵

前面說過，中世紀的學院派醫生從不親自執行他們鄙視的外科手術，而是讓澡堂工、理髮師和四處行醫的外科醫生進行流血性手術，因此，從中世紀晚期開始，為傷兵治療的「傷科軍醫」大多數也出身於理髮師。根據史書記載，一四四九～一四五〇年間紐倫堡遭布蘭登堡邊陲伯爵阿布萊希特·阿西里斯三世（Albrecht III. Archilles）包圍時，紐倫堡當局徵召了兩名像這樣地位低微的外科醫生，他們不在乎病人身份的高貴或低賤、是中產階級或貧民，始終在戰地後方的帳篷或房子裡為病人動手術、包紮與治療，後來還因此獲得市政當局的嘉獎。

當時，依附於封建領主的部隊軍人負傷後必須自己尋醫問藥；到了十六世紀，隨著騎兵團的衰落及步兵團的逐漸普遍，這種情況有了極大的改變。由於槍械彈藥的使用愈來愈頻繁，加上由「新世界」傳到歐洲的梅毒大肆流行，使得創傷和傳染病成為稀鬆常見的事，對傷科軍醫而言，同時也是項巨大的挑戰。於是，軍隊簽署了協議定，規定軍隊領導的義務包括確保士兵的醫療照顧、安排足夠的戰地軍醫，根據協定給予軍醫工作報酬。

史特拉斯堡外科醫生布倫史威格所撰寫的《外科學》，以及同在史特拉斯堡的格斯多夫的《軍事外科紀要》，為步兵軍事醫學奠定了理論基礎。

這兩位著名的作者在書中介紹了多種自行發明的工具和圖解手術程序，特別是針對當時人們還認為是中毒導致的槍傷。傷兵的治療，通常在戰場後方搭建的包紮所裡進行。另外，在傷科軍醫之間，也存在著一定的階級秩序。

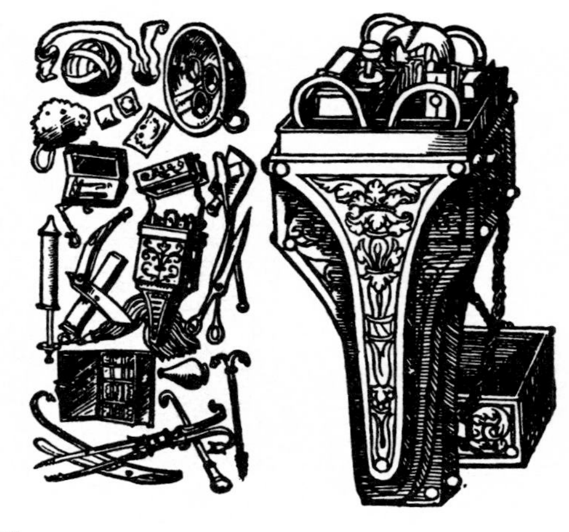

68a

插圖68a：十六世紀裝有應急用品的戰地急救箱。
巴拉塞蘇斯三本談傷病的書中附圖，一五六三年。出自：弗萊塔格《德國歷史圖繪》，萊比錫，年代不詳。

插圖68b：十六世紀的傷科軍醫和助手，圖左下方是裝有麻醉海綿（睡眠海綿）的碗。
一五三〇年左右，尼克拉斯·梅爾德曼（Niclas Meldemann）的木刻畫。照片複製：曼弗雷德·克格爾醫學博士（Dr. med. Manfred Kögel），開姆尼茨。

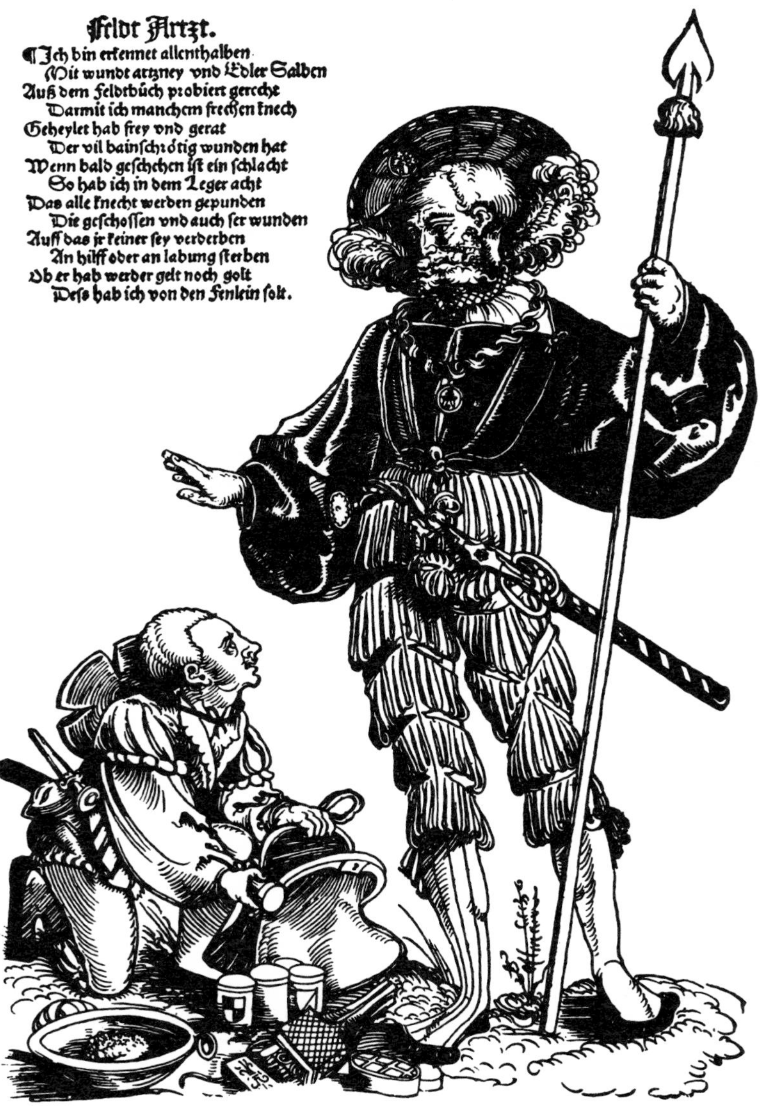
Feldt Artzt.
Ich bin erkennet allenthalben
Mit wundt artzney vnd Edler Salben
Auß dem Feldtbůch probiert gerecht
Darmit ich manchem frechen knech
Geheylet hab frey vnd gerat
Der vil bainſchrötig wunden hat
Wenn bald geſchehen iſt ein ſchlacht
So hab ich in dem Leger acht
Das alle knecht werden gepunden
Die geſchoſſen vnd auch ſer wunden
Auff das jr keiner ſey verderben
An hilff oder an labung ſterben
Ob er hab werder gelt noch golt
Deſs hab ich von den Fenlein ſolt.

68b

69.斜眼漢斯大師的療傷藥

一五一七年，史特拉斯堡出版了一本圖文並茂的書籍──《軍事外科紀要》，作者格斯多夫自稱「斜眼漢斯」，就像畫有傷員展示圖的扉頁附的詞描寫的一樣。畫中的傷員是一名全身各部位遭武器刺傷的裸體男性，這幅令人印象深刻的木刻畫中所附的詞，以當時的筆法如此描述著：「我全身遭刺、皮肉腐爛，傷得這般可憐；但望神靈、人造藥物、斜眼漢斯救我脫困。」

作者格斯多夫一四五○年出生於阿爾薩斯的格斯多夫鎮，是同時代最傑出的外科醫生之一。理髮師外科學徒期滿後，格斯多夫先擔任江湖遊醫，後來又成爲傷科軍醫，累積了豐富的手術經驗。在取得史特拉斯堡公民權並受聘爲該市外科醫生，並在安東尼醫院開始執業後，他撰寫了《軍事外科紀要》。這本德語著作不斷再版重印直到十七世紀爲止，此外也發行了荷蘭語及拉丁文版。由於拉丁文曾是學者必修的語文，因此，可能也有大學教師將拉丁文版用於醫學課。書中著墨最多的是創傷的處理，尤其是槍傷。格斯多夫主張小心取出彈頭，用溫和的油來養護傷口，迥異於當時的常用方法。

格斯多夫認爲，壞疽是必須徹底去除壞死組織的指標；他也建議，爲了健康著想必須進行截肢手術，並隨即縫合傷口。此外，他採用傳統的熱烙鐵法和藥物，或以結紮血管或旋繞式縫合來爲病人止血。格斯多夫的牽引治療和開顱術也十分精湛，並且還自行設計了一些牽引器械。爲了平整顱骨破裂後造成骨頭下陷的情形，他發明了一種相當有用的器械。此外，早已爲醫生們所遺忘、用來檢查肛門與陰道專用的窺器重新發現，也要歸功於格斯多夫。

插圖69a：十六世紀以正骨器為一名上臂骨折的病人做胳臂牽引的情形。
格斯多夫《軍事外科紀要》（史特拉斯堡，一五二八年）中的木刻畫。出自：彼得斯《德國歷史上的醫生和醫療》，耶拿，一九二四年。

插圖69b：十六世紀時，以熱烙鐵燒灼傷口。
格斯多夫《軍事外科紀要》（史特拉斯堡，一五二八年）中的木刻畫。
出自：曼寧格《外科學的奮鬥與勝利》，蘇黎世和萊比錫，一九四二年。

插圖69c：傷員──展示人體各種創傷的模型。
《軍事外科紀要》（史特拉斯堡，一五二八年）中的木刻畫。
出自：布魯恩《外科學簡史》，柏林，一九二八年。

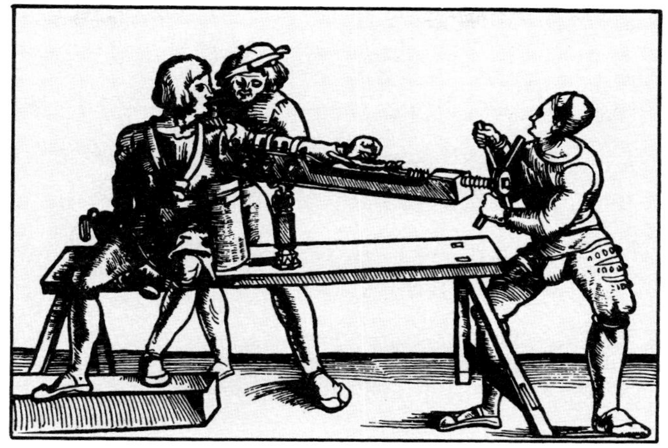

69a

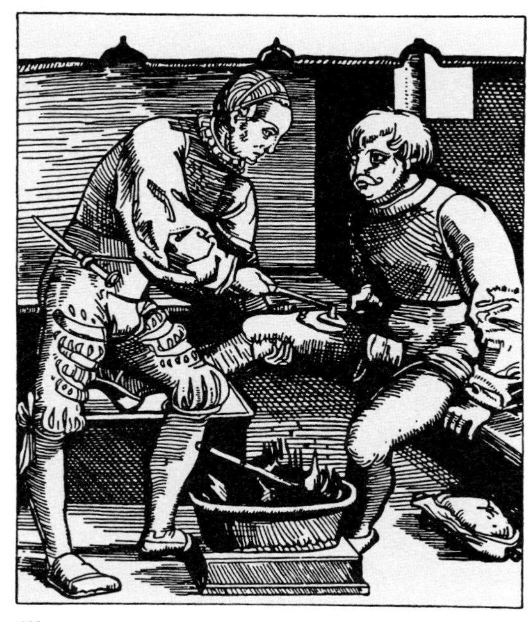

69b

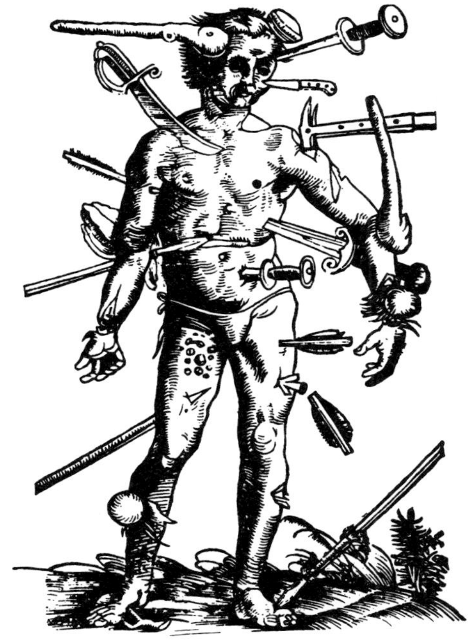

69c

70.不再往槍傷上灑熱油

十六世紀的傷兵特別令人同情。前文曾提及，隨著槍砲彈藥的頻繁使用，戰場上的士兵出現了「新式」傷口，當時的戰地外科醫生認爲此類傷口是中了槍藥的毒，爲了消毒傷口，他們在傷口澆上滾燙的接骨木油，遭受如此殘酷待遇的傷兵們因疼痛而蜷縮成一團，但因而得救的卻屈指可數。此種治療方法的停用，主要歸功於法國外科醫生安布瓦茲・帕雷（Ambroise Paré，一五一〇～一五九〇年）。

帕雷出生於馬耶納省勃日一海森村一名窮困手工匠家中，一如當時的習俗，他曾從事理髮師一職，和澡堂工一樣，除本業外也執行一些所謂的外科小手術，因爲那時學院派醫學仍依傳統拒絕從事「不祥的流血交易」；儘管皇帝一再強調恢復其聲譽，學院派醫學仍固執地將手術拒於學院之外。

帕雷在家鄉向理髮師學完放血、灌腸、拔火罐、包紮、脫臼復位、骨折治療及其他外傷治療後，在著名的巴黎市立醫院擔任了三年助理醫生，一五三六年時成爲軍事外科醫生。在法國卡爾一世（Karl Ⅰ）與卡爾五世皇帝（Kaiser Karl Ⅴ）位於薩孚伊的戰場上，他偶然發現了爲槍傷傷口「怯毒」的荒謬。原本他也以那種極端殘酷的方法爲傷兵治療，但在接骨木油用罄後，只好改以蛋黃、玫瑰油和松香油調製成應急的藥膏塗在傷口上，然後再蓋上一塊紗布。

這種養護性的傷口處理方法，不僅讓傷患感到舒服，甚至在傷口癒合時不會引起併發症。一五四五年，他發表了論文《槍傷與其他槍砲傷口的處理》（*Die Behandlung der Wunden, die durch Büchsen und andere Feuerwaffen erzeugt werden*），文中力證中毒理論是毫無根據的說法，因而讓在那之前所使用的不人道且有害的熱油治療法消失了。

插圖 70a：帕雷：因豐富的手術經驗成為外科學的革新人物。
法國佩羅（Perot）的木刻畫。出自：《法國名人》（*Tour de la France*），巴黎。

插圖 70b：帕雷為吉斯大公拔除刺入顏面的矛。
安索（Ansseau）根據當時尚・莫蘭（Jean Morin）的蝕刻製作的木刻畫。複印版：呂莫博士的醫學論文。

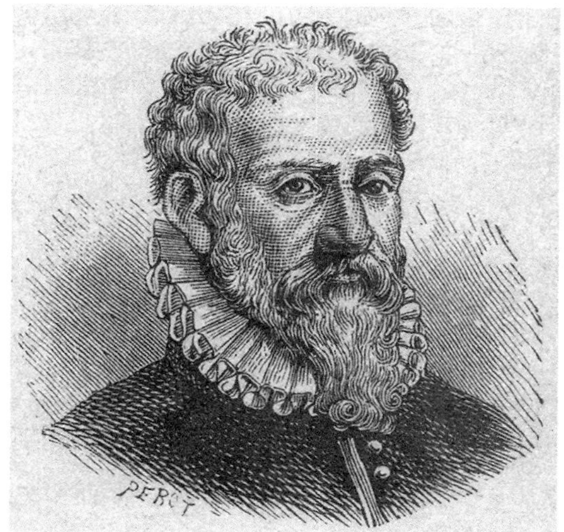

70a

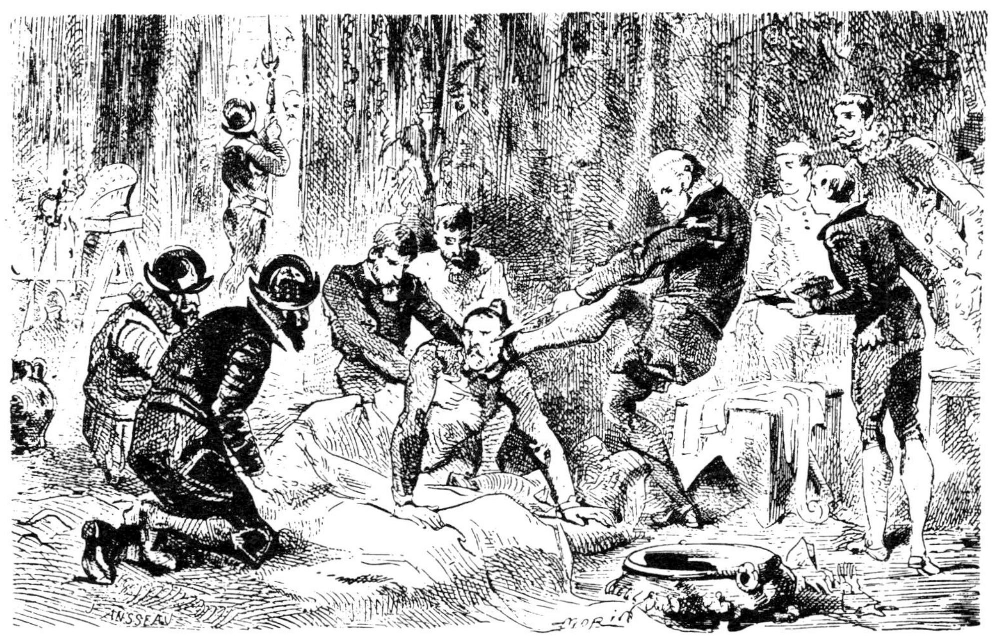

70b

71.街頭的吞刀表演

一百多年前，外科醫生已能藉由手術來摘除胃部的腫瘤或取出異物，在此之前，罹患此種疾病或外傷幾乎意味著大病纏身或必死無疑；如果早期眞有外科醫生爲病人施行成功的胃部手術，也只能算是純粹大膽之舉，缺乏科學價值；一六〇二年的復活節就出現了這樣一例手術。

當時，在布拉格的民俗節慶活動上，一名雜耍藝人在街頭做「吞刀表演」時，不幸發生了，他一時失手，在驚恐的觀眾眼前硬生生地把刀吞了下去。幸虧布蘭登堡的外科遊醫弗洛里安·馬蒂斯（Florian Mathis）也在慶祝會場上搭了一個表演台。根據當時傳言的描述，他先在病人身上貼了一張神奇的藥膏貼布，經過七星期，他在腹壁上觸摸到刀子所在位置後切開此部位，讓那把「已長滿鏽」的刀子重見天日。

歷史上曾記載的第二例胃部手術發生於一六三五年七月九日，由科尼斯堡（Königsberg）外科醫生丹尼爾·史瓦畢（Daniel Schwabe）爲二十二歲的農民格林海德（Grünheide）施行。格林海德在婚宴上喝了過量的酒後，企圖以嘔吐減輕噁心不適，於是用一把小折刀刺激喉部，卻不愼將刀吞下，於是被送到史瓦畢處。史瓦畢在數名受邀前來接受諮詢的醫生面前，將病人綁在手術台上，切開其腹壁，但並未發現胃，原來他忘了切開腹膜，於是，這名痛得大叫的小伙子還得挨過第二刀，直到腹中的刀取出爲止。後來，這恐怖的一幕還以街頭說唱方式流傳了好一段時間。

由於此次手術中的最後一刀，人們才明白第一次胃部手術的成功只是純屬巧合。當時外科醫生的解剖學知識少得可憐，支解屍體在十七世紀的德國相當罕見，也因此人們對消化器官的位置和功能幾無所知。

插圖 71a：人體內臟圖。
出自：勞倫修斯·弗里森（Laurentius Friesen）《藥物之鏡》（*Spiegel der Arznei*），史特拉斯堡，一五一八年。

插圖 71b：農夫格林海德的畫像。他誤吞下一把刀子，一六三五年外科醫生史瓦畢為他進行了成功的手術。
出自：《醫學快報》（*Medizin aktuell*），柏林，一九八二年三月。

插圖 71c：人體內臟和器官圖。
約翰·佩里克斯（Johnann Peyligks）一五一六年的著作《補充報告》（*Compendiosa declaratio*）中的畫。
出自：卡爾格—德克爾《手持解剖刀，頭戴眼底鏡》，萊比錫，一九五七年。

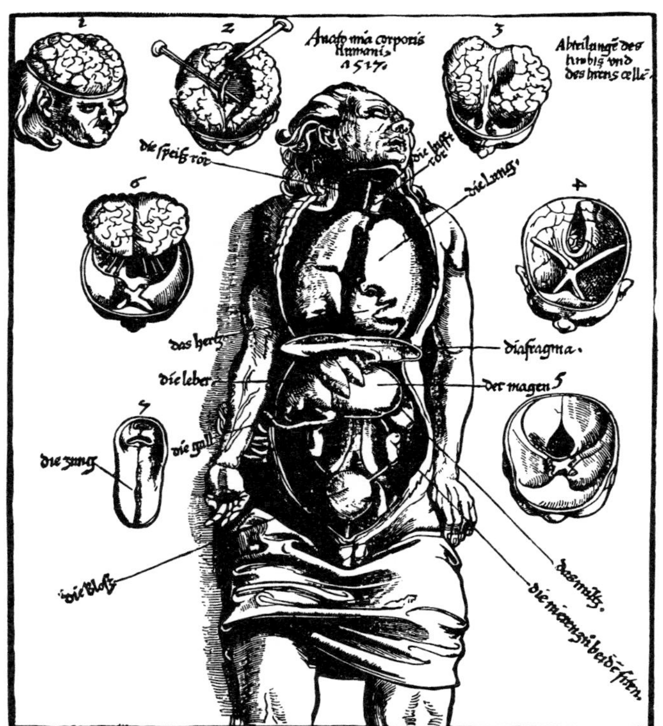

1517
die speiß rör
das hertz
diafragma
die leber
der magen
die gall

71a

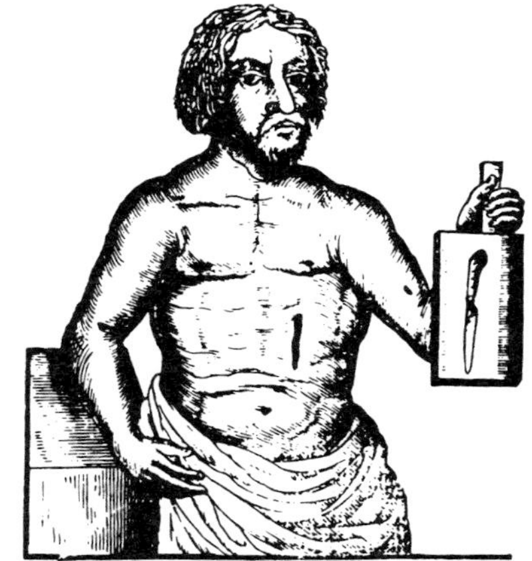

71b

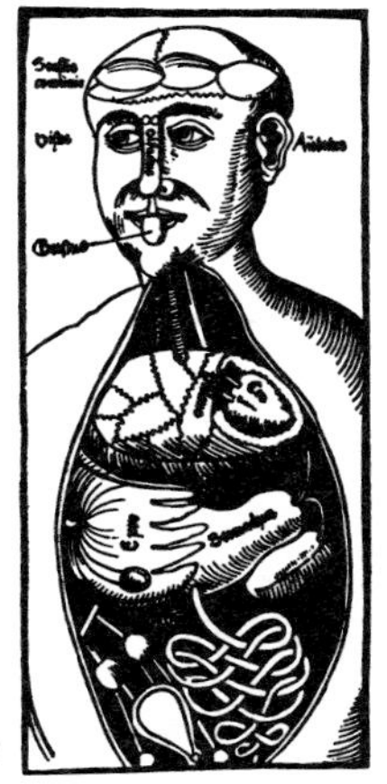

71c

72.「看那疼痛的結石！」

古代和中世紀的醫生都不敢為罹患結石的病人動手術，而把這種對當時外科而言相當重大的手術留給在街頭吆喝招攬生意的玉石工匠。不過印度醫生是值得稱許的例外；在以刀子或鉤狀工具取出膀胱結石前，他們會先取得諸侯的同意，以免手術發生死亡意外時被控謀殺。

當時施行結石手術需冒許多危險，其中包括可能傷害精索，以及因而導致閹割的危險，因此希臘人認為結石手術是件有損名譽的事。中世紀晚期雖因解剖學知識的增進而使手術過程有長足的進步，但畢竟仍是件碰運氣的事，許多結石病人寧可忍受疾病折磨，也不願接受侵入性流血手術那地獄般的痛苦。

信任石匠且進行結石手術成功的病人，會小心保存從體內取出的結石。當時，有個手術牛皮大王名叫米尼斯特．皮佩斯（Minister Pepys），自稱請木匠依照他於一六六四年六月一日進行手術取出的膀胱結石的大小做了一個寶石盒，根據他裝模作樣的說詞，「整整花了他二十四先令」。在此十八年前，據說在解剖紐倫堡一名飽受結石之苦的學者的屍體時，在其膀胱裡發現了一顆重達三十四克的大結石，為了紀念他，他的一名朋友寫下動人的懷念詩詞，配上這個畸形物的插圖當成傳單散發。

一八一三年，慕尼黑醫學教授格魯伊提森（Gruithysein）介紹了「無血碎石法（碎石術）」，為對抗結石開啓了一個新時代。在以屍體做試驗性結石手術時，法國外科醫生尚．西維亞勒（Jean Civiale）研究出第一種可用的方法：他先以自己設計的三臂鉗夾住膀胱裡的結石，再利用具銑切作用的三刃尖刀加以穿透，並因此於一八二六年獲得巴黎科學院的高額獎賞。

插圖72：十六世紀的結石切除術。
約斯特．阿曼（Jost Amman）的木刻畫。出自：亞當．馮．勃登施坦（Adam von Bodenstein）《特奧夫拉斯圖斯．巴拉塞蘇斯：傷病和醫藥書》（*Theophrastus Paracelsus, Wund-und Arzneibuch*），法蘭克福，一五六五年。

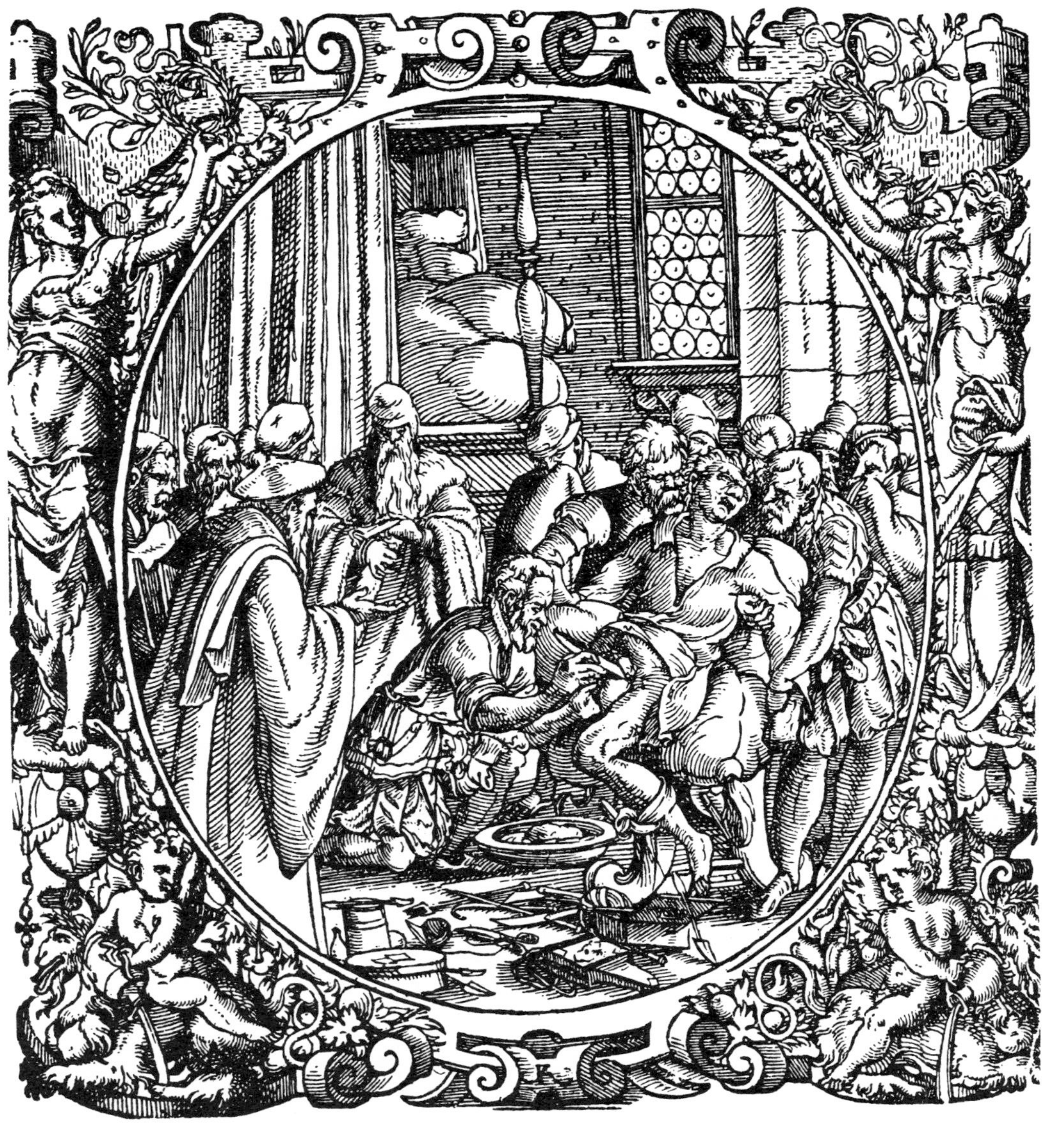

72

73.戲劇性的心臟縫合首例

一八九六年九月七日，法蘭克福市立醫院外科送進了一名二十二歲的年輕人，因夜裡在河邊步道與人打架，心臟部位遭刺傷，外科主任醫生路德維希·雷恩（Ludwig Rehn）在檢查時發現他已處於嚴重虛脫狀態，而且渾身是血。由於刺傷引起了血腫，病人可能因失血過多死亡，雷恩立刻命令助手西格爾（Siegel）爲與死神搏鬥的病人進行乙醚麻醉，隨即進行手術。

不久之後，在當年的《外科中心通訊》（*Centralblattes für Chirurgie*）裡，這位大膽的醫學先鋒仔細描述了這項他首次施行、引起轟動的手術，我們才得以了解，該次手術的偉大與戲劇性：雷恩首先在遭刺傷的左胸劃開一道十四釐米長的切口，暫時切開第五根肋骨，以便在胸骨根處將其內翻，然後切開胸膜，讓心臟露出來。

此時出現在雷恩眼前的，是心包上一道約一點五釐米長的刺傷傷口，隨著心臟的跳動，暗紅色血液從傷口湧向胸膜腔。心肌當然是這樣運行的！雷恩迅速劃大心包上的傷口，將其邊緣用夾子固定在胸表面的傷口邊上。如此一來，心臟完全暴露出來，且仍一張一縮著。隨著心臟每次的擴張，一道與心軸垂直的一點五釐米長傷口清晰可見。

此時，彷彿是對他提出警告一般，他的腦海裡浮現十五年前天才特奧多爾·比爾羅特（Theodor Billroth）在一次專業大會上的發言：試圖縫合心臟的外科醫生得不到同行的尊敬。不過，此時病人已處於最糟的狀況，放手一搏或許可能贏回一切，這想法鼓勵了雷恩，讓他不顧比爾羅特的告誡，大膽進行手術。後來手術成功了，病人重新獲得生命，此後，心臟也不再是手術禁地了。

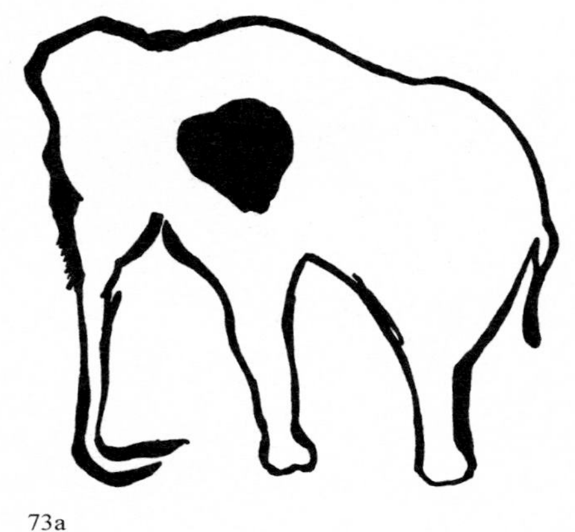

73a

插圖73：西班牙阿斯圖（Asturien）的舊石器時代洞窟壁畫，畫有生命中心的猛獁。
出自：卡爾格—德克爾《探究大腦》，萊比錫，一九七七年。

插圖73b：一八九六年雷恩在法蘭克福施行首例人類心臟縫合手術。
出自：卡爾格—德克爾《手持解剖刀，頭戴眼底鏡》，萊比錫，一九五七年。

插圖73c：外科醫生手中需要縫合的人類心臟。
複印版。出自：雷亞斯（Lejars）《緊急手術》（*Dringliche Operationen*），一九一四年。

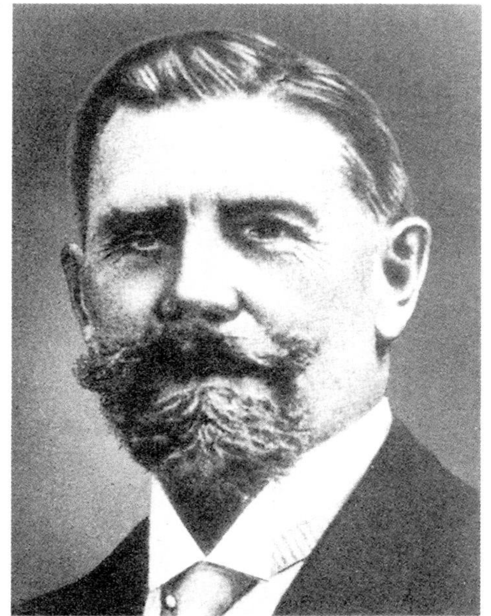

73b

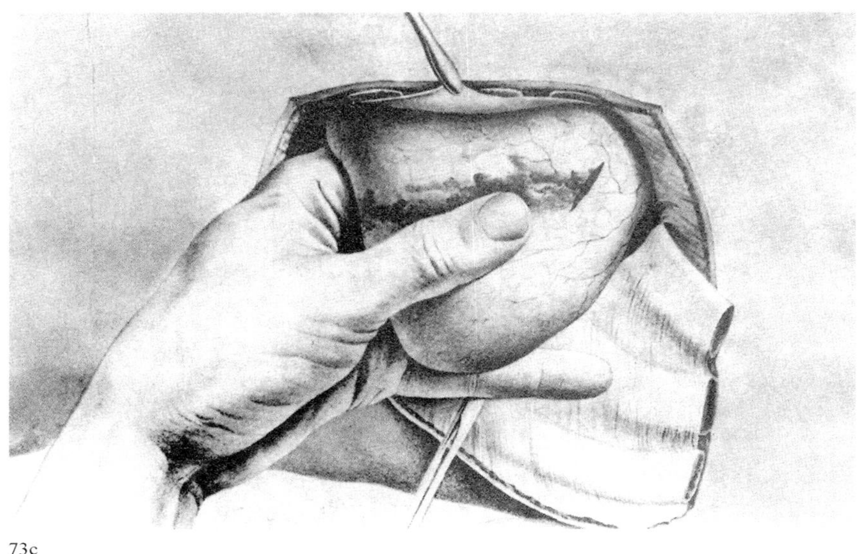

73c

74.腹股溝疝的外科手術

腹股溝疝是常見的內臟疝氣，特別是男性的腹股溝左右側易患疝氣；凡是會導致腹腔壓力提高的情況，例如提舉重物、用力咳嗽，或在排便時用力過猛，都會使腸袢通過疝門向疝囊翻轉。如果有部分腸子發生嵌頓現象，就會危及生命，必須馬上施行手術。

數千年來，腹股溝疝使無數人飽受折磨。從出土的木乃伊推斷，古埃及醫生早已嘗試利用疝帶甚或外科手術來解除腹股溝疝帶給病人的痛苦。公元二五～三五年間，皇帝提比略（Tiberius）的文書、羅馬博學多聞的奧魯斯．科爾內留斯．塞爾蘇斯（Aulus Cornelius Celsus），最早以書面形式記錄了古代腹股溝疝的治療方法。

除了熱浴、用手將腸子推回腹腔並以鐵繃帶固定外，病情嚴重時仍會進行手術治療。可惜塞爾蘇斯對古代腹股溝疝手術的記錄並不清楚，但想必與中世紀江湖遊醫的野蠻方法應無太大區別。

在手術過程中，若病人未因細菌感染而死亡，多數也會因手術過程中不慎摘除輸精管而失去生殖能力。因此，特別注重職業聲譽的外科醫生以切除、灼燒的方法治療腹股溝疝無效後，幾乎不再透過外科手術治療，只以古代流傳下來、多少有些殘酷的疝帶，於頭下腳上倒懸的病人身上使用。

一八六七年無菌外科手術的引進可說是終結近代極端的腹股溝疝手術的前提。一八八九年，義大利外科醫生愛德華多．巴西尼（Edoardo Bassini，一八四七～一九二四年）所發明的男性腹股溝疝手術，至今仍在世界上廣為使用。

根據《布洛克豪斯百科全書》（*Brockhaus*）的簡短解釋，巴西尼的手術原理是「造一條有堅固後壁的新腹股溝管」。

插圖 74a：十六世紀腹股溝疝手術。沒良心的除疝醫師常把腹股溝邊的睪丸一起摘除。此圖主要作為告誡與提醒之用。

卡斯帕．斯特羅邁爾（Caspar Stromayr）關於除疝的手稿（一五五九年）。根據瓦爾特．馮．布魯恩（Walter von Brunn）的影印版（一九二五年）繪製。

插圖 74b：十六世紀的除疝工具。

斯特羅邁爾關於除疝的手稿。根據布魯恩的影印版繪製。

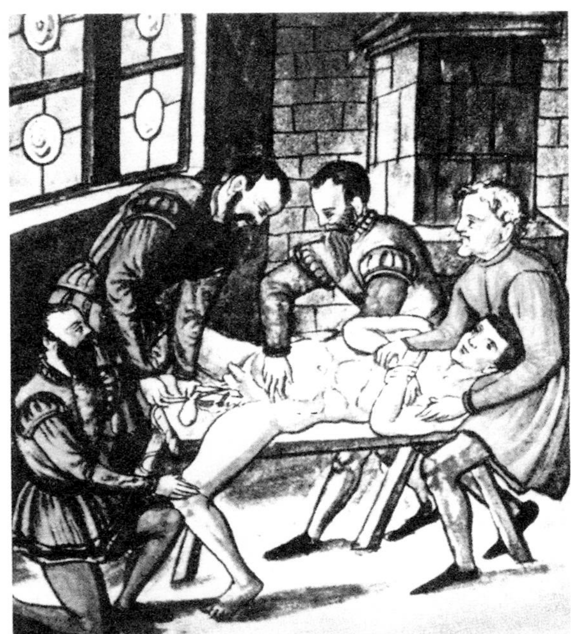

74a

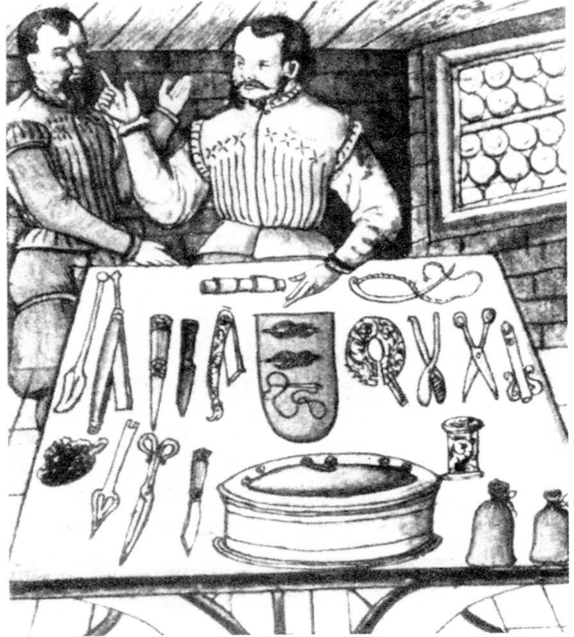

74b

75.比爾羅特的首例胃部分切除手術

特奧多爾·比爾羅特（Theodor Billroth）成功進行第一次胃的部分切除手術後，這位來自呂根島、當時尊稱為「手術刀大師」的牧師之子，遂成為現代腹部外科學的創建者。比爾羅特在完成數家醫學院的學業後，曾在世界著名的柏林夏利特外科大學醫院擔任院長貝恩哈特·馮·朗根貝克（Bernhard von Langenbeck）的助手多年，後來先後在蘇黎世和維也納擔任教授和醫院院長，其中尤以在維也納時期進行突破性的喉頭、食道與胃腸等手術蜚聲國際。

將時間拉回一八八一年一月二十九日，罹患後期幽門癌的婦女海倫娜·海勒（Helene Heller）來到比爾羅特所領導的維也納第二外科大學醫院，當時她四十三歲，是一個擁有八個孩子的絕望母親，而比爾羅特則因治療認真而名聲遠播，他經常教育外科醫生，應該只在有把握成功時才為病人動手術，以免有損外科醫生的尊嚴。這位蓄滿絡腮鬍的教授在為瘦骨嶙峋的女病人執行過去無人敢做的高危險手術前，先在狗身上做了試驗。儘管非常清楚手術的爭議性，比爾羅特考慮到當時病人已不能進食，即使連優酪乳這種最清淡的流食都吃不下，正好迫使他立刻進行這場曾在動物身上做過試驗的幽門癌切除手術。

根據比爾羅將的記錄，他首先在經過徹底消毒準備的病人肚臍上方切開一個十一釐米長的斜口，割開十二指腸前端，切除帶有腫瘤的胃下方一大部分，然後縫合十二指腸和未切除的胃。這場長達一個半小時的手術成功了。三星期後，海勒太大已可出院回家了。後來，此次手術過程博得「比爾羅特一號」（Billroth Ⅰ）之名，以向其創始者致敬。四年後，比爾羅特研究出同樣分為三段程序的方法被命名為「比爾羅特二號」（Billroth II）（切開、內翻和封閉十二指腸前端，去除胃下部癌變部分，縫合胃的殘端與空腸端）。

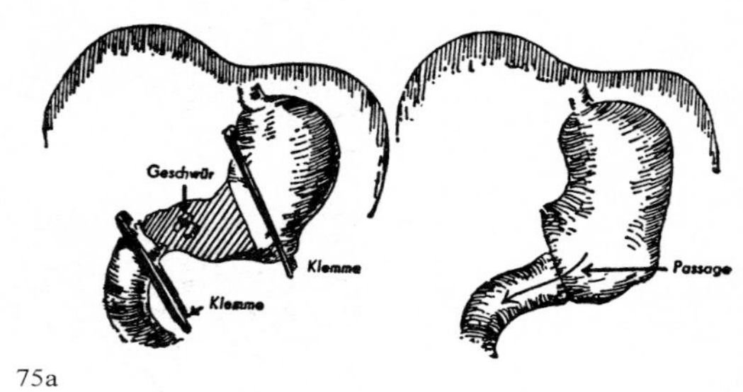

75a

插圖75a：比爾羅特一號胃部切除術：（左）切除被夾住的部分，然後再將切口縫合在一起。
佚名。出自：卡爾格—德克爾《手持解剖刀，頭戴眼底鏡》，萊比錫，一九五七年。

插圖75b：比爾羅特：現代腹腔外科的創建人。
根據約瑟夫·鮑爾（Josef Bauer）的石版畫製作的佚名木刻畫。

插圖75c：比爾羅特在維也納綜合醫院大教室裡舉行講座。
澤利希曼（A. F. Seligmann）的畫。出自：施特凡（S. Stefan）《圖解百年歷史——十九世紀文化史》（*Hundert Jahre in Wort und Bild-eine Kulturgeschichte des XIX Jahrhunderts*），柏林，一八九九年。

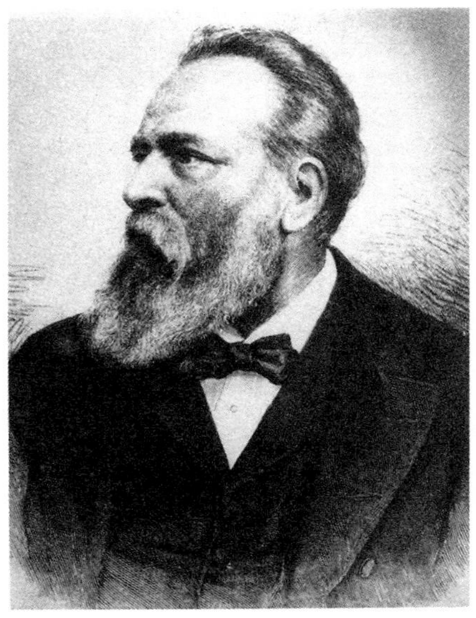

75b

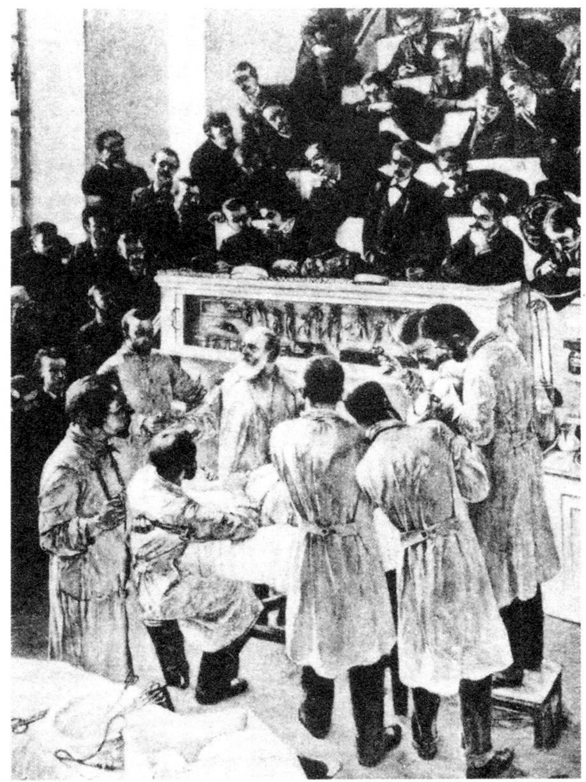

75c

76.首例腎摘除手術報告

一八六七年冬天，四十六歲的女工瑪格麗塔．克來普（Margaretha Kleb）在奧芬巴赫（Offenbach）外科醫院做了卵巢囊腫手術。醫生切開她的腹部後，發現已變質的卵巢、腫脹異常的子宮以及左側的輸尿管全都連生在一起，使得手術變得非常複雜。在此情況下，沒未做過卵巢與子宮切除手術的外科醫生不慎損傷輸尿管，破壞了左腎和膀胱之間的排尿通道，結果只好在恥骨聯合上部接上一條腹部導尿瘻管，以排出左腎的尿液。此後克來普太太的下身經常濕透，散發著難聞的氣味，令她自己和別人都感到噁心難當。

一年半過去了，這個不幸的病人到處遭人驅趕，過著艱困的生活，直到她縮衣節食終於攢夠了錢，聘請當時海德堡不怕做瘻管手術的少數醫學泰斗之一古斯塔夫．西蒙教授（Gustav Simon）爲她進行手術。

根據西蒙教授自己的描述，在使用氯仿將病人麻醉後，這位出生於達姆斯達特（Darmstadt）的前黑森軍醫便試著「連接輸尿管和膀胱，封閉經過腹壁進入陰道的不正常排泄道，以解決這令人難以忍受的情況，但卻徒勞無功」，於是在緊急的情況下仔細考慮摘除腎的可能性。西蒙教授不顧同事的反對，堅持自己的決定。他根據之前在狗身上成功的試驗手術及術後令人滿意的成果，在一八六九年八月二日大膽爲克萊普施行了第一例計劃性的腎摘除手術。

手術開始時，他先在腰椎旁劃開一個十釐米幾近垂直的切口，然後分開尾骨和腰間的聯合肌，結紮一些動脈，割開腎的腱鞘，然後做出了過去外科醫生從不敢做的事：用手指小心翼翼從腎脂肪囊中取出腎來。在這次載入醫學史的重要手術進行六個月後，克來普便恢復了健康。

插圖 76a：「醫生驅逐死亡」。
英國畫家、蝕刻匠托馬斯．羅蘭森（Thomas Rowlandson）的漫畫，一七八二年。出自：愛德華．福克斯《歐洲各民族漫畫》，柏林，年代不詳。

插圖 76b：海德堡西蒙教授於一八六九年八月二日為來自奧芬巴赫的女工克來普做腎摘除手術。圖為手術後的病人，背上尚有手術疤痕。
出自：《圖示歷史》（*Zeit im Bild*），德勒斯登，一九五六～一九五七年。

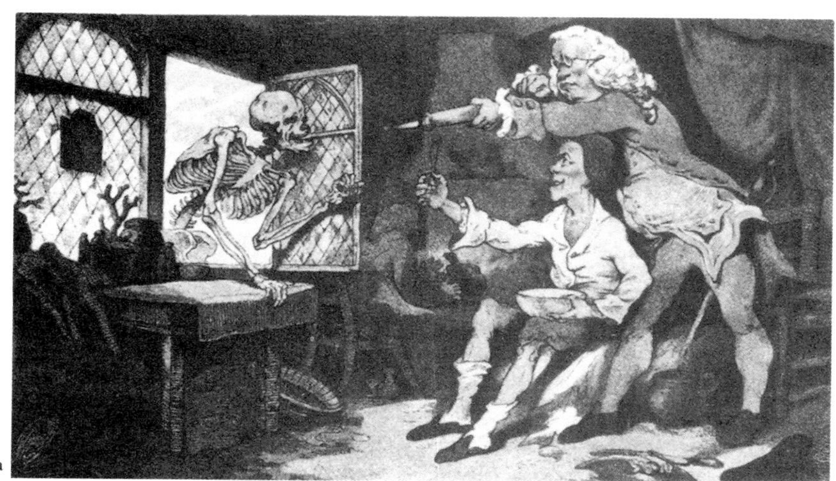

76a

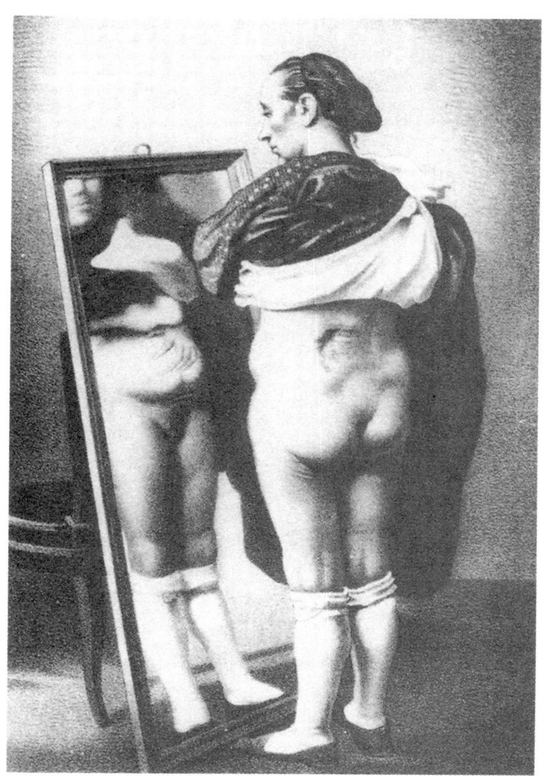

76b

77.首例成功的卵巢切除手術

如果在麻醉與抗菌術發明前打開人體體腔算是死馬當活馬醫的冒險行徑，那麼，一八〇九年美國外科醫生伊弗雷姆．麥克道爾（Ephraim McDowell，一七七一或一七七二年～一八三〇年）首次成功施行的卵巢切除手術，應可說是奇蹟。手術在肯塔基州歷史悠久的州立丹維爾診所中進行，爲紀念此一深具開創意義的手術，肯塔基州還特地興建了紀念碑，在落成典禮上，麥克道爾嚴肅地說：「手術的成功以及腹腔外科的勝利，並非因爲醫生敢於冒險，而應歸功於病人無畏的勇氣。」他所說的勇敢病人，是患有嚴重卵巢囊腫的珍．克勞福德（Jane Crawford）。克勞福德是拓荒者之妻，育有五子，原本以爲自己再度懷孕並會難產，但在麥克道爾審慎地告知診斷結果後，克勞福德懇切地要求他爲自己施行這項過去無人膽敢嘗試的重大手術。

在古代，亞歷山卓的解剖學家赫羅菲羅斯（Herophilos）已知道女性和男性一樣有具生殖腺，但在西元前二五〇年的當時，他只稱它爲「女性睪丸」，直到一六六七年，丹麥解剖學家尼爾斯．斯坦生（Niels Stensen，一六三八～一六八六年）才發現所謂的女性睪丸中含有卵子，因而將此器官稱爲「Ovarium」（卵巢）。一百五十多年後，人們才發現人類卵細胞的存在。

從克勞福德住處到麥克道爾診所，騎馬要好幾天的時間才能抵達。一八〇九年耶誕節早晨，麥克道爾爲命在旦夕的病人成功地施行了醫學史上第一例下腹部手術。他在無麻醉與抗菌保護措施的情況下，透過這場不得不進行的手術摘除一個重達八公斤的囊腫，而且手術前只給病人服用了幾顆模糊意識的鴉片丸；此外，爲了避免感染，麥克道爾徹底而嚴密地清潔了傷口。這場手術成功的消息傳到歐洲後，倫敦外科醫生托馬斯．斯賓塞．威爾斯（Thomas Spencer Wells）於一八五七年開始爲病人施行卵巢切除手術，並將此手術及下腹部手術引進歐洲大陸的外科醫院。

插圖 77a：一八〇九年聖誕節早晨，美國外科醫生麥克道爾（右）進行第一例成功的卵巢切除手術。
出自：《圖說歷史》，德勒斯登，一九五六～一九五七年。

插圖 77b：倫敦外科醫生威爾斯在歐洲首次成功進行卵巢切除手術。
一八八六年麥爾斯於維也納出版的《下腹部腫瘤的診斷和外科治療》（*Diagnose und chirurgische Behandlung der Unterleibsgeschwülste*）中的插圖。出自：《為了你》（*Für Dich*），柏林，一九八四年第五十期。

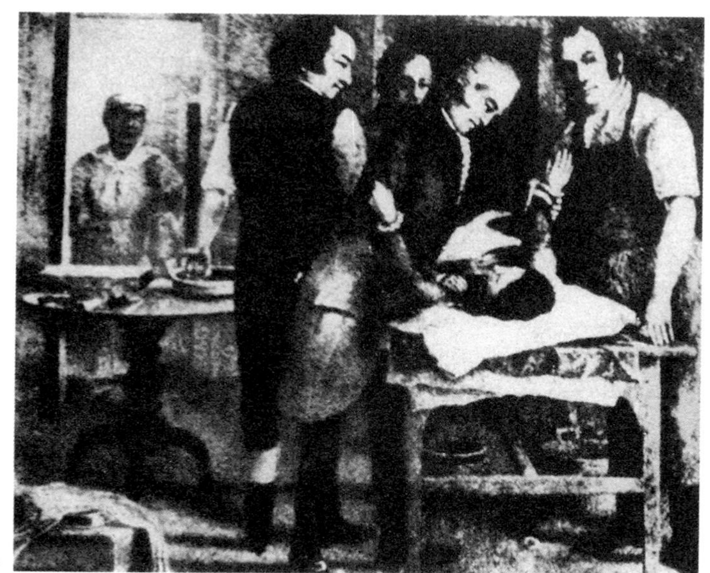

77a

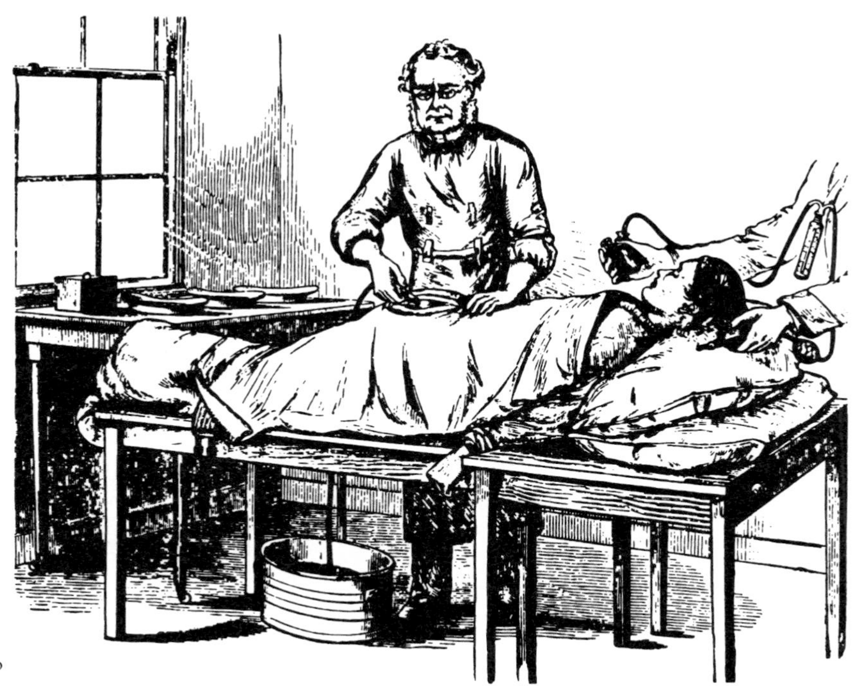

77b

78.幽門手術

十九世紀七〇年代前，沒有任何外科醫生敢施行幽門腫瘤手術，一來擔心若胃腸縫合不密，胃液流至腹腔將導致腹膜炎；另一方面，不確定摘除長了腫瘤的幽門後，兩種功能不同的器官能是否結合在一起。

在這些顧慮下，施行幽門切除手術是相當需要勇氣的：首次進行幽門切除手術的法國外科醫生朱爾．埃米爾．佩昂（Jules Emile Péan）理應獲得讚揚。根據醫學史記載，佩昂是位對工作充滿熱情的醫生，以自己的資金在巴黎建立了一家醫院，發明能封閉血管的（後來以他命名的）動脈鉗，以及一些新式婦科手術程序，如通過陰道切除子宮，或者通過陰道分次摘除子宮肌瘤。

一八七九年四月初，一名男病人來到佩昂的醫院，過去幾天，他不但吐出已吃下的固體食物，甚至連流體食物也全嘔出來，在三個月內減輕了一半的體重，在絕望之餘，甚至考慮若無法治療就選擇自殺。

根據佩昂的說法，當他打開病人腹腔後，發現「巨大的胃幾乎佔據了整個腹腔」。他小心翼翼提起幽門，發現中間有個拳頭大小的腸形腫瘤，腫瘤的末端已分別蔓延至胃和十二指腸。於是，他切斷腫瘤與胃及十二指腸相連的兩端，同時讓助手抬高切口末端，避免其中的液體流出，然後再以套針穿刺胃部，以人為壓力讓胃清空。直到腹腔縫合完畢，整個手術共進行了兩個半小時。手術後，病人連續四天以灌腸和輸血來維持生命，到了第五天，病人卻因衰竭而過世。直到三年後的一八八一年，比爾羅特才眞正進行了成功的幽門手術。

插圖 78a：維薩里解剖屍體。
維薩里著作《人體結構》（*De Humani Corporis Fabrica*，一五四三年出版於巴塞爾）扉頁畫局部。出自：卡爾格－德克爾《戰勝疼痛：麻醉和局部麻醉史》，萊比錫，一九八四年。

插圖 78b：一八七九年四月，佩昂首次進行幽門惡性腫瘤切除手術。出自《圖說歷史》，德勒斯登，一九五六～一九五七年。

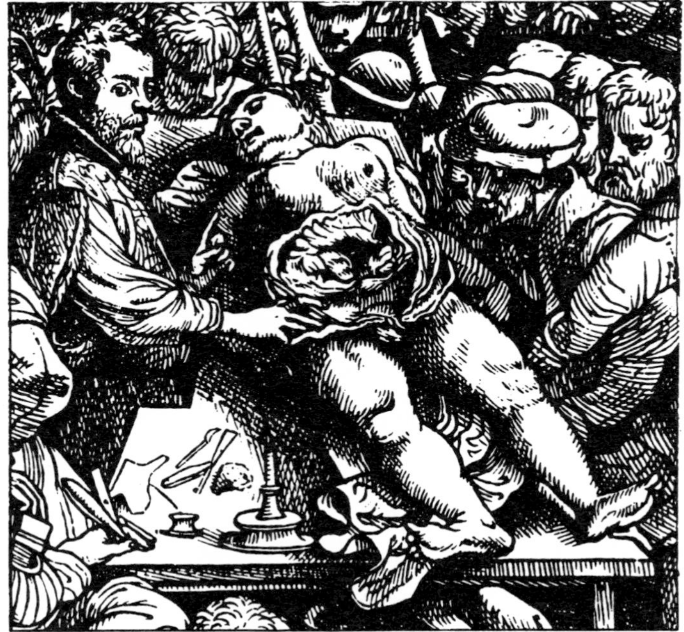

78a

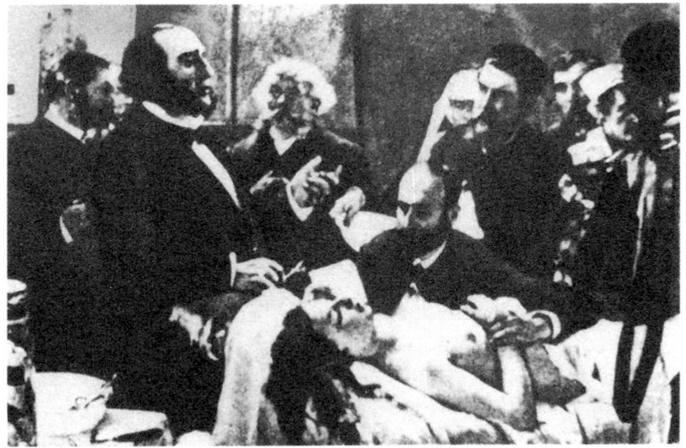

78b

79.訂做鼻子

鼻整形手術首創於古印度。依照古印度法，罪犯和戰俘均需接受劓刑及刵刑。西元二世紀的一份醫學記錄中曾記載一名古印度外科醫生爲毀容病人重塑鼻子的過程：他從臉頰或額頭取下一塊相當於鼻子大小的皮膚做爲橋狀皮瓣，將皮瓣倒旋後縫於鼻子原來的創口旁，然後纏上繃帶，使兩部分重新長在一起。不過當時的印度醫生還不會利用支架撐起鼻梁，因此假鼻子其實只是一坨不甚美觀的肉。

另一種鼻整形手術，是由中世紀晚期西西里島的外科世家布蘭卡（Branca）和維內奧（Vianeo）所發明，此種手術不用印度的方式，因而不會讓已毀容的病人因取皮而更加醜陋。不過，這兩個發明人爲了金錢利益而對鼻整形手術過程始終守口如瓶，直到一百年後，波隆那的外科醫生加斯帕羅・塔格利亞科齊（Gasparo Tagliacozzi）才成功地揭開了祕密。一五九七年，他闡述花好長時間才發現的以上臂皮膚重造鼻子的技術，但當時人們不僅認爲他說的是「天方夜譚」，更對他還算成功的手術大加譴責，認爲那是對神靈的褻瀆，應當受到詛咒。

印度的鼻整形術在歐洲幾乎不爲人知，義大利的鼻整形術則爲人們所遺忘，尤其是塔格利亞科齊因曾有「褻瀆神靈的行爲」，死後被葬在一塊未經聖禮淨化的土地上。後來，柏林外科醫生卡爾・斐迪南・馮・格雷費（Karl Ferdinand von Graefe）重新發現以上臂皮膚做爲橋狀皮瓣的鼻整形手術；一八一六年五月八日，他以自行改良的技術爲一名在蒙馬特自由戰中遭削去鼻子的士兵進行鼻整形手術。此手術進行的兩年前，英國外科醫生約瑟夫・康斯坦丁（Joseph Constantine）將印度的鼻整形術加以改進後引進歐洲，當時他的病人是因水銀中毒而失去鼻子的年輕英國軍官。

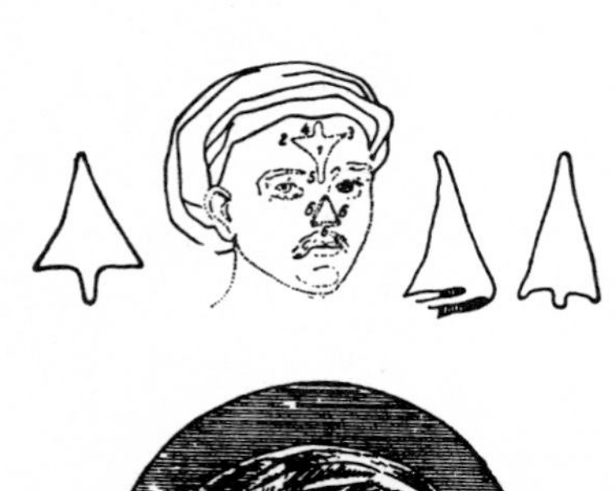

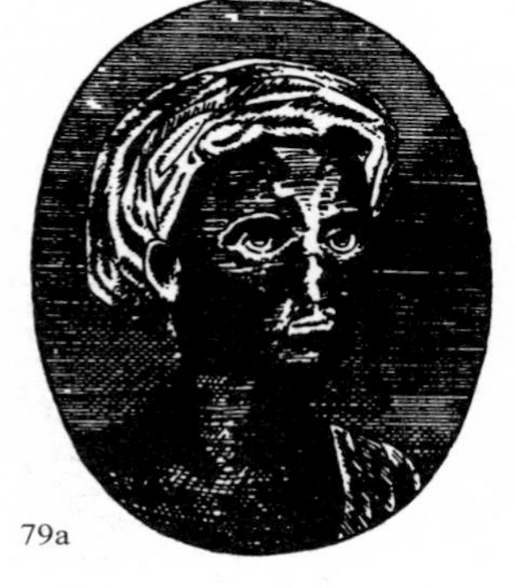

79a

插圖79a：十八世紀末為孟買一名牧牛人進行的印度鼻整形術。
《紳士雜誌》（一七九四年）佚名畫。出自《德國紅十字會》，德勒斯登，一九七八年第六期。

插圖79b：義大利塔格利亞科齊的鼻整形術（一五九七年），用取自上臂的皮膚重造鼻子
塔格利亞科齊《鼻整形術的技術》（*Technik der Nasenplastik*）中的木刻畫。出自：卡爾格－德爾爾：《手持解剖刀，頭戴眼底鏡》，萊比錫，一九五七年。

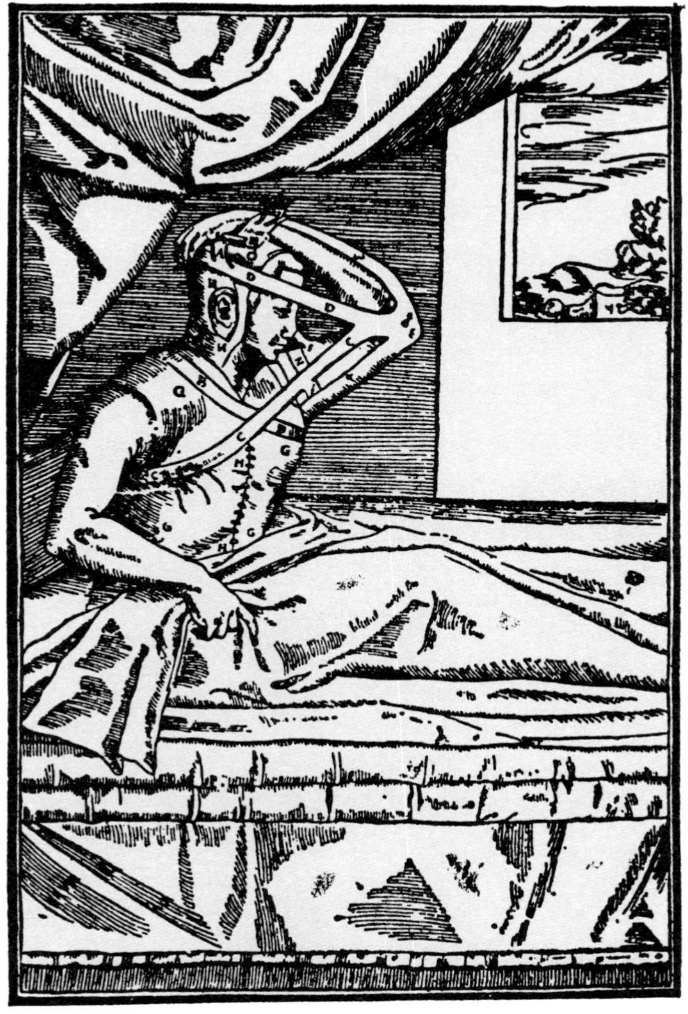

79b

80.首例脊髓腫瘤切除手術

一八八七年七月九日，在倫敦一家醫院負責治療癱瘓和癲癇的外科醫生維多．霍斯利（Victor Horsley，一八五七～一九一六年）收了一名病人。這名病人早年曾在一次交通事故中摔在石板路上，嚴重撞擊了背部，事發許久後，背部逐漸出現令人難以忍受的疼痛，後來的幾年裡，腿部也出現麻痺症狀，最後整個下半身都癱瘓了。於是他前往倫敦內科及神經學家威廉．高爾（William Gower）的醫院求診。高爾診斷出病人的主神經束發生了病變，懷疑是脊髓腫瘤，並請霍斯利在可能的情況下為病人進行手術。

霍斯利曾是倫敦著名外科教授瑞可曼．戈德利（Rickman Godlee）的助手，早在一八八四年便曾參加過戈德利的首次腦腫瘤切除手術，他和戈德利的觀點一樣：因為害怕失敗而放棄為病人進行可挽救性命的手術，是一種不負責任的行為。在沒有其他輔助儀器的情況下，他以指觸壓，發現病人第六節脊椎左邊有一個痛點，當時這名不到三十歲的年輕醫師並未猶豫太久，便決定做件過去從未有人做過的事。

從猴子和屍體身上得到的相關經驗，使霍斯利有足夠勇氣進行手術。在打開病人第三到第七節脊椎間的背部後，他先分開肌肉組織，用骨剪剪去棘突，在每個露出的脊椎鑽個小洞，再將這些小洞貫穿，形成一道小溝縫，之後切開其下露出的脂肪組織時，霍斯利看見了堅固的脊髓被膜，脊液冒了出來，沖刷創口表面，旋即又消失無蹤。他以海綿輕輕觸碰創口，試圖在脊髓上找到腫瘤，卻徒勞無功。他並未灰心，又向創口上一節脊椎探尋，發現在灰白的神經束左邊有一個藍點，正是腫瘤的一部分，再向上一個脊椎看去，終於發現了手指大小的腫瘤。

六個月後，他向倫敦外科協會介紹這名已痊癒的病人及這次手術經過時，全場報以熱烈的掌聲。

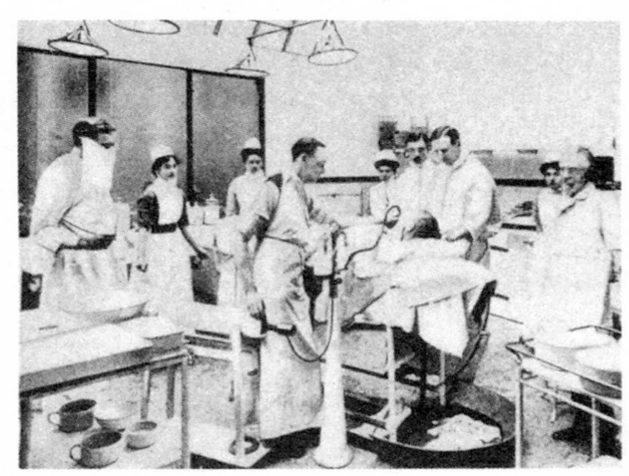

80a

插圖 80a：霍斯利進行手術中。
出自：佩吉特（St. Paget）《維多．霍斯利爵士》（*Sir Victor Horsley*），倫敦，一九一九年。

插圖 80b：脊柱解剖圖。
貝倫加里奧．達．卡皮《引言》（波隆那，一五二三年）一書中插圖。

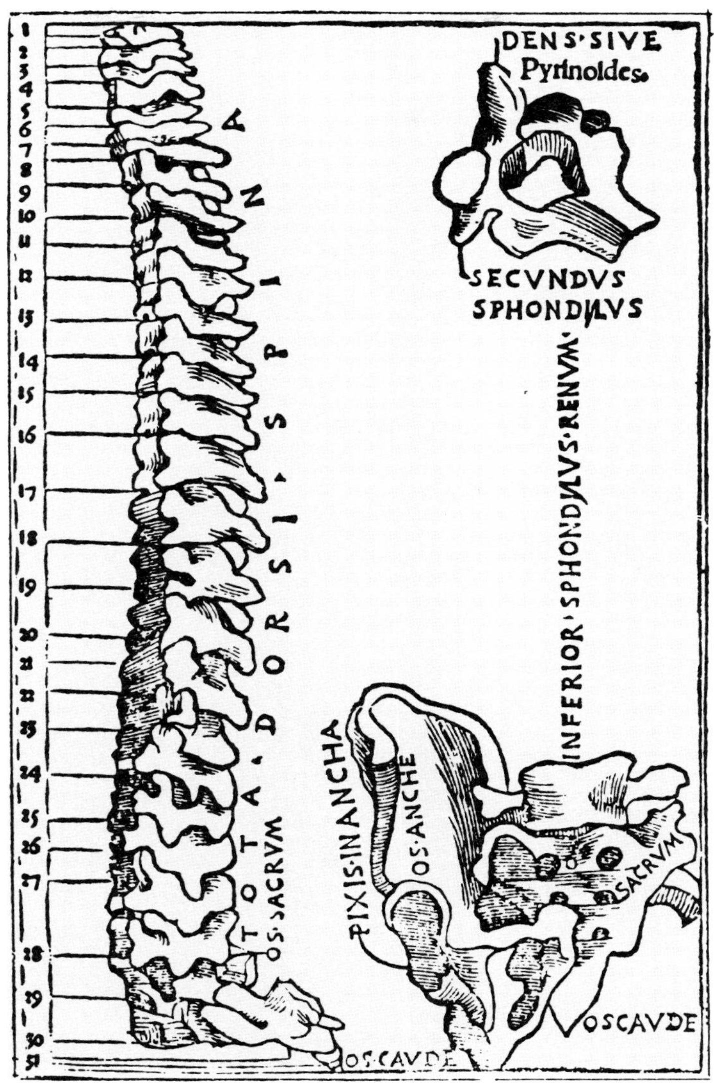
DENS·SIVE
Pyrinoides.
SECVNDVS
SPHONDILVS
INFERIOR·SPHONDILVS·RENVM·
TOTA·DORSI·SPINA
OS·SACRVM
PIXIS·IN ANCHA
OS·ANCHE
SACRVM
OS CAVDE
OS·CAVDE

80b

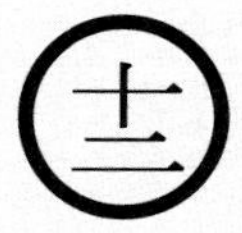

爲了眼睛的光明

即使是有益的發明，
也難以對抗愚蠢、陳舊的偏見……

——路易·塞巴斯蒂安·梅西耶
（Louis Sebastien Mercier，一七四〇～一八一四年）

81.白內障針刺師的治療

古代的醫生無法看見眼球內部，也不清楚造成失明的原因和形式。根據他們的說法，失明是因爲腦水或黏液湧進眼內，在晶狀體前面形成一層不透光的障礙膜。無論在古印度或希臘羅馬，執業的外科醫生都會讓患白內障的病人挺直坐好，開始手術前先朝病眼呵氣，使眼睛溫熱，然後以大拇指揉搓，直到他們自認看見瞳孔裡的內障膜後，便讓助手扶住病人頭部，要求病人目不轉睛地盯著自己的鼻尖，然後以刺針從角膜外側伸入瞳孔，刺破「內障」讓水或黏液流出，並把內障推到眼底，之後，在創口上敷油棉，七天後才能取下。

的確，有些動過白內障手術的病人能再看見一些光，但卻始終無法看清東西，更不可能讀書寫字，這是因爲內障針刺師並未從正確部位將那討人厭的東西除去。中世紀的醫生也認爲，白內障的病因是眼球晶狀體前方或上方存在一層不明的膜，他們向患者保證：「只要六至十二個格羅森，就能讓他們的眼睛重見光明。」根據當時流傳下來的記錄，醫生使用的工具有鐵或銅製把手，前端則像鞋匠用來修鞋或屠夫用來刺殺小牛的針。他們以這種工具翻轉渾濁的晶狀體，並將其粗魯地向後推入玻璃體裡，很多病人因感染而完全失明。

一七〇〇年左右，巴黎外科醫生皮埃爾．布里梭（Pierre Brisseau）在解剖一名患白內障士兵的屍體時發現，白內障是晶狀體渾濁的結果，但他的發現卻遭到許多學院派醫生反對，結果數以百計的江湖郎中和半路出師的眼疾治療師取代了認眞的眼科醫生，他們「依最新知識」繼續以針刺法治療白內障。直到赫曼．海姆霍爾茨（Hermann Helmholtz）發明了眼底鏡後，眼疾的治療才有了出人意料的進展。

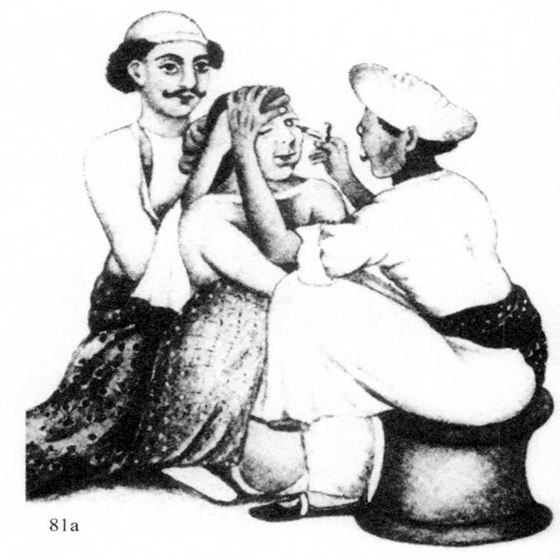

81a

插圖81a：印度的白內障手術（十九世紀）。
當時印度的一幅佚名水彩畫。出自：《英國眼科雜誌》（*The British Journal of Ophthalmologie*），一九一八年。

插圖81b：十六世紀末的白內障手術。
喬治．巴蒂施（Georg Bartisch）《眼科》（*Augendienst*，德勒斯登，一五八三年）中的木刻畫。出自：約蘭．雅克比（Jolan Jacobi）《特奧夫拉斯特斯．巴拉塞蘇斯——生動的遺產．巴拉塞蘇斯選集》（*Theophrastus Paracelsus-Lebendiges Erbe. Eine Auslese aus seinen sämtlichen Schriften*），蘇黎世和萊比錫，一九四二年。

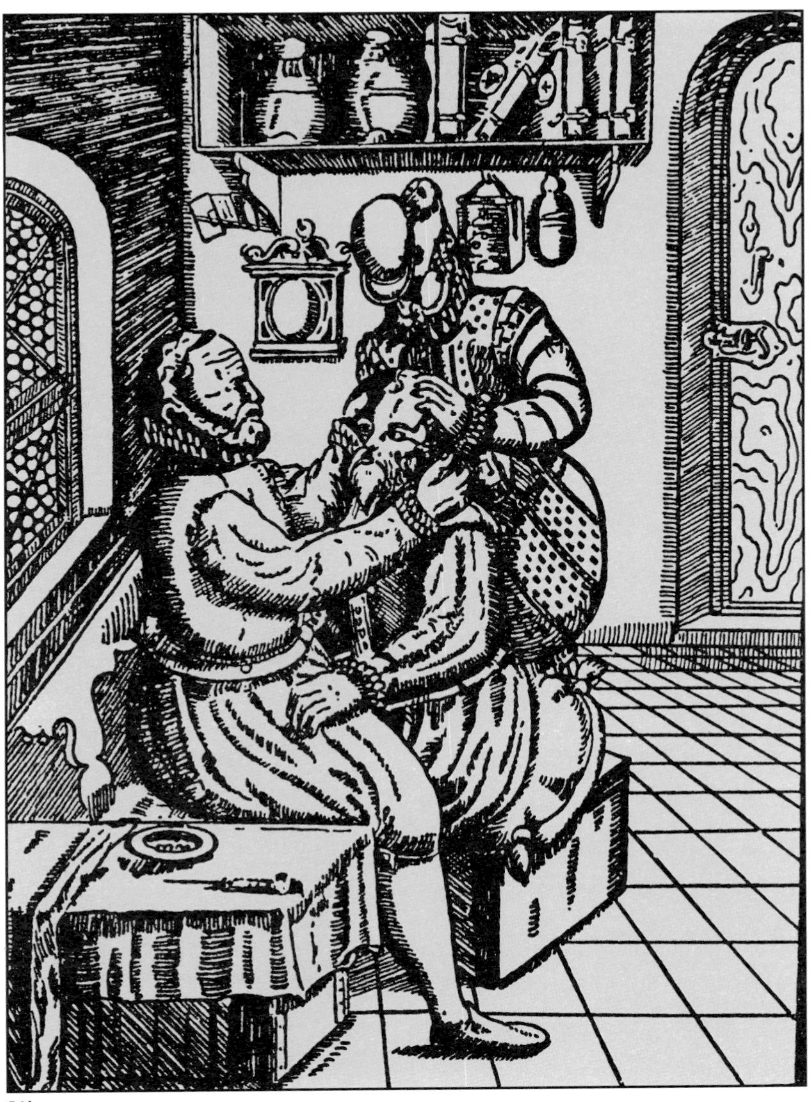

81b

82.第一例斜視手術

現在大概很少人會想起，在一五八三年出版的《眼科》一書中，知名宮廷眼科醫生喬治．巴蒂施（Georg Bartisch）在第二章介紹斜視的治療——尤其是兒童斜視——時，建議使用包上絲的亞麻布眼罩。如同書中用以解說程序的插圖所示，透過形狀奇特的橢圓細長視縫，可以訓練眼肌的協調運動。

十九世紀三〇年代，漢諾威的骨科和外科醫生喬治．腓德利希．路易．史托邁爾（Georg Friedrich Louis Stromeyer）因首次成功地以皮下跟腱切除術治療畸形腳而聲名遠播，並因而促進了骨外科的發展；一八三八年受聘擔任埃朗根大學（Universitat Erlangen）外科學教授後，他開始考慮利用此種方法施行斜視手術的可能性，於是先在屍體上進行試驗。

當時柏林夏利特醫院的外科主任約翰．腓德利希．迪芬巴赫（Johann Friedrich Dieffenbach）以史托邁爾的嘗試爲基礎，經過解剖實驗，改善了史托邁爾的方法，同時還發明了他稱爲「腱刀」的彎形尖刀。一八三九年十月二十六日，他終於以「肌切斷術」切斷一塊過短的眼肌，首次在活人身上進行斜視治療手術。

同年，迪芬巴赫在《醫學聯合報》（*Medizinische Vereinszeitung*）上向同行公布了他的方法。施行一千二百多例成功的斜視手術後，他把這些病例和自己的觀點鉅細靡遺地寫進了論文「斜視的原因、種類和程度」（Ursachen, Arten und Grade des Schielens），並在尊重史托邁爾成就下收錄於《關於斜視及其手術治療》（*Über das Schielen und die Heilung desselben durch die Operation*）一書中，一八四二年由柏林出版社予以出版發行。

對於史托邁爾和迪芬巴赫令人稱頌的外科成就，巴黎的法蘭西學院頒發有高額獎金的美德獎，此獎由法國一名慈善家捐助，主要用來獎勵「有道德價值的著作」。

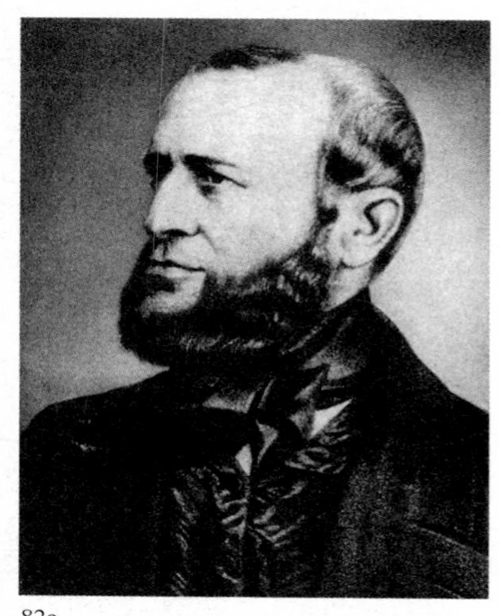

82a

插圖 82a：迪芬巴赫一八三九年進行首例斜視手術。
時人費舍爾（C. Fischer）的石版畫。出自：卡爾格—德克爾《手持解剖刀，頭戴眼底鏡》，萊比錫，一九六七年。

插圖 82b：十六世紀用來治療斜視的頭罩。
巴蒂施《眼科》中的木刻畫。出自：彼得斯《德國歷史上的醫生和醫療》，耶拿，一九二四年。

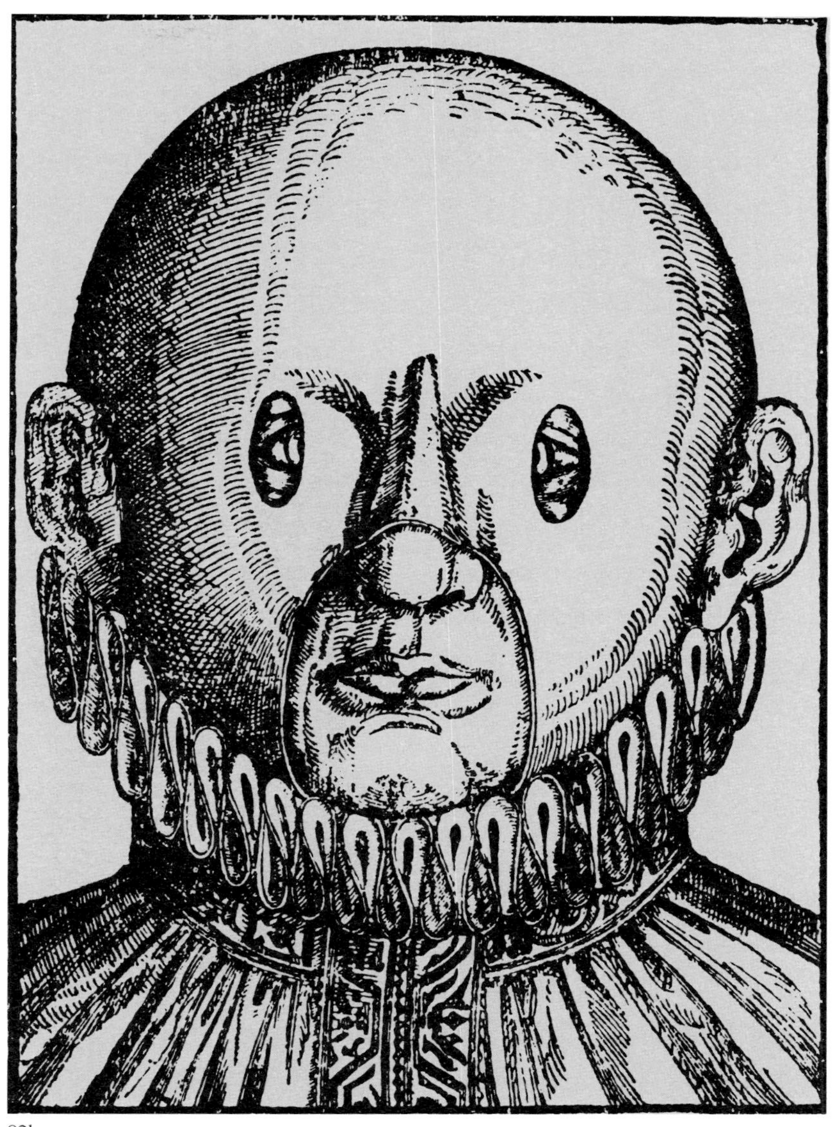

82b

83.眼底鏡的發明

爲學生解釋所謂眼睛發光的現象時，年紀還不到三十歲的海姆霍爾茨教授說：「爲了能在黑暗中視物，貓和貓頭鷹等夜行性動物的眼睛後方都有一層光膜，可以大幅加強弱光的反射，因而眼睛呈現藍綠色，甚或發出銀色或金色的光。」教授繼續說道：「人的眼睛裡沒有光膜，因此，從前人們認爲人的眼睛是不會發光的，眼睛裡漆黑一片。然而這是錯誤的，維也納生理學家埃恩斯特·馮·布呂克（Ernst von Brücke）不久前以下面的實驗證明了這一點」。

海姆霍爾茨接著請兩位學生到實驗台邊進行實驗，這時學生們都摒住了呼吸。他在其中一名學生面前放上一個短暫但燃燒旺盛的油燈，讓另一名學生走到相距十英尺左右的地方坐下，將眼睛和火焰保持相同高度。然後，他讓坐在油燈邊的學生用罩子遮住火苗，越過光源仔細觀察對面學生的眼睛。他問：「你看到了什麼？」

這個學生回答道，當對面的學生瞪大眼瞼越過光源朝黑暗瞪視，並慢慢來回轉動雙眼時，瞳孔發出紅光，而虹膜發出綠光。

但海姆霍爾茨並未聽進學生的回答。他的腦子正快進運轉——因爲他突然有了製作眼底鏡的點子。他將一切擱下，立即動手像使用顯微鏡一樣，用眼鏡片和蓋玻片組裝腦海中所浮現出的工具。一星期後，在放大二十倍的圖像中，他開心地成爲首位看見活人身上的視網膜、其所有纖細動靜脈，以及視神經如何進入眼睛等其他神奇現象的人。

儘管一開始眼科醫生還不能熟練地使用那個有些原始的「東西」，但他們完全同意海姆霍爾茨的發明具有重大意義。經過多年不斷地改進，現代眼科診所內所使用的眼底鏡已非常完善，不但可檢查眼睛內部，更可檢查眼底。

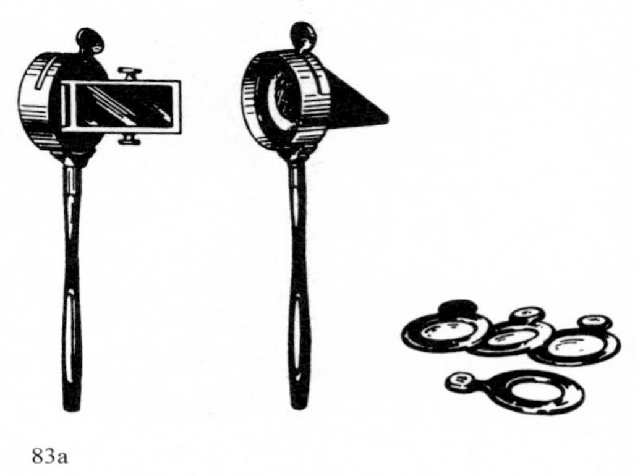

83a

插圖83a：海姆霍爾茨發明的兩種眼底鏡及可更換的凹透鏡。
根據海德堡大學眼科醫院保存的原件所繪製。出自：卡爾格－德克爾《手持解剖刀，頭戴眼底鏡》，萊比錫，一九五七年。

插圖83b：海姆霍爾茨，眼底鏡的年輕發明家。

插圖83c：海姆霍爾茨眼底鏡的使用。
木版畫。出自：克雷默《宇宙與人類》，柏林－萊比錫－維也納－斯圖加特，年代不詳。

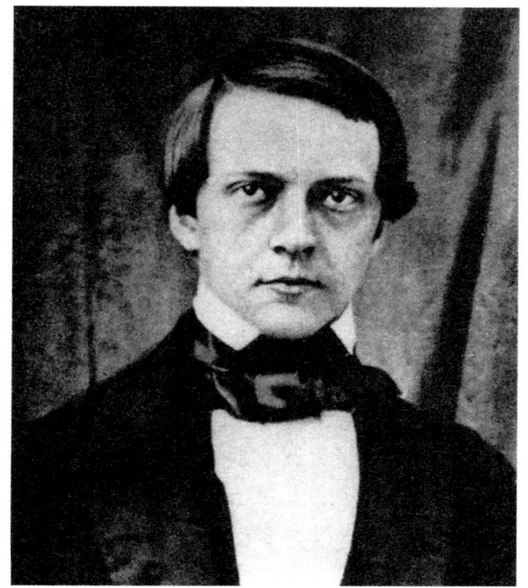

83b

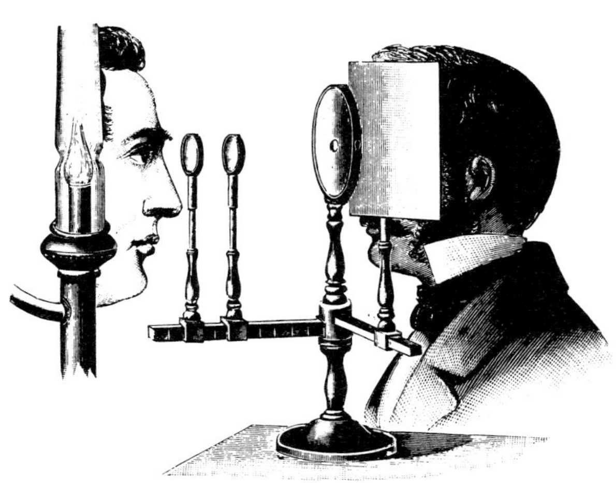

83c

84.檢查眼睛的各種儀器

古希臘歷史學家希羅多德的歷史著作至今仍是不可或缺的資料來源，我們從中知道，在埃及只有「專業醫生」能施行治療，其中眼科醫生更扮演著重要的角色，因爲，這個位於尼羅河畔的國家自古以來就是沙眼及其他沙塵引起的眼病的多發地。根據用莎草紙記錄下來的處方，有一種以動物肝臟製成的煎劑對於沙眼、白內障和夜盲症具有相當好的療效。

由於眼病治療已成爲理髮師外科和四處旅行的眼科遊醫的營生之一，古代和中世紀的眼睛檢查僅限於醫生根據以往的經驗望診。十八世紀後半葉，來自維也納的眼科學創立人喬治·約瑟夫·比爾（Georg Joseph Beer，一七六三～一八二一年）將眼疾治療發展爲醫學中的一門獨立學科，並且使用放大鏡來檢查眼睛，眼疾診斷才有了根本的革新。

十九世紀中期，近代眼科診斷程序能突飛猛進，主要是以兩大原則性方法爲基礎：聚集照明和眼底檢查。聚集照明是指醫生先在病人的斜前方放上一個光源，將光線經由聚光鏡導入病人眼中，然後另一隻手持高倍放大鏡，檢查眼中被照亮的部分。

一九一一年，瑞典眼科醫生奧瓦爾·古爾施特蘭（Alvar Gullstrand，一八六二～一九三〇年）設計的裂隙燈可用來檢查眼睛前半部，使這種檢查法更趨完善。原來用來檢查眼睛內部和眼底的，是一八五〇年生理學家海姆霍爾茨發明的眼底鏡。早在一八二五年，他的捷克同行揚·伊凡格里斯塔·普克內（Jan Evangelista Purkyně，一七八七～一八六九年）就發明了類似的檢查模式，但並未引起注意。白熾燈發明以後，又出現了手把上附有光源的電眼底鏡。由於眼底的觀察受角膜和晶狀體反射的影響，於是施特蘭德在一九一〇年發明了一種不反光的立體眼底鏡，也爲後來用「視網膜鏡」進行眼底攝影奠下了基礎。

插圖 84a：在油燈時代用眼底鏡檢查眼睛的景況。
木版畫。出自：《圖解會話辭典》，萊比錫，十九世紀。

插圖 84b：以「視網膜鏡」進行眼底攝影，一九二八年。
出自：《全景》，一九二八年。

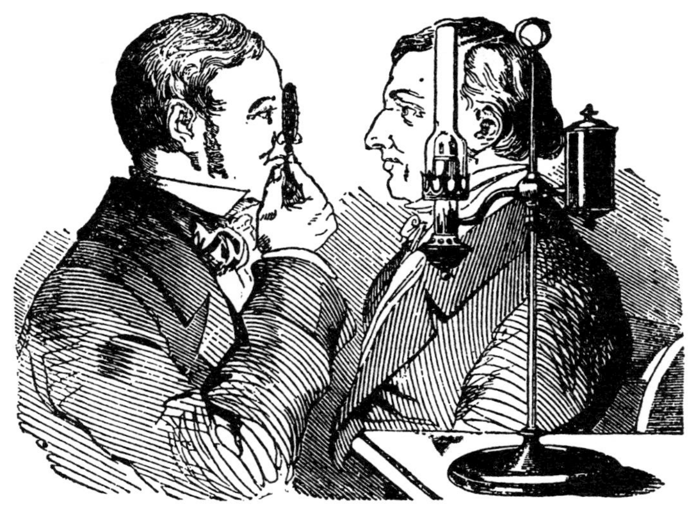

84a

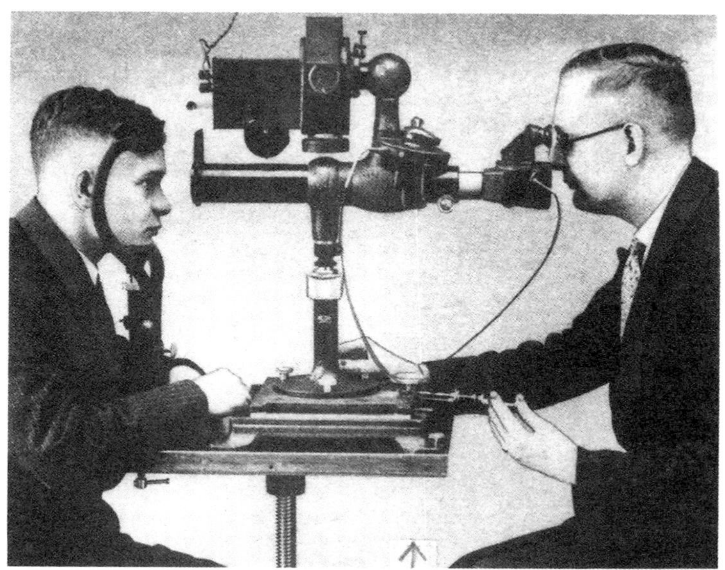

84b

85.攻克青光眼

一般民間將此種潛伏的惡性眼疾稱為「綠內障」，其實此症既與綠色無關，也不是白內障。所謂白內障，是因晶狀體渾濁所致，經過手術摘除渾濁的晶狀體，配上屈光度相同的眼鏡，便可成功地治療，但青光眼的病因是眼內壓不正常升高，漸漸損壞纖細的視網膜和視神經，最後導致病人喪失視力。

首例成功的青光眼手術施行於一八五二年，由當時年方二十四歲的柏林眼科醫生阿布萊希特·馮·格雷費（Albrecht von Graefe）完成。格雷費是著名的外科醫生暨鼻整形術重新發現者卡爾·斐迪南·馮·格雷費之子，在國外完成延長的大學學業後，返回故鄉柏林，在距離夏利特醫院不遠處開辦了自己的眼科醫院，短短的十五年裡，醫院從最初的兩張病床發展到一百多張的規模。

格雷費不斷想起巴黎眼科醫生朱利·西謝爾（Julius Sichel）關於青光眼不可治療等無奈的言論；西謝爾認為，當時所有治療青光眼的方法都建立在「診斷錯誤或概念混亂」的基礎上的。格雷費執業後不停思索，如何以手術解決眼壓升高的問題。後來，他試著切開一小塊楔形虹膜，釋出產生壓力的房水，因而降低了眼壓。

經過多例成功的青光眼手術，並定期追蹤檢查與確認治療結果後，在一八五七年布魯塞爾舉行的首屆國際眼科大會上，格雷費介紹了自己發明的「虹膜切除術」，與會者對其開拓性做法報以熱烈掌聲，他的方法在尚無藥物可治療青光眼的時代別具意義。

插圖85a：格雷費，現代眼科學的創建人。
當時的木版畫。出自：《圖解會話辭典》，萊比錫，十九世紀。

插圖85b：格雷費正在施行眼科手術。
當時的畫。出自：《花園涼亭》，柏林，一八九一年。

插圖85c：眼科病人痊癒後高興地離開格雷費的醫院。
根據魯道夫·西梅林（Rudolf Siemering）為柏林格雷費紀念碑製作浮雕而作的木刻畫。

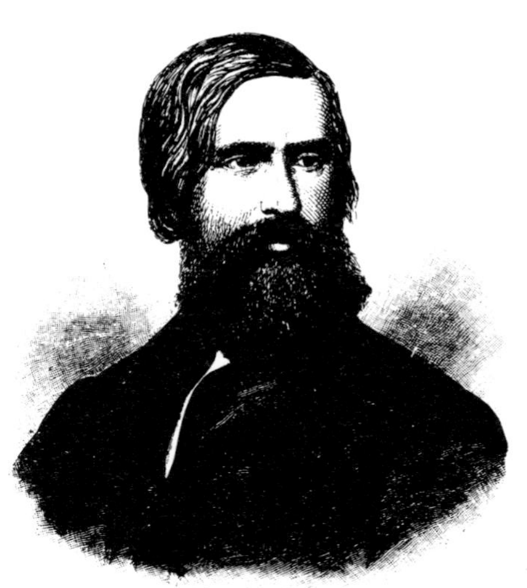
85a

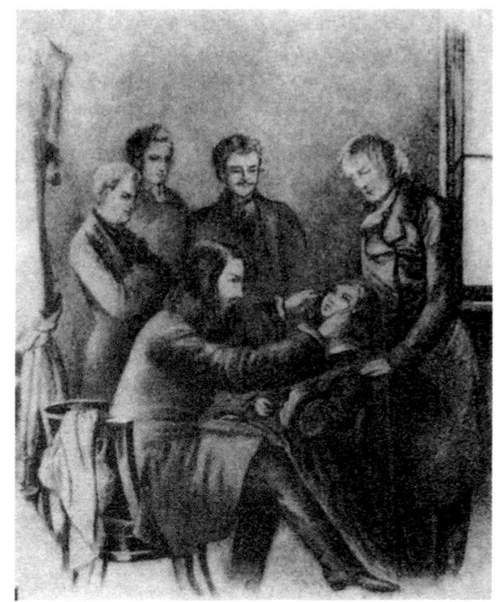
85b

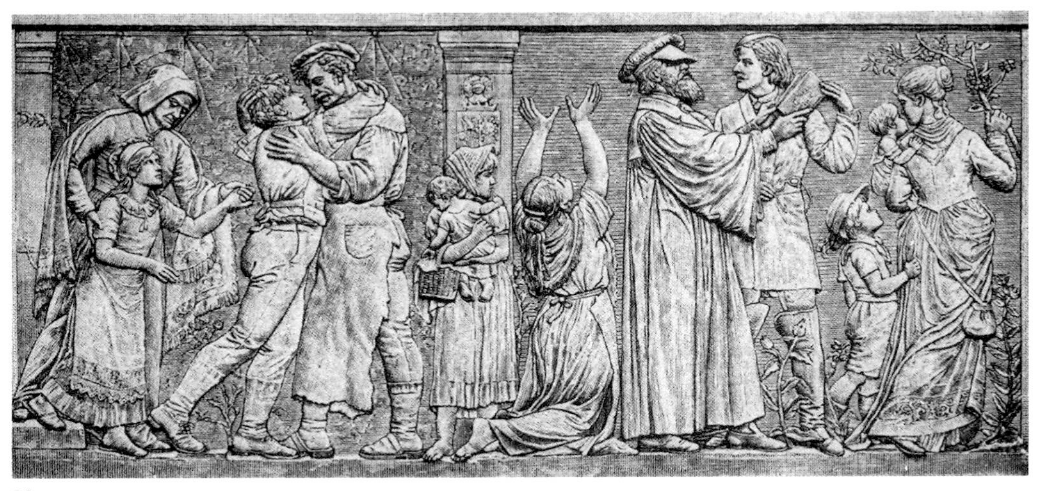
85c

86.現代盲人教育的開始

對在法國擔任口譯員的瓦倫坦·奧維（Valentin Haüy）而言，一七七一年於巴黎傳統聖奧維德年市上的所見所聞是一次令人震撼的難忘經驗：一名奸猾、冷酷的旅店店主爲了取悅客人，讓盲人院的盲人打扮成滑稽可笑的模樣唱歌跳舞。當時，身爲亞麻紡織工之子的奧維心裡第一次湧出一股渴望：希望透過系統化的教育與培訓過程，協助盲人建立有意義的生活。

奧維認爲可以建立一所學校，就像數年前遭免職的法國牧師查理·米歇爾·阿貝·德勒佩（Charles Michel Abbé de l'Epee）出於同樣目的在蒙馬特爲聾人成立的專門學校一樣。此時，正在歐洲進行巡迴演出的盲人鋼琴演奏家瑪麗亞·泰蕾西雅·馮·帕拉迪斯（Maria Theresia von Paradis），剛好在巴黎登台並獲得極大的成功，奧維和帕拉迪斯結識之後，更堅定了自己的想法：藉由實際與理論的團體教育，讓失去光明的人有能力從事某種職業，並得以經濟獨立。

當然，奧維想設立自己的盲人學校首先面臨的問題就是資金不足，但爲了不在原地踏步，一七八四年，他開始在巴黎的住所裡爲一名偶然結識的十六歲盲童乞丐授課，成果令人吃驚。當他向社會大眾介紹第一位接受良好教育的盲童弗朗索瓦·勒敘厄（Francois Lesueur）後，私人與公共福利的投資資金便蜂湧而至，支持他建立盲人寄宿學校。

奧維以自己發明的活字凸版字母教盲人學生讀寫，讓附設的盲人印刷廠用浮雕字母印刷書籍。在地理課上，他教學生使用有凸紋的地圖；在音樂課上，教學生使用凸版樂譜。此外，每一個學生最後都必須學會一門手藝。奧維以自己的成果首次向世人證明盲人有能力接受教育，因而爲全世界盲人學校教育奠下基礎。

插圖86a：奧維，現代盲人教育的創始人。
當時的佚名畫像。出自：《德國紅十字會》，德勒斯登，一九八五年第九期。

插圖86b：一七七一年九月，聖奧維德年市上的大型音樂會。在這次音樂會上，奧維決心獻身盲人教育。右下方即為奧維。
當時的畫。出自：賴納·施米茨（Rainer Schmitz）《偉大從心中來：殘障社會工作的先鋒》（*Die gorβ waren durch ihr Herz. Pioniere der Sozialarbeit für Behinderte*），柏林，一九八三年。

插圖86c：參與盲人鋼琴演奏家暨歌唱家帕拉迪斯在巴黎舉行的成功巡迴演出後，奧維備受鼓勵，勇於實現自己的盲人教育理想。
福斯蒂納·帕芒蒂耶（Faustine Parmantié）的畫。出自：卡羅拉·貝爾蒙特（Carola G. Belmonte）《莫扎特生命中的女人們》（*Die Frauen im Leben Mozarts*），蘇黎世—維也納—萊比錫，一九二四年。

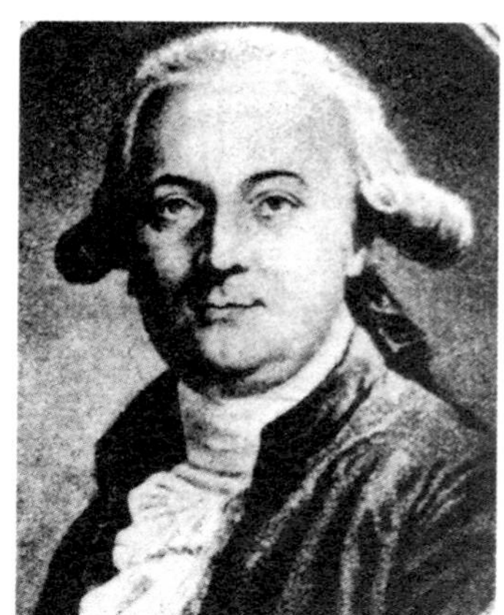

86a

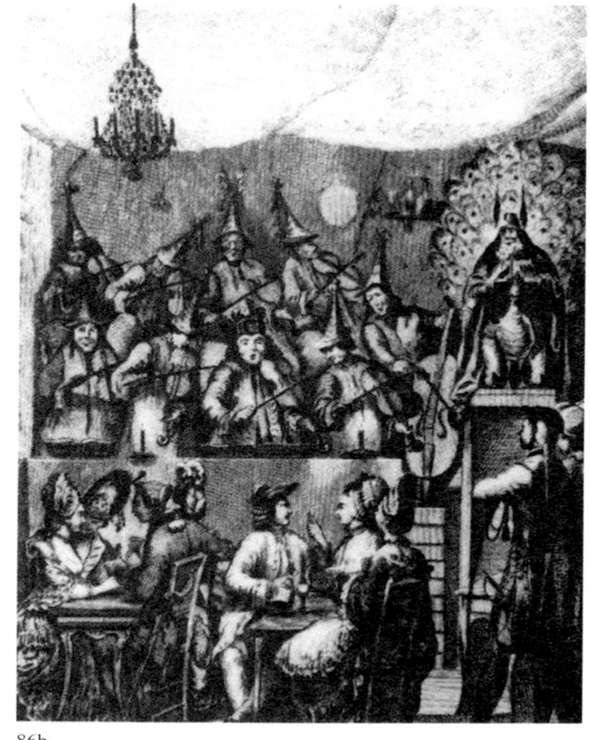

86b

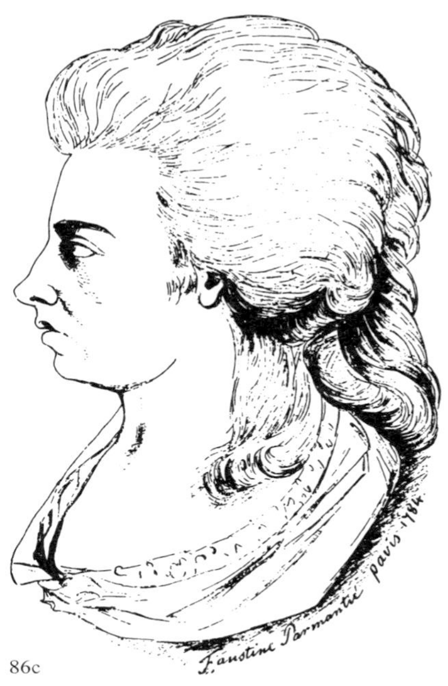

86c

87.六點盲文

前一章提過，現代盲人教育的創建人奧維所使用的盲文，是由凸版的普通字母所構成的，但是盲人在觸摸從厚紙上凸出的正常字母時還是相當困難，這件事讓路易．布拉耶（Louis Braille）特別痛心。布拉耶出生於塞納－馬恩（Seine-et-Marne）的庫普夫雷（Coupvrai），三歲那年在父親的製鞍廠裡玩耍時，遭利器傷及眼睛導致失明。

布拉耶十一歲起就在巴黎國家盲童學校裡學習並接受職業教育，由於他孜孜矻矻地勤奮學習，手藝精湛，十九歲時便受聘留校擔任老師。他不斷研究，試圖爲學生提供一種較易觸讀的盲文。在努力探尋過程中，有一天，他得知軍隊夜間傳遞消息專用的密碼。這組由法國炮兵軍官查理．巴比爾．德拉塞爾（Charles Barbier de la Serre，一七六七～一八四一年）發明的編碼系統，由十二個突點組成，「上下共六點，左右兩排，以語音爲基礎，透過不同的組合，構成法語中三十六個基本音素。」

布拉耶受十二點夜間密碼的啓發，於一八二五年開始研究一套易學的六點盲文，這種盲文可以用指尖觸摸「閱讀」，也可以利用點壓法來「書寫」。在以各種不同順序排列出的長方矩陣中，共可構成六十四種組合，代表所有的字母、數字與標點。因爲布拉耶的六點盲文可用於世界上的所有語言，因此，國際通用的盲文系統也隨之誕生，並漸漸傳遍世界各國。例如，在萊比錫，德國盲文出版中心即以布拉耶的六點盲文出版了許多盲文書籍。

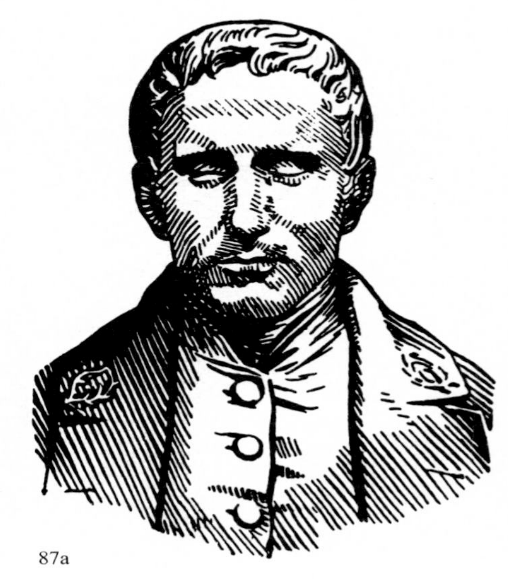

87a

插圖87a：布拉耶，六點盲文的發明者，後來此系統即以其姓命名。
出自：《德國紅十字會》，德勒斯登，一九八五年第十期。

插圖87b：耶穌為盲人治病。
十八世紀荷蘭文《聖經》中霍耶特（Hoet）的銅版畫。
出自：奧斯卡．羅森塔爾（Oskar Rosenthal）《造型藝術中的神奇醫術和醫神》（*Wunderheilungen und ärztliche Schutzpatrone in der bildenden Kunst*），萊比錫，一九二五年。

插圖87c：布拉耶以六個點的基本形式所創造的點字字母。
出自：《德國紅十字會》，德勒斯登，一九八五年第十期。

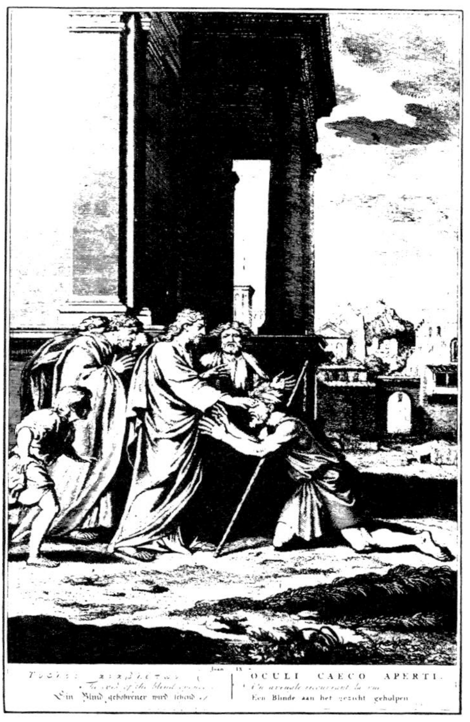
Joan IX
OCULI CAECO APERTI.
Een Blinde aan het gezicht geholpen

87b

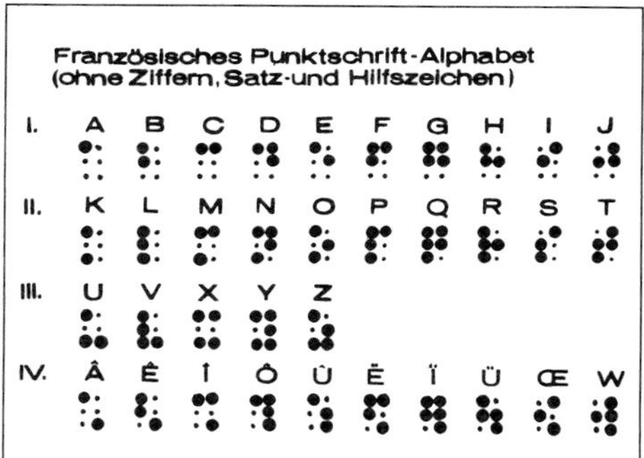
Französisches Punktschrift-Alphabet
(ohne Ziffern, Satz-und Hilfszeichen)
I. A B C D E F G H I J
II. K L M N O P Q R S T
III. U V X Y Z
IV. Â Ê Î Ô Û Ë Ï Ü Œ W

87c

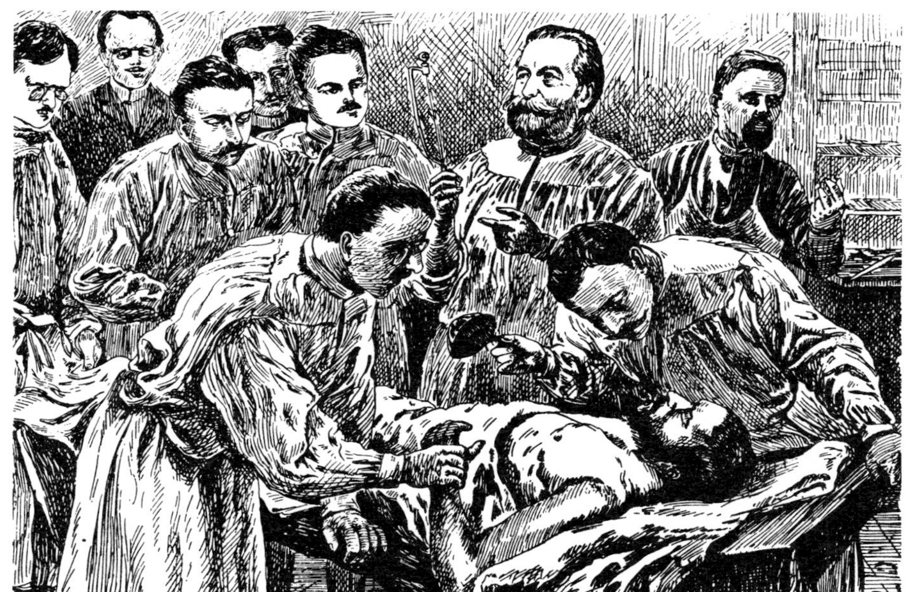

91a

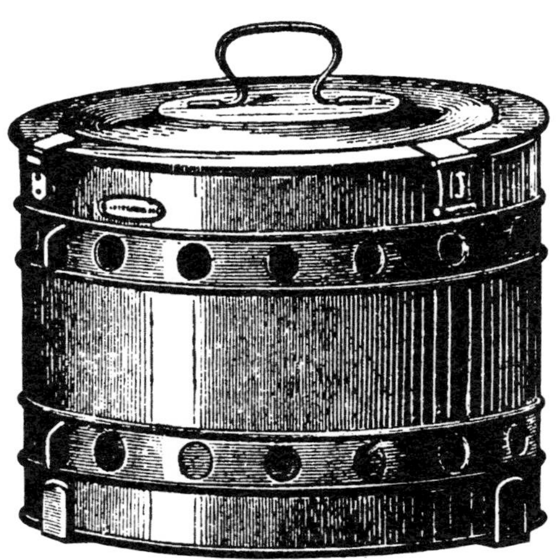

91b

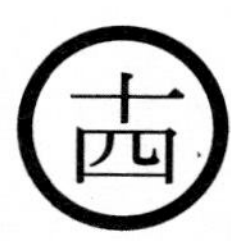

無痛手術

傷口雖然結痂癒合，
但傷疤卻與我們一起成長。

——斯坦尼斯勞．傑西．萊克
（Stanislaw Jerzy Lec，一九○九～一九六六年）

92.梅斯默的「動物的磁力」

早在十六世紀初，英國自然研究學家暨宮廷御醫威廉·吉爾伯特（William Gilbert）在他的一本著作中即已主張使用天然磁鐵治療疾病，不久許多人都對其方法感興趣，因此，弗朗茲·安東·梅斯默（Franz Anton Mesmer）在獲頒醫學博士後，隨即在位於維也納的新診所裡使用了磁療方法，一點也不足爲奇，因爲他堅信，疾病與健康都和一種能滲透一切的細微醚類物質有關，他將此物質稱之爲「磁性液體」。

梅斯默使用磁鐵主治神經疾病，方法是以磁棒輕撫病人的身體。一開始，他只以簡單地來回移動磁棒，逐一爲病人治療，後來爲了集體治療，他特別設計了一個大木盆，先在木盆裡裝鐵屑，後來改爲注入磁化水，讓病人圍坐在大木盆旁，由穿著丁香色衣服的「神醫」搖動磁鐵爲他們治病。

梅斯默使用磁療法治療的疾病中，除了神經性疾病外，主要有水腫、四肢癱瘓、痛風、壞血病、視力減退和重聽等。在嘗試醫療的過程中，他發現僅以手的安撫動作就能緩解某些病症，於是推測人類本身就擁有一種他稱之爲「動物磁力」的力量。

梅斯默雖然受輕信的追隨者大力吹捧，卻也遭學院派醫生痛斥詆毀，最後不得不背著「討厭的外國人」的惡名離開了奧地利首都。移居巴黎後，他的學說（催眠術）同樣只是曇花一現。然而，姑且不論他那不科學的臆測，自從一八四一年蘇格蘭神經學家詹姆斯·布雷德（James Braid）認可梅斯默的觀察爲一種心理暗示作用，並加以推廣其治療用途後，梅斯默已被視爲現代催眠法的先驅。

插圖92a：梅斯默於一七七九年在巴黎出版的《發現「動物磁力」》（*Denkschrift über die Entdeckung des tierischen*（*animalischen*）*Magnetismus*）**一書扉頁。**
出自：卡爾格—德克爾《戰勝疼痛：麻醉和局部麻醉史》，萊比錫，一九八四年。

插圖92b：斯堪特人和磁療術。
彼得斯堡園林小屋中的希臘陶罐上的繪畫。出自：《德國紅十字會》，德勒斯登，一九七六年，第十期。

插圖92c：梅斯默門診時的「磁浴」。
法國造型藝術家埃爾瓦（Hervat）的作品。
出自：卡爾格—德克爾：《戰勝疼痛：麻醉和局部麻醉史》，萊比錫，一九八四年。

MÉMOIRE
SUR LA DECOUVERTE
DU
MAGNETISME
ANIMAL;

Par M. MESMER, *Docteur en Médecine de la Faculté de Vienne.*

A GENEVE;
Et se trouve
A PARIS,
Chez P. FR. DIDOT le jeune, Libraire-Imprimeur de MONSIEUR, quai des Augustins.

M. DCC. LXXIX.

92a

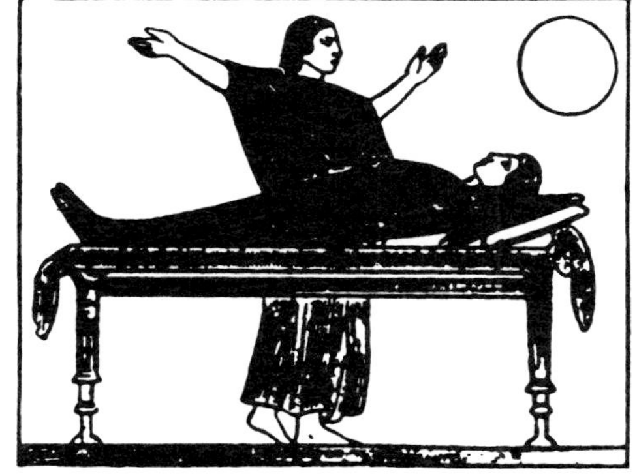

92b

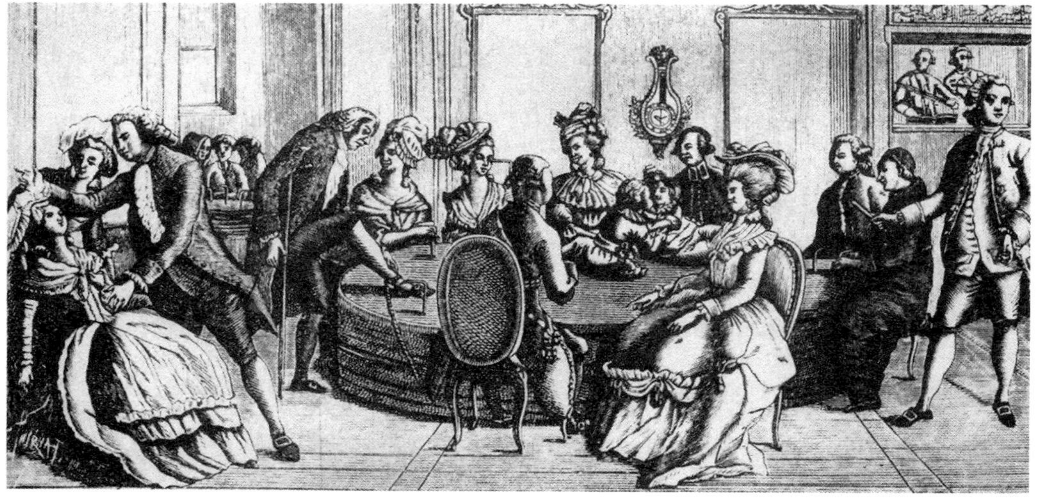

92c

93.普里斯特利的神奇笑氣

一七七六年左右，英國化學家普里斯特利製出了一氧化二氮，這是一種聞起來略帶甜味的無色氣體，但因一位名叫米切爾的美國醫學家在動物實驗中得出了很可怕的結果，因而有長達數十年時間，化學界一直視其爲有毒氣體，直到一七九九年，在克利夫頓（Clifton）吸氧治療研究所擔任助理的英國研究員亨弗瑞·戴維（Humphrey Davy）爲了研究一氧化二氮對人體的影響而鼓起勇氣吸入後，驚訝地發現不但沒有任何不適，反而感到非常愜意，於是他順理成章地把這種氣體稱爲「笑氣」。由於一氧化二氮還可減輕疼痛，他甚至建議將它當成手術用麻醉劑。

戴維的建議並未得到醫界的重視，反而在年市上的一氧化二氮流動展覽室卻舉辦了所謂的「笑氣」活動。一八四四年，一名極具生意頭腦的喜劇演員爲招攬顧客而自稱「化學教授」，帶著他的實驗舞台來到美國康乃狄克州府哈特福（Hartford），當地有位二十九歲的開業牙醫霍勒斯·威爾斯（Horace Wells），剛發明適合頷骨的新式假牙，卻因不知如何爲病人安裝此種假牙而絞盡腦汁，幾乎都要放棄了，因爲即使是最注重外表的病人都寧可放棄配戴這種美觀的假牙，也不願讓醫生用令人痛苦的老辦法拔掉殘牙。

爲了擺脫這些令人沮喪的想法，威爾斯與妻子伊莉莎白在十二月的某個晚上去看了「笑氣」馬戲表演。根據老板的說法，這些自願受試者吸入這種神奇的氣體後，舉止會非常滑稽。受試者在表演途中，腳脛不小心猛撞上長凳，卻仍表現得很滑稽，即使從舞台上下來時仍血流不止，在人們詢問傷勢時，受試者仍堅持一點兒都不疼。親眼目睹一切的威爾斯十分驚訝，於是向老板討了一些「笑氣」。第二天，他吸入笑氣後請同事雷格斯（Riggs）爲自己拔下一顆完好健康的臼齒，手術過程中，他絲毫不覺得疼痛，從此，吸氣止痛法的歷史便展開了。

插圖93a：時人為「笑氣」或一氧化二氮的發現者英國自然研究學者普里斯特利所繪的漫畫。
出自：戈登·泰勒（Gordon Rattray Taylor）《奇妙的生命——圖解生物史》（*Het wondere Leven-De Beeldende Geschiedenis der Biologie*），倫敦，一九六三年。

插圖93b：「用笑氣，不用香檳」。
當時詹姆斯·吉瑞（James Gillray）為戴維繪製的漫畫，畫中戴維舉辦活動展示具麻醉作用但尚未受認可的一氧化二氮。出自：《巴黎和倫敦》，一八〇二年第十期，轉載於洛塔·鄧施（Lothar Dunsch）《亨弗瑞·戴維》（*Humphry Davy*），萊比錫，一九八二年。

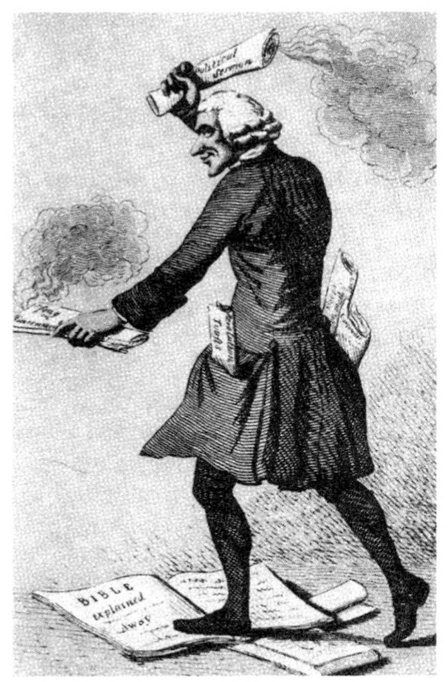
BIBLE
explained
away

93a

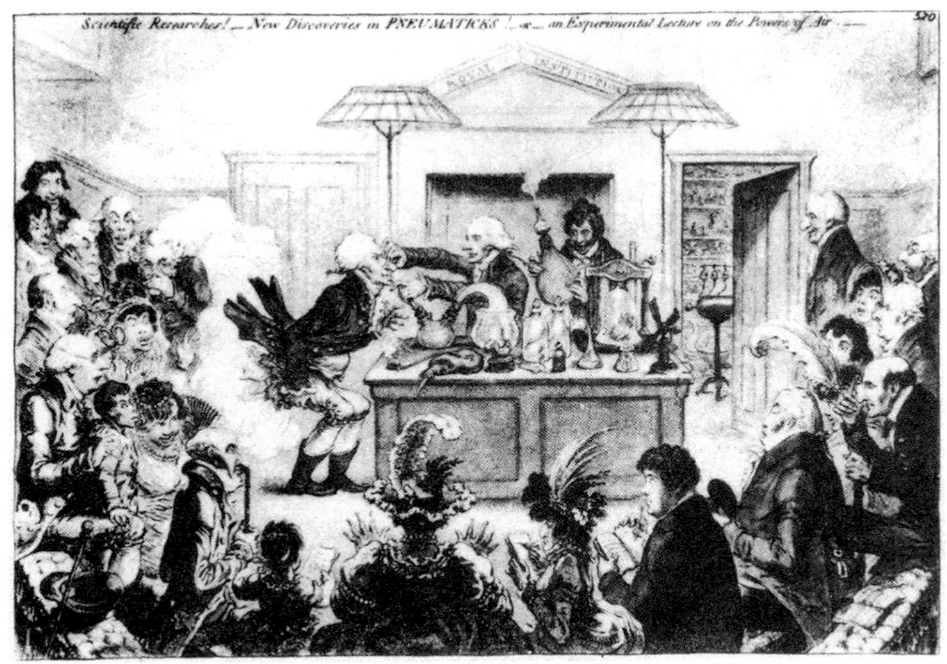
Scientific Researches! — New Discoveries in PNEUMATICKS! — or — an Experimental Lecture on the Powers of Air —
ROYAL INSTITUTION

93b

94.乙醚麻醉的開始

前文曾提及威爾斯發明了「笑氣」麻醉，兩年後，他的同業威廉．托馬斯．格林．莫頓（WilliamThomas Green Morton）也發明了乙醚麻醉法。莫頓在美國麻州州府波士頓經營牙科診所，一八四六年九月的某一天，一位富有的女士希望莫頓爲她裝假牙，但必須以無痛方式拔出殘牙。莫頓不敢使用「笑氣」止痛，因爲他聽說威爾斯發明的「笑氣」並非任何情況下都適用。

爲了留住即將到手的好生意，莫頓打算以催眠法爲病人做假麻醉，然後迅速將牙齒拔下。他向熟識的醫學暨化學家查爾斯．傑克遜（Charles Jackson）提出他的想法，請傑克遜給他一顆膠囊，但傑克遜建議與其冒險，還不如嘗試他在一次實驗時偶然發現具麻醉作用的乙醚，然而莫頓懷疑：這種早在十三世紀便由西班牙煉丹教士雷蒙杜斯．盧如斯（Raymundus Lullus）發明的東西是否眞能鎮痛。

在狗身上進行成功的實驗後，莫頓隔天又將得自某藥師的純乙醚讓音樂家弗羅斯特（Frost）試用，當時弗羅斯特正飽受牙痛折磨，效果也非常好。

「笑氣」過去曾獲得許多正面結果，卻在由約翰．柯林斯（John Collins）教授領導的麻州波士頓總院外科醫院裡首次公開示範時失敗了，威爾斯因而萬般沮喪，而他的方法也一度遭人指責。莫頓與威爾斯的遭遇不同，他以實驗證明了程序的可行性：十月十六日，波士頓總院外科手術台上躺著一名即將摘除咽喉腫瘤的年輕病人，莫頓親自以自己發明的麻醉器爲病人麻醉。此麻醉器由一個玻璃球和二個圓柱形開口組成，玻璃球裡放著浸過乙醚的海綿，兩個開口則分別用於加注麻醉劑和呼吸。後來病人確實毫無痛楚地熬過了這次艱難的手術，令莫頓十分高興。

插圖 94a：莫頓在首次乙醚麻醉中使用的吸入式玻璃球，由他本身發明，現保存於麻州波士頓總院檔案館。
阿閔，沃爾格穆特（ArminWohlagemuth）根據一張照片為卡爾格－德克爾《親身試驗的醫生們》（*Ärzte im Selbstversuch*）一書作的畫，一九六五年，萊比錫。

插圖 94b：一八四六年十月十六日，莫頓（中）在麻州波士頓總院首次公開示範乙醚麻醉法。
根據豪爾（H.B.Hall）的版畫繪製。出自：萊斯（N. P. Rice）《一位大衆慈善家的審理案件》（*Verhandlungen gegen einen Wohltater der Allgemeinheit*），紐約，一八五八年。照片複製：曼弗雷德．克格爾醫學博士（Dr. med. Manfred Kögel），開姆尼茨。

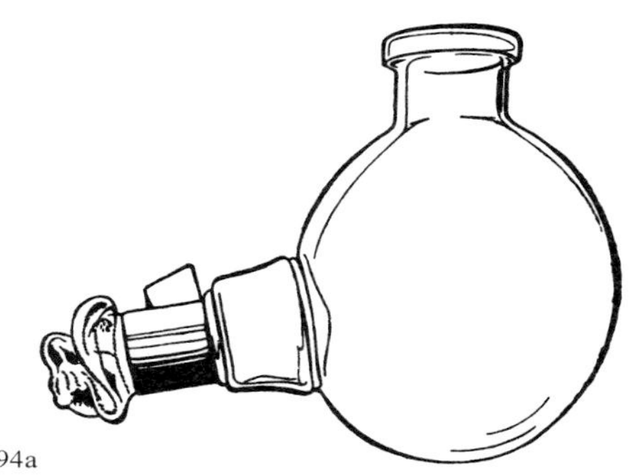

94a

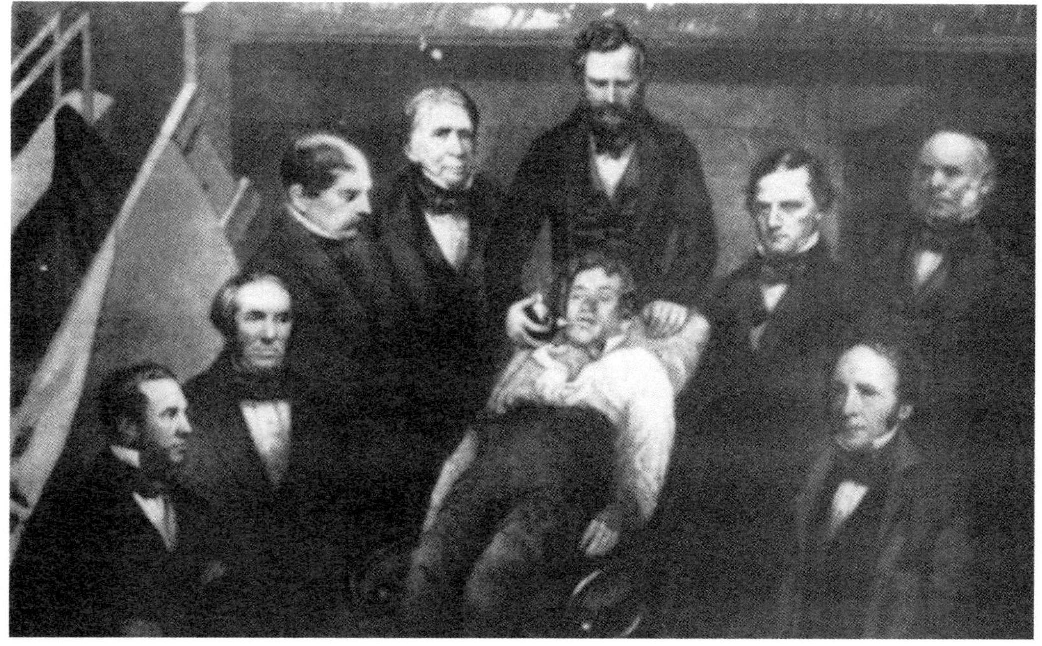

94b

95.辛普森和氯仿

一八四六年，美國牙醫莫頓發明乙醚麻醉法的消息火速傳到歐洲，蘇格蘭著名婦科醫生暨愛丁堡大學產院院長詹姆斯·辛普森（James Simpson）教授和許多外科醫生一樣，也對這項新成就備感欣喜，因爲此後婦女難產時便可採用無痛分娩了：「它的前景將神奇無比。」除了對手術室的護士如此反覆強調外，教授高興得無法多想。

不過辛普森最初的熱情很快就因令人失望的結論而冷卻了——莫頓的麻醉劑不適合產婦，因爲它對肺部刺激太強，且會引起咳嗽。於是，三十五歲的辛普森教授在自己房子裡成立了一個「氣體實驗室」，在裡面吸入所有可能的氣體化物質，企圖找出一種診所裡可使用的麻醉劑。在勇敢的自我嘗試下，他證明了大部分氣體都不合適，而且有許多氣體具有毒性。

經過數個月徒勞無功的嘗試後，辛普森終於獲得滿意的結果。十五年前德國化學家尤斯圖斯·李比希（Justus Liebig）和法國藥師蘇貝朗曾描述過但自然科學界忽視已久的氯仿，偶然間引起了他的注意。他讓專業人士依照製造者的說明，以氯化鈣和乙醇製出足夠劑量且略帶甜香的無色液體——氯仿，並於一八四七年十一月四日和合作密切的同事一起以氯仿進行試驗。

和一位助手一起吸入氯仿氣體後，辛普森感覺意識漸漸消失。當他從無意識的狀態清醒後，看到自己和助手都躺在地上，而事先約定進行的針刺試驗，他們也毫無感覺。經過其他的自我試驗，以及多次分娩與手術中獲得的良好效果後，辛普森終於向愛丁堡醫院外科同事提出他的方法，以推廣使用。

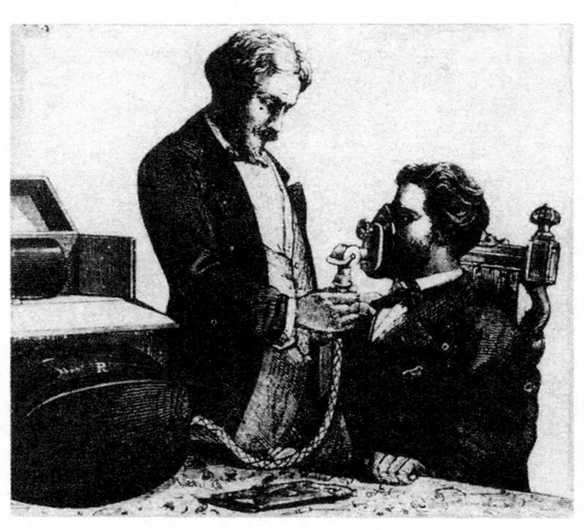

95a

插圖95a：十九世紀後半葉的麻醉器。
當時的佚名畫作。出自《自然》（*La Nature*），巴黎，一八八五年。

插圖95b：辛普森親自測試氯仿。
當時未署名畫作。出自：《醫學的關鍵時刻——無痛手術（畫冊）》，萊興巴赫地區，一九七五年。

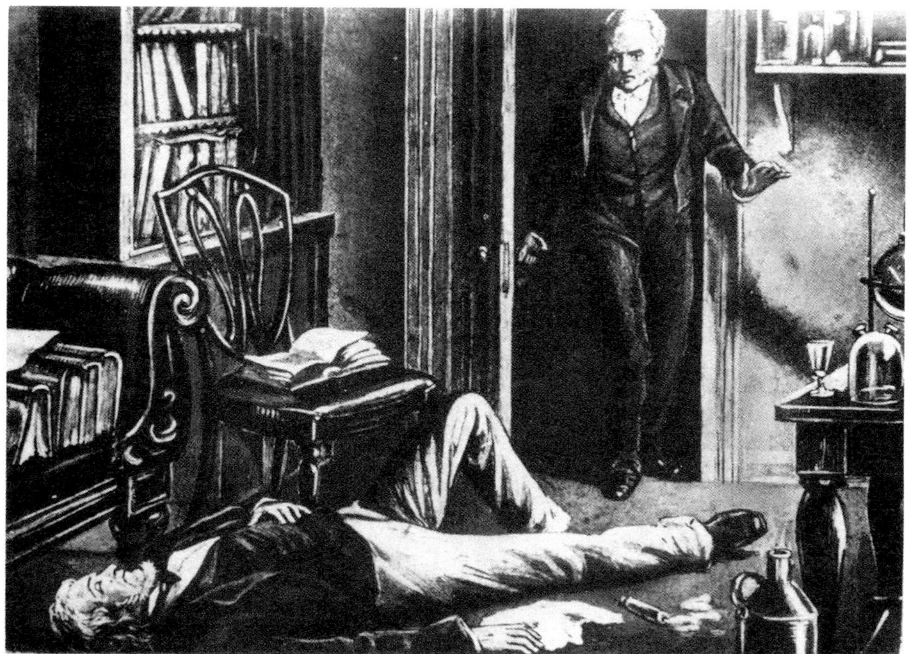

95b

96.麻醉藥的幽默

醫學存在之始，人們便致力於消除手術帶來的疼痛，但數千年來，外科醫生卻只能讓病人的意識稍微模糊，因此，巴黎著名外科醫生阿弗雷德．阿爾芒．韋爾波（Alfred Armand Velpeau）曾於一八三九年預言：避免手術過程中的疼痛，是不可能實現的童話式想法。然而，十年後他不僅很高興得知兩位美國醫生意外發現麻醉方法，更隨即在自己的診所手術中加以應用。

將病人綁在手術椅的時代終告結束。以往爲避免病人因無法忍受疼痛的掙扎影響手術進行，外科醫師不得不將病人綁在手術椅上；此外，許多諷刺漫畫和荒誕畫，也描繪在沒有麻醉劑的時代，任憑手術刀擺布的病人的絕望痛苦。因此，十九世紀法國最刻薄的諷刺畫家奧諾雷．杜米埃（Honoré Daumier）索性建議當時束手無策的外科醫生，手術前先以木錘重擊病人，使其失去知覺。

一七七六年左右，英國自然研究者普里斯特利指出，他發現的一氧化二氮（笑氣）可當成可能使用的麻醉劑之一，但人們並未聽從他的建議，直到一八四四年，才由美國牙醫威爾斯首次將「笑氣」用於麻醉，留名青史。兩年後，他的同事莫頓發明了乙醚麻醉法，隔年，蘇格蘭助產醫師辛普森發明了氯仿麻醉法。

此後，漫畫家再度以他們的方式，記下飽受病痛折磨的病人對外科學戰勝手術疼痛懷抱的感激之情。例如，諷刺日報《鬧音》（*Le Charivari*）特別爲乙醚麻醉的施行刊登了幽默連環畫，其中一幅描繪一名淘氣的孩子悠閒地嗅聞著乙醚瓶，絲毫感覺不到憤怒父親的痛打；另一幅畫中，兩名嗅過乙醚的擊劍者將劍刺進對方身體，卻不覺疼痛。

插圖96a：沒有麻醉法的時代，病人被綁在手術椅上。
木版畫。出自：維克托．布倫斯（Victor Bruns）《外科實習手冊》（*Handbuch der chirurgischen Praxis*），杜賓根，一八七三年。

插圖96b：關於乙醚麻醉益處的諷刺石版漫畫：在無痛拔牙時做美夢。
夏姆（CHAM）作品。出自：《鬧音》，巴黎，一八四七年。

插圖96c：關於乙醚醉益處的諷刺石版漫畫：淘氣的孩子悠閒地嗅聞乙醚瓶，任由父親痛打。
夏姆的畫。出自：《鬧音》，巴黎，一八四七年。

插圖96d：關於乙醚麻醉益處的諷刺石版漫畫：在乙醚作用下，經劍刺穿身體卻毫無痛感。
夏姆的畫。出自：《鬧音》，巴黎，一八四七年。

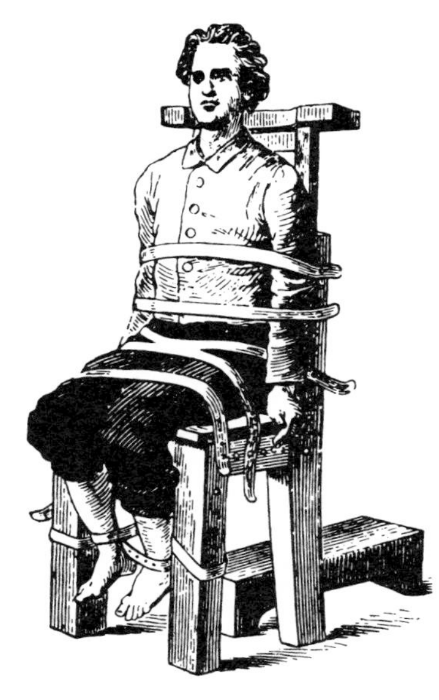

96a

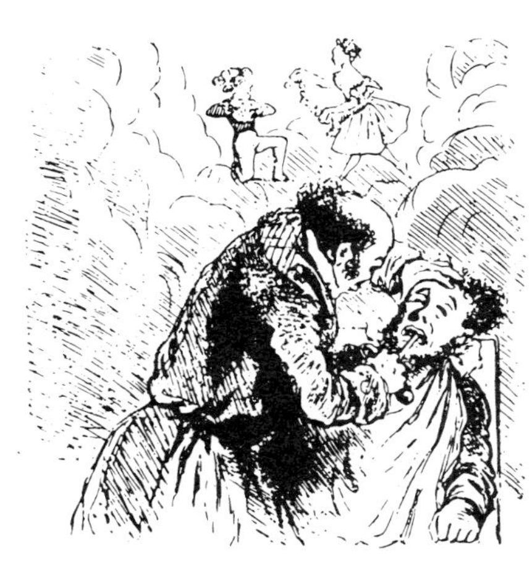

96b

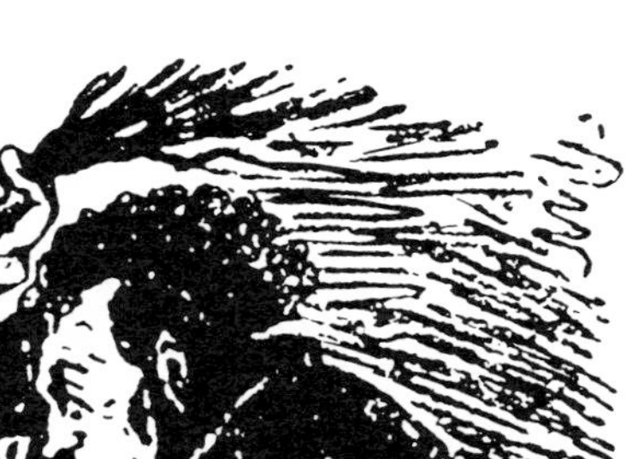

96c

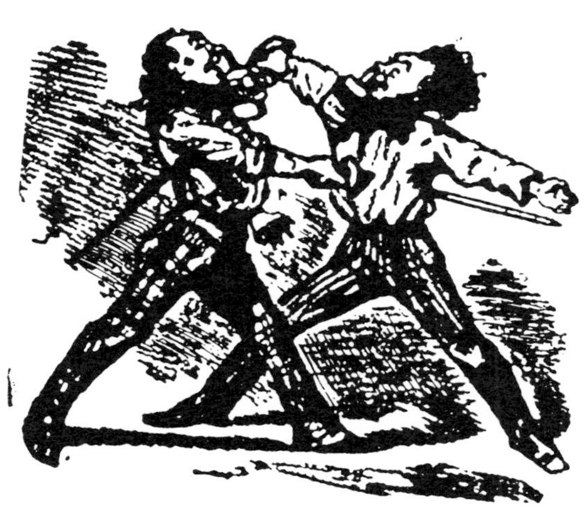

96d

97.洪堡揭開「苦拉拉」的祕密

「苦拉拉」是南美印第安人對當地一種神祕的有毒植物的稱呼。他們將它塗在箭頭上，用以狩獵和對付戰爭中的敵人。由於它能導致呼吸肌迅速麻痺，即使是最不明顯的擦傷傷口，也可能致死。一五二○年六月，葡萄牙航海家麥哲倫在三年環球航行途中來到巴塔哥尼亞岸邊時，一名同伴就因中了塗過此藥的毒箭身亡。

過去，原住民對於此種毒藥的來源和製作方法守口如瓶，直到德國自然學研究者洪堡利用一個小計謀才揭開它的祕密。一八○○年五月，在穿越奧里諾科河（Orinoco）地區的考察旅行途中，洪堡來到馬庫希（Makuschi）的埃斯梅拉達（Esmeralda）村，正巧趕上當地居民慶祝「馬錢子」收穫節，喝醉的部落巫師告訴他，第二天早晨，他們將以這種藤狀攀緣植物爲即將展開的集體狩獵製造致命的藥劑。

在其執著要求下，洪堡得以在印第安人的毒藥製作坊親眼目睹製作儀式。根據他的報告，老魔法師先以冷水澆在搗成纖維狀的植物皮上，使含有毒性物質的黃色汁液從捲成漏斗狀的香蕉葉上濾滴數小時，最後以蒸發法使其變濃稠。由於蒸發過的汁液無法固著於箭頭上，老人摻進第二種黏稠性極強的植物膏，此時，煮過的「苦拉拉」變成一團細軟的黑色物質，依照印第安人的經驗，此物質只有透過血液才會起作用，因此，毫髮無傷的洪堡還試嚐了一下。

洪堡關於這次經歷的描述，促成了整個十九世紀對於生物鹼的科學研究。一九○○年左右，「苦拉拉」首次被分離出來，並在動物實驗中顯示出驚人的鬆弛肌肉作用。自從製藥工業能夠加以合成製造後，適當劑量的「苦拉拉」可在外科手術中用於鬆弛肌肉，藉此減少麻醉劑的用量，因而相當程度降低了麻醉劑的危險。

插圖97a：洪堡在柏林的工作室，一八四八年。
根據巴騰施拉格（Bardtenschlager）的平版畫，以及愛德華．希爾德布蘭德（Eduard Hildebrandt）的水彩畫製作的木刻畫。出自：《征服地球：洪堡在中美洲和南美洲》畫冊（*Die Eroberung des Ereballs-Humboldt in Mittel-und Sü damerika*），萊興巴赫地區，一九七四年。

插圖97b：圭亞那和奧里諾科河地區的印第安人正在製作「苦拉拉」毒。
十九世紀佚名畫。出自：卡爾格－德克爾《草藥、丸藥、製劑》，萊比錫，一九七○年。

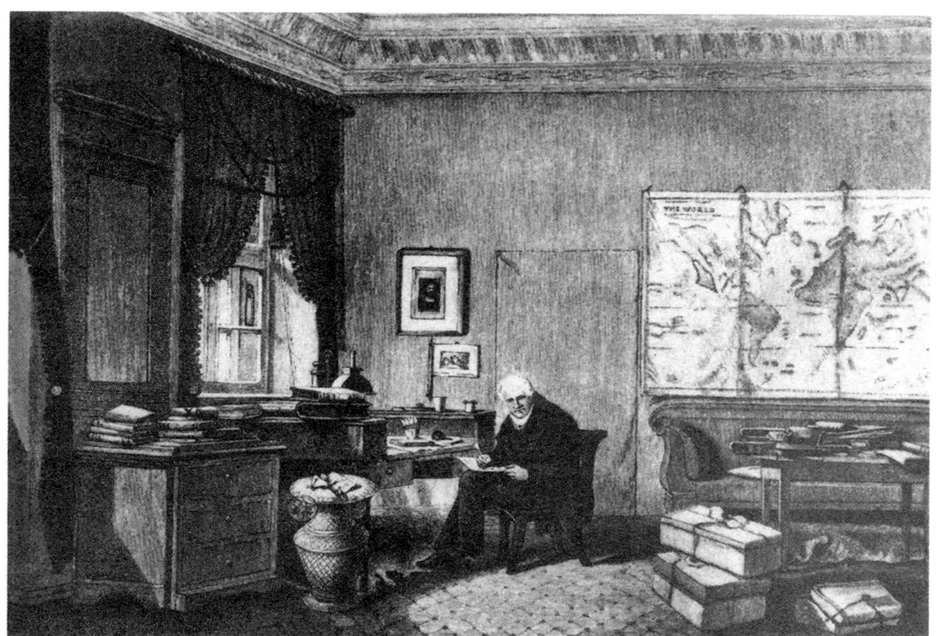

97a

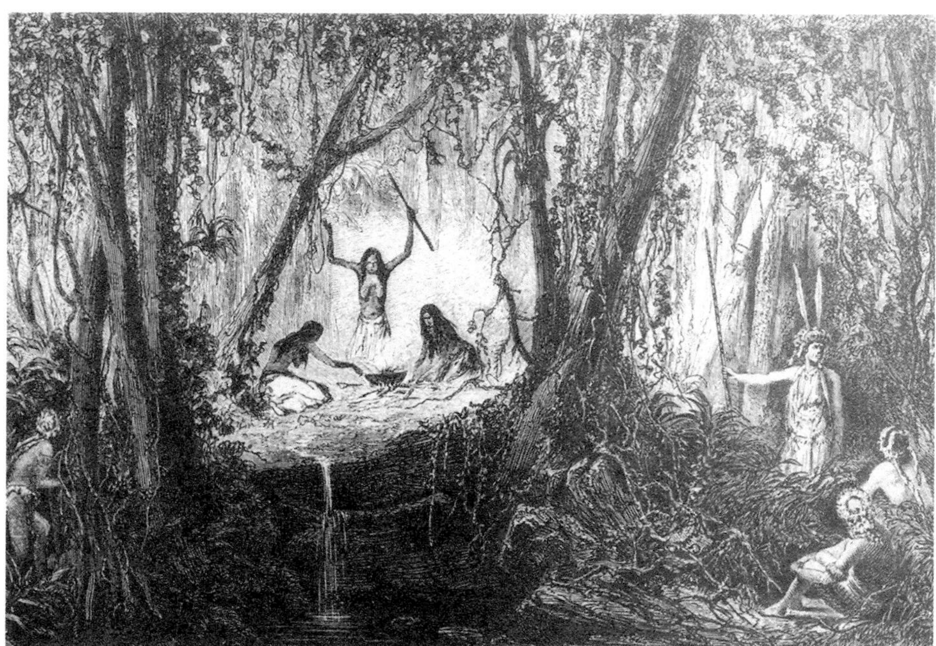
97b

98.紹爾布魯赫創立負壓病房

一名年輕人遭公牛牴起身體並拋出後受了重傷，被送進醫院二十七歲的助理醫生費迪南·紹爾布魯赫（Ferdinand Sauerbruch）火速趕到後發現傷勢嚴重的病人已經死亡，只好解剖屍體查明死因。他並未找到受傷的器官，但發現「胸壁上有個小孔」，因而認爲病人「死於氣胸」。早在一七七〇年，倫敦醫師威廉·修森（William Hewson）即首次使用「氣胸」來描述空氣聚集在胸膜腔裡對生命造成威脅的情況。

請容我在此向非外科醫生的讀者解釋一下：通過氣管與外界空氣相連的肺裡存在著超壓，包圍著肺的胸膜腔處於負壓之中，而兩邊的肺翼，則依胸腔裡不同的壓力比值來開展或縮合，一旦胸壁受傷或手術時外界空氣進入胸膜腔，肺就會萎陷，換言之，它會因自身的彈性作用而縮成拳頭般大小，不再呼吸。

正是這樣的危險，使胸腔一直成爲手術禁區。這個年輕人死後數星期裡，紹爾布魯赫始終思索著：如何才能在胸腔外科手術時避免肺葉萎陷？他告訴自己，人體結構是無法改變的，因此人體本身並不能解決這個問題，也因此必須借助技術戰勝自然！他狂熱地進行實驗研究，最後設計出一個可以容納手術台、病人、醫生和助手的寬敞玻璃氣壓室，然後將空氣抽出，讓負壓室保持和胸膜腔內相同氣壓，病人頭部則穿過利用橡膠圈密封的開口露在氣壓室外，如此肺部便可呼吸正常氣壓的空氣。

經歷多次惱人的失敗，紹爾布魯赫不斷修改負壓病房的設計，直到一九〇四年初，成功的那一天終於來臨：由於紹爾布魯赫的「壓差法」，醫生成功打開一名婦女的胸腔，摘除胸骨下方的腫瘤。

以上即爲胸腔外科的誕生過程。

插圖98a：手術中的紹爾布魯赫。
霍耶（H. O. Hoyer）根據佚名活頁印刷物繪製，一九二二年。出自：《德國紅十字會》，德勒斯登，一九八一年第八期。

插圖98b：為負壓病房首例手術做準備。
阿閔·沃爾格魯特（Armin Wohlgemuth）為卡爾格—德克爾《戰勝疼痛：麻醉和局部麻醉史》（萊比錫，一九八四年）臨摹紹爾布魯赫親自繪製之畫。

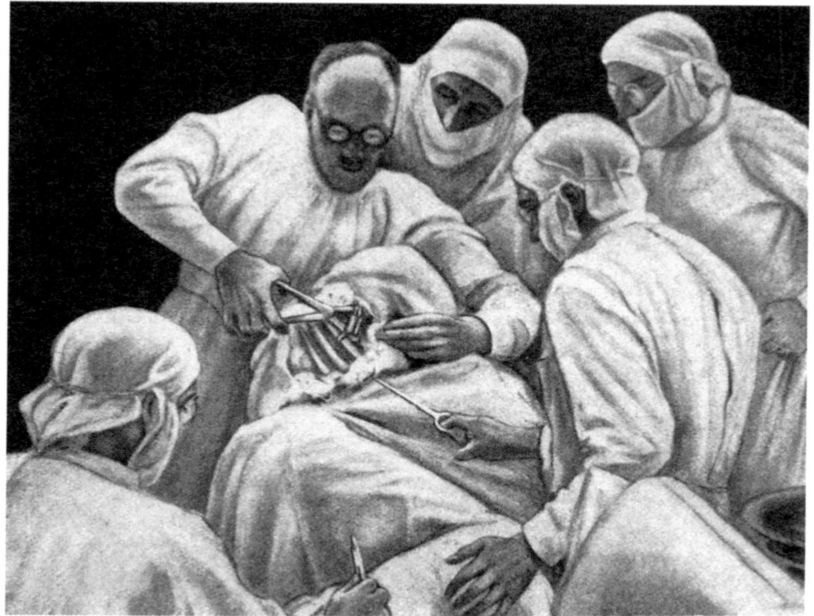

98a

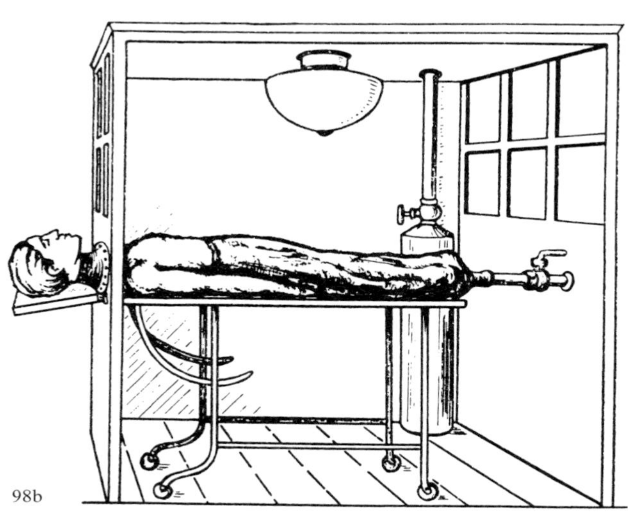

98b

99.科勒與古柯鹼

前文曾介紹過，吸入麻醉法使用於全身麻醉，終於使外科醫生數千年來無痛手術的夢想得以實現。然而，前述的三種麻醉法都隱藏著危險：「笑氣」麻醉常失效或造成病人窒息死亡；乙醚麻醉可能引起肺部併發症和其他惱人意外；氯仿麻醉則間或會引起心肌麻痹導致死亡。

吸入麻醉法爲眼科醫生帶來的麻煩更多，因爲病人醒來咳嗽或嘔吐時，常令好不容易才縫合的傷口再度綻開。於是，維也納醫生卡爾．科勒（Karl Koller）於一八八四年發明了黏膜皮膚的局部古柯鹼麻醉法。早在一八五九年，哥廷根化學家阿爾伯特．尼曼（Albert Niemann）已從秘魯古柯樹葉上分離出古柯鹼，正如其博士論文所述，嚐過這種東西後，舌頭會有麻木感。

科勒在自己身上做過多次試驗，也注意到古柯鹼使舌黏膜皮膚麻木的效果，同時還研究出它能使敏感的末梢神經迅速麻痹，因而在動物身上做了一系列試驗，希望爲眼科醫生找到一種局部消痛的方法。在維也納總院生理學家薩洛蒙．斯特里克（Salomon Stricker）的實驗室裡，科勒配製出濃度百分之二的古柯鹼溶液，先後滴在青蛙及天竺鼠的眼睛裡，結果，這些接受實驗的動物不只角膜和結膜對機械、熱、化學和電刺激完全沒有感覺，甚至以手術刀加以切開時也沒有反應。科勒因而在自己的眼睛上進行類似的試驗，由於結果一樣令人滿意，於是在一八八四年九月十一日，鼓起勇氣爲一名非常害怕手術的白內障病人施行此種麻醉法。次月，他在維也納醫生協會發表了這項成功的局部麻醉法，獲得滿堂掌聲。不久，古柯鹼麻醉不但應用於外科和診斷性手術中，也應用於其他部位的黏膜上。

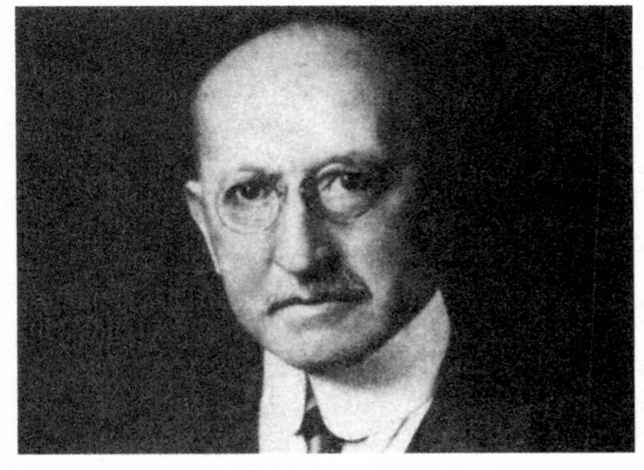

99a

插圖99a：科勒：以古柯鹼溶液進行黏膜局部麻醉的發明者。
照片複製：昆澤，羅斯托克。

插圖99b：印加帝國國王為太陽神獻上一罐古柯鹼。
貝納．皮卡（Bernard Picard）《偶像崇拜者的宗教儀式與習俗》（*Cérémonies et coutumes réligieuses des peoples idolâtres*），阿姆斯特丹，一七二三年，。出自：克雷默《宇宙和人類》，萊比錫－斯圖加特，年代不詳。

插圖99c：古柯樹（*Erythroxilon Coca*）樹枝。
木版畫。出自：《圖解會話辭典》，萊比錫，十九世紀。

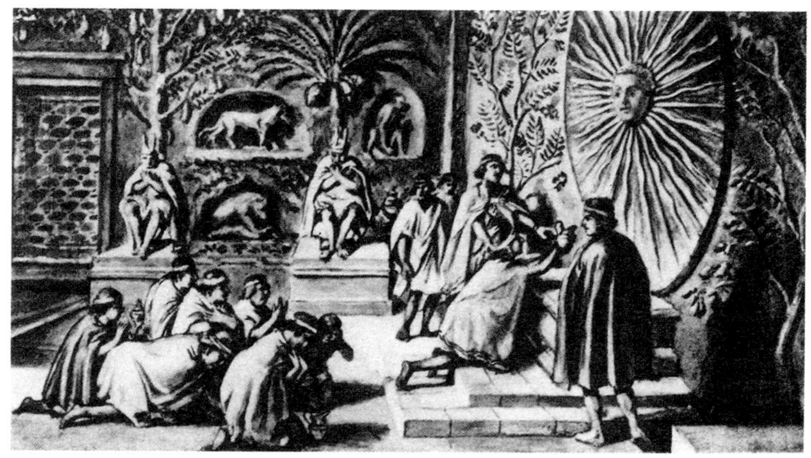

99b

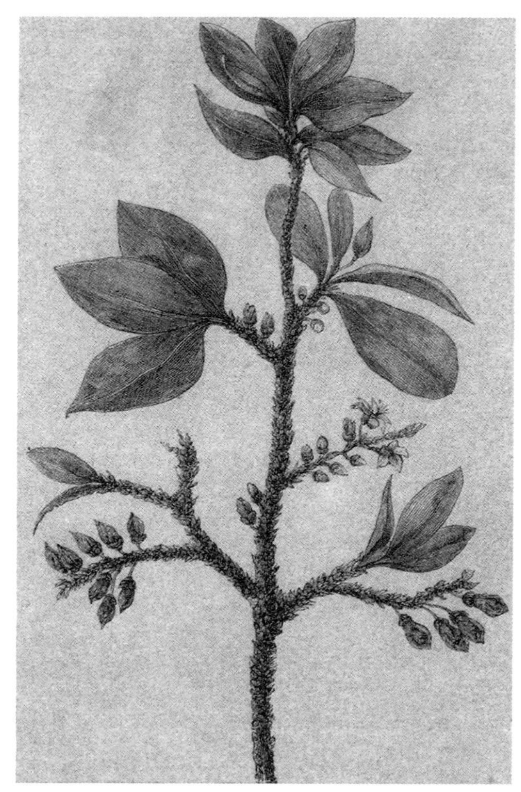

99c

100.傳導麻醉和手術手套

維也納醫生科勒發明局部表面麻醉的消息迅速傳到美國，紐約羅斯福醫院的年輕外科醫生威廉·史都華·霍斯特德（William Stewart Halsted）成爲其熱心的跟隨者。在多次把古柯鹼溶液滴進或塗抹於黏膜，成功地使身體局部失去感覺後，他想到，透過注射古柯鹼來阻滯某些神經傳導的功能，應可消除體內疼痛。

霍斯特德在自己和動物身上先進行試驗，得到正向的結果後，一八八五年在一位飽受牙疼折磨的朋友身上首次臨床使用了所謂的傳導麻醉法。從被古柯鹼麻醉的下頜裡拔出牙齒時，病人感覺不到疼痛，只聽得見拉扯中的喀嚓聲響。就這樣，外科學因增添一種麻醉法而更爲豐富。

五年後，霍斯特德因另一項革新措施再度令人稱道。此時他已受聘於巴爾的摩大學醫院。手術室裡，醫生和護士一如既往，以碳酸進行手部消毒，以便施行無菌手術，而外科器具早已於高溫蒸氣消毒過了。不過，碳酸的缺點之一是會對敏感性皮膚造成傷害。一八九〇年的某一天，同在巴爾的摩約翰霍普金斯醫院工作的手術護士卡洛琳·漢普頓（Caroline Hampton），雙手長滿了小濕疹，且逐漸蔓延到手臂上。

三十二歲的外科教授霍斯特德十分震驚且心痛，他暗戀著卡洛琳，害怕失去她，因爲當時一切治療手部炎症的努力都失敗了。這位沈默的追求者日夜苦思，希望能幫助心愛的人。當卡洛琳準備向他辭去工作時，他把一雙極薄橡膠手套擺在她面前。這雙手套像第二層皮膚般覆蓋著她的雙手，絲毫不妨礙工作，此外，由於耐得住高溫煮沸，還可有效地防止細菌感染。這雙「愛情手套」一下子傳遍了全球所有手術室，同年，這兩位幸福的人也結爲夫婦。

插圖100：傳導麻醉的發明人霍斯特德，圖左為護士漢普頓。霍斯特德為卡洛琳發明了無菌橡膠手套。
麥卡勒姆（J.T.C. McCallum）《霍斯特德》（Halsted）書中照片，巴爾的摩－倫敦出版，一九三〇年。出自：卡爾格－德克爾《戰勝疼痛：麻醉和局部麻醉史》，萊比錫，一九八四年。

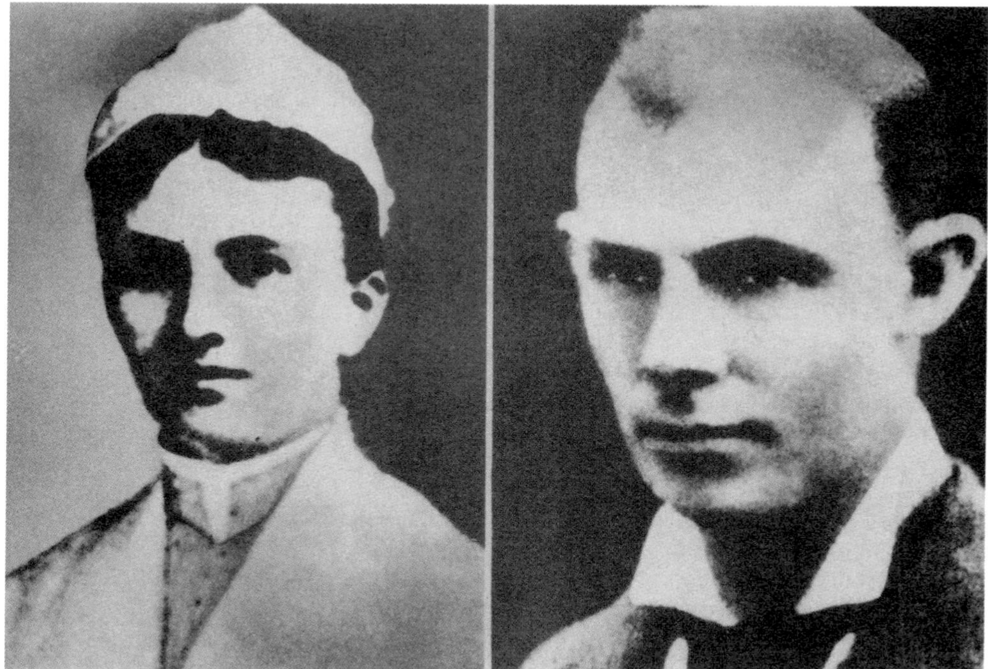

100

101.在「小黑豬」酒館裡靈光乍現

時間回溯至一八九〇年，柏林「小黑豬」酒館裡，一群好飲的波希米亞人正隨興自娛，其中有詩人、畫家、音樂家、哲學家，以及對音樂深感興趣的三十一歲外科醫生施萊希。他們一起說笑、討論、聊業務，偶爾，一名年輕的波蘭建築暨醫學院學生斯坦尼斯拉夫．普日貝謝夫斯基（Stanislaw Przybyszewski）起身彈奏鋼琴，當年他正在上瓦岱爾－哈茨（Waldeyer-Hartz）教授的神經解剖學講座課。

施萊希一邊聽著蕭邦的鋼琴曲，一邊翻看這位朋友的上課筆記，筆記中完美的中樞神經系統神經節草圖深深吸引了他，突然間，腦子裡靈光一閃：「斯坦尼斯拉夫！天哪！」他中斷了演奏：「神經膠質就像鋼琴琴弦制音器、電弱音器、記錄機的配電器，或是制動調節器！」

儘管已經很晚了，施萊希來不及正式道別便匆匆離開朋友趕向醫院，同時叫醒睡夢中的助手維特科夫斯基（Wittkowsky），令他即刻趕到醫院。由於注射有毒的古柯鹼會導致有害的副作用，他們兩人長久以來即不斷研究，希望能改良由美國人霍斯特德發明、哈倫斯人馬克西米利安．奧伯斯特（Maximilian Oberst）改進的傳導麻醉法。法國醫生保羅．勒克呂（Paul Reclus）證明，大幅降低手術一開始所注射的5%古柯鹼溶液的濃度並不會影響局部麻醉，因此施萊希已將古柯鹼含量降至1%，而在後來爲時較短的手術中，甚至用濃度只有0.5%的古柯鹼溶液即可達到無痛狀態。

然而，即使最少劑量也無法完全排除中毒現象。根據在「小黑豬」酒館裡的靈感，他向同事說明，神經系統可能像鋼琴弦般透過壓力來進行自我抑制，因此他推測以「引入濕流」的方法來浸潤組織，應可阻止感覺繼續傳導。經由自我注射實驗，施萊希發現僅0.5‰的鹽溶液即可大幅降低疼痛程度，若再加入0.01%的古柯鹼劑量，則可完全消除疼痛。最後，他依照麻醉發生作用的方式，將其命名爲「浸潤麻醉」。

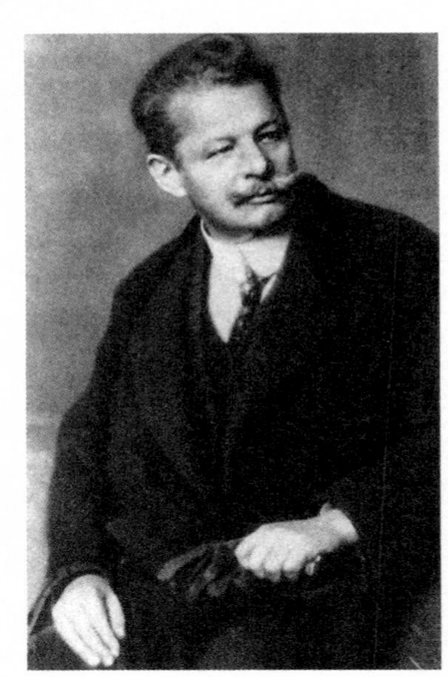

101a

插圖101a：施萊希，浸潤麻醉的發明者。
出自：施萊希回憶錄《回憶往事》（*Besonnte Vergangenheit*），柏林，一九二〇年。

插圖101b：施萊希持手術刀的手。
出自：同上。

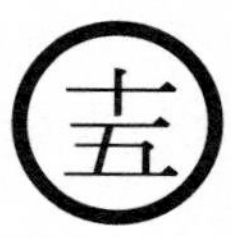

攻克瘟疫與微生物

唉，人類需付出多少鮮血做爲代價，
才能前進一小步……

——海因里希·海涅
（Heinrich Neine，一七九七～一八五六年）

104.各式可憐的小蛀蟲

數千年來，大部分人（包括醫生）都將瘟疫視爲超自然力量的暴行，或是因星象不吉所帶來的自然災害，尤其是發臭的土地、水和空氣。然而，從古至今，也有些醫生和自然研究學者公開提出關於有生命的傳染物的想法，儘管他們的假設仍不夠明確。

古羅馬凱撒時期的全才學者馬庫斯·特倫提烏·瓦羅（Marcus Terentius Varro），早已在其內容廣傳的農業教科書《農業論》（*Rerum rusticarum*）中描述了肉眼看不見。以微小生物形態存在的活病原體，並以拉丁母語稱其爲「傳染生命物」（Contagium animatum）。這些小生物會「隨著空氣通過嘴和鼻子進入人體，造成嚴重感染」。

直到十六世紀前半葉，無人提過瓦羅未經證實的觀點。後來，充滿文藝復興進步精神的義大利醫學家吉羅拉莫·弗拉卡斯托羅（Girolamo Fracastoro）一五四六年於威尼斯出版的《談傳染、傳染病和治療》（*De contagione et contagiosis morbis eorumque curatione*）中，介紹研究傳染病形成的經驗。他認爲，傳染病的產生，不僅來自於空氣中的病原菌，也來自於人與人間的直接接觸，以及使用染上病菌的衣服或病人用品。

不過第一次看到不同細菌的人，是荷蘭非專業研究人員安東尼·范·列文霍克（Antony van Leeuwenhoek）。一六九七年九月，他以雨水稀釋一顆病牙的黏膜和牙垢後，放在自行改良過的顯微鏡下觀察。在給倫敦皇家協會的一位朋友的信中，提到以下驚人的發現：他看到各式各樣「可憐的小蛀蟲」，有細桿狀、球形、螺旋形和逗號形狀。爲了讓對方了解，他還附上自己手繪的蛀蟲外形圖。列文霍克並未意識到，自己已因原本只爲消磨時光而進行的顯微鏡研究，跨入了微生物學的領域。

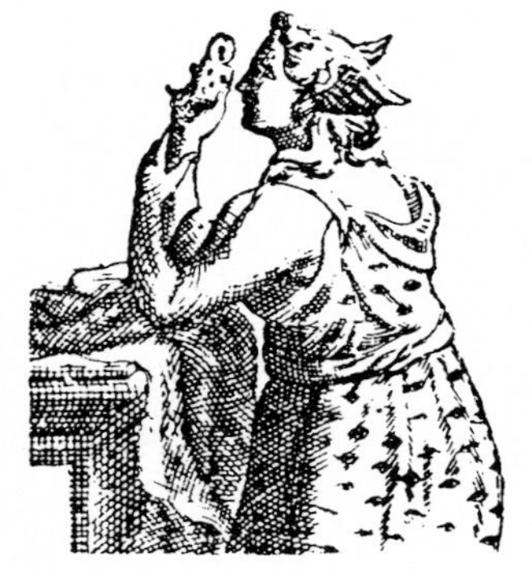

104a

插圖 104a **：列文霍克使用顯微鏡的想像圖。**
出自：卡爾格—德克爾《看不見的敵人》（Unsichtbare Feinde），萊比錫，一九八○年。

插圖 104b **：首次在顯微鏡裡看到細菌的列文霍克。**
阿姆斯特丹皇家科學院裡列文虎克紀念章。門格（J. P. Menger）繪製。出自：《德國紅十字會》，德勒斯登，一九八三年第二期。

插圖 104c **：列文霍克於唾液中首見、著名的細菌圖。**
根據列文霍克《探索自然奧祕》（*Arcana naturae detecta*）德爾伏特，一六九五年繪製。出自：卡爾格—德克爾：《看不見的敵人》萊比錫，一九八○年。

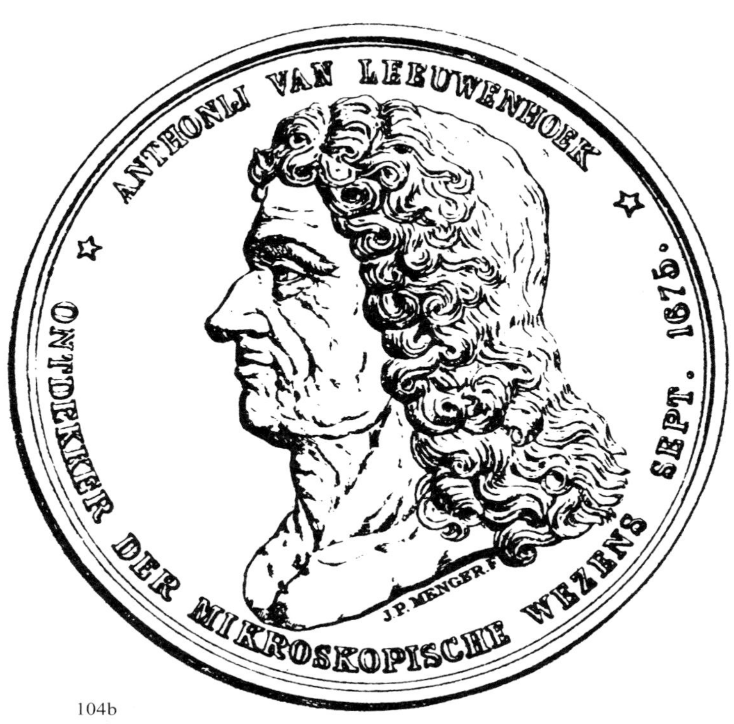
ANTHONIJ VAN LEEUWENHOEK
ONTDEKKER DER MIKROSKOPISCHE WEZENS SEPT. 1675.
J.P. MENGER. F

104b

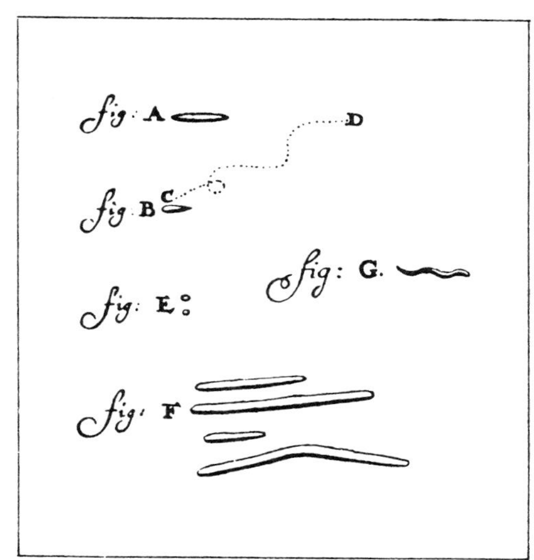
fig: A
D
fig: B C
fig: E
fig: G.
fig: F

104c

105.金瓊伯爵夫人散

瘧疾由瘧蚊傳播，病人發病時會忽冷忽熱，直到現在，地球上仍有成千上萬的人生活在瘧疾不斷威脅的陰影中，因此，如何根治這種危害大眾健康的疾病，成爲世界衛生組織的首要任務之一。

從古希臘羅馬開始，此病肆虐地區的居民就特別害怕染病；在發現病原體前，人們也不清楚形成原因。例如，杜勒曾寫道，在一五二〇至一五二一年前往荷蘭旅行途中曾染上此病。他爲醫生畫了一幅鋼筆畫，以標示感到疼痛的脾臟部位。十七世紀中葉，一名前往荷蘭旅行的南美人首次爲歐洲人帶來以下的消息：在秘魯洛克薩城（Loxa）附近有一種樹，將其極具苦味的粗纖維樹皮磨成粉或熬製成汁後，對治療這種可怕的熱病有著很好的療效。據說，當時秘魯總督伯爵之妻安娜．金瓊（Anna Chinchon）病情嚴重，瀕臨死亡，但在飲下此藥後恢復了健康。她非常高興，回西班牙時帶回一袋「秘魯樹皮」，並用它治好了丈夫莊園裡發燒染病的農民。

事實上，伯爵夫人並未回到故鄉，但這個動人故事卻流傳了數百年，人們甚至把樹皮粉稱爲「伯爵夫人散」。著名的瑞典自然研究者卡爾．馮．林奈（Carl von Linne）在其劃時代的植物學總目錄《自然系統》（*Systema naturae*，一七三五年）中，收入了此種「發燒樹皮樹」（Fieberrindenbaum），並依伯爵夫人的姓「金瓊」將此樹的學名稱爲「金雞納」（Cinchona）。由於曲解了詞意，此樹名傳至中國後，變成了毫無關係的「中國樹皮」（Chinarinde）。

一八二五年左右，巴黎藥物學教授皮埃爾．約瑟夫．佩爾蒂耶（Pierre Joseph Pelletier）和巴黎藥師約瑟夫—貝奈米．卡文圖（Joseph-Beinaimé Caventou）終於從「金雞納」樹皮中分離出主要的鹼成分奎寧，並在臨床實驗上發揮了相當的效果，此後很長一段時間裡，奎寧成爲唯一有效的抗瘧疾藥物。

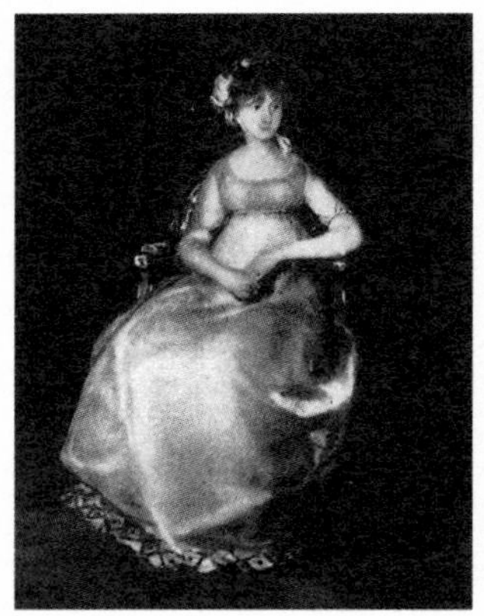

105a

插圖105a：金瓊伯爵夫人：「金雞納樹」的命名之母。
弗朗西斯科．荷西．德戈雅（Francisco José de Goya）的油畫，一八〇〇年。原畫為馬德里的蘇卡（Herzog von Sueca）大公所收藏。出自：格奧格斯．皮勒蒙（Georges Pillement）《藝術大師戈雅》（*Meister der Kunst-Goya*），阿爾薩斯的米爾豪森，年代不詳。

插圖105b：金雞納樹枝葉。
木版畫。出自：《圖解會話辭典》，萊比錫，十九世紀。

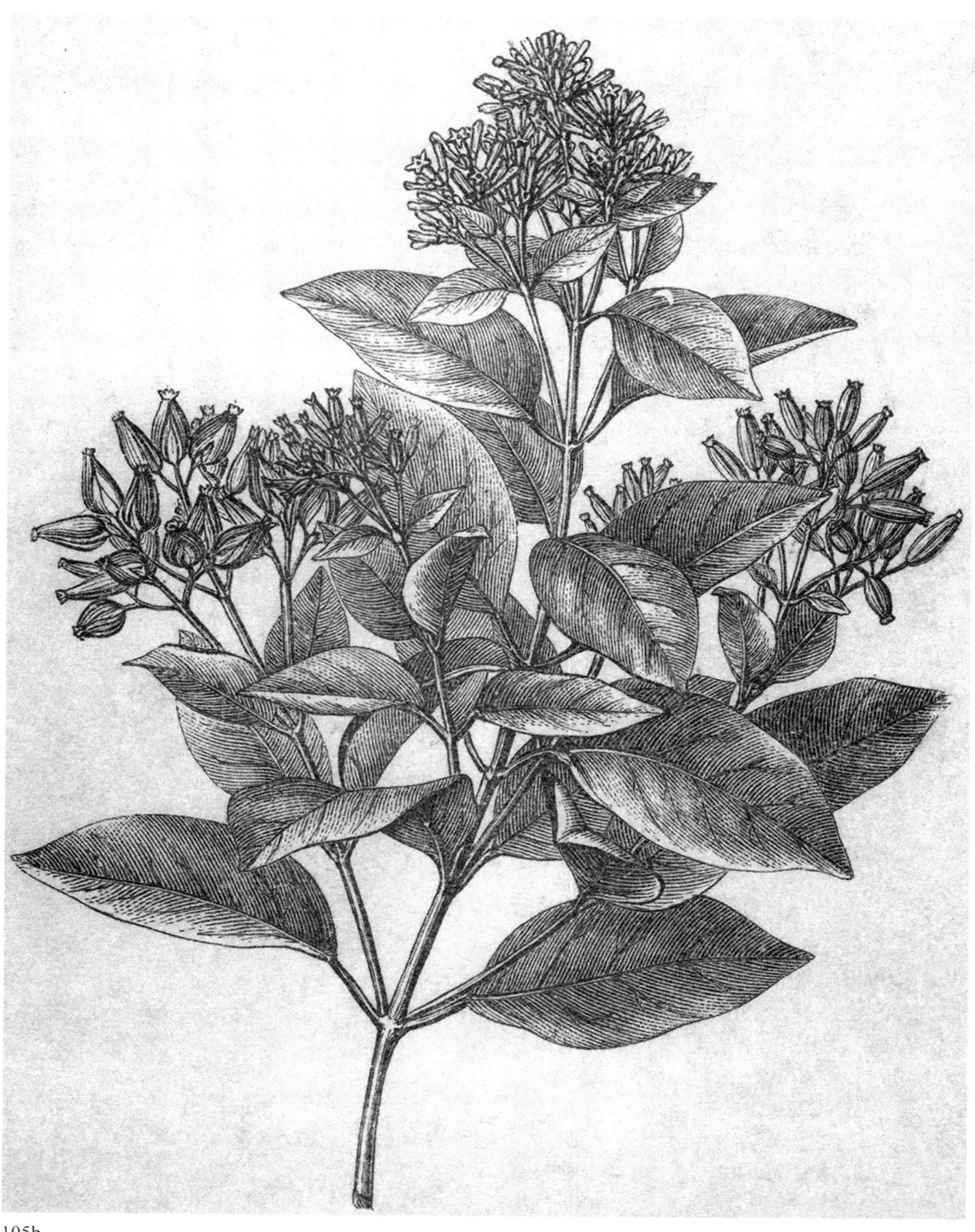

105b

106.瘧疾防治的新突破

古希臘醫生希波克拉提斯和蓋侖早已發現瘟疫主要爆發於潮濕地區，因此，他們建議人們避免聚居於沼澤附近，如無法避免，也必須將水排乾。

儘管古羅馬博學者瓦羅推測沼澤地區的微小生物可能是人們所害怕的瘧疾病因，但直到近代，醫學家仍認爲危險的空氣中毒是致病之因，因此，一七五三年義大利醫學家托爾蒂（Torti）將這種病稱爲「male aria」（髒空氣，即Malaria一字來源）。

一八八〇年，法國寄生物學家阿方斯·拉韋蘭（Alphonse Laveran，一八四五～一九二二年）在感染瘧疾的外籍士兵的血液採樣中發現單細胞的瘧原蟲，正是所謂「間歇熱」的寄生性病原體。

十九世紀末，義大利動物學家喬瓦尼·巴提斯塔·格拉西（Giovanni Batista Grassi，一八五四～一九二五年）證明瘧原蟲由瘧蚊所傳染，而英國熱帶病學家羅納德·羅斯爵士（Sir Ronald Ross，一八五七～一九三二年）則徹底觀察了瘧原蟲在傳播疾病的蚊子胃和體腔裡生長，之後進入人體血液的傳染途徑。於是，從一九〇四年起，瘧疾肆虐地區實施了大規模消滅瘧蚊的措施，例如排乾沼澤和死水，後來並施放高效殺蟲劑。

和滅蚊措施同時進行的尚有以藥物施行大規模治療和預防，一開始只使用「金雞納」，後來加上各種新式的合成治療或預防藥物。就在瘧蚊幾乎滅絕、即將大功告成時，瘧蚊和瘧原蟲開始對施用的藥物增強抵抗力，不再受藥物影響。世界衛生組織認爲，發明對抗瘧疾與瘧原蟲的新方法，尤其是有效的疫苗，是化學、製藥和醫學研究界的當務之急。

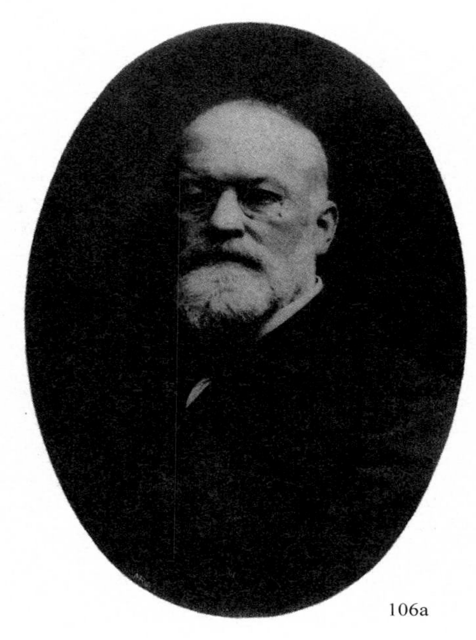

106a

插圖106a：瘧原蟲的發現者拉韋蘭。
照片複製：萊比錫大學卡爾—蘇德霍夫研究所。

插圖106b：瘧蚊的「領地」。
出自：格哈德·芬茨默爾（Gerhard Venzmer）《科學戰勝微生物》（*Wissenschaft besiegt Mikroben*），慕尼黑，一九三九年。

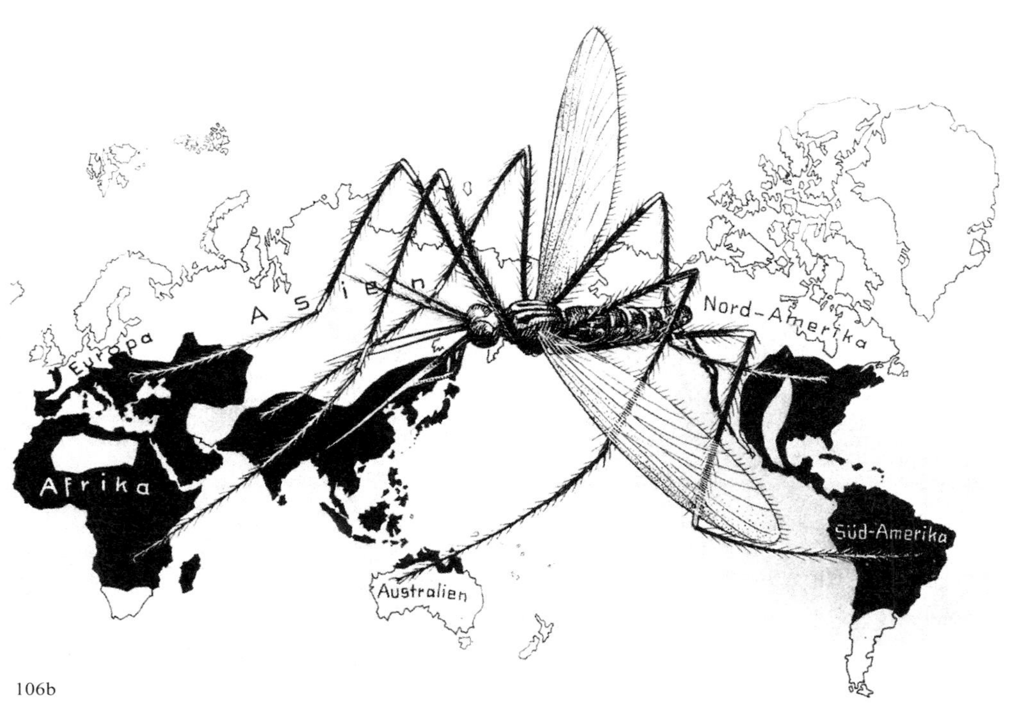

106b

107.逃避瘟疫

痲瘋病和鼠疫是中世紀最令人懼怕的瘟疫，每次爆發時總引起居民的極度恐慌。無數人逃離城市以躲避瘟疫，因為當時不知病因何在，也想不出還有什麼其他方法能避免被傳染。八世紀後半葉開始，政府當局根據皇帝敕令，企圖藉由隔離措施來預防大眾染上各種致命瘟疫。

最早將痲瘋病患嚴格隔離於痲瘋病患居住區的政令，可回溯至矮子丕平（Pippin den Kurzen）及卡爾大帝時期。痲瘋病患居住區位於一般居住區外圍；由醫生與神職人員委員會確認發送至隔離區的病人，必須終生穿著用以識別的痲瘋病人服，戴上長手套及繫白帶的大帽子，而在正式隔離前，教堂會先發布痲瘋病患的死亡宣告及驅逐出境令。此外，他們專屬的識別標記還包括：隨身攜帶的小水桶（當然，他們不能用它到公共水井打水）、用來盛裝好心路人施捨食物的袋子或籃子，以及號角和搖鼓，藉由發出警戒聲響通知過路人遠離他們。這些今日看來相當冷酷無情的措施，對於痲瘋病逐漸減少，仍應有不小的貢獻。

上述措施的成功，鼓勵了各城市政府在鼠疫爆發時也採取類似的辦法。鼠疫大多是從海外傳入。首批新興國際城市熱那亞和威尼斯，便曾拒絕來自鼠疫爆發國家的船隻入港；所有可能傳染鼠疫的船員與乘客，都需在隔離區停留十天。早在十四世紀時，小城市和領主們便嚴格監管入境者，禁止疑似罹患鼠疫的人入境。醫生為鼠疫病人看病時，需將自己密裹於特製衣服裡，同時戴上裝有芳香物質的面罩，以防感染。

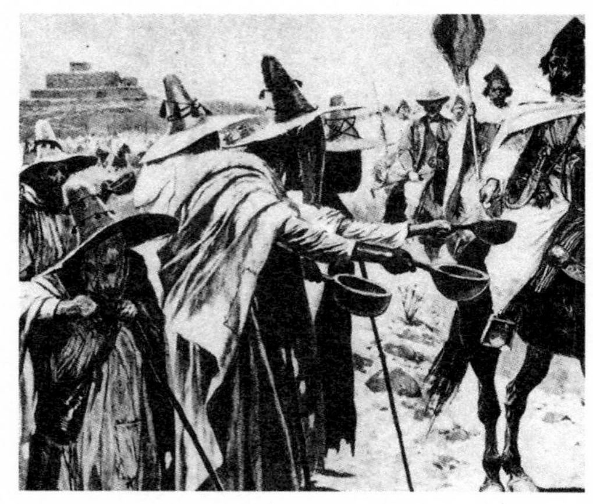

107a

插圖 107a：摩洛哥商道上，身穿特殊識別病服的痲瘋病人正在乞討。
出自：阿克爾克內希特（E. Ackerknecht）《祖母文件夾裡的醫學文獻》（*Medizinische Dokumente aus Groβ mutters Mappe*），轉引自《岩像》（*IMAGE ROCHE*），一九六六年第十七期。

插圖 107b：十七世紀時有錢人逃離爆發鼠疫城市的景象。
當時的佚名畫。出自：《德國紅十字會》，德勒斯登，一九七六年第十七期。

插圖 107c：醫學漫畫中的霍亂：專家參觀霍亂病院。一八八四年布拉斯（J. Blass）的諷刺畫。
出自：卡爾格－德克爾《看不見的敵人》，萊比錫，一九八〇年。

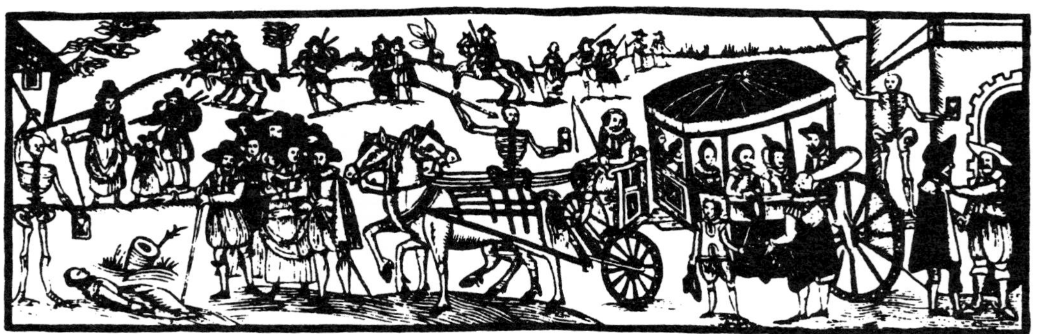

107b

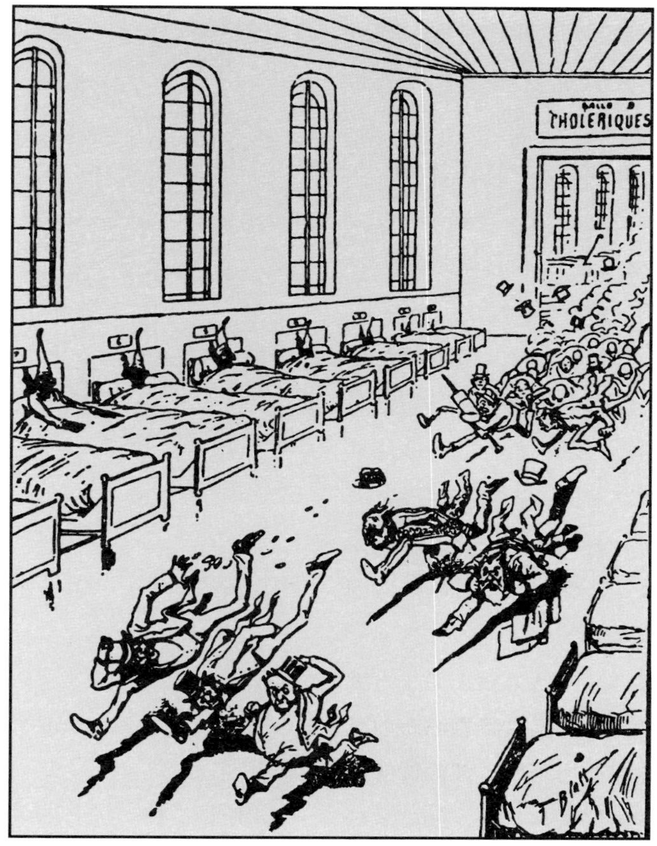

107c

108.偉大的「鳥嘴醫生」

不要食用家禽、水鳥、乳豬、老公牛，也勿吃肥肉，勿晝寢，夜裡三點前因有露水而不要出門，勿曬太陽，勿洗浴，同時須防止腹瀉。以上這些和其他似乎無用的預防措施，是巴黎學院派醫學家於一三四八年爲防止法國人染上自義大利蔓延開來的鼠疫而提出的注意事項。當時人們不清楚鼠疫的眞正病因，因而將鼠疫的爆發，歸咎於上帝對罪孽深重的世俗的憤怒或不吉利的星象；甚至還猜疑是女巫或猶太人在井裡投毒，或是空氣中有瘴毒之故。爲了消除瘴毒，憂心的市長在空地燃燒柴堆，並在狹窄的街道和公共建築裡薰香。

儘管當時仍不知鼠疫是細菌引起的，但警覺性強的人還是發現這種病具有傳染性；就像病人因皮膚出血而身體出現深藍色斑疹，因而痛恨地稱之爲黑死病一樣，醫生也十分懼怕爲鼠疫病人看病，這其實是可以理解的。甚至連當時著名的羅馬教皇私人醫生暨法國外科學創始人修利亞克都坦率地承認，自己只是因爲職業道德才未逃避爲鼠疫病人服務。後來，如同許多有責任感的同業，修利亞克也在一三六七至一三六八間因感染鼠疫而去世。

爲了對付這種害人的傳染病，從十五世紀開始，許多醫生在進入瘟疫野戰醫院前全副武裝，穿上幽靈般的保護服：他們從頭到腳套在一件油布製成的大長袍中，頭戴鳥嘴狀的面罩，面罩裡塡裝具消毒作用的芳香物質，面罩外另外戴上一副裝有大水晶玻璃鏡片的眼鏡，避免眼睛受「毒氣」侵害，手上戴著大手套，並以長長的指示棒接觸病人及指導治療。孩子們在街上看見令人害怕的「鳥嘴醫生」時，常嚇得一邊哭一邊逃走。

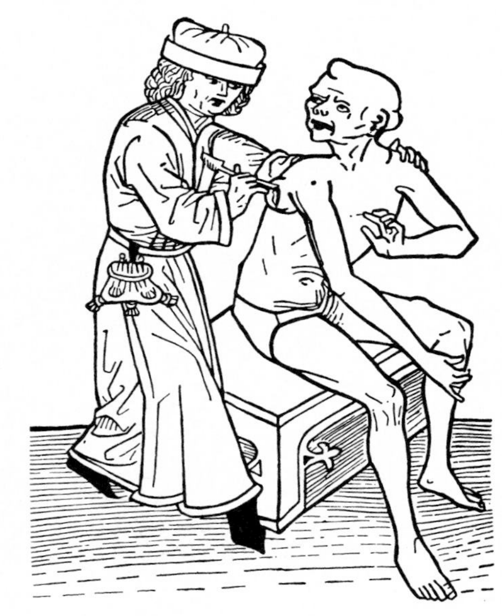

108a

插圖108a：十五世紀鼠疫醫生為病人切開引流。
當時的木刻畫。出自：漢斯．福爾茨（Hans Folz）《談鼠疫》（*Spruch von der Pestilenz*），紐倫堡，一四八二年。

插圖108b：穿著鼠疫醫生服的醫生，人們稱為「鳥嘴醫生」。
保羅斯．菲爾斯特（Paulus Fürst）的銅雕版畫，一六五六年。出自：卡爾格一德克爾《醫學的轉捩點：和細菌奮戰的人（畫冊）》（*Sternstunden der Medlizin-Manner gegen Bakterien*），萊興巴赫地區，一九七七年。

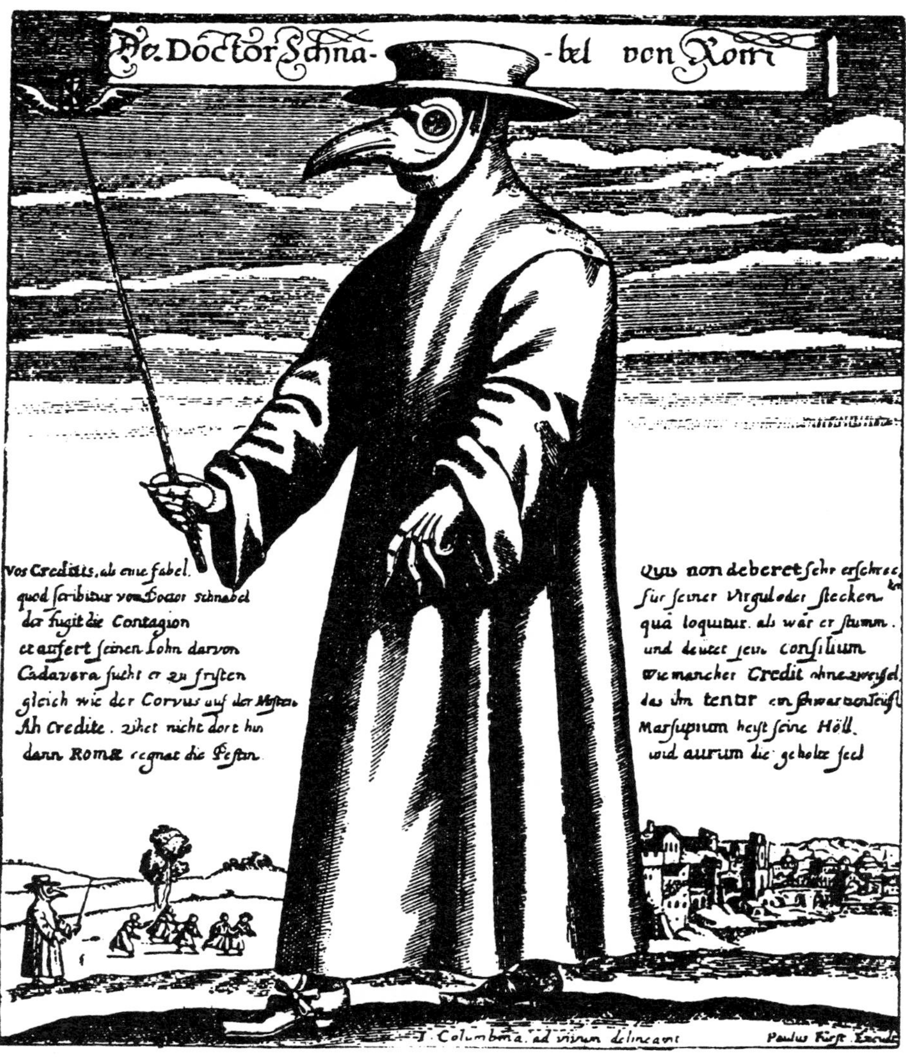
Der Doctor Schna- -bel von Rom
Vos Creditis, als eine fabel.
quod scribitur vom Doctor Schnabel
der fugit die Contagion
et aufert seinen Lohn darvon
Cadavera sucht er zu fristen
gleich wie der Corvus auf der
Ah Credite. zihet nicht dort hin
dann ROMÆ regnat die Pestin
Quis non deberet sehr erschrecken
für seiner Virgul oder stecken
quâ loquitur. als wär er stumm.
und deutet sein consilium
Wie mancher Credit ohne zweifel
das ihm tentor ein schwartzen Teufl
Marsupium heyst seine Höll.
und aurum die geholte seel
J. Columbina. ad vivum delineavit
Paulus Fürst Excudit

108b

109.揭開「安東尼厄斯之火」之謎

過去，除了痲瘋病和瘟疫外，最嚴重的傳染病是名稱神祕但卻十分可怕的瘟疫——「安東尼厄斯之火」。它出現時類似傳染病，但其實不是，而且還有兩種不同的進程，其中一種根據醫學史學家彼得斯的描述，先令皮膚起泡，隨後「變成炭黑色，並化膿潰爛，最後，四肢從軀體上脫落」；另一種則引發長期持續性疼痛難受的肌萎縮。

由於病因不明，當時人們把這兩種病狀稱為「壞疽」或「痙攣瘟疫」。因為缺乏治療方法，人們遂向聖安東尼厄斯（Antonius）求助，在安東尼僧侶教團開辦的專門醫院裡尋找避難之處。修士除了給予病人慈善護理和心理慰藉外，只能提供強健身體和減輕疼痛的藥物。細心觀察的人也發現，只有窮人會罹患此種傳染病，富人卻得以倖免。

到了十七世紀，謎底終於揭曉。一名醫生發現，食用含有麥角成分的黑麥麵包或麵粉會引發此種疾病，富人因吃得起不含麥角的小麥粉烘培的食物，因此不會罹病。富人對於窮人吃的黑麥嗤之以鼻，譏諷地稱之為「飢餓之穀」或「死亡之穀」。漢諾威的區域醫生暨自然研究學者約翰．陶貝（Johann Taube），在一七八二年出版的著作《痙攣性麥角中毒症歷史》（*Die Geschichte der Kriebelkrankheit*）中首次證明此病是由麥角中毒所引起。

所謂麥角，是成熟黑麥中一種黑紫色、微微彎曲、像大穀粒一樣的東西，以前人們認為它只是變形的穀粒，現代醫學經研究後發現，它其實是黑麥中的異物，內含各種過去認為有毒的麥角酸衍生物。

插圖109a：聖安東尼厄斯：對抗痙攣性麥角中毒傳染的守護神。
格斯多夫《軍事外科記要》中漢斯．韋希特林（Hans Wechtlin）的木刻畫。出自：奧斯卡．羅森塔爾（Oskar Rosenthal）《造型藝術中的神奇醫術和醫神》（*Wunderheilungen und ärztliche Schutzpatrone in der bildenden Kunst*），萊比錫，一九二五年。

插圖109b：陶貝《痙攣性麥角中毒症歷史》扉頁。
約翰．克里斯蒂安．迪特里希出版社，哥廷根，一七八二年。出自：卡爾格—德克爾《草藥、藥丸、製劑》，萊比錫，一九七〇年。

插圖109c：麥角中毒（痙攣性麥角中毒症或是安東尼厄斯之火）的症狀。
霍伊辛格（Heusinger）畫，一八五六年。出自：巴爾格爾（Barger）《麥角與麥角中毒》（*Ergot and Ergotism*），倫敦，一九三一年。

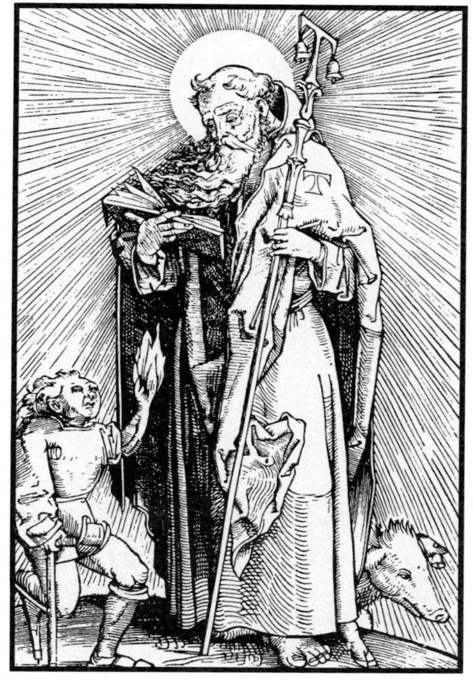

109a

Die

Geſchichte

der

Kriebel-Krankheit

beſonders derjenigen

welche

in den Jahren 1770 und 1771

in

den Zelliſchen Gegenden

gewütet hat

beſchrieben

von

Johann Taube

Hofmedicus, Mitglied der Königlichen Landwirthſchaft Geſellſchaft zu Celle und Correſpondent der Königlichen Geſellſchaft der Wiſſenſchaften zu Göttingen.

Göttingen,

bey Johann Chriſtian Dieterich, 1782.

109b

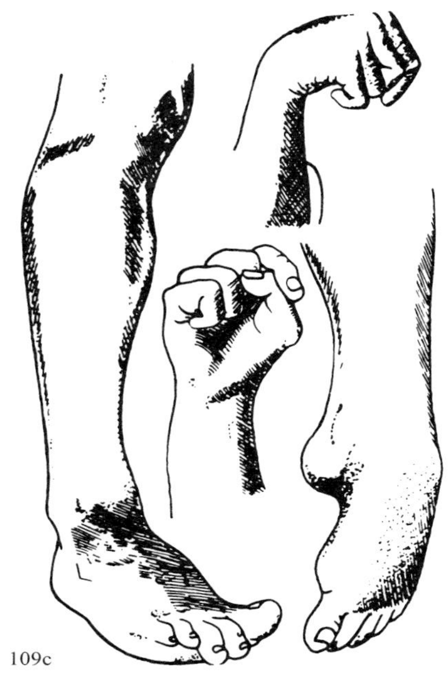

109c

110.以牛痘治療天花

過去，每年都有成千上萬的人死於天花。古希臘人極具想像力，根據病人的外表將此病稱為「火之女」。十八世紀末，活躍積極的英國醫生愛德華．金納（Edward Jenner）首次嘗試將對人類無害的牛痘當成疫苗，以對付危險的天花。他在布里斯托附近的索德伯里（Sodbury）擔任外科醫生暨藥師的學徒時，有一天，這位牧師之子聽見老師勒德洛（Ludlow）和一位擠奶女工有關天花的談話，女工告訴勒德洛，鄉村裡流傳著一種說法：帶有牛痘的人就不會染上天花。這個說法深深印在細心的年輕學徒金納的腦海裡。

金納在伯克利（Berkeley）鎮成立自己的診所後，花了二十年的時間研究農民從經驗中獲得的事實。一七九六年五月十四日，他終於累積足夠的知識，敢於進行牛痘疫苗接種試驗。這一天，全村居民都聚集在富農菲普斯（Phipps）的院子裡，看金納如何從一位感染過牛痘的農牧女工莎拉．內爾莫斯（Sarah Nelmes）手上提取牛痘液，並將它接種到菲普斯八歲的兒子詹姆斯身上。小男孩後來得了輕微的良性牛痘病，六個星期後，金納再度當著全村人面前進行了決定性的人體牛痘疫苗對照試驗，這一次，孩子沒有出現病徵。

今日施行的天花預防接種就是這樣發明的，儘管金納在當時尚不了解其作用機制，但無論是極保守的倫敦皇家協會成員，抑或是教育程度迥異的外行人，全都接受了這項新發明。金納所撰寫的七十五頁附圖報告在國內外引起了熱烈討論，因為有些人擔心，接種牛痘疫苗會使人同時接種了「殘暴和動物性」。十九世紀，各國政府逐漸推行強制接種牛痘的政策後，這種令人害怕的瘟疫不久就消失了。

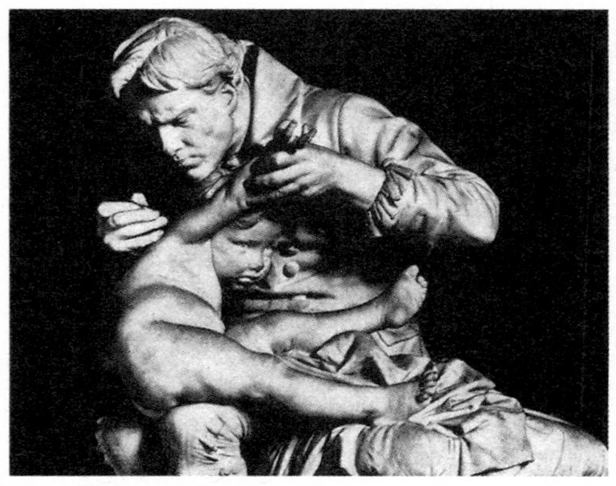

110a

插圖 110a：金納：天花預防接種的發明人，正為自己兒子進行接種試驗。
熱那亞醫院裡金納紀念碑的照片節選。

插圖 110b：金納牛痘接種的漫畫。
出自：霍赫施泰特、策登《聽筒與針管》，柏林，一九二一年。

插圖 110c：一八六七年傳染病大流行時，巴黎街道上的牛痘接種。
當時的木刻畫，出自：阿克爾克內希特《祖母文件夾裡的醫學文獻》，轉引自一九六六年第十七期《岩像》。

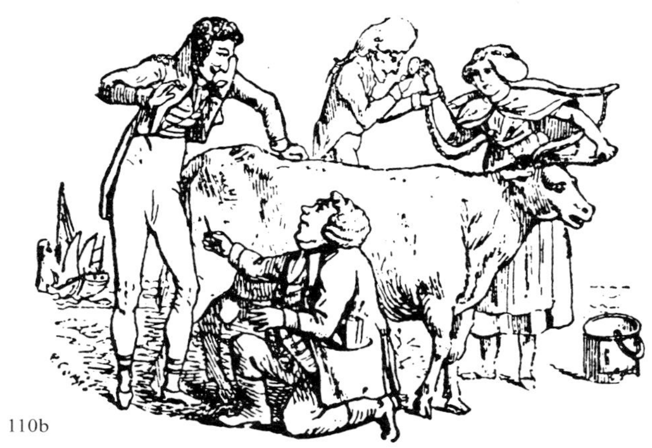

110b

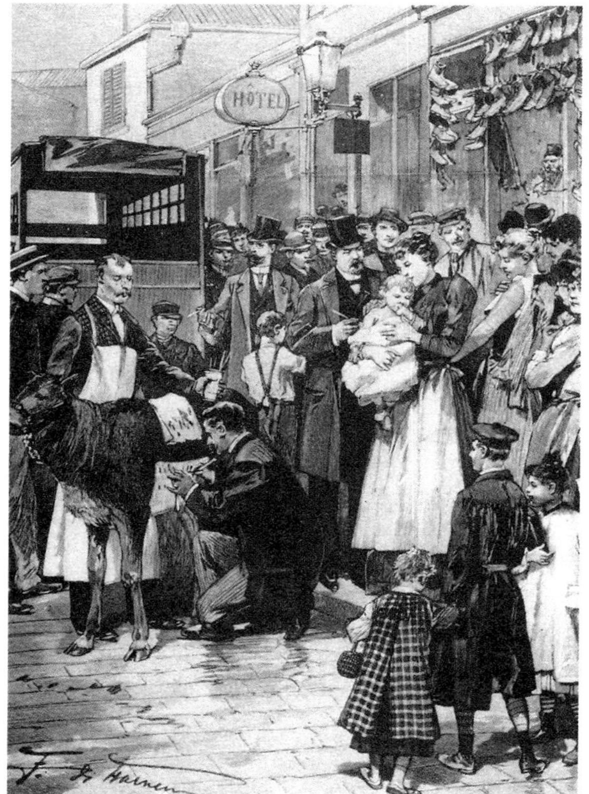

110c

111.造福社會的小兒麻痺口服疫苗

十九世紀後半葉，脊髓性小兒麻痺症在一些生活水準高且公共衛生良好的國家裡傳染開來，成為一種特殊的文明病，最可怕的主要症狀是經過不明顯的卡他性感染後，病患尤其是腿部和軀幹的肌肉會產生麻痹鬆弛的現象。

由於美國是這種疾病爆發率最高的國家，因此當地最先著手對付此種大多出現於夏末和初秋的「瘟疫」。

在缺乏專門治療的情況下，匹茲堡的血清學家約納斯．愛德華．沙克（Jonas Edward Salk）首先致力於預防接種的研究。他知道，德國骨科學家雅各布．海涅（Jacob Heine）一八四〇年首次描述了這種疾病的癱瘓症狀。一八八七年，瑞典兒科醫生斯卡．梅丁（Oskar Medin）斷定這是一種流行傳染病。於是這種成年人也可能感染的脊髓性小兒麻痹症，遂根據這兩位研究者被命名為「海梅氏病症」。

這種又稱為「流行性脊髓灰質炎」的傳染性，已由奧地利血清學家卡爾．蘭德施泰因納（Karl Landsteiner）於一九〇八年加以實驗證明，但直到一九四三年後，瑞典生化學家阿爾內．蒂瑟留斯（Arne Tiselius）才發現三類微小核糖核酸病毒是其病原體，經由糞便或飛沫感染進入人體內的消化道，先在腸道中繁殖，並在循環系統滯留一段時間後，侵入中樞神經致病。

鑒於這些認識，沙克從經由福馬林和加熱法活化後的可注射三類小兒麻痺病毒製成疫苗。當時辛辛那提大學兒科學教授美國人阿爾伯特．布魯斯．沙賓（Albert Bruce Sabin）用減低活性的I－III型脊髓灰質炎病毒，製造出更溫和、效果更好的口服疫苗。首次人體試驗成功後，前蘇聯病毒學家米歇爾．喬馬科夫（Michail Tschumakow）以沙賓疫苗為基礎的活性物質開始大規模生產。沙喬口服疫苗在世界很多國家使用以來，被證明是對付這種有害傳染病的安全且易為人體接受的預防措施。

插圖 111a：以前染上脊髓灰質炎的病人因軀幹和腿部肌肉萎縮，他們的命運就是在輪椅上度過一生。
油畫，作者姓名不詳，地點不詳。出自：R. 科斯曼與尤利烏斯．維斯（R. Koβmann, Juliua Wei β）《男人與女人》（*Mann und Weib*），斯圖加特、柏林、萊比錫，一八九〇年。

插圖 111b：美國病毒學家沙賓發明了治療脊髓性小兒麻痺症的口服疫苗。
根據沃爾格穆特拍攝的照片繪製，柏林。

插圖 111c：前蘇聯病毒學家喬馬科夫與沙賓一起為大規模生產疫苗奠定了基礎。
照片為喬馬科夫在莫斯科脊髓灰質炎研究所為猩猩做動物試驗。出自：卡爾格－德克爾《探究大腦》，萊比錫，一九七七年。

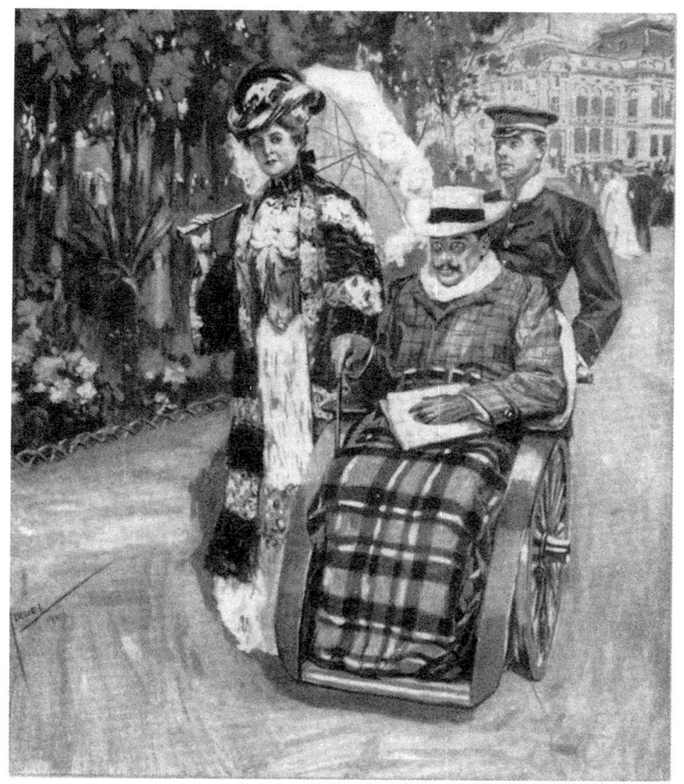

111a

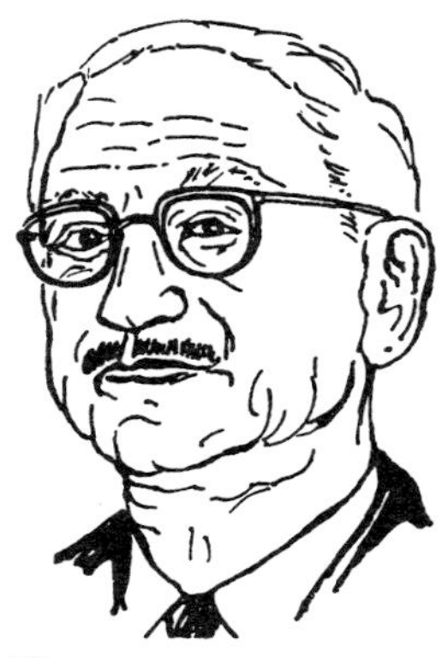

111b

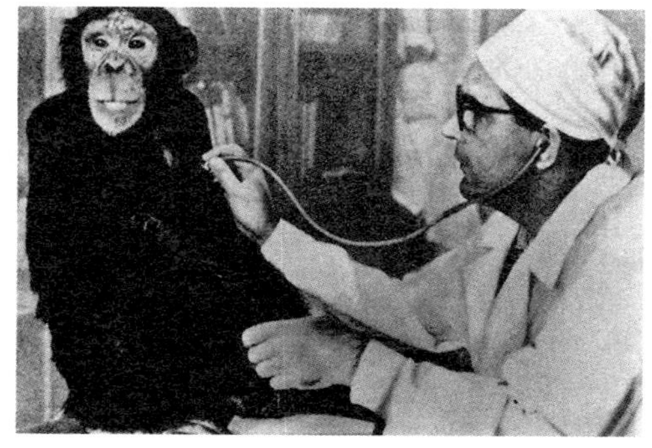

111c

112.對抗采采蠅

無藥可治且會致命的非洲睡病十分可怕，時至今日，這種主要出現於赤道非洲、使罹病者逐漸無精打采與嗜睡的傳染病，每年仍使約二萬人成爲其犧牲品，同時還有三千五百萬人受其威脅。早在一九〇一年，奉派至剛比亞研究睡病的英國熱帶醫學家約翰．埃弗里特．達頓（John Everett Dutton，一八七四～一九〇五年），已首次在顯微鏡下發現病人血液裡蜿蜒爬行的鞭毛蟲狀病原體。他依據發現病原體的地點爲此種生物命名爲「剛比亞椎蟲」（Trypanosoma gambiense）。兩年後，義大利細菌學家阿爾多．卡斯泰拉尼（Aldo Castellani，一八七八～一九六三年）在染病者的腦脊髓液裡發現了同樣的微生物。

在此之前，澳裔英國殖民地醫生大衛．布魯斯（David Bruce，一八五五～一九三一年）經過鍥而不捨的觀察，幸運地發現當地一種別名爲「采采蠅」的「鬚舌蠅」（Glossina palpalis）即爲此種病原寄生蟲的媒介。在後來的研究中，德國熱帶病學家科赫的同事弗德利希．卡爾．克萊恩（Friedrich Karl Kleine，一八六九～一九五一年）在東非考察昏睡病時，發現其傳染機制。

克萊恩發現，采采蠅吸入受染的血液後，進入其體內的病原蟲會先在其腸道內繁殖，三個星期後采采蠅才具有傳染力。科赫則研究采采蠅的生物性及生活習性，建議在人群聚居地區砍伐及焚燒其棲身與孳生的水邊植被，以預防疾病傳染。爲了有效預防傳染，此種疾病流行的國家，在世界衛生組織和非洲統一組織的支持下，共同進行了國際合作，透過開墾采采蠅的繁殖地、使用殺蟲劑，以及釋放遭絕育的雄性采采蠅等措施來杜絕此病的傳播。

插圖 112a：罹患昏睡病的病人被送到科赫位於維多利亞湖邊的東非衛生所。
柏林科赫博物館裡的原始照片。

插圖 112b：於倫敦醫學會展示昏睡病的病原體。
第一次世界大戰前的佚名畫。出自：卡爾格－德克爾《草藥、丸藥、製劑》，萊比錫，一九七〇年。

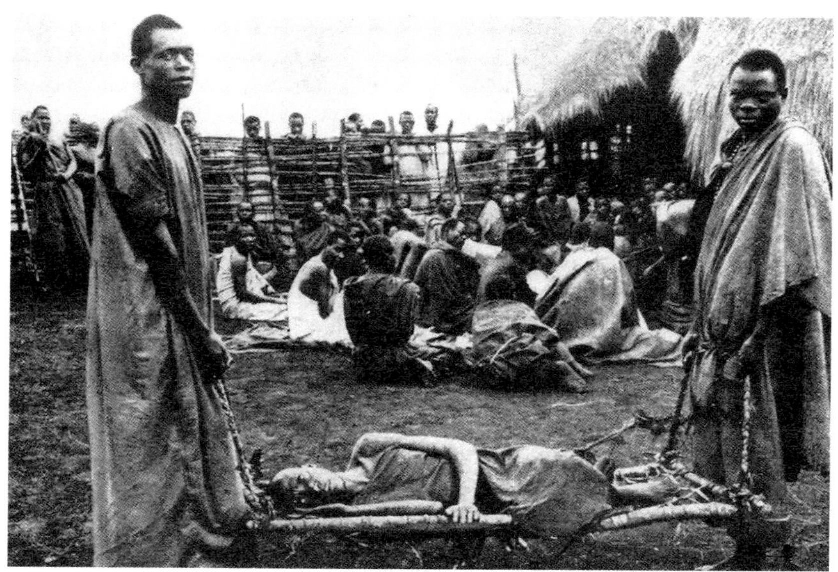

112a

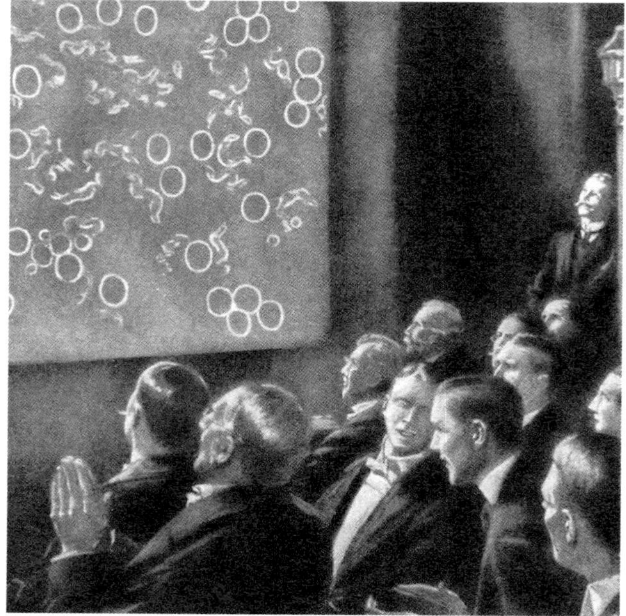

112b

113.癒瘡木治療梅毒

十五世紀末，歐洲突然爆發一種流行病，一旦感染就會遍布全身，面目全非。病變從性器硬結般的潰瘍開始，數星期後全身便出現各種形狀、令人難受的皮疹，有些地方則出現濕疹。幾年之後，致命的組織質變開始出現，慢慢造成病人身心機能衰退。此病猖獗的情形，可在杜勒旅途中寫給朋友的信裡看出：「幾乎每個人都染上了這種病。」

歐洲大陸會感染此病的場所主要是公共浴室、四處林立提供飲酒作樂的妓院，以及名聲不佳的小酒館，因此民間稱其為「情色病」。一五三〇年左右，維洛那優秀的醫生弗拉卡斯托洛將它命名為梅毒，此名仍沿用至今。當時的醫生不知道致病病因，因而以禁食、出汗、放血和排泄等療法加以治療。不過，這些方法和其他據說可抗毒的物質一樣毫無作用，於是江湖庸醫讓病人外用和內服水銀，然而水銀毒性強大，常引起皮膚發炎和嚴重的器官損傷，因此沒多久有良心的醫生就嚴斥這種水銀療法。

一五一四年左右，聽說一艘載有可治療梅毒的安全藥物癒瘡木的西班牙船從海地駛至歐洲時，人們都非常高興。據說，印第安人用癒瘡木煎劑治好許多種皮膚病，也許正因如此才出現了錯誤的觀念，認為哥倫布發現的「西印度群島」是梅毒的發源地。由於人們幾乎神化了這種「創造奇蹟」的癒瘡木，勢力龐大的貿易家族便大量進口，從中獲取豐厚利潤，直到這種曠日費時的「木療」所含危險濫用的藥物的光環消失為止。

插圖 113a：十六世紀醫生加工癒瘡木（右）和使用癒瘡木（左）治療「法國人病」（梅毒）。
加勒（Ph. Galle）的銅版畫，一五七〇年。出自：彼得斯《圖解製藥史》（*Aus pharmazeutischer Vorzeit in Bild und Wort*），柏林，一八八九年。

插圖 113b：向聖米努斯（St. Minus）祈禱治好「法國人病」（梅毒）。
一四七五年傳單中哈默爾（W. Hamer）的木刻畫。出自：弗萊塔格《德國歷史圖繪》，萊比錫，年代不詳。

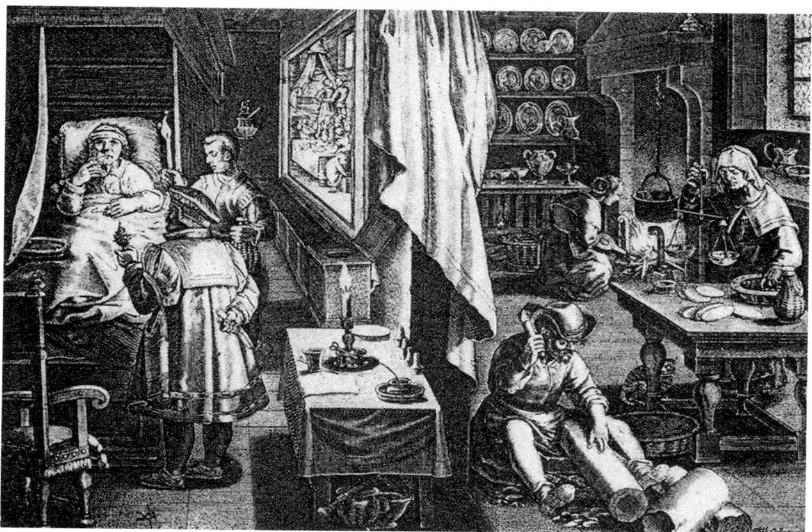

113a

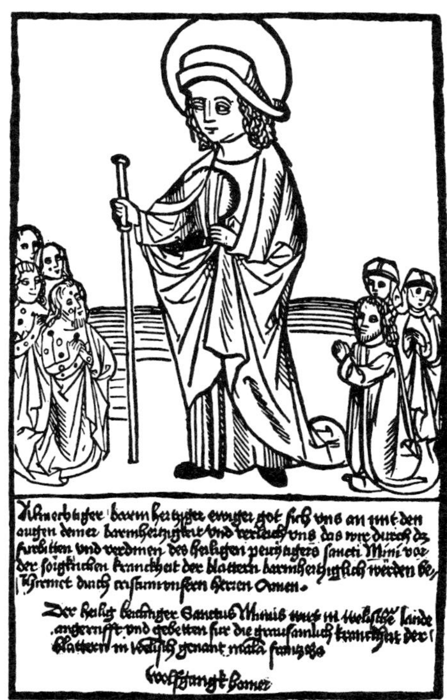

113b

114.以水銀治療梅毒

十五世紀末，梅毒首次在歐洲大規模爆發。正如前文所說，人們認爲是哥倫布的水手在海地與印第安人間的輕浮舉動將瘟疫帶回西班牙，而西班牙的戰爭又導致瘟疫在歐洲陸續蔓延開來。

在德國，此種疾病也很嚴重，畫家杜勒曾在旅途中給朋友的信裡抱怨：「幾乎每個人都染上了這種病。」人們染病的地點是公共浴室、妓院和名聲不佳的小酒館。

當時的外科醫生試圖通過禁食、發汗、放血和腹瀉等方法，殲滅這種令人厭惡的疾病，而江湖術士和學院派醫生則主要以水銀製劑來治療，不但成效不大，相反地，毫無節制地內服或外用此物，還引起了慢性中毒。古希臘醫生第奧庫里德在其著名的藥物學說裡早已提出警告，不可過度使用水銀治療疾病。另外，荷蘭語中的「江湖醫生」（Qacksalber）一詞，應是源自過去醫生濫用水銀（Quecksilber）而來。

言詞尖銳的人文主義者暨時代批評家烏里希．馮．胡騰（Ulrich von Hutten，一四八八～一五二三年）罹患梅毒後，不得不進行十一次水銀外敷治療，對於治療所帶來的痛苦和後果，沒有人比他描述得更加仔細與深刻：因口腔發炎而導致流涎不止和語言障礙，手指、眼瞼、舌頭顫抖，頭部劇痛，尿瀦留，以及伴隨著人格變化的神經性緊張。

流涎其實是急性水銀中毒的警訊，江湖醫生卻視爲治療有效的信號，繼續以水銀折磨病人。然而，水銀治療也遭遇了強烈反對之聲。反對者希望癒瘡木和洋菝葜根能治療梅毒，但幾無成效。因此，除了後來還出現的鉍和碘製劑外，不論純水銀或甘汞、升汞等氧化形式軟膏在梅毒治療中仍占主導地位。直到一九〇五年梅毒病原體被發現後，德國內科醫生暨血清研究者埃爾利希及日本人秦佐八郎（Sahachiro Hata，一八七三～一九三八年）才研製出「救命的砷製劑」——薩爾佛散。

插圖114a：胡騰因梅毒而臥病在床。
當時的佚名畫。出自：讓塞爾姆（E. Jeanselme）《梅毒病史》（*Histoire de la syphilis*），巴黎，一九三一年。

插圖114b：十五世紀末，以水銀外敷治療「情色病」。圖中兩名病人顯然是夫婦。病人滿身丘疹，醫生正在觀察女病患的尿液，他的助手則為男病患塗抹水銀軟膏。
維也納醫生巴特羅美斯．施特伯（Bartholomeus Steber）著作《梅毒的預防與治療》（*A Malafranzos morbo Gallico preservatio ab cura*）（一四九七／一四九八）中的扉頁畫。出自：弗萊塔格《德國歷史圖繪》，萊比錫，年代不詳。

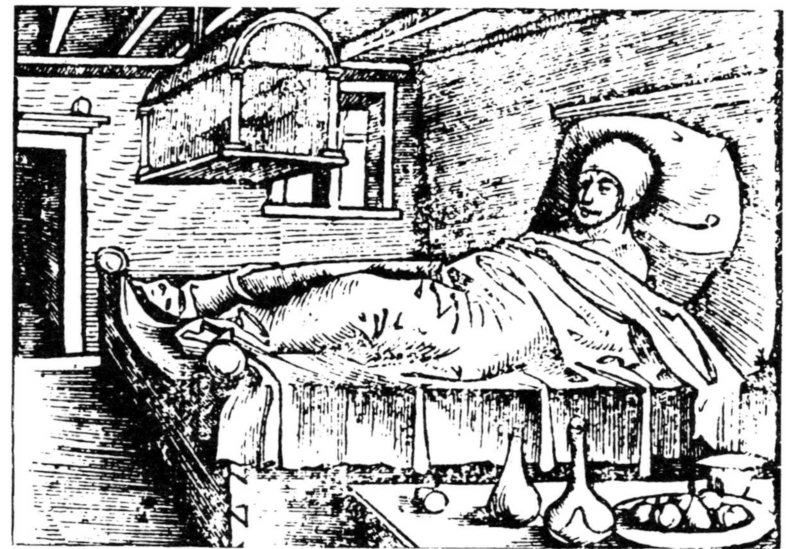

114a

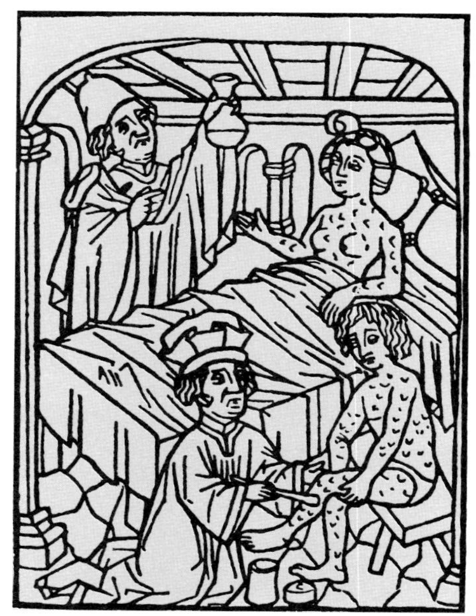

114b

115.狂犬病疫苗的發展

「若能看見你成爲教授，我將是世上最幸福的人。」法國鞣革工人尚・約瑟夫・帕斯德（Jean Joseph Pasteur）對十三歲的兒子路易說道。父親的願望很快就實現了，這名少年在完成自然科學學業數年後，就在第戎的一個中學裡謀得教職，後來，他先後獲得不同大學聘用，擔任化學科教授，最後來到巴黎，成爲法國科學學院及法國醫學研究院成員，並被譽爲人類最傑出的慈善家之一，在他年老時國家還提供榮譽退休金。

這位研究者最大的成就是成功地研製出狂犬病疫苗。他從兔子的脊髓裡培養狂犬病毒，並以無菌乾燥法弱化病毒的傳染性。經過幾年成功的動物試驗後，一八八五年七月初，首次在人體試用接種疫苗。

當時，一名阿爾薩斯麵包師的九歲兒子在上學途中遭帶有狂犬病毒的狗襲擊，手上、小腿及大腿共有十四處咬傷。孩子的母親在事故發生十二小時後將他送醫治療，醫生以苯酚燒灼來消毒傷勢最嚴重之處，同時急切地建議孩子的母親，儘快將他送至帕斯德處，因爲只有他能治療此病。帕斯德先與兩名醫生商量，醫生肯定地說，若帕斯德不趕快進行治療，孩子只有死路一條。面對如此緊急的情況，帕斯德決定讓孩子使用還未曾進行臨床試驗的方法。

在帕斯德監督下，其中一名醫生爲孩子注射了疫苗。經過十天的「狂犬病預防療程」後，多次注射疫苗的約瑟夫・邁斯特（Joseph Meister）逃脫了原本必死無疑的命運。此後，這個孩子與自己的救命恩人始終保持書信往來，未曾中斷。每回讀著信封上飽含感激之情的文字：「獻給親愛的帕斯德先生……」帕斯德心中便充滿了喜悅。雖然狂犬病至今仍會致命，但如同以往這一切仍取決於是否及時妥善處理傷口並注射狂犬病疫苗。

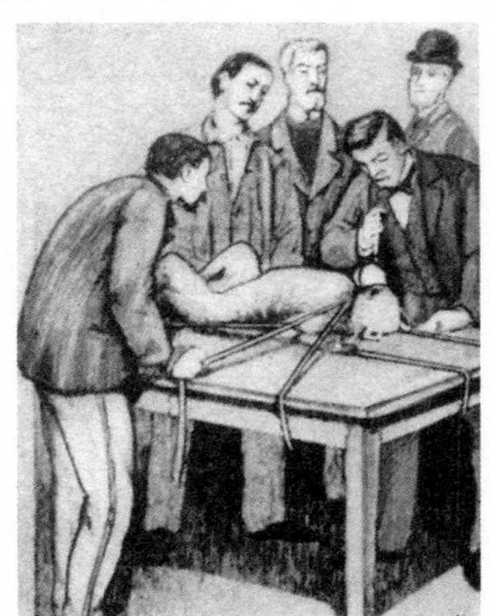
115a

插圖 115a：帕斯德從一隻帶狂犬病毒的狗身上取得唾液以進行試驗。
時人畫（一八八四年）。出自：勒內・福洛普－米勒（René Fülöp-Miller）《醫藥學文化史》（*Kulturgeschichte der Heikunde*），漢堡，一九三七年。

插圖 115b：帕斯德觀察首次為九歲的邁斯特進行接種狂犬病免疫血清。
當時的插畫。出自：《名人》（*L'Illustration*），巴黎，一八八五年。

插圖 115c：在巴黎高等師範學校為染上病毒的俄國農民接種狂犬病疫苗。帕斯德（右立者）觀察和監督接種過程。
當時法國歷史書中的木刻版畫。

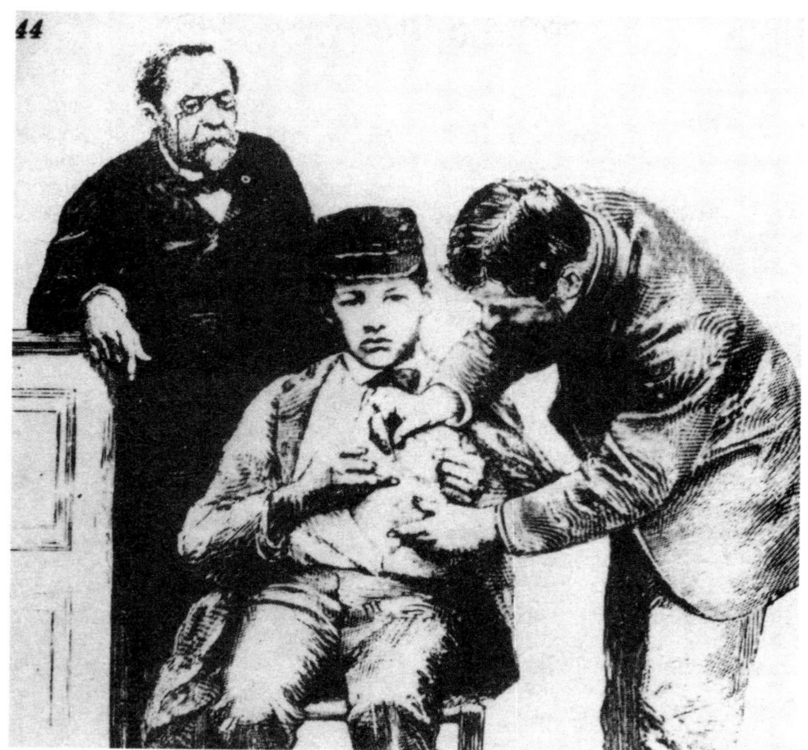

115b

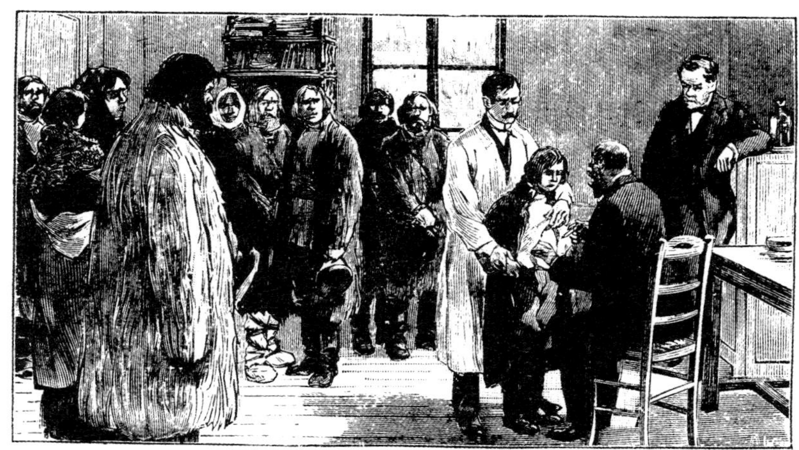

115c

116.揭開結核病原體之謎

一八八二年三月二十四日，柏林生理學學會裡發生了一件大事：科赫受邀舉行一次關於結核病的講座。科赫原在沃爾施泰因（Wollstein）擔任鄉村醫生，兩年前由於從細菌學角度對炭疽病與傷口感染的病原研究成功，獲選爲柏林皇家衛生署成員之一。

這天，很多對此問題感興趣的人都聚集在學會圖書館裡，因爲他們期待這位著名的研究者會發表引起轟動的研究報告。幾星期以來，人們耳語傳說科赫已發現此種可怕疾病的微生物病原；當時每七人中就有一人成爲此病的犧牲者，特別是無產階級，但醫生束手無策，索性將這種俗稱爲「癆症」的病歸因於「慢性營養障礙」，或是由體質造成的遺傳性疾病，當他們站在病人床邊時，只能尷尬而無奈地聳聳肩表示無能爲力。

大廳裡寂靜無聲，不到四十歲的科赫以簡潔有力的開場白式否定了上述觀點，同時聲明結核是一種傳染病。這時，聽眾間起了陣騷動，爲了證實自己的觀點，他爲在場人士展示標本，透過顯微鏡，聽眾們可以清楚地看到微小的細桿狀結核菌。

科赫的第一位助手，亦即後來發現白喉病原體的弗烈德利希．羅夫勒（Friedrich Loeffler）在會中生動地回顧了發現過程的艱辛。「我永遠也不會忘記，」他說：「我們以負責人爲榜樣，從早到晚廢寢忘食地工作。」科赫與同事們不停地將帶結核菌的材料擠壓磨碎，在玻片上塗上薄薄一層，然後於顯微鏡下觀察。然而那些微生物一直頑強地躲開了他們的目光，直到找出費時改良的染色法後才大功告成，使得即使未經過顯微觀察訓練的眼睛，也能看到那些細小生物。

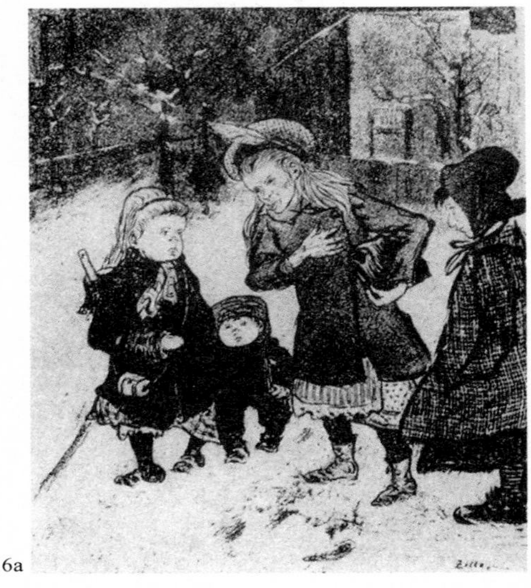
116a

插圖116a：「如果我願意，我可以把血吐在雪裡。」
海因里希．齊勒（Heinrich Zille）的諷刺漫畫。出自：齊勒《街上的孩子們：柏林百圖》，柏林，一九〇八年。

插圖116b：結核病原體的發現者科赫正在進行顯微觀察，旁為同事理查．普費佛爾（Richard Pfeiffer）。
科赫博物館收藏的照片。

插圖116c：科赫看到的結核菌，經常呈微彎的細桿狀。
科赫本人繪製。出自：卡爾格—德克爾《與結核對弈》（*Schach der Tuberkulose*），柏林，一九六六年。

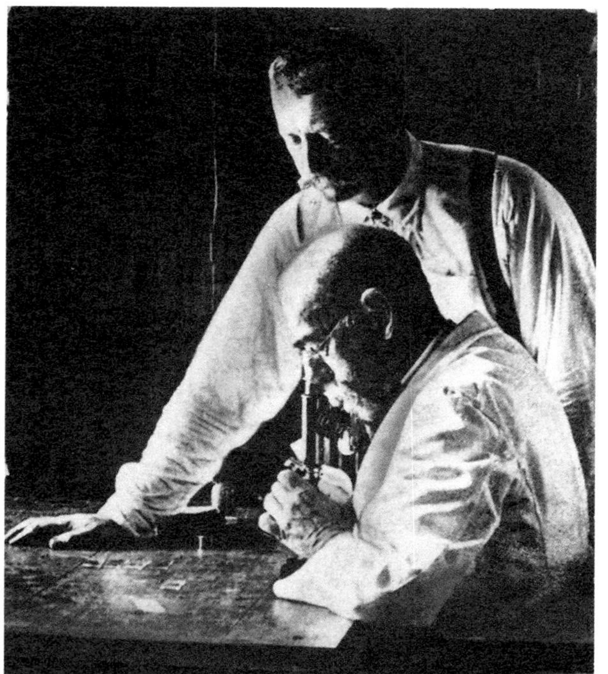
116b

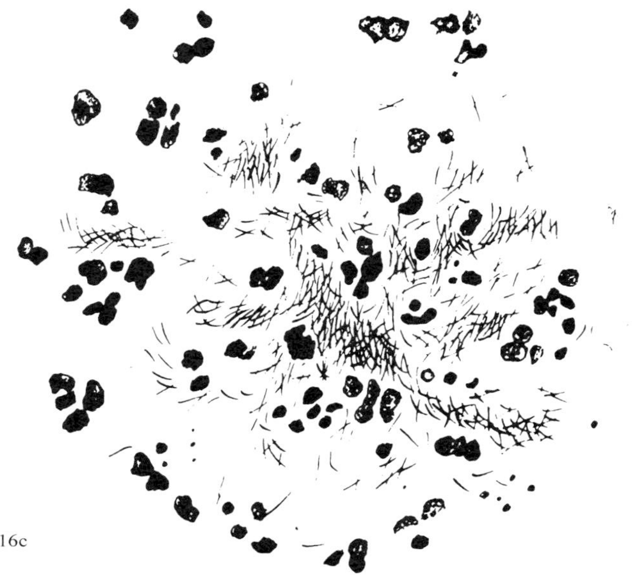
116c

117.衆所矚目的結核菌素

國際社會得知科赫發現結核病原體的消息後十分興奮，同時也充滿希望。根據科赫的介紹，這種微小、可怕、經常呈微微彎曲的細桿狀細菌具抗酸性，特別耐熱、抗冷、抗乾、抗濕，同時不怕黑暗及殺蟲劑，並透過人與人間的飛沫或空氣中的塵埃傳播。

除了主張改進衛生設施、建立專門醫院、消除已證實會造成肺結核大規模擴散的社會貧困外，科赫也致力於尋找治療藥物。這段期間，他在柏林大學專爲他設置的衛生學課程授課，同時主持附設的衛生研究所。

經過多年艱苦的實驗，人們尊稱爲「桿菌之父」的科赫終於研製出結核菌素（Tuberkulin）。這是從培養結核菌的肉湯裡透過蒸發而取得的十倍濃縮的甘油提取物，在動物實驗中的確顯示出一定的效果，但應用於人體上是否也能取得成功，仍需經過艱苦的試驗。

此時，第十屆國際醫學大會正進入緊鑼密鼓的籌備期，即將於一八九〇年八月四日在當時柏林的侖茨雜技團（Zirkus Renz）大樓裡召開。由於當時的帝國政府將此次盛大的國際科學大會視爲帝國榮譽，於是文化部部長馮．戈瑟勒（von Goßler）極力催促科赫提前公布他的「藥物」，並在開幕詞中擅自將其當成已存在的傑作頌揚稱讚。雖然科赫在接下來的報告「談細菌學研究」（Über bakteriologische Forschung）中十分謹慎地指出，目前結核菌素仍處於試驗階段，不能期望過高，但喜歡製造轟動的新聞界仍將此視爲已完成的結果大加吹捧。最後，事實證明它其實並不具治療效果。儘管如此，結核菌素對肺結核的早期診斷仍有著重要意義。

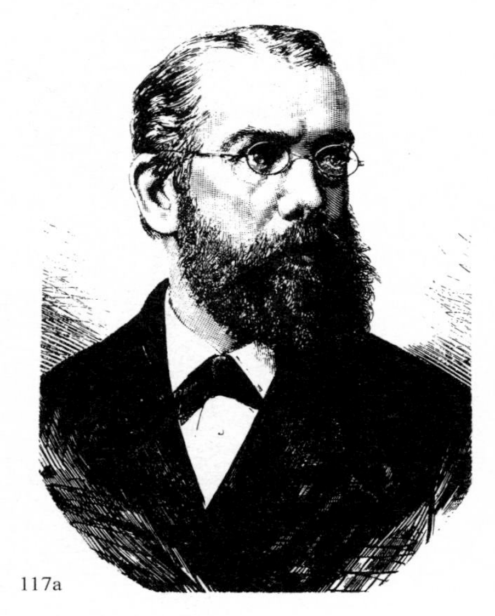

117a

插圖 117a：科赫，現代細菌學的創始人之一。
佚名木版畫。出自：《花園涼亭》，柏林，一八八四年。

插圖 117b：在柏林夏利特醫院為國外醫生展示科赫式接種疫苗。
佚名木版畫。出自：《花園涼亭》，柏林，一八九一年。

插圖 117c：第一批根據科赫研究結果生產的抗結核藥物，其中包括結核菌素（右二）。
收藏於科赫博物館的照片。

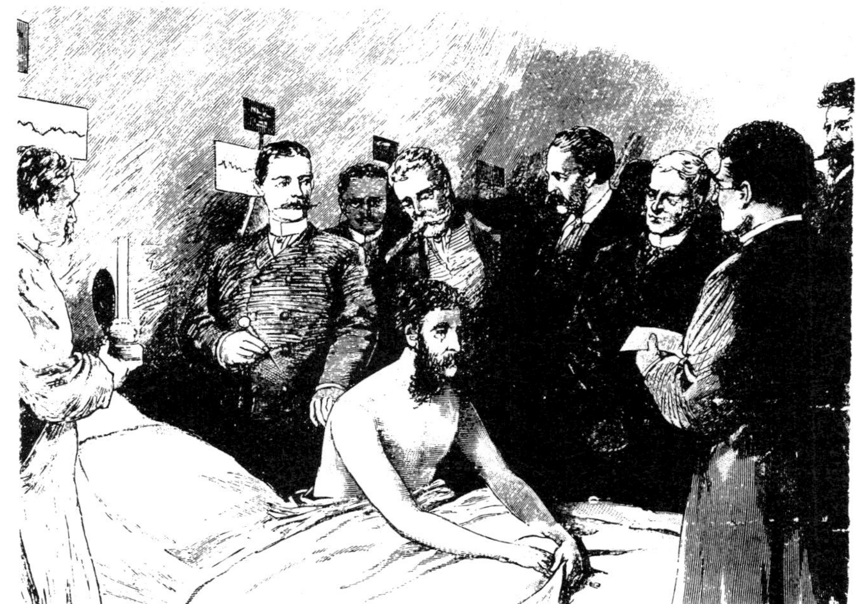

117b

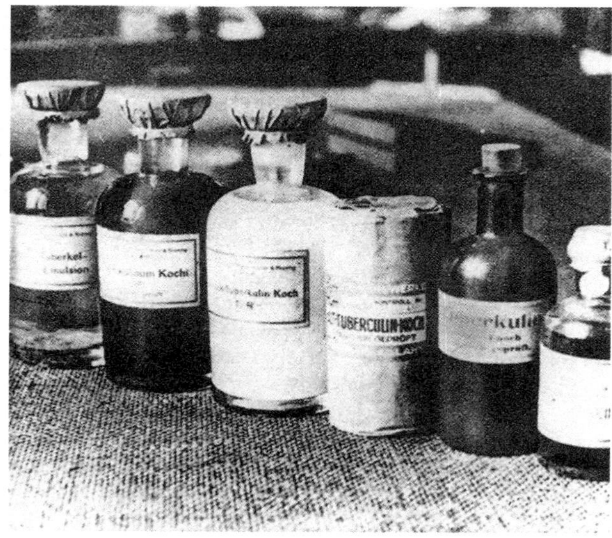

117c

118.卡介苗的誕生

就像德國的科赫一樣，阿爾伯特．卡爾梅特（Albert Calmette）亦於法國致力澄清肺結核的病因，並發現治療的藥物。十九世紀九〇年代中期，他接受帕斯德研究所的委託，在里爾成立並負責分所的運作，上任後不久，便全力投入引進衛生和社會預防措施，以對抗廣爲流行的國民傳染病，同時也在里爾設立法國第一個結核病照護中心。

第一次世界大戰開始前，卡爾梅特和研究所的同事卡米耶．介杭（Camille Guérin）轉而進行肺結核接種疫苗的研究。他們以帕斯德的理論爲基礎——先爲病原體解毒，使它雖對接種人體無害，但卻能啓動其抵抗力，預防傳染。他們費了將近十五年時間培養所謂的「牛菌」——一種源於牛身上的肺結核菌株，將它放在馬鈴薯片上，並加上公牛膽汁和甘油，保持於攝氏三十八度的溫度下。

每隔三個星期，卡爾梅特和介杭必須將培養物移種到新的培養基上。經過二百三十次移種後，他們終於取得完全失去傳染力和毒性的病原菌。他們在無數天竺鼠、兔子、馬、牛、猴子身上試驗，動物們不僅未生病，還對肺結核產生強大的抵抗力，無一例外。一九二一年五月，卡爾梅特爲一名受結核病嚴重威脅的嬰兒進行首次成功的免疫注射；這名嬰兒出生後不久母親就因肺結核去世，不得不由罹患嚴重肺結核的祖母撫養。

一九二六年醫學界公布的無害菌株，成爲至今各地仍使用的接種培養來源。爲了紀念發明人，此疫苗被稱爲「卡介苗」——BCG，亦即Bacillus Calmette Guérin的縮寫形式。

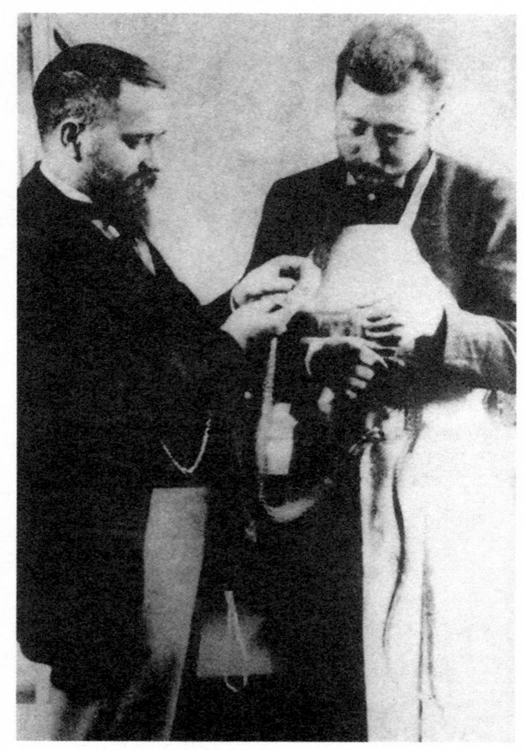

118a

插圖118a：卡爾梅特和介杭，可預防肺結核的卡介苗的發明人。
根據《世界衛生》（*World Health*, London, Marz，一九六四）照片複製。出自：《自由世界》（*Die Freien Welt*）的圖片檔案。

插圖118b：柏林某防疫站裡的卡介苗接種情景。
德魯斯（E. Dellus）攝影。

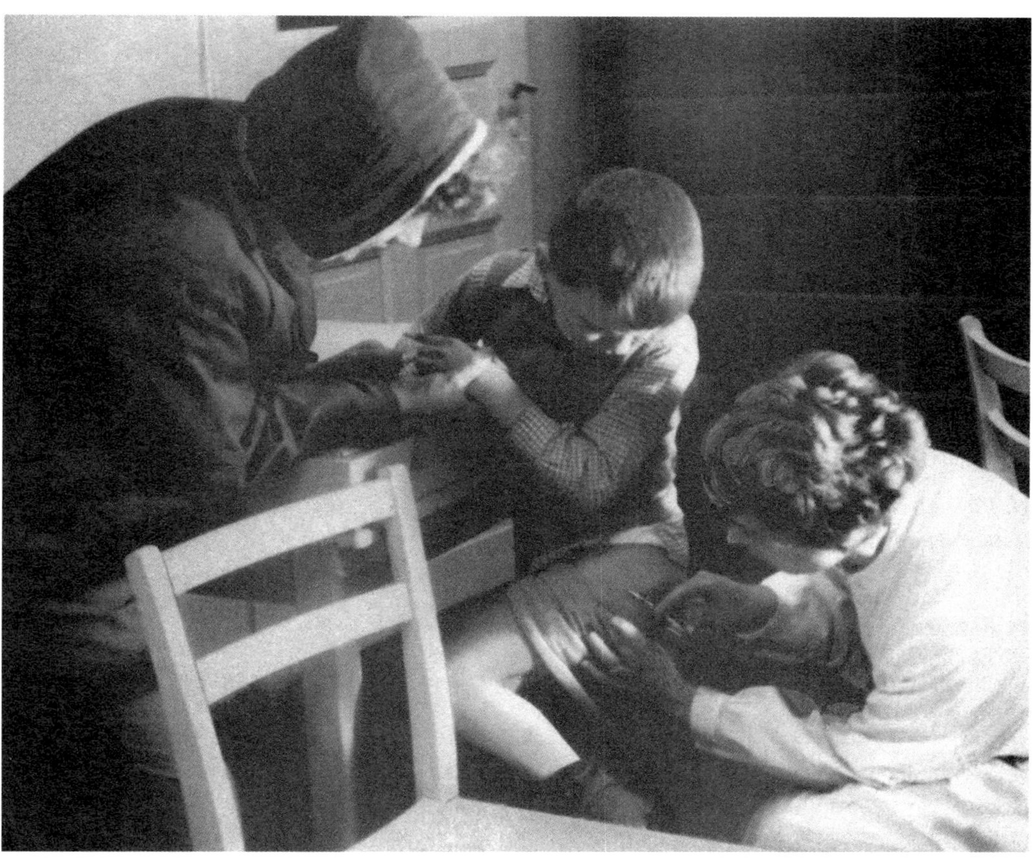

118b

119.呂北克的接種感染事件

由法國細菌學家卡爾梅特和介杭經過多年研製、經胃腸吸收的抗結核卡介苗，在他們多次自身試驗取得成功後，很快獲得了世界的認可。

一九二九年晚秋，自由貿易市呂北克衛生局決定爲新生兒進行「系統性預防餵食」。早在半年前，最高醫學委員會主席阿爾特施泰特博士已請巴黎帕斯德研究所送來卡介苗培養物，以便由呂北克總醫院院長戴伊克（Deycke）教授繼續加以培養。隨後，醫院裡受過細菌學教育的實驗員安娜·許茨（Anna Schutz）將製作完成的卡介苗懸液分配至由兒科醫生克勞茨（Klotz）教授所監督的各個國立產院。

一九三〇年二月，在父母簽署書面同意及嚴格監控之下，開始爲新生兒進行由卡爾梅特制定的操作守則。後來，二百五十一名接受接種的嬰兒中，有二百四十名罹患了「餵食結核」，其中有七十二名不幸身亡。憤怒的父母激動地舉行抗議集會與大規模街頭示威，要求對這場災難負責的醫生進行調查與懲處。此外，在呂北克群眾的絕望與暴怒中，也摻雜著一股失控的反對兩位法國結核接種發明人的沙文主義煽動情緒。

一九三一年十月中，不幸發生之後馬上遭解職的阿爾特施泰特、戴伊克、克勞茨等幾位醫學家及實驗員許茨來到被告席上。經過四個月的訴訟，事情終於水落石出。悲劇並非來自於卡介苗免疫接種，而是混雜了傳染性物質或是疫苗培養物遭到污染。後來，戴伊克教授和呂北克衛生局長阿爾特施泰特博士因過失殺人和過失傷害罪分別處以兩年和一年半的監禁，克勞茨教授和護士許茨則因「缺少證據」而獲得釋放。

插圖119a：呂北克結核訴訟案：第一排為被告及其辯護人。
出自：卡爾格－德克爾《與結核對弈》，柏林，一九六六年。

插圖119b：關於呂北克結核訴訟案的報導。
出自：當時各家報紙。

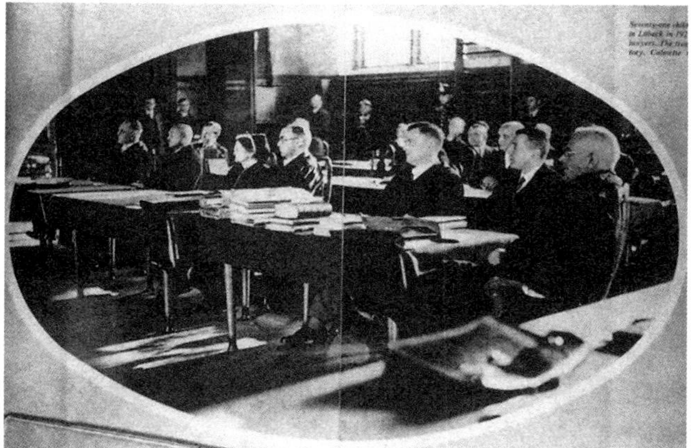

119a

Tuberkulose-Skandal

Staatsanwalt untersucht die Lübecker Todesfälle.

(Telegramm unseres Korrespondenten.)

HAMBURG, 15. Mai.

Wie sich jetzt herausstellt, ist in Lübeck in den letzten zwei Monaten etwa die Hälfte der neugeborenen Kinder mit dem Colmetteschen Tuberkulose-Schutzmittel gefüttert worden. Leider muss, da die den Körpern zugeführten Rinder-Tuberkeln etwa zehn Tage bis zur Entwicklung brauchen,

noch mit weiteren Erkrankungsfällen

gerechnet werden. Es verstärkt sich der öffentliche Vorwurf gegen die Lübecker Behörden, dass sie sich zu sehr auf die Erfahrungen in anderen Ländern stützten und sich nicht zur Vorsicht vorerst auf einige wenige Anwendungsfälle beschränkt haben. Auch wird unwidersprochen behauptet, dass in der städtischen Entbindungsanstalt die Kinder ohne das Wissen der Mütter nach diesem Verfahren behandelt worden sind. Auch sind sämtlichen Hebammen in Lübeck Kulturen dieser Rindertuberkel-Bazillen ausgehändigt worden, ein Verfahren, das ohne Zweifel schärfste Bedenken hervorrufen muss, da hierbei

jede ärztliche Kontrolle fehlt

und somit bei der Dosierung sehr leicht Fehler vorkommen können, die hinterher nicht mehr festzustellen sind. Es scheint, dass der Uebereifer einzelner behördlicher Stellen die Anwendung von Vorsichtsmassregeln hat vergessen lassen. Neben den zuständigen gesundheitlichen Aufsichtsbehörden ist im übrigen auch die Staatanwaltschaft mit der Untersuchung der Vorfälle beschäftigt, da der Verdacht grober Fahrlässigkeit nicht von der Hand zu weisen ist.

über die Gutskäufe Berlins im Untersuchungsausschuss.

vom 17. November 1927 an Oberbaurat Zaugemeister wird mitgeteilt, dass für seine Freunde die Angelegenheit nur bei möglichst schneller Förderung des Projektes durch die Stadt Berlin Interesse habe. Gerade im Augenblick seien die Eigentümer des Grundstücks Nr. 1 in der Lage, mit ausländischem Geld den

★ ★

Schadenersatzklage gegen Calmette?

m. Wie hier vorausgesagt wurde, versuchen einige der im Lübecker Prozess sichtbar und unsichtbar mitwirkenden Personen, die Spitze der Anklage gegen Calmette zu richten. Nach den persönlichen Verunglimpfungen des französischen Forschers kündigt man jetzt prozessuale Mittel an; und zwar will man Calmette auf Schadenersatz in Höhe von 400 000 Mark verklagen.

Wie man sich die praktische Durchführung eines solchen Verfahrens denkt, ist unklar; wie es ausgehen würde, ist aber vorauszusehen. Denn am 8. Juli 1930 gab das Reichsministerium des Innern folgende Erklärung ab:

„Die von dem Pasteur-Institut nach Lübeck eingesandte, dort seit dem Eintreffen auf flüssigem Nährboden weitergezüchtete, für die Herstellung von Impfstoffen nicht verwendete Kultur erwies sich nach den bisherigen Feststellungen als reiner B C G-Stamm ohne Virulenz (Giftigkeit) für Meerschweinchen." (Meerschweinchen sind ganz besonders empfindlich gegen Tuberkelbazillen.)

Mit dieser Erklärung — sie beruht auf der Feststellung im Reichsgesundheitsamt — würde ohne weiteres ein Verfahren gegen Calmette hinfällig sein. Ueberdies hat der Präsident des

Gefängnisstrafen im Calmette-Prozess.

Das Lübecker Gericht hat gestern abend 6 Uhr im Calmette-Prozess folgendes Urteil verkündet:

Professor Deycke wird wegen fahrlässiger Tötung in Tateinheit mit Körperverletzung zu einer Gefängnisstrafe von zwei Jahren, Dr. Altstedt wegen Vergehens der fahrlässigen Tötung in Tateinheit mit fahrlässiger Körperverletzung zu einer Gefängnisstrafe von einem Jahr und drei Monaten verurteilt.

Die Angeklagten, Professor Klotz und Schwester Anna Schütze, wurden freigesprochen.

Die Kosten des Verfahrens werden den Angeklagten, soweit sie verurteilt sind, auferlegt, soweit Freispruch erfolgt ist, der Staatskasse. (Urteilsbegründung im 1. Beibl.)

119b

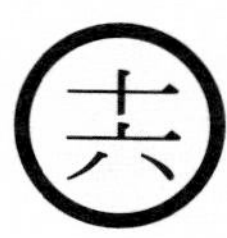

醫學技術與診斷學

不畏懼開始行動的人，
也就不應害怕行動後的結果，
如此，才不會讓人小看。

——威廉·霍夫
（Wilhelm Hauff，一八〇二～一八二七年）

120.顯微鏡當助手

人們很早就知道放大鏡的作用。根據羅馬政治家暨哲學家賽涅卡的描述，放大鏡是「注滿水的玻璃球」；曾擔任尼祿皇帝教師的他，還在《自然科學觀察》（*Naturwissenschaftliche Betrachtungen*）中寫道：「它可使不清楚的手寫小字看上去更大、更易讀。」

十四世紀時，眼鏡片磨製工利用這個發現，在爲遠視者配眼鏡時將鏡片製成凸透鏡。直到十六世紀末，荷蘭的眼鏡匠約翰內斯與扎哈里亞斯・揚森（Johannes & Zacharias Janssen）才發明了用來研究微小物體的顯微鏡。然而，這個尚稱原始的儀器只能讓人們看到蟎蟲大小的標本和生物，民間俗稱爲「跳蚤玻璃」，因爲顧客習慣用跳蚤來測試儀器的狀況。

甚至在五十年後，顯微鏡已能將物體放大一百八十倍，義大利醫生馬爾皮基因而可利用它看見肉眼無法觀察的毛細管中的血液循環，自然研究者仍懷有更高的期望，因此，對鏡片磨製術印象深刻的荷蘭議政廳門房安東・范・列文霍克（Anton van Leeuwenhoek），在各個眼鏡工匠攤位學會製作光學鏡片後，將此當成嗜好，利用閒暇致力於製作各種更好的新鏡片。

能成功製作出放大二百五十倍的顯微鏡，連他自己也頗爲吃驚。此外，他用這些顯微鏡首次看到了低等生物，特別是輪蟲和纖毛蟲。從此以後，顯微鏡成爲微生物學、解剖學和生理學研究不可或缺的工具。

十九世紀中期，顯微鏡甚至可將觀察物放大五百倍，維爾荷在其協助下發展出細胞理論，將解剖學做爲細胞病理學的基礎。隨著顯微技術的進步，接下來的是光源的改善、各式染色法與用於切薄片的切片機的發明，以及某些特殊顯微鏡的革新。二十世紀初，德國物理學家亨利・西登托普夫（Henry Siedentopf）和化學家理查・西格蒙第（Richard Zsygmondy）發明了超顯微鏡。一九三〇年左右，電子顯微鏡以超過十萬倍的放大功能加入了發展的行列。

插圖120a：十六世紀荷蘭眼鏡和放大鏡商販的攤子。
時人揚・克拉爾特（Jan Collaert）根據齊奧瓦尼・施特拉達諾（Giovanni Stradano）繪畫製作的銅版畫。出自：克雷默《宇宙和人類》，柏林—萊比錫—維也納—斯圖加特，年代不詳。

插圖120b：一六五八年，加斯帕爾，蕭特（Gaspar Schott）的各種顯微鏡。
當時的佚名畫（來源不詳）。

插圖120c：十八世紀的學者正在進行顯微觀察。
丹尼爾・霍多維茨基（Daniel Chodowiecki，一七二六～一八〇一年）的銅版畫。出自：奧托・亨納（Otto Henne）《德意志民族文化史》（*Kulturgeschichte des deutschen Volkes*），柏林，一八八六年。

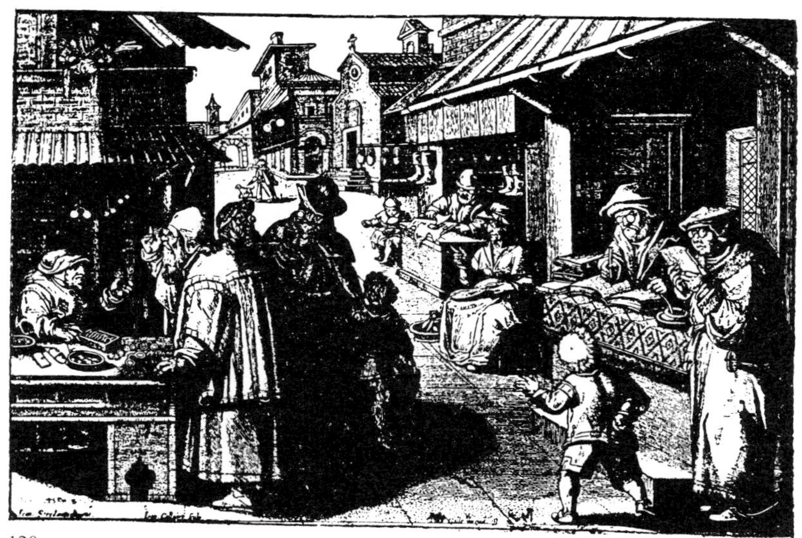

120a

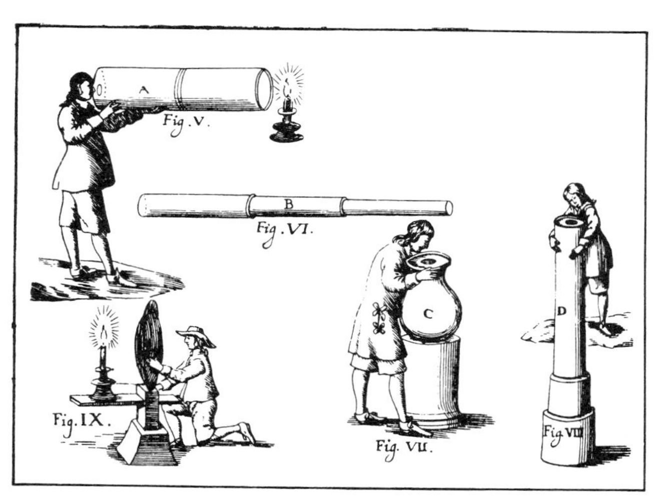

120b

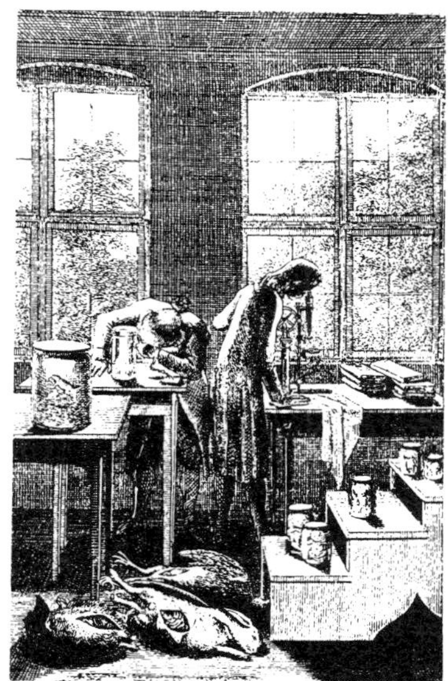

120c

121.觸診識病

來自拉丁語的「觸診」（Palpation）一詞，是最早的醫學檢查方法之一，意指醫生以手觸摸與感覺病人。這種檢查疾病的方法在古代已有記錄，是除了「望診」（即觀察病體及其糞便和分泌物）外最主要的診斷法，能判別人體的各種病情。

特別是在希波克拉提斯時代，觸診用來檢查壓痛感、腹部器官形狀與位置的變化情況——尤其是下腹部；另外，觸診也用來感覺是否有腫瘤、腸裡是否有蟲團和其他不正常抗力。在古代和中世紀醫學裡，觸診在檢查骨折和脫臼時仍具有非常重要的作用；而從手指壓在浮腫組織上出現的凹痕，醫生們便能判斷「水腫」的情形。

一五二八年，因發明首批用於治療骨折的牽引機而留名醫學史的外科醫生格斯多夫於史特拉斯堡出版的《軍事外科紀要》一書中有一幅極具意義的木刻畫，描繪多人委員會正爲一名痲瘋病人進行檢查，其中一位醫生觀察病人的尿液，另一位醫生則觸摸顯示病情的頭部感染部位。在診斷確定的情況下，這些罹患傳染病的病人在教會行政處理中將遭褫奪公民身分，並逐出常人社會。

此外，體腔也是觸診的部位。醫生用手指伸入肛門檢查是否有膀胱結石；而以手指探查女性性器，起初一律由助產士執行。

最後，和觸診同時進行的是切脈或把手掌平放在病人胸上，以便檢測體溫和診斷是否發熱。

插圖121：為痲瘋病人觸診的醫師。
格斯多夫《軍事外科記要》中韋希特林（Wechtlin）式木刻畫。出自：彼得斯《德國歷史上的醫生和醫療》，耶拿，一九二四年。

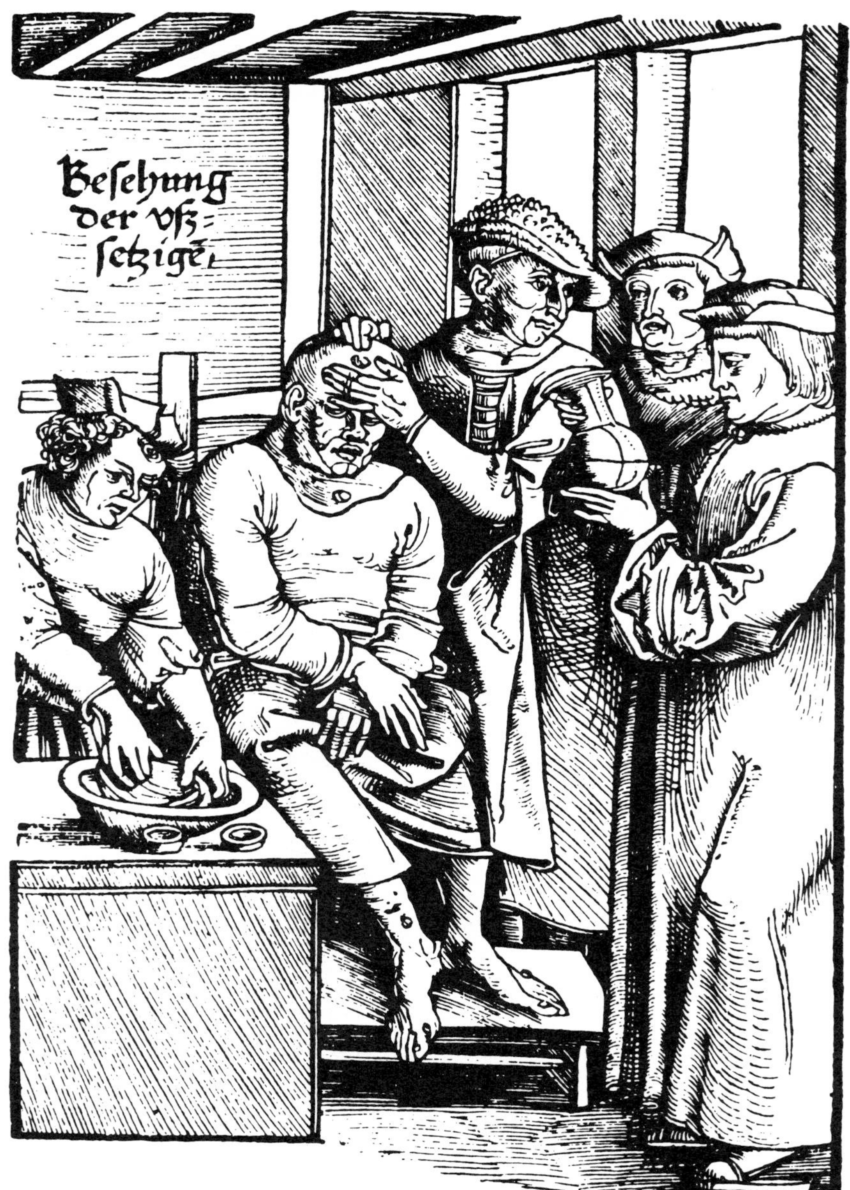

121

122.胸腔裡的回聲

三十一歲的利奧波德·奧恩布魯格爾（Leopold Auenbrugger），雖然年輕，卻是帝都維也納最受歡迎的醫生之一，後來甚至成爲瑪麗亞·泰蕾西亞（Maria Theresia）女王的御醫。他精通胸部穿刺術，此外還以樟腦治療「男性躁症、癲狂」，並把這些治療經驗撰寫成書，爲他在一七八三年贏得貴族頭銜。

而使這位出生於格拉茨的小酒館老板之子成爲醫學開路先鋒的，卻是他所發明的叩診法，也就是目前在每個診所和醫院裡，醫生爲了確定患者體內病灶時敲擊體表的檢查法。根據奧恩布魯格爾自己的描述，是一場不幸的悲劇激發他發明了這種別具意義的重要診斷方法：一名患者不幸病故，原因是他未正確找出其病因，但在病理解剖時，卻發現病人胸腔裡充滿了膿液。

當時醫生還無法在病人生前及時診斷出其體內有威脅生命的積液。這件事深深震撼了奧恩布魯格爾，他不由自主地想到了父親──「黑人」酒館的老闆。他小時候常常跟著父親到地下室去看父親開酒桶，每當父親想知道酒桶裡是否還有酒或酒量還剩多少時都怎麼做？一邊用手從上到下叩敲酒桶，父親一邊告訴兒子，酒桶上方因爲只剩空氣，因此發出低沉的聲音，如果有酒，聲音聽起來會高一些。

當奧恩布魯格爾面對著解剖台上被剖開胸腔的屍體時，不禁回想起孩提時的經歷！於是，他叩擊所有病人，起初當然是試驗性，以使自己辨別不同聲響的聽力變得更敏銳，同時根據不同的回音來了解特定的病徵。此外，他也在屍體上做了大量叩聽研究。七年裡，他不斷地試驗、比較、學習，直到完全相信自己的方法的正確度。

之後，一七六一年，他才在九十五頁的拉丁文小冊《新發明》（*Inventum novum....*，用敲擊胸腔的方法發現胸部隱蔽疾病的新發明）向醫學界公開了這項可應用於一般診斷的創舉，但卻在經歷近五十年同業的緘口否認、反對和嘲笑後，他的方法才得以實施。

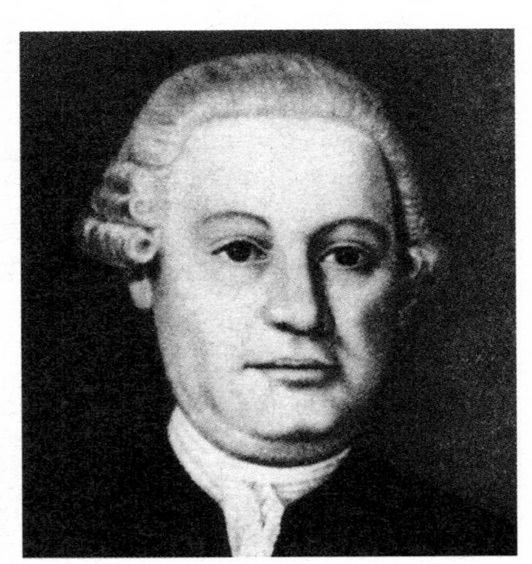

122a

插圖122a：奧恩布魯格爾，叩診法的發明人。
出自：《談四個世紀裡著名醫生的影響》（*Vom Wirken berühmter Ärzte aus vier Jahrhunderten*），克諾爾股份有限公司，化學工廠，路德維希港，一九三六年。

插圖122b：奧恩布魯格爾的著作《新發明》扉頁（一七六一年）。
出自：同上。

LEOPOLDI AUENBRUGGER

MEDICINÆ DOCTORIS
IN CÆSAREO REGIO NOSOCOMIO NATIONUM
HISPANICO MEDICI ORDINARII.

INVENTUM NOVUM

EX

PERCUSSIONE THORACIS HUMANI
UT SIGNO
ABSTRUSOS INTERNI PECTORIS MORBOS DETEGENDI.

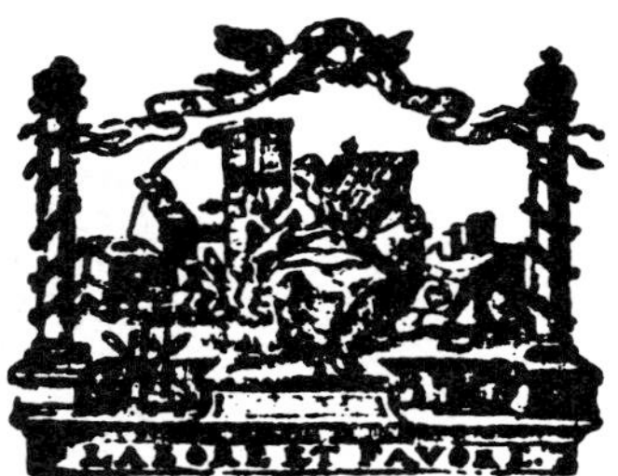

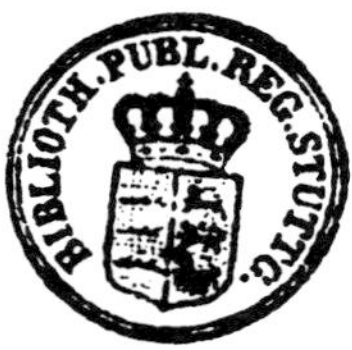

VINDOBONÆ,

TYPIS JOANNIS THOMÆ TRATTNER, CÆS. REG. MAJEST. AULÆ TYPOGRAPHI.

MDCCLXI.

122b

123.最古老的體溫計

古希臘羅馬時代的醫生就已開始在病床邊觀察病人體溫升高的情況。由於缺乏特殊的測量儀器，他們只能將手放在病人的體表上測量。古希臘醫生暨醫學科學創立人希波克拉提斯即以這種方式全憑感覺地區分「微熱」和「灼熱」。對創立廣博學說並主導醫生思想與行爲長達一千五百年的古希臘醫生蓋侖而言，這種主觀方法是不夠的，於是再加上以脈搏跳動的質和量做爲檢查體溫的可信標誌。

爲了儘可能清楚識別發燒時的脈搏狀況，脈搏學說的發起者——亞歷山卓的赫羅菲盧（Herophilos）於公元前三百年使用一種專門測量脈搏的水鐘；不過，直到體溫計發明，客觀測量體溫才得以實現。這要追溯到義大利醫學家聖多里奧（Santorio，一五六一～一六三六年），他是一位重視測量秤重的實驗生理學家，因此也被稱爲物理醫學首位傑出代表人物。他發明的儀器只能顯示不同體溫並無刻度，被稱爲「驗溫器」（Thermoskop），是由希臘語「thermos」（溫暖）和「skopein」（觀察）兩詞合成。

聖多里奧在對阿維森納（Avicenna）五卷本《醫典》的評論中，詳細描述了驗溫器及其使用方法。當然，他所發明的驗溫器結構仍相當原始，只是一個帶著刻有度數彎管的玻璃球，使用時將彎管的末端伸入裝有水的小容器裡，病人以手握住玻璃球或者將玻璃球放在嘴裡或對著球體呼氣，熱空氣膨脹後使水在彎管中上升，顯示出病人體熱的程度。爲了測量脈搏頻率，聖多里奧也發明了脈搏器。這是一個繩索末端繫有鉛球的擺盪儀，測量時需每次調整繩索的長短，直到懸擺的振動和脈搏跳動頻率一致，然後便可從其上安裝的圓形刻度讀出數字。

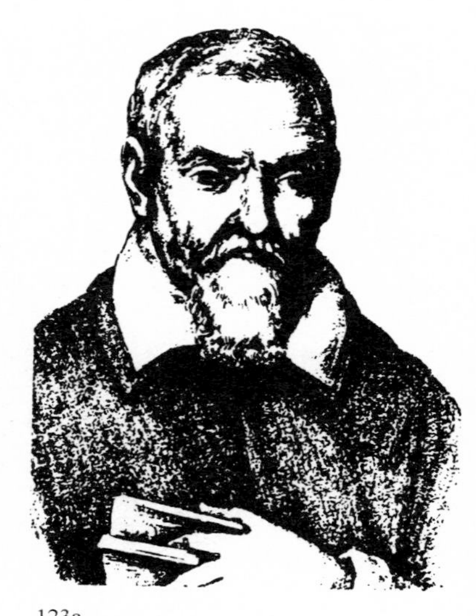

123a

插圖 123a：義大利醫學家暨自然研究學者聖多里奧發明了各式各樣的驗溫器，以測量體溫。
佚名畫像（來源不詳）。

插圖 123b：聖多里奧體溫計的使用方法（左）和外形（中），以及他所發明的脈搏器（右）。
聖多里奧對阿維森納五卷本《醫典》的評論。出自：《德國紅十字會》，德勒斯登，一九八四年第十一期。

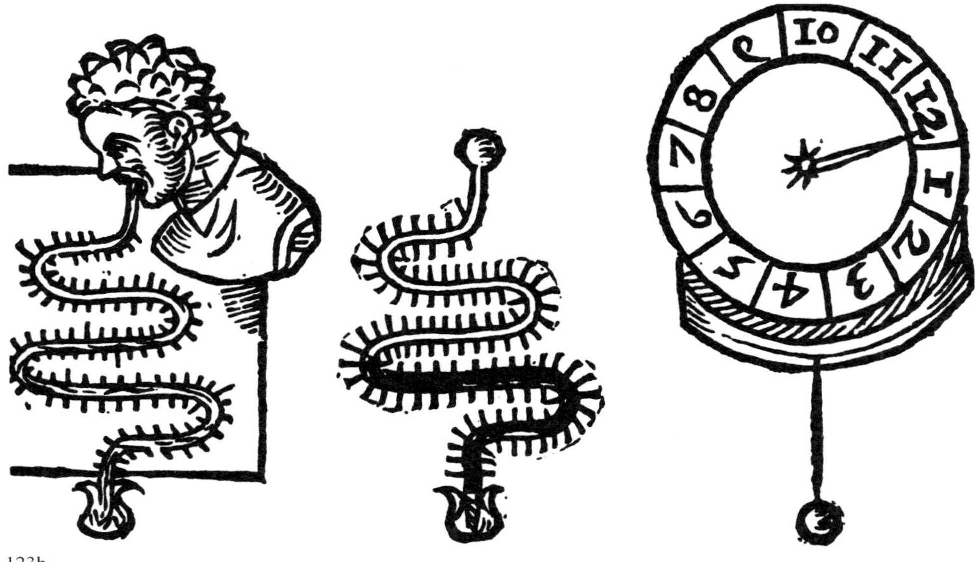

123b

124.早期義肢製作術的見證

醫學史家認爲，關於義肢使用的最早文獻，出現於西元前兩千年的古印度宗教讚美詩《梨俱吠陀》（*Rigweda*）中。該詩提到，經驗豐富的醫者不僅懂得爲受傷嚴重的病人截肢，而且還能以自己製作的義肢代替手術截去的部位。從後來的各種畫作中我們可以看到，古代地中海沿岸一些文化發達的民族也相當嫻熟此法，例如，埃及人將枯樹掏空後以韌皮纖維綁在腿部殘端上，當成木製假腿使用。

西元一世紀時，羅馬作家普林尼曾描述一位名叫馬爾庫斯·塞吉烏斯（Marcus Sergius）的士兵在戰役中失去右手，因而裝上金屬製義肢，可惜並未描述安裝方法。不過，法蘭肯地區的騎士格茨·馮·貝利欣（Götz von Berlichingen，一四八〇～一五六二年）傳奇式的「鐵手」構造，大家都耳熟能詳：一名鍛造鐵製武器的朋友為貝利欣製作了義肢，替代他在一五〇四年王位爭奪戰中失去的右手。據說，義掌中的一個按鈕裝置，可讓手指的每個關節隨意彎曲、抓緊、伸展。五十年後，法國著名傷科軍醫帕雷是第一位製出供胳臂或腿截肢者使用的盔甲式義肢的外科醫生。此種義肢藉由每個壓力和張力彈簧控制手指或腳趾的伸展與彎曲。

十九世紀中期，目前已爲人遺忘的柏林牙醫暨外科技術員巴利夫（Ballif）終於製出彎曲自如的義手，但因手指的活動必須透過肩膀和軀幹用力拉扯以連動皮帶、弦線和強力彈簧來操控，相當費事。儘管在他之前的拿破侖時代軍事外科醫生尙·多米尼克·拉雷（Jean Dominique Larrey）已建議充分利用截肢後的殘肢肌力帶動人工肢體，但直到一九一六年，紹爾布魯赫才開始實踐其構想。

插圖124a：「鐵手騎士」貝利欣。
後世的想像畫。出自：馬蒂厄·施萬（Mathieu Schwann）《圖示巴伐利亞歷史》（*Illustrierte Geschichte von Bayern*），斯圖加特，一八九〇年。

插圖124b：拐杖是行走的輔具。
《人類行為映像》（*Spiegel menschlicher Behaltniß*，Basel，一四七六年）中的木刻畫，佚名。出自：特奧多爾·漢佩（Theodor Hampe）《德國歷史上的遊民》（*Die fahrenden Leute in der deutschen Vergangenheit*），萊比錫，一九〇二年。

插圖124c：帕雷研製的盔甲式義肢。
古爾特（Gurlt）畫作。出自：馮·布魯恩（W. von Brunn）《外科學簡史》（*Kurze Geschichte der Chirurgie*），柏林，一九二八年。

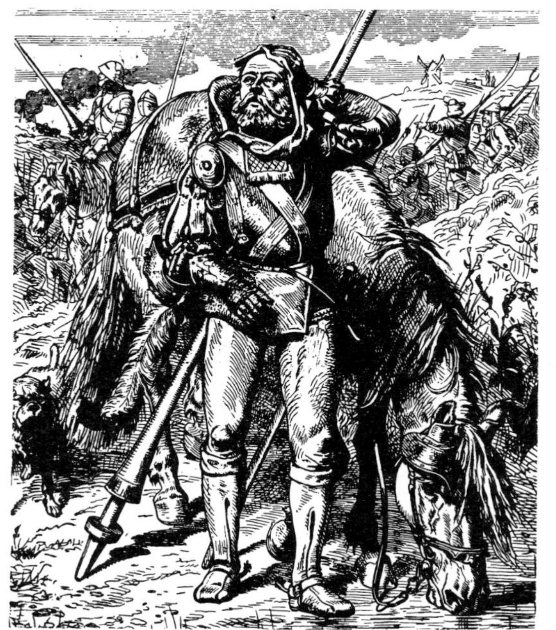
124a

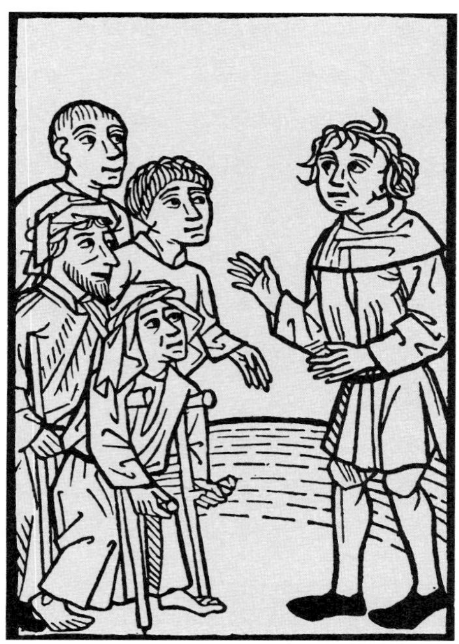
124b

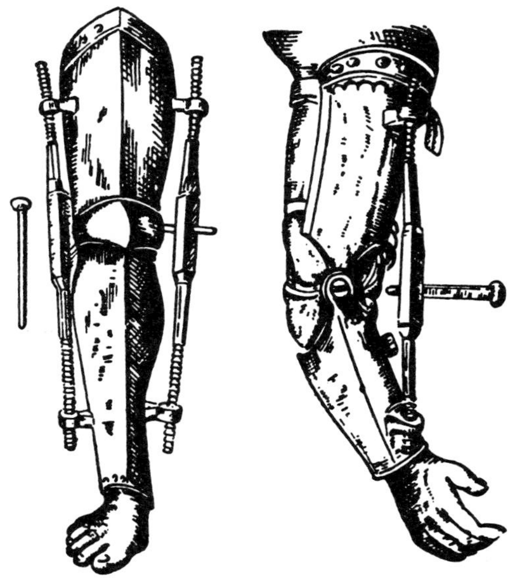
124c

125.骨科學的創立

骨科學（Orthopädie）一詞為一七四一年由法國醫生尼古拉．安德里（Nicolas Andry）結合了希臘文「orthos」（直）和「pais」（兒童）二詞詞意而成，他想透過這個新詞表達「教授各種能防止或矯正兒童身體畸形的方法」的意圖。不過，最早的骨科治療措施卻可追溯至古希臘醫生希波克拉提斯，治療內容包括先天性髖關節脫位、脊柱彎曲和足內翻等。

儘管如此，後來的畸形人仍未受到醫生重視。他們即使未遭詛咒，也備受嫌惡，尤其在虔信基督教的中世紀時期，還被送進殘障院裡。

前文提及的小兒科醫生安德里，在其出版於布魯塞爾的著作中闡述了骨骼疾病的各種治療方法，促使人們改變對人體畸形的看法。一七八〇年，瑞士醫生尚—安德烈．韋內爾（Jean-André Venel）在沃州建立了世界第一所骨科療養院，主要工作內容是兒童照顧與教學，另有一間療養院專屬的工作室為其製作骨科治療用具。

若說安德里的骨科入門主要是為父母和教育者而寫，那麼萊比錫的助產學教授約翰．克里斯蒂安．約爾格（Johann Christian Jorg）於一八一〇年出版的著作，就是為醫生而寫的教科書。六年之後，維騰堡的工具與繃帶技師約翰．格奧爾格．海涅（Johann Georg Heine）在維爾茨堡建立了第一家德國骨科療養院。

另一家著名的骨科醫院，是一八四四年由莫里茨．施雷伯爾（Moritz Schreber）掌管的萊比錫姿勢與行動不良療養院，亦即現今萊比錫大學骨科醫院前身。對於骨科治療體操的傳授與推廣，施雷伯爾有著相當重要的貢獻。

在歐洲，有很長一段時間，骨科一直是外科的旁支。發起讓骨科獨立的是阿爾伯特．霍法（Albert Hoffa），他撰寫了第一部德文《骨外科教科書》（*Lehrbuch der orthopädischen Chirurgie*，一八九一年），後來並擔任柏林夏利特大學綜合醫院骨外科院長。其繼位者格奧爾格．約阿欽斯塔（Georg Joachimsthal）教授，則成立了柏林骨外科協會。

插圖 125a：用小推車推著身體殘疾的妻子的乞丐。
一四七〇年的銅版畫，作者姓名如圖中交織字所示。出自：漢佩《德國歷史上的遊民》，萊比錫，一九〇二年。

插圖 125b：洛可可時期肢障民眾於殘障院裡的娛樂活動。
當時的佚名畫。出自：漢斯．維茨（Hans Wurtz）《勝利的生命奮鬥者》（*Sieghafte Lebenskämpfer*），慕尼黑—萊比錫，一九一九年。

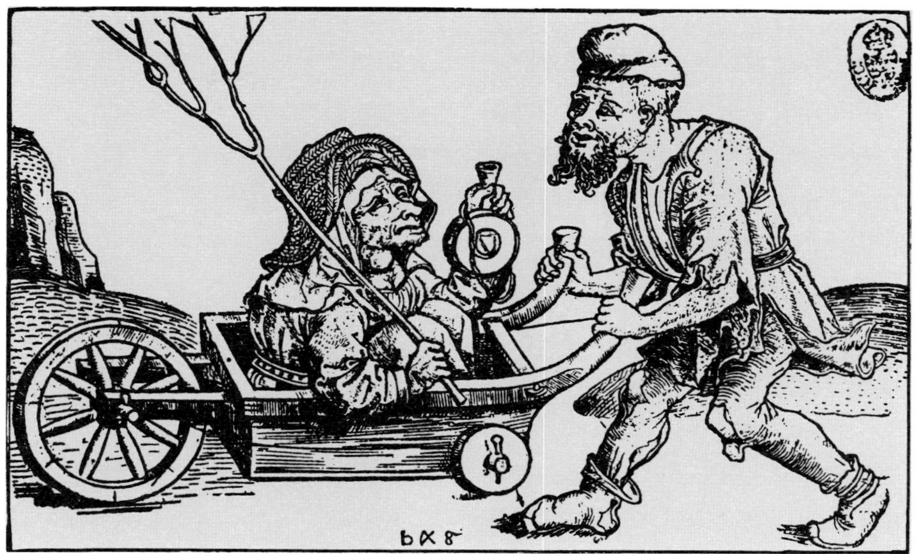

125a

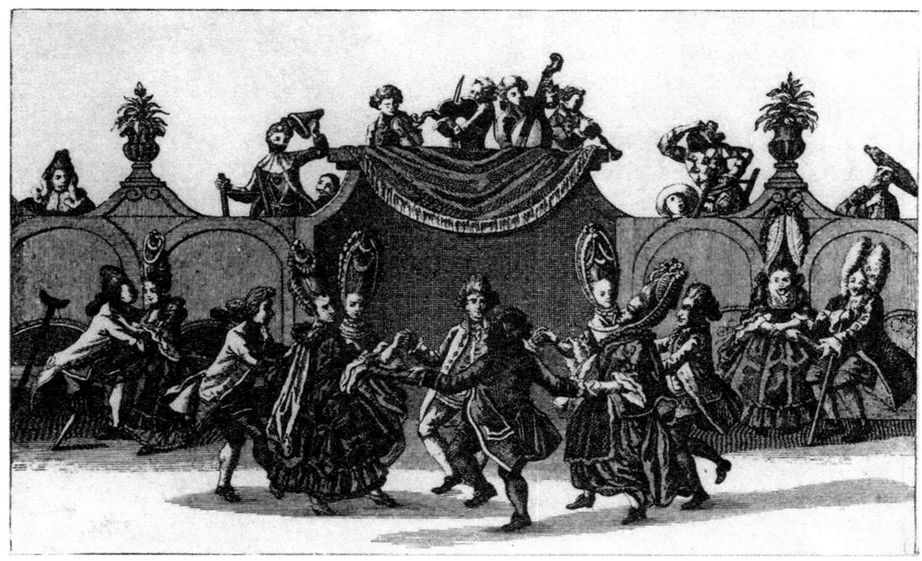

125b

126.吹入法與插管法

左右兩邊的肺翼依胸腔內不同的壓力比值而開展，通過氣管與外界空氣相通的肺裡存在著一股超高壓，而包圍它的胸膜腔則為低壓。一旦胸壁受傷，或手術中外界空氣進入胸膜腔，具彈性的肺就會萎縮，不再有呼吸作用，因而形成「氣胸」。這種現象，是一五四一年德裔比利時解剖學家維薩里進行豬的活體解剖時所發現。為了使打開胸腔後萎陷的肺能繼續活動，維薩里想出了人工「充氣法」。根據他的說法，在氣管的主要部位切一個開口，插上蘆管，有節奏地向裡頭吹氣，豬的肺便立即張開，心臟也開始跳動，牠因而存活了下來。在後來的一百年裡，維薩里的方法被視為是放肆荒誕的冒險行逕並飽受嘲笑，直到英國自然學者羅伯特．胡克（Robert Hooke）試著系統化地重覆維薩里的動物試驗，並在倫敦皇家協會（科學院）的雜誌上介紹此種往氣管吹氣的方法。

十八世紀，「氣管吹氣法」被應用於搶救有窒息危險或溺水者。搶救窒息病人時，當時以一種儘可能深入咽腔的手動吹風器將空氣導入病人肺部。但如此一來並無法排除內部受傷的危險，因此十九世紀時人們改用管子（Tube），此詞源於拉丁語「tubus」（管）。一八八五年左右，小兒科醫生開始使用由紐約喉科醫生約瑟夫．奧德懷爾（Joseph O'Dwyer）設計的管子防止病人因患白喉而窒息。

除經由口腔插管外，人們還發展出經由鼻腔的做法，更進一步還出現今日能同時抑制病人反射性防禦動作並進行人工呼吸的氣管內或插管麻醉法。

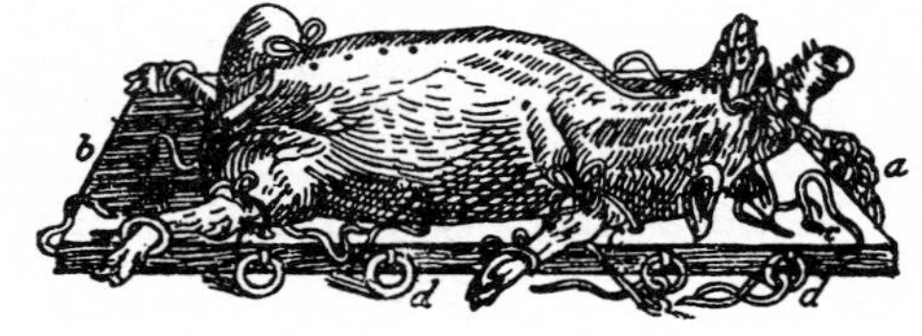

126a

插圖 126a ：維薩里準備用來試驗吹氣法的活豬。
維薩里著作《人體結構》（*De Humani corporis fabrica*）中的木刻畫，巴塞爾，一五四三年。出自：《德國紅十字會》，德勒斯登，一九八五年第六期。

插圖 126b ：十九世紀末，巴黎兒童醫院裡為罹患白喉的兒童插管。
雷蒙特（Reymond）根據勞侖特一格塞（Laurent-Gsell）的畫製作的銅版畫。出自：阿克爾克內希特《祖母文件夾裡的醫學文獻》，轉引自《岩像》，一九六六年第十七期。

插圖 126c ：柏林市立白湖醫院裡的麻醉醫師正為一名手術病人插管。
照片拍攝：施瓦騰。

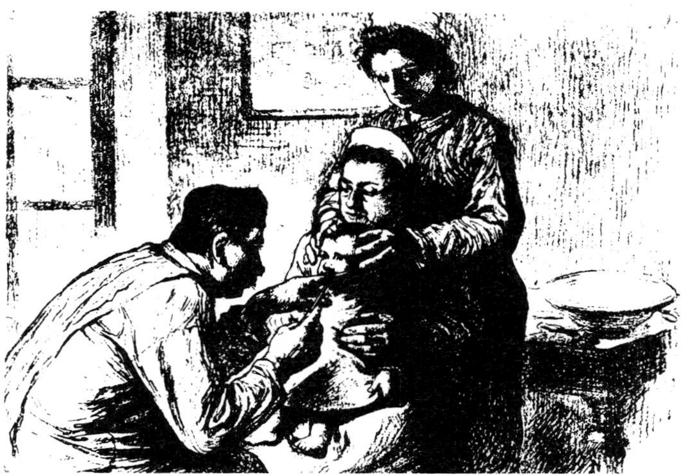

126b

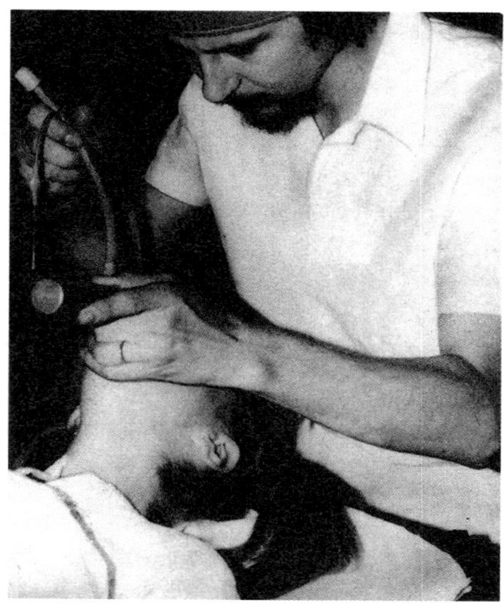

126c

127.耳鏡發展史

耳鏡是耳鼻喉科最重要的診斷輔助工具之一。它是一面中間穿孔、被稱爲「反射鏡」的凹面鏡，上附額環，藉由一個伸進外耳道的金屬漏斗向耳道內反光，使醫生得以觀察耳腔至鼓膜的狀況，以便進行治療或手術。當我們回顧過去爲了查看耳道與鼻腔所做的努力，即可了解這項發明的意義。不只醫學之父古希臘希波克拉提斯的時代，即使是著名的波斯醫生拉茨所處的中世紀，醫生在檢查耳道時，能利用的只有陽光而已。

文藝復興時期，義大利解剖學家暨外科醫生法布里修·阿巴·阿奎潘登特（Fabricius ab Aquapendente）改進了檢查方法，透過裝滿水而產生聚光透鏡效果的瓶子將陽光引進耳道內。直到十八世紀，耳鼻喉科醫生都只能借助陽光，因此，雨天和陰天時就束手無策了。

一八四一年，威斯特伐里亞地區醫生弗里德利希·霍夫曼（Friedrich Hofmann）描述了自己設計的穿孔耳鏡。此種耳鏡帶有手柄，可供左手持握；藉助油燈或蠟燭光能見度較好，而且縮短了查看的距離。此外，醫生的右手也能空出來進行其他必要的操作。然而這項發明幾乎未受重視。直到十五年後，維爾茨堡耳科醫生安東·馮·特勒爾奇（Anton von Tröltsch）才重新發現並加以推廣。於是，一項小工具因而演變爲本文一開始介紹的現代額鏡，最後並成爲耳鼻喉科醫生的象徵。

霍夫曼出身於黑森林弗里德伯格（Friedberg）城堡軍事官家庭，曾在吉森與柏林攻讀學位。獲得博士頭銜後，他在伯格施坦福特（Burgsteinfurt）開了一家診所，畢生行醫，同時還擔任地方醫務行政員。至於小他十二歲的弟弟，正是著名化學家暨焦油化學創立人奧古斯特·威廉·馮·霍夫曼（August Wilhelm von Hofmann）。

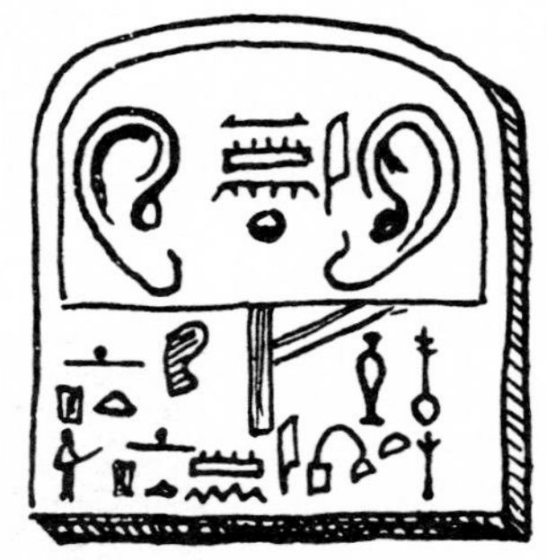

127a

插圖 127a：古埃及一名耳病患者的還願畫。
阿道夫·埃爾曼（Adolf Erman）《古埃及人與其生活》（*Ägypten und ägyptisches Leben im Altertum*），一九二三年。出自：邁耶爾—施泰內克及祖德霍夫《醫藥全史及圖示》（*Geschichte der Medizin im Überblick mit Abbildungen*），耶拿，一九五〇年。

插圖 127b：霍夫曼：伯格施坦福特的鄉村醫生，發明了中間穿孔的凹面鏡，供耳內診照明用。
檔案畫。

插圖 127c：一八四五年霍夫曼發明的耳鏡。
檔案畫。

插圖 127d：耳鏡的現代使用法，為透過額鏡和耳漏斗來進行。
出自：《大布洛克豪斯百科全書》，萊比錫，一九三二年。

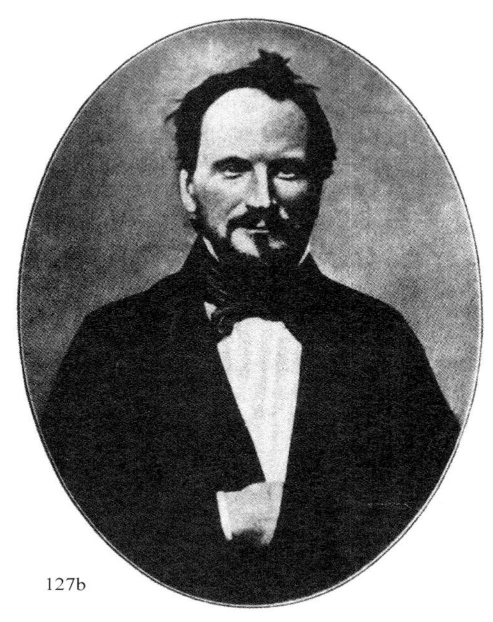

127b

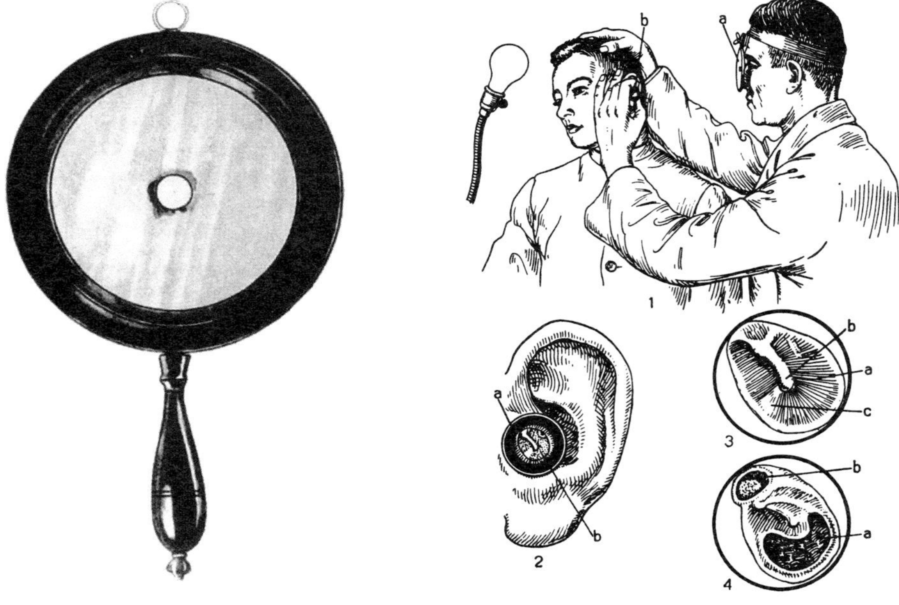

127c

127d

128.膀胱鏡的夢想

一八七九年三月三日，在維也納執業、不到三十歲的德國泌尿科醫生馬克西米利安·尼采（Maximilian Nitze，一八四八～一九〇六年），向這個多瑙河畔大都會的皇家醫學會說明如何以他多年研究發明的膀胱鏡爲病人做檢查，從而開闢內視鏡檢查的時代。當時出席會議的醫學泰斗深受此新式檢查法吸引，紛紛向發明者表示衷心祝賀。

歷史上不乏借助從外來反射光檢查體腔和空腔器官的嘗試。早在一八〇五年左右，法蘭克福市立醫務行政員菲利普·伯齊尼（Philipp Bozzini）曾設計所謂的導光器，那是一個帶有蠟燭的瓶狀錫燈，藉由配有鏡子的導管向身體內發送光束。不過由於導光器相當笨拙，使用不便，因而未受推廣。二十年後，法國泌尿科醫生皮耶·塞加拉斯（Pierre Ségalas）亦運氣不佳，雖嘗試以中間帶光源的兩個漏斗狀導管觀察膀胱，但一樣使用不便，而且還限制了視野。十九世紀中期，巴黎外科學家安東尼·德索爾莫（Antoine Désormeaux）發明的膀胱鏡，亦未改善使用的便利性。由煤氣燈發出的光，通過聚光鏡落到斜置、中間鑽洞的反光片上，使光線通過視管到達待檢查的器官。但無論如何，這種膀胱鏡多少可診斷出膀胱結石和黏膜病變。

上述三種膀胱鏡的缺點主要在於利用明火，而且光源來自身體外部。直到白熾燈的發明，終於讓德勒斯登市立醫院的年輕助理醫生尼采有機會將光源伸入體腔，不過當時他還不知道解決問題的具體辦法，直到一次偶然的觀察，使他想到一種能擴大視野的光學機制，並在一名工具技師的協助下，製出一根又長又細、符合尿道屈度的導管。他在管內安裝了冷卻水道、照明線與透鏡管，同時在他稱爲膀胱鏡的管口裝上周圍附有冷卻水沖刷的鉑絲白熾燈，在大體上的試驗結果即令人深刻印象。

插圖 128a：尼采：德國泌尿科醫生，膀胱鏡發明者。
柏林市白湖醫院的檔案照片。

插圖 128b：腓特烈城（Friedrichstadf）市立醫院的老病理院。尼采在此首次展示其發明的膀胱鏡。
柏林市白湖醫院的檔案照片。

插圖 128c：尼采發明的「膀胱電燈」（膀胱鏡）。
一八七九年尼采的專利文件。
出自：卡爾格—德克爾《手持解剖刀，頭戴眼底鏡》，萊比錫，一九五七年。

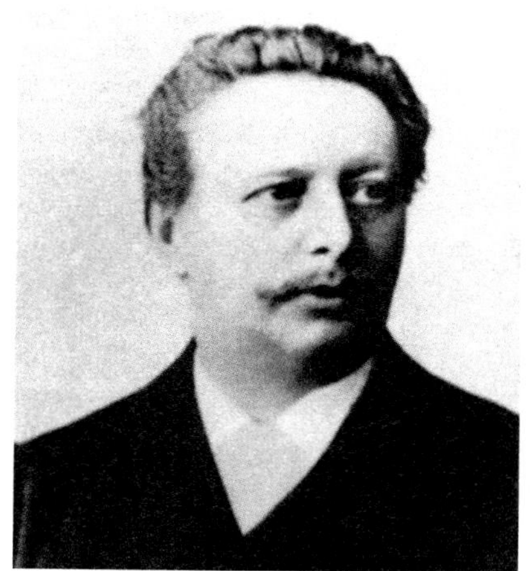

128a

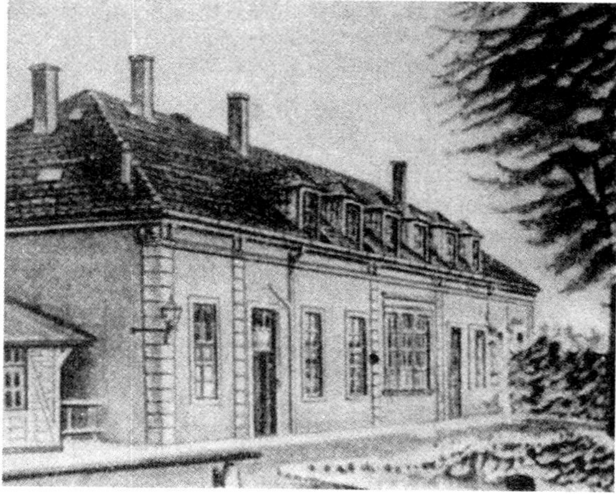

128b

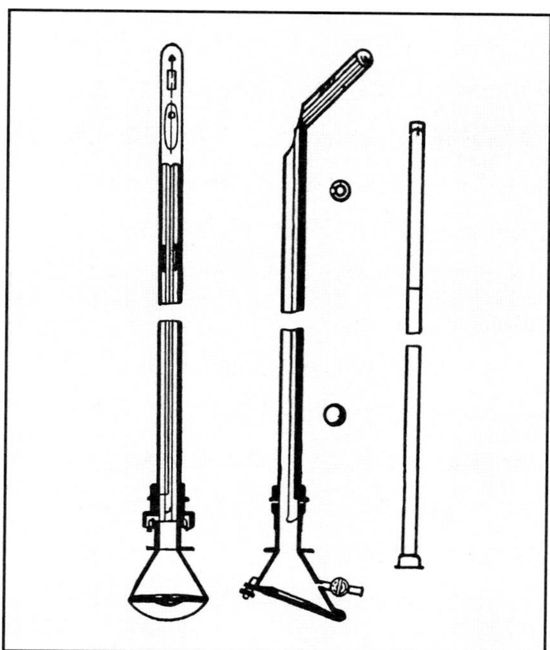

128c

129.新放射線的誕生

一八九六年一月二十三日，五十歲的物理學教授倫琴在維爾茨堡物理醫學協會報告新射線的驚人發現。他是在數星期發現此種新射線的，當時他正以陰極射線做實驗，原想觀察某些熒光現象，因此用黑紙將一支希托夫—克魯克斯氏管（Hittorf-Crookessche Rohre）完全包住後通電，結果驚訝地發現，兩公尺外一個塗有氰亞鉑酸鋇的屏幕突然發出黃綠色的光。

儘管不可能是希托夫—克魯克斯氏管裡的陰極射線透過遮蓋物引起這種現象，神祕的射線確實來自希托夫—克魯克斯氏管，因爲當倫琴關掉電源後，屏幕上的光隨即消失，若再打開電源，它又會再度出現。接下來的幾個星期，倫琴分別以木板、硬質膠板、厚書、兩副撲克牌和金屬片擋在放電管和屏幕之間，企圖阻止這個現象，但這些東西的影子總是出現。後來，當他以手握住放電管時嚇了一大跳：他看見屏幕上顯示出軟組織包覆著的骨骼。不久，倫琴成功地爲「骨骼陰影」照了像。

隨著倫琴射線的發現，醫學診斷和治療邁入新的時代。這項創舉公布後，全世界都爲之感到興奮激動。德國及國外無數報章雜誌不僅以讚美與感激的文章爲倫琴加戴桂冠，更刊登了可愛的漫畫，其中一幅將這位謙虛而沉默的學者描繪成「透視科學」的人，畫中倫琴的骨骼透過西裝和超大腦袋上的絡腮鬍子顯現出來；倫敦幽默雜誌《笨拙》周刊上的一幅漫畫，則讓讀者通過倫琴射線看穿福爾斯大夫（Falstaff[注]）的劇裝。

一九〇一年，身爲物理學家的倫琴獲得首度頒發的諾貝爾獎，同年獲獎者還包括化學家凡特・霍夫（van't Hoff），以及醫學家貝林。

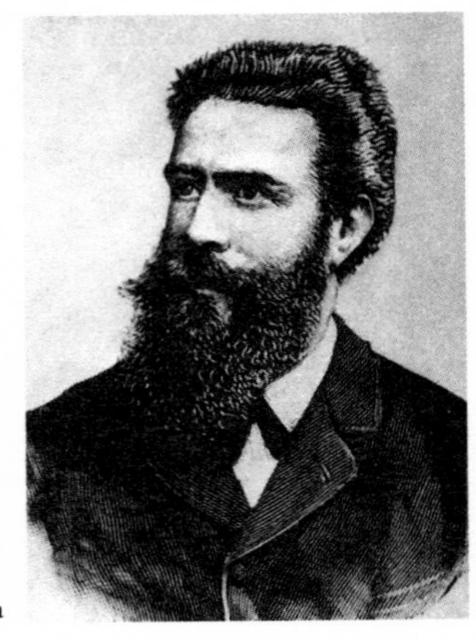

129a

〔注〕：福爾斯大夫為莎士比亞劇作中肥胖、機智、愛吹牛的人物。

插圖129a：倫琴：X光的發現者。
十九世紀佚名木版畫。

插圖129b：手部的X光照片。
十九世紀末吉森的物理學家奧托・海因里希・維納（Otto Heinrich Wiener，一八六二～一九二七年）拍攝。活頁版無文獻出處資料。

插圖129c：最早的X光片攝影機之一。
佚名印刷。

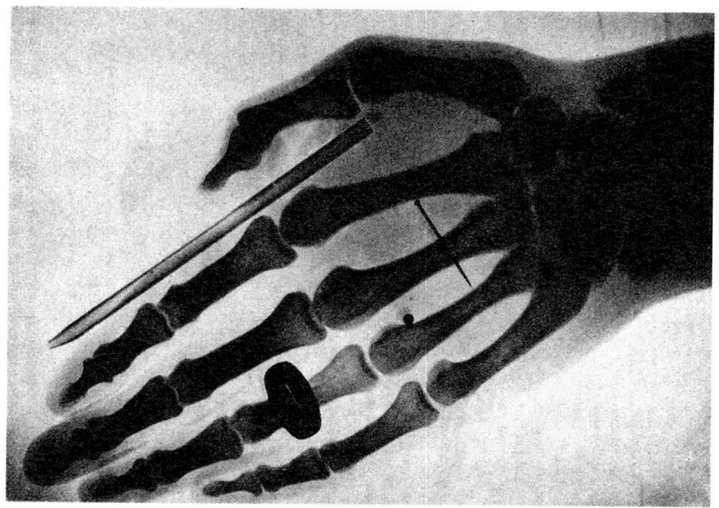

129b

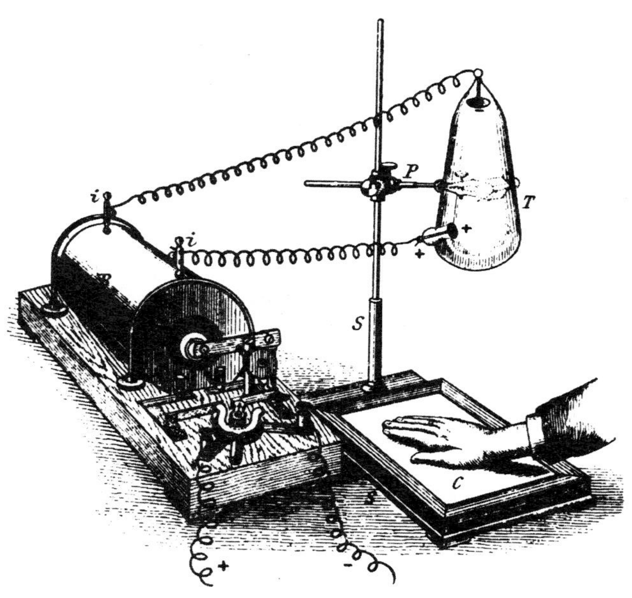

129c

130.福斯曼的心導管

出生於柏林的法學家之子維爾納·福斯曼（Werner Forssmann）發明心導管檢查術導時，才二十五歲。時間是一九二九年，當時他在埃伯斯瓦爾德（Eberswald）的奧古斯特一維多利亞醫院（August-Viktoria-Krankenhaus）擔任助手，醫院院長是他父母的朋友，亦即衛生委員施奈德（Schneider）。一天上午，他突發奇想：不論是叩診、X光顯影到心電圖等檢查法，對心臟外科的診斷和適應症而言仍嫌不足，當時最迫切需要的，是一種能觸及心臟內部的方法，用來測量壓力、直接採血、便於檢查氧氣與二氧化碳含量，甚至能爲垂危病人直接使用速效藥，或利用X射線顯影劑查出心臟的解剖學狀況和血流情形。

於是這個腦子裡充滿獨特想法的年輕人想出了一個大膽的辦法：用一個可彎曲的細軟管從肘部通向心臟。衛生委員施奈德被福斯曼極具啓發性卻違法的主意嚇了一跳，因爲心臟手術在當時仍是違禁之事，因此不同意福斯曼在自己身上進行試驗，遭拒絕的福斯曼只好祕密行動。在他一再請求下，他的朋友兼同事羅邁斯（Romeis）博士在他左側肘部靜脈血管進行穿刺後，將毛線針粗細的導管塗上消毒過的橄欖油後，小心翼翼地向心臟部位推進。導管到達鎖骨部位時，引發刺激性咳嗽，羅邁斯於是不顧福斯曼的阻擋而取出了導管。

幾天之後，福斯曼決定自己進行實驗。他不顧再度引起的刺激性咳嗽，將導管從鎖骨處一直推到右心室。X光攝影證實了他眞的進入了人們始終認爲無法克服的生命中心，同時也未造成任何不良後果。在接下來一系列以動物爲主的實驗中，他更證明了心臟也可承受造影劑。一九五六年，福斯曼因其創舉，與另外兩位將在德國未獲認可的發明擴展成現代心臟手術不可或缺的方法的美國醫生共同獲頒諾貝爾獎。

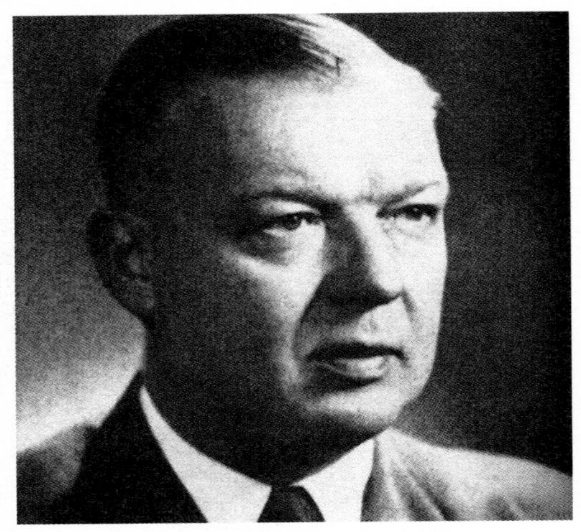

130a

插圖130a：福斯曼：德國外科醫生和泌尿學家、心導管檢查術的發明者。
複製於一九七九年去世的福斯曼出借的照片。出自：卡爾格一德克爾《手持解剖刀，頭戴眼底鏡》，萊比錫，一九五七年。

插圖130b：福斯曼胸部的導管，一九二九年。
福斯曼本人出借的照片。同上。

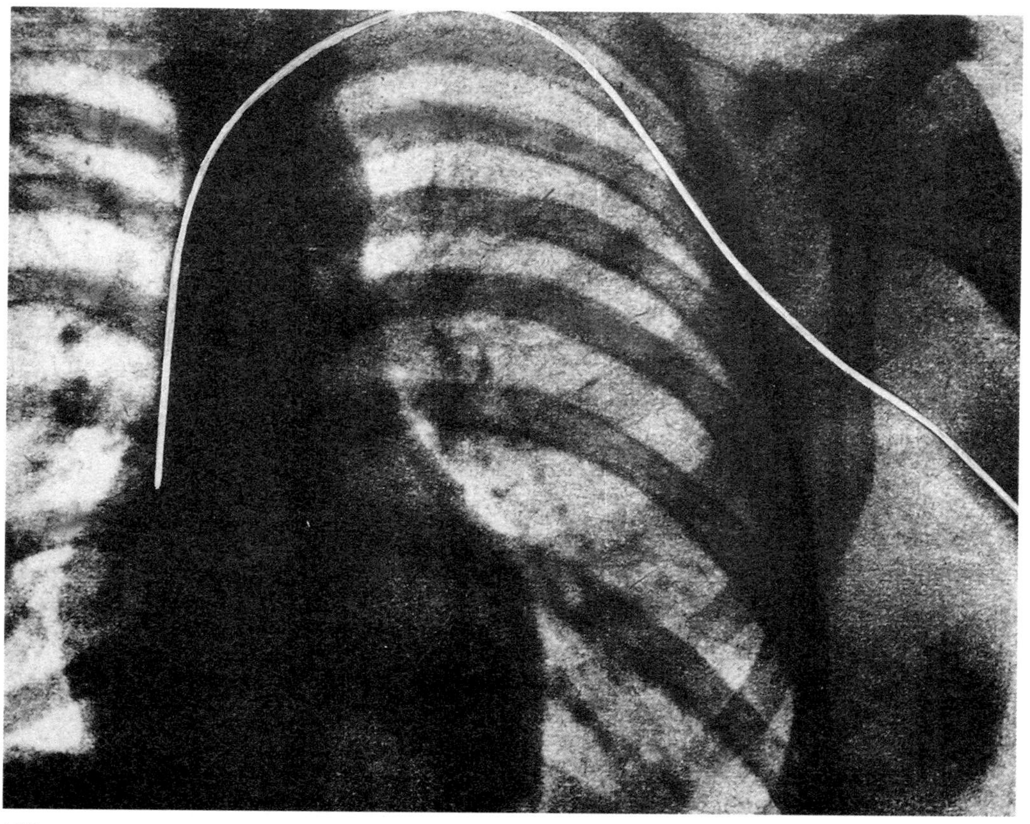

130b

131.腦的動作電流

「請閉上眼，放鬆身體！」醫生對病人說道。機器打開後，腦電流導聯開始了。非常微弱的腦電脈沖穿透顱骨和頭皮先由電極接收，接著經由電流放大器再傳到記錄器上。大家都知道，腦的每一種狀態都有一定的系列電波，因此可以記錄成電波圖。就像睡眠和清醒狀態都有典型的電波節奏一樣，病變時的腦電波也有各種類型。

人腦動作電流的發現者和腦（電）波圖的創建者是耶拿的神經與心理學家漢斯．貝格爾（Hans Berger，一八七三～一九四一年）。第一次世界大戰期間，他首次爲曾做過腦壓減低手術的顱傷病人進行腦電流導聯實驗。他先把腦電圖儀器的細小電極放進顱骨縫隙下的軟組織裡，然後將線式電流計上觀察到的震動擺盪情形，視爲腦細胞活動的電顯示。

後來，貝格爾開始在不開顱亦即不流血的情況下測量腦電位的變化。兩個健康的年輕人——一名學生和貝格爾的兒子克勞斯（Klaus）——自願擔任他的試驗者，在爲他們和其他腦傷病人做試驗時，貝格爾發現了不同波型的動作電流，因爲腦（電）波圖可以在增強二百萬倍後顯示，由於大腦皮質某部位產生病變因而減慢或加速的腦波，抑制了正常的α和β節律，如此便可發現腦部膿腫、充血、腫瘤、損傷與其他損害；而經由某些病灶反映出的特殊痙攣波峰，則可以爲癲癇和其他突發性病變定位。

二〇年代末，貝格爾在他的第一部論著《關於人腦電波圖》（*Über das Elektro-Enzephalogramm des Menschen*）中向醫界公布其別具意義的發現。

插圖131a：貝格爾：德國神經學暨精神醫學家，腦電波的發現者。一九二九年將腦電波圖引入醫學。
出自：羅蘭．維爾納（Roland Werner）〈耶內森的腦電波論壇「腦電波三十年」〉（Jenenser EEG-Symposion, 30 Jahre Elektroenzephalographie, 17.-19. Oktober 1959），柏林，一九六三年。

插圖131b：貝格爾筆記本中的一頁，圖為意識正常和已產生病變的腦電波變化草圖。
昆澤檔案。出自：卡爾格—德克爾《探究大腦》，萊比錫，一九七七年。

插圖131c：市立柏林布赫醫院的腦波檢查。
庫爾特．奎邵（Kurt Quitschau）攝於一九七〇年。

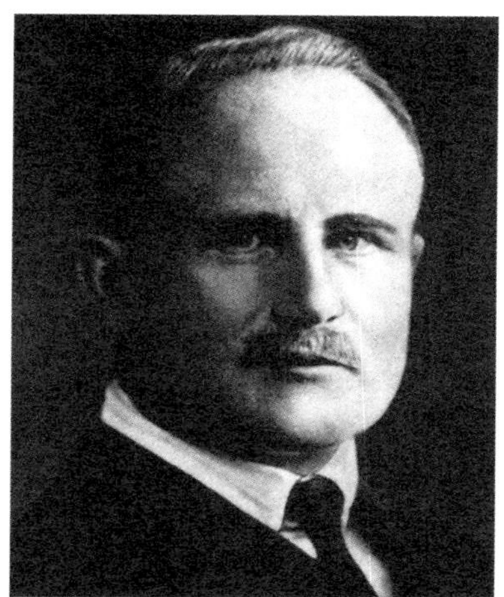

131a

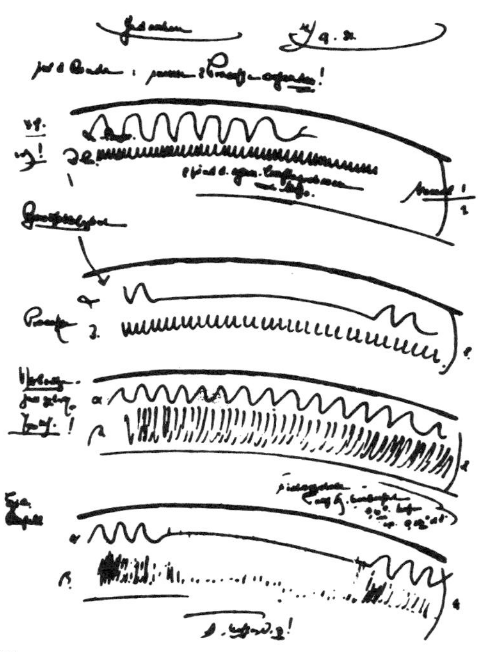

131b

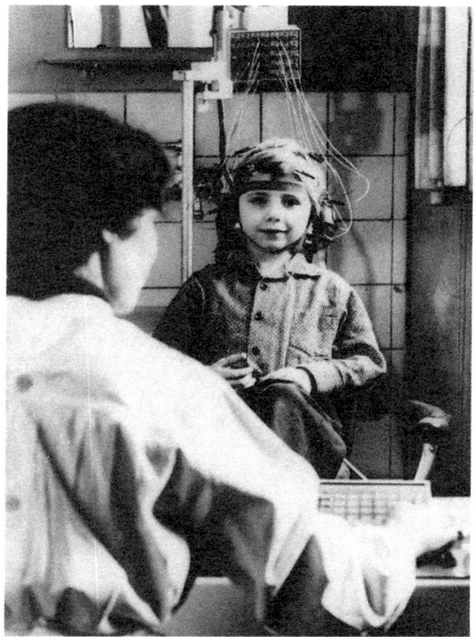

131c

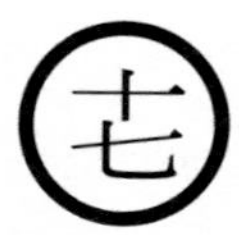

物理療法

勤於鍛煉的人，

如果患上不甚嚴重的疾病，

只要藉由一般食療和護理便能康復。

——法蘭西斯·培根

（Francis Bacon，一五六一～一六二六年）

132.醫蛭療法今昔

除了放血與拔火罐外，水蛭也是過去常用於局部抽血的一種輔助手段。這種屬於環節動物的生物，身長可達十五釐米，從藍色到橄欖綠等顏色不一，生活在沼澤地、長滿植物的池塘或小水塘裡，靠吸取前來飲水的哺乳動物的血液爲生。牠緊緊地吸附住其犧牲品，在傷口處注入一種防止血液凝固的分泌物：水蛭素，所以牠的學名叫醫蛭。

醫蛭療法可溯至科羅封（Kolophon）出身的古希臘醫生尼坎德羅斯（Nikandros，西元前二〇〇～前一三〇年）。他在流傳下來的兩首醫學教育詩〈特里卡〉（Theriaka）與〈阿勒克斯法瑪卡〉（Alexipharmaka）中，首次提到水蛭對於有毒動物叮咬或其他中毒現象能發揮解毒的功能。古希臘羅馬晚期與中世紀，人們就利用此種功能來治療扁桃腺炎、肝病、眼睛發炎及頭痛。此外，中世紀舉足輕重的醫生阿納爾德．馮．維拉諾瓦（Arnald von Villanova，約一二三八～一三一一或一三一三年）建議用牠來治療狂犬病；著名的巴拉塞蘇斯則將其用於黃疸病治療。使用水蛭前幾個小時，外科醫生會先將牠們置放於無水的乾盒子裡，使其「非常飢渴」，以便「更有效地」吸取病人血液。待治療的部位需預先搓熱，另外還要用雞或鴿血潤濕傷口，以刺激水蛭吸血的興趣。

儘管當時已有各種各樣的適應症，但醫蛭療法仍大規模地保存了下來。這種療法還被拿破崙的外科軍醫弗朗斯瓦．布魯賽（Francois Broussais，一七七二～一八三八年）誇大了功效，甚至提出被反對者嘲弄爲「吸血主義」的學說：一切發熱及炎症都需通過抽血來治療。

對水蛭的需求每年以數百萬計的速度增加，以至於這種動物幾乎滅絕，人們因而不得不以人工飼養。然而隨著體液病理學說的降溫，人們也逐漸不再理會這種荒唐療法。近來，醫蛭療法只用於靜脈血栓炎與靜脈曲張炎、疥瘡和變形性關節炎。

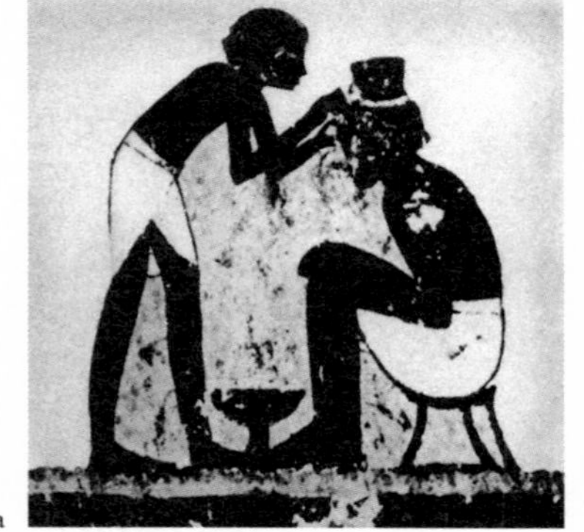

132a

插圖132a：古埃及浴工對病人施行醫蛭療法。
特本（Thedben）烏塞哈得（Userhat）墓中壁畫。出自：弗雷欽斯基（W. Wreszinski）《譯寫之倫敦醫學莎草紙稿及赫爾斯特莎草紙稿》（*Der Londoner medizinische Papyrus und der Papyrus Hearst in Transkription*），萊比錫，一九一二年。

插圖132b：用醫蛭為肥胖病患抽血。
出自：《醫療人員》（*Heilberufe*），柏林，一九八六年十月。

插圖132c：醫蛭。
根據木版畫繪製。出自：《圖解會話辭典》，萊比錫，十九世紀。

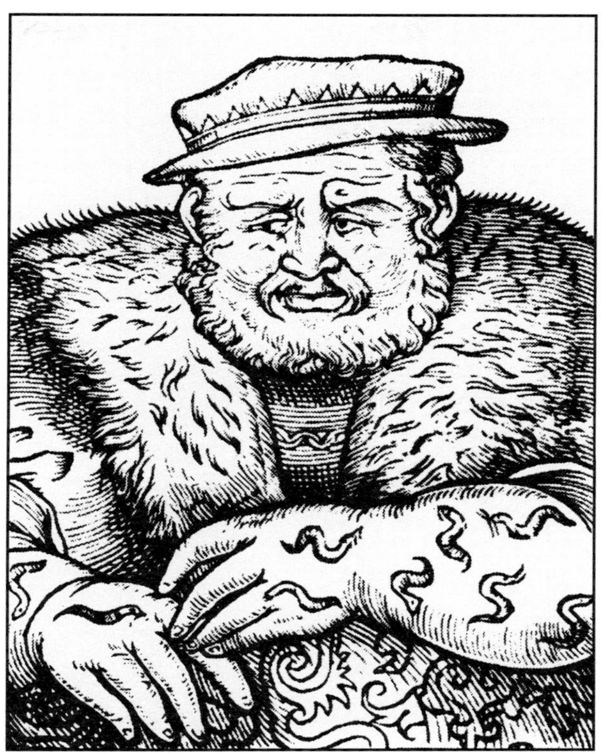

132b

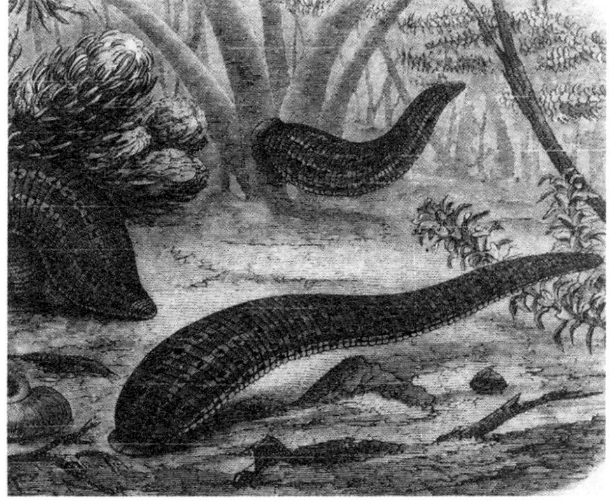

132c

133.電流治療法

早在一世紀中葉，羅馬醫生斯克里博紐斯．拉古（Scribonius Largus）在他所撰寫的處方書中就已建議，在長期頭痛或足部痛風時，將電鱝放在疼痛部位，直到利用其拍打而使疼痛消失為止。當然採用這種方法的古代與中世紀醫學家都無法解釋這種魚體內存在的治療功能。

隨著近代解剖學與生理學的研究，人們得知，電鱝的頭部兩側都長著帶電的器官，可以產生具麻痺作用的電流襲擊掠食性動物與敵人。如此看來，古人已於無意間使用了一種電療法。自從使用摩擦墊代替手和導體以改善「靜電機」的功能後，電療法才眞正誕生。一七四四年時，哈勒的醫學教授約翰．戈特洛布．克呂格爾（Johann Gottlob Krüger）出版了一部提倡在醫學上利用摩擦電的專著。十八世紀末，人們發現了流電學，亦即所謂的接觸電後，便開始將穩定、暢通的直流電運用於醫學治療。此外，邁克爾．法拉第（Michael Faraday）於一八三〇年左右發現了電磁感應，在醫學上利用低頻交流電便成為可能的事（感應電療法）。

從一八四二年開始，柏林生理學家埃米爾．杜．伯伊斯－雷蒙德（Emil Du Bois-Reymond）一連串有關肌肉與神經組織中生物電現象的研究，啓發了來自巴黎的醫生紀堯姆．迪歇納（Guillaume Duchenne）於一八五五年將局部感應電療法引入神經與精神疾病治療中。接下來的五年裡，在德國醫生羅伯特．雷馬克（Robert Remak）與胡戈．齊姆森（Hugo Ziemssen）的努力下，受排拒已久的直流電又重新發揮治療作用。十九與二十世紀之交，逐步對醫護人員展開藉由電水浴（水電療法）、靜電空氣浴（富蘭克林療法），以及以熱滲透形式進行的高頻電療法（今日稱為透熱療法）的培訓。

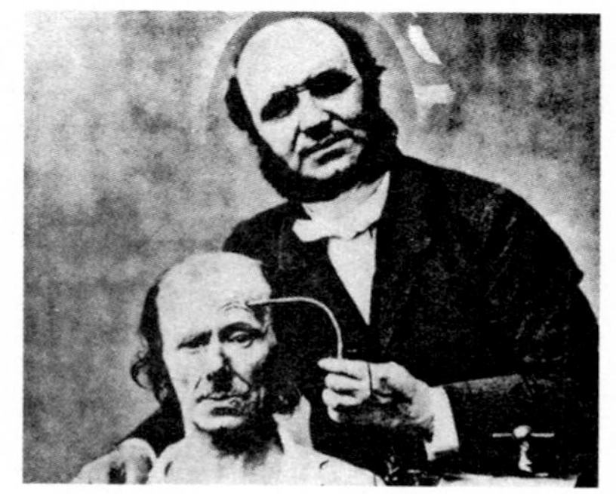
133a

插圖133a：迪歇納醫生將電流運用於醫療上（一八六二），複製品.
出自：卡爾格－德克爾《探究大腦》，萊比錫，一九七七年。

插圖133b：法國神經學家讓．馬丁．沙爾科（Jean Martin Charcot，一八二五-一八九三）於巴黎精神療養院（Salpétrière）的電療室為病人進行治療。
根據G.E.但茨（G.E. Danz）的木版畫繪製。出自：《花園涼亭》，柏林，一八八六年。

插圖133c：十九世紀末柏林W.A.赫爾施曼公司（W.A. Hirschmann）裡的電水浴。
木版畫，佚名。出自：施特凡《圖解百年歷史——十九世紀文化史》，柏林，一八九九年。

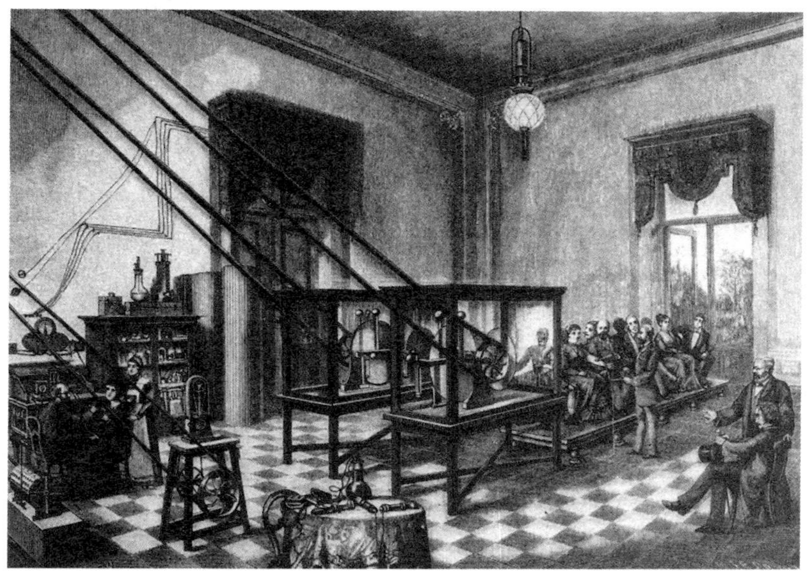

133b

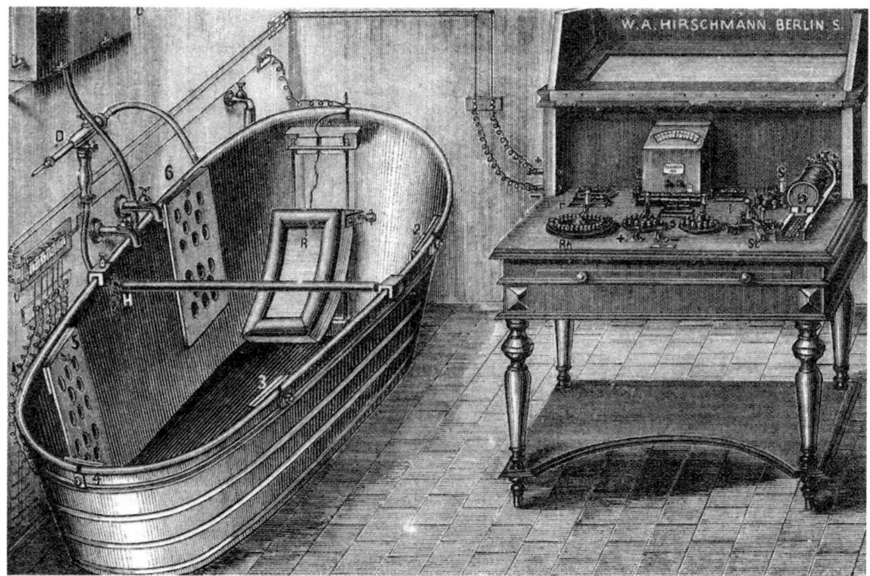

133c

134.運動醫療力抗疾病

儘管運動醫學是我們這個時代的產物，但其前身卻可回溯至古希臘羅馬時期。希波克拉提斯早已了解體育對維持和促進身體健康的價值。他的相關著作在西元前一世紀，啓發了拜占庭的醫生阿斯克雷皮亞德斯（Asklepiades）創出一套體育醫療系統，其中包括按摩、水上運動及飲食療法。出生於小亞細亞佩格蒙（Pergamon）的古希臘醫生蓋侖，也針對某些疾病研發出專門的體育運動。

中世紀時期，西方醫學與其他學科一樣，在神學的統治下停滯不前。於體育醫療領域享有盛名的首推伊朗塔吉克族人阿維森那（Avicenna）醫生。在他的《痊癒之書》（*Kitabaschi Schifa*）中，詳細描述了擺脫虛弱乏力、神經性足部疼痛、腎病、水腫及發熱的自創體操。

隨著人文主義的興起，歐洲醫療學才逐漸開始超越古代人的醫學知識。波隆納的醫學教授哲羅姆・梅爾庫里亞里斯（Hieronymus Merculialis）亦即文藝復興時期最重要的「運動醫生」，第一次就老年體操提出了值得重視的建議，另一方面也首次提醒運動員，需提防體育訓練與比賽中超過負荷的運動。一五六九年他於威尼斯出版的著作《體操藝術》（*De arte gymnastica*），開創了運動醫學的新紀元。在書中，他懇切地向醫生們指出體育對保持健康的重要性。

然而一直到十八世紀，梅爾庫里亞里斯的建議才得到廣泛回響。當佛朗西斯・富勒（Francis Fuller）在英國致力於對學生施行具漸進式目標的體育教育時，法國人西蒙・安德烈・蒂索（Simon André Tissot）設計了骨科體操，而他的親戚克萊芒・蒂索（Clement Tissot）則發明了外科體操。斯堪地納維亞半島上的亨里克・佩爾・林（Henrik Pehr Ling）從解剖學與生理學的角度出發，設計出著名的「瑞典體操」，而德國體育運動生理學家費迪南德・奧古斯特・施密特（Ferdinand August Schmidt）在本世紀初也投身於推廣體育，尤其率先從事女子學校的體育研究。

一九一一年在德勒斯登的國際衛生展覽會上，第一次展示了體育醫療實驗室裡的研究內容。從此以後才有了正規的運動與體育醫療研究。

插圖134a：從事訓練中的古希臘運動員，中間的青年手拿助跳器正在做跳躍練習，而右邊的男子以教鞭糾正其動作。
盤子外層的繪畫細部，波士頓博物館收藏。出自：恩斯特・朗洛茨（Ernst Langlotz）《希臘瓶繪》（*Griechische Vasenbilder*），海德堡，一九二二年。

插圖134b：希臘運動員在進行衛生護理，左邊的青年正往手上倒油膏，而他的伙伴脫下長袍準備按摩。古希臘瓶繪。
出自：布呂梅爾《古希臘人的運動》，柏林，一九三六年。

插圖134c：在德勒斯登的國際衛生展覽會上參觀者湧向「人類展覽館」（一九一一）。
原照片來自德勒斯登德國衛生博物館。出自：卡爾格—德克爾《人類的奇跡》（*Wunderwerke von Menschenhand*），萊比錫和達姆斯塔特，一九六三年。

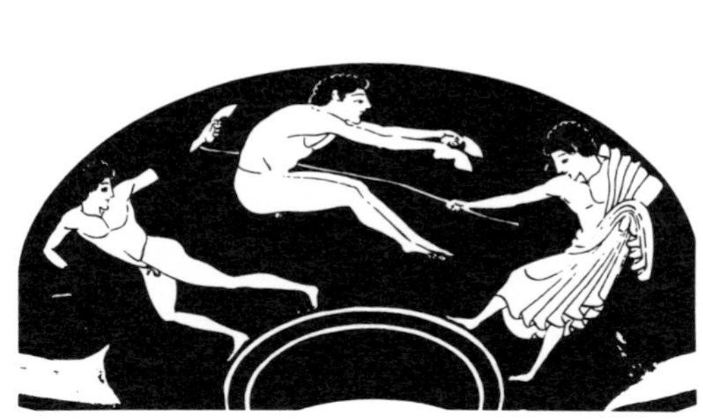

134a

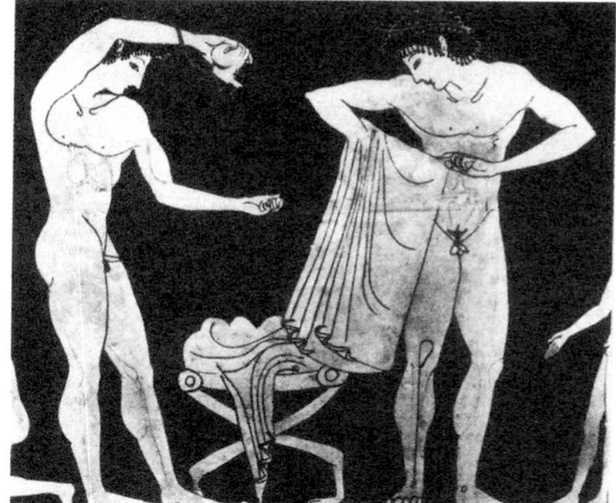

134b

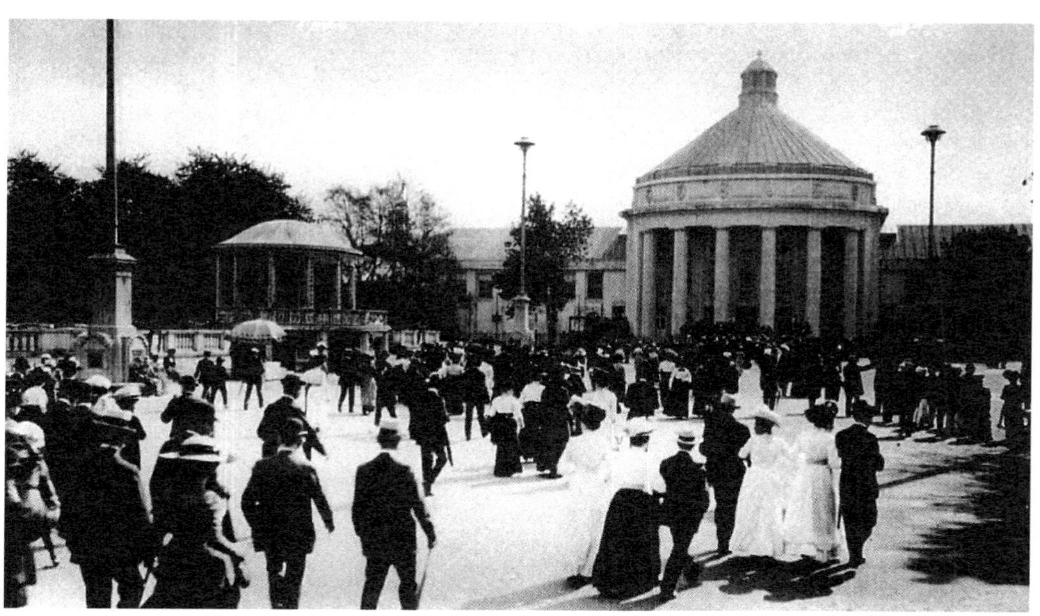

134c

135.第一本關於游泳技術的教材

一七八四年，薩克森教育學家克里斯第安．戈特希爾夫，扎爾茨曼（Christian Gotthilf Salzmann）在哥達附近的鶲谷莊園秉持「博愛主義」——一種剛出現的反封建、反專制、對平民子女進行的先進教育理念——創辦了自己的教育學院。他的奮鬥目標是培養「健康、理智、善良、開朗的人」，如此他們才能「使自己幸福，並且有能力共同致力於他人的幸福」。

除了現代外語、自然科學、商業、德語與德語文學之外，體育也是重要課程。扎爾茨曼隨即聘請了他認爲極其合適的人選——約翰．克里斯托夫．弗里德利希．古茨穆斯（Johann Christoph Friedrich Guts-Muths）在此授課。

古茨穆斯出身於奎德林堡（Quedlinburg）富裕人家，在搬遷到鶲谷前，曾在哈勒（Halle）大學進行多項研習，畢業後成爲非常成功的家庭教師。這位二十七歲、熱情的封建教育特權反對者，以無比的積極獻身體育教師工作。在每天不斷思考各種體操練習的過程中，他首先設計出一套針對全民健康的體育文化體系，以做爲全面教育不可缺少的元素。古茨穆斯也在附近的一個池塘裡爲學生上游泳課。爲了教授游泳課程，他爲不會游泳的學生發明了停靠設備及游泳安全帶。此外，他還訓練學生蛙式、仰式、長距離游泳並定期進行舉辦游泳比賽，甚至是著裝練習，此外還發明室內游泳訓練課，爲此設計了室內跳水台。除了關於體操、體育遊戲及體育鍛煉的書以外，他還根據自己的實際經驗於一七九八年出版了一本《游泳技巧》小冊。游泳本是古代即有的運動，但因中世紀教會敵視身體的思想影響而遭忽視，直到古茨穆斯以「游泳必須成爲教育主要部分之一」的口號，才使人們重新認識此項運動對促進健康的意義。

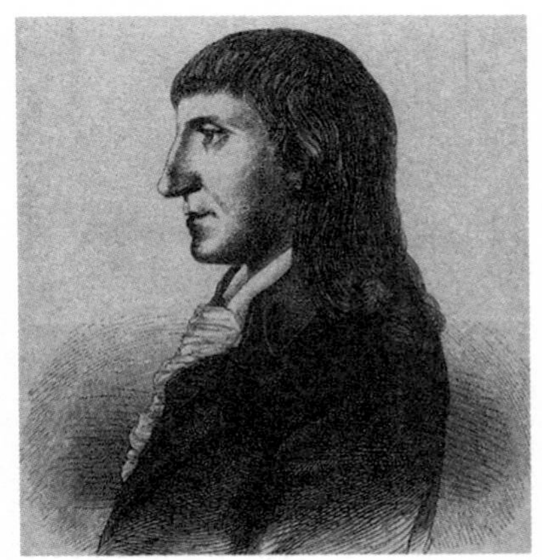

135a

插圖135a：古茨穆斯（一七五九-一八三九），德國教育學家，現代體育教育的開路先鋒。
木版畫，佚名。出自：《圖解會話辭典》，萊比錫（十九世紀）。

插圖135b：洗浴與游泳。
根據古茨穆斯所著《青年體操》中的銅版畫（一七九三）繪制。出自：《德國紅十字會》，德勒斯登，一九八三年第三期。

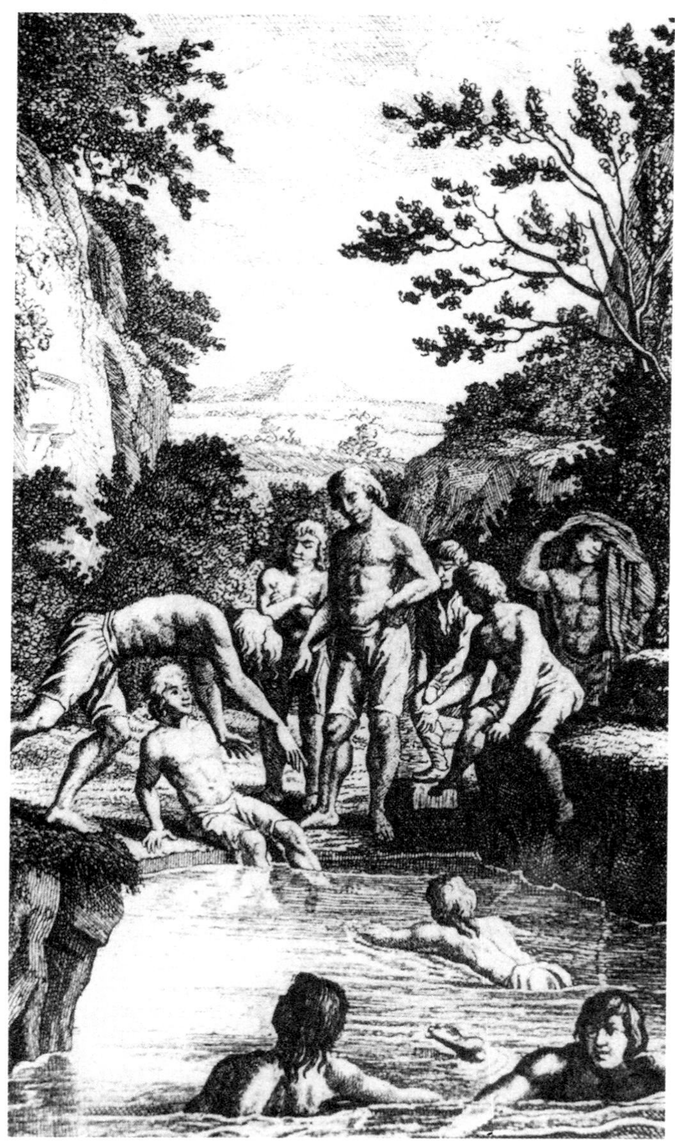

135b

136.具治療效果的發汗浴

古希臘人不僅用熱水浴來清潔身體，還用它來預防與治療疾病。當時首先採用的是溫泉，這種溫泉與豪華的古羅馬溫泉浴場並不相同，後者通常帶有一個圓形的發汗室，亦即所謂的熱氣浴室，使用的水是利用地下加熱器來調節溫度的。

君士坦丁大帝於西元三三〇年左右將古羅馬的洗浴文化引進了拜占庭，但在一四五三年土耳其人攻占君士坦丁堡後，新的統治者把羅馬的熱水浴與蒸氣浴改造爲熱氣浴。洗浴者裸身待在一個酷熱的房間裡直到出汗，然後接受按摩，以毛巾搓揉身體，最後再到另一個房間以溫度不斷下降的水重覆沖洗身體。

在中歐與北歐各民族中，發汗浴也很早即因做爲美容良方和治療風濕、感冒及原因不明原因的瘟疫的方法而備受歡迎。早期，只有修道院與貴族才有這樣的設備，直到十二世紀末才出現公共發汗浴室。負責洗浴的伙計在燒燙的石爐上澆冷水，以此產生所需的蒸氣，與今天的芬蘭浴極爲類似。我們的祖先也曾把房外鍋爐裡的蒸汽引入浴室。在醫療發汗浴中，除了草藥外也喜歡使用礦泉水，例如以拉斯騰山泉水治療痛風。

至於農民、手工匠及平民百姓等無法負擔在自己家中建造浴室的人，自十七世紀以來，使用箱子、櫃子或木頭做成桶狀的「小浴室」，「這些浴室還可隨意搬動，在沸水的蒸汽中盡情享受。」他們坐進「小浴室」裡，只有頭露在外面，熱氣從「小浴室」可加熱的雙層底部往上升騰。如果需要的話，也可加入草藥。臥床的病人也可藉由一個繫在脖子上的皮口袋進行熱水浴。在有些地方，水腫病患者和長疥癬的孩子必須於烤爐裡進行發汗治療。

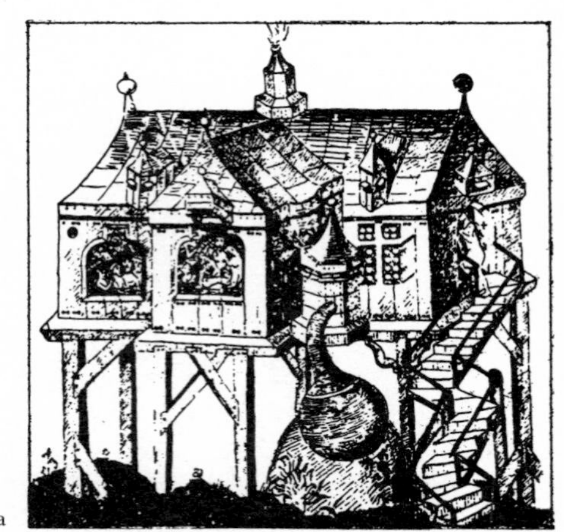

136a

插圖136a：中世紀架於木樁上、從外面加熱的蒸汽浴室。
哥廷根康拉德．基澤（Konrad Kieser），Bellifortis中的彩繪，一四〇五年。出自：《德國紅十字會》，德勒斯登，一九七六年第四期。

插圖136b：十六世紀的發汗浴：用來吸入蒸氣的鐘罩與鐘罩下的病人。
根據布倫施威格木刻畫（斯特拉斯堡，一五一二年）繪製。出自：彼得斯《德國歷史上的醫生和醫療》，耶拿，一九二四年。

插圖136c：十九世紀芬蘭蒸氣浴室內。
根據當時匿名木刻畫繪製。出自：古斯塔夫．雷丘斯（Gustav Retzius）《芬蘭》（*Finland*），斯德哥爾摩，一八八一年。

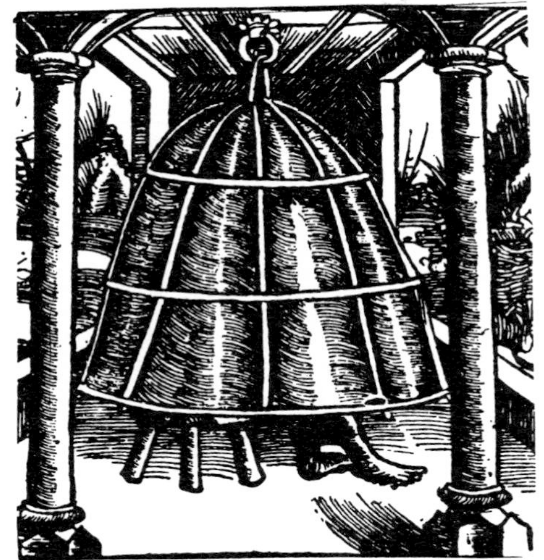

136b

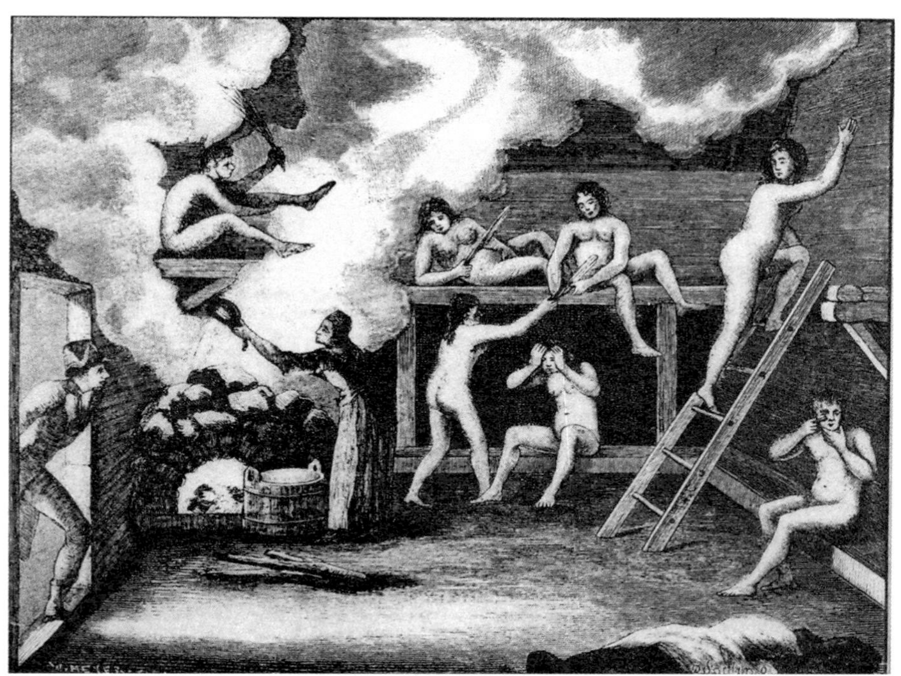

136c

137.克奈普療法

根據《新邁耶爾百科全書》，克奈普療法是「鍛煉身體的一種特殊水療法，尤其是對恢復呼吸、心臟、血液循環及神經系統功能性障礙病症特別有效」。此療法的名稱源於一位天主教神父塞巴斯蒂安．克奈普（Sebastian Kneipp，一八二一～一八九七年），他出生於奧托博伊倫（Ottobeuren）附近的施特凡斯雷特（Stefansried）地區。據記載，這位窮苦紡織工之子於研修神學期間染上伴隨咯血的嚴重肺病，因而身心俱疲。後來他根據約翰．西格蒙德．哈恩（Johann Sigmund Hahn）書裡一篇關於「淨水的神奇療效」的文章（Wunderbare Heilkraft des frischen Wassers，一七四〇），開始在嚴寒徹骨的多瑙河中洗浴，竟得到很好的療效。

後來他根據自己用冷水治療成功的經驗爲罹患同樣疾病的同學治療，也爲自己轄下的沃瑞斯豪芬（Worishofen）教區裡請不起大夫的窮人治病。於是，克奈普本著博愛的精神，除了提供人心靈安慰的工作外，還開辦了非營利性質的治療診所。在他一八九六年發行後即不斷再版的《我的水療》（*Meine Wasserkur*）一書中，以教學爲前提描述了水療程序及其普遍運用。他的「洗衣間診所」，也從簡陋的設備發展成聞名遐邇的療養企業。

克奈普療法主要是依個別的需求施行不同形式的冷水、溫水及熱水療法，包括：全身或局部洗浴、打水、以緩和或強烈的水柱澆灌、踩水；或讓病人赤腳在露水和雪上行走；或淋浴、水敷、以水擦拭等進行各式浴療；或加上藥草與多次變化溫度。在診斷時，這位備受尊敬的神父總會徵求醫生的意見，正如他一再要求醫生對他的水療效果進行分析，並從專業角度論證。

克奈普曾多次遭受非難，但也不是沒有理由，因爲他缺乏醫療專業知識，未經許可地超越了出於虔誠的博愛而進行醫療工作的界線。直到後來建立了精確的醫學根據，並且聘任專業醫事人員，水療才眞正發揮做爲一種有益療法的作用。

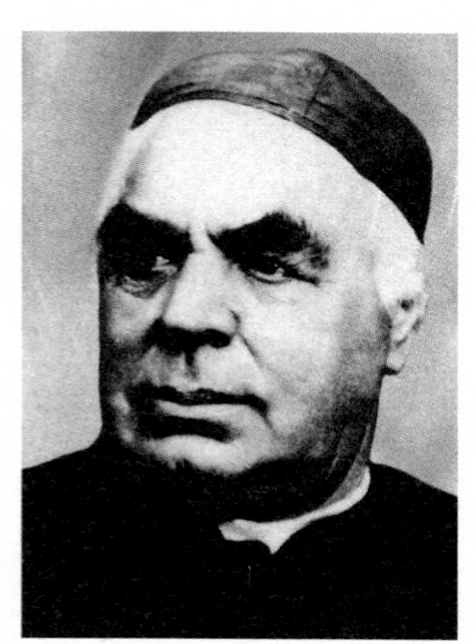

137a

插圖 137a：**克奈普（一八二一～一八九七年），天主教神父，後來以其為名的水療的創立者。**
複製品。

插圖 137b：**在沃瑞絲豪芬施行澆水療法。**
根據當時的描述繪製。出自：《花園涼亭》，柏林，一八九〇年。

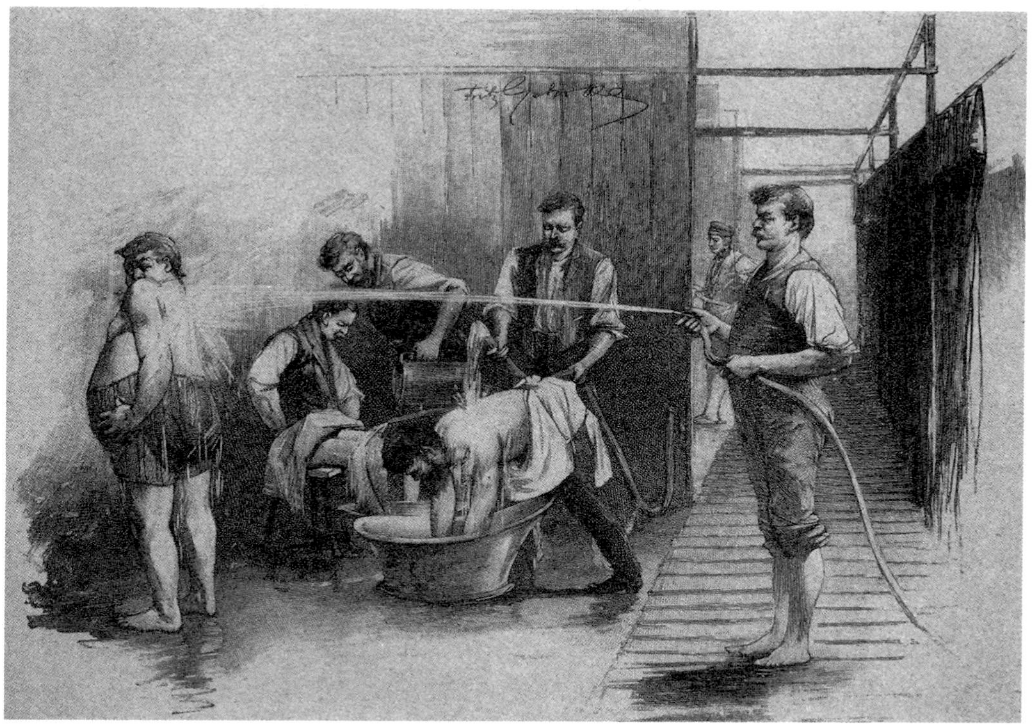

137b

138.芬森的人造陽光

十九世紀末，兩次似乎無足輕重的大自然觀察，促使哥本哈根醫學系學生尼爾斯·瑞貝克·芬森（Niels Ryberg Finsen）發明了人造陽光。一次是在某個陽光燦爛的夏日裡，當時這位二十八歲的大學生從他的書房向外望去，看見一隻睡在灑滿陽光的屋頂上的貓，每當鄰屋的陰影罩住牠，牠便挪移避開。不久，他又在城裡運河邊看見跳來跳去的水甲蟲不斷設法躲開橋的投影。

芬森因此陷入了思考：儘管天氣絲毫不涼爽，爲什麼貓和甲殼蟲都本能地尋找陽光、躲開陰影？這位大學生在中學時就知道，一旦太陽光被稜鏡分解，就會以彩虹般閃閃發光的色帶出現在屏幕上。此外他還知道，黃色的射線發光，紅色的發熱，而藍色與紫色的射線則具有化學作用。

爲了研究此現象，芬森以動物做實驗。他借助凹面鏡讓投射在動物身上的陽光依次穿過不同顏色的玻璃板：先是紅色的，用來檢驗熱射線，然後分別用黃色與綠色來驗證光射線，最後再用藍色檢驗化學射線。結果證明，動物只對藍色射線有反應。

接著，芬森又試圖用太陽光的化學射線來治療細菌引起的疾病，尤其是狼瘡——一種使面部產生可怕扭曲傷殘症狀的皮膚結核病。他爲此設計了照射器，形狀是一個裝滿水以吸收熱射線的凹形聚光鏡。爲了使療程在沒有陽光的日子也能進行，他還接上同樣具有化學射線的電流，就像俄羅斯醫生馬克拉可夫（Maklakow）所證實的那樣。

芬森的人造陽光由一個高亮度、高強度、帶有兩組透鏡的的碳弧燈構成。這兩個透鏡能對比發散的光線，並讓光線會聚在一起。水層與帶有氨膽礬溶液的濾光器吸收熱射線，以便只讓化學射線產生作用。由於這項造福人類的發明，這位研究者於一九○三年獲頒諾貝爾醫學獎。

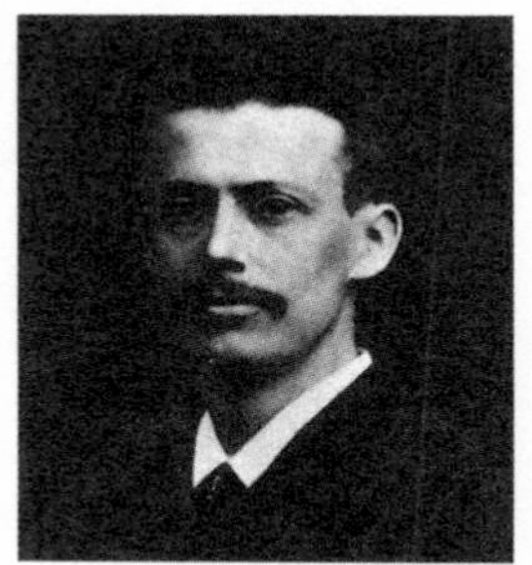

138a

插圖138a：芬森（一八六○～一九○四年），丹麥醫學家，發現人造陽光的治療作用、以他為名的碳弧燈的設計者。
複製品。出自：卡爾格－德克爾《親身試驗的醫生們》，萊比錫，一九六五年。

插圖138b：芬森所建立、位於哥本哈根的光線研究所治療室。左側白色箭頭處：芬森正在與來訪者交談。根據一九○一年的原版照片。
出自：保羅·德·科伊夫（Paul de Kruif）：《生命的鬥士》（*Kämpfer für das Leben*），柏林，一九三二年。

插圖138c：在哥本哈根光線研究所芬森燈下的狼瘡病患。
根據一九○一年的原版照片複製。出自：同上。

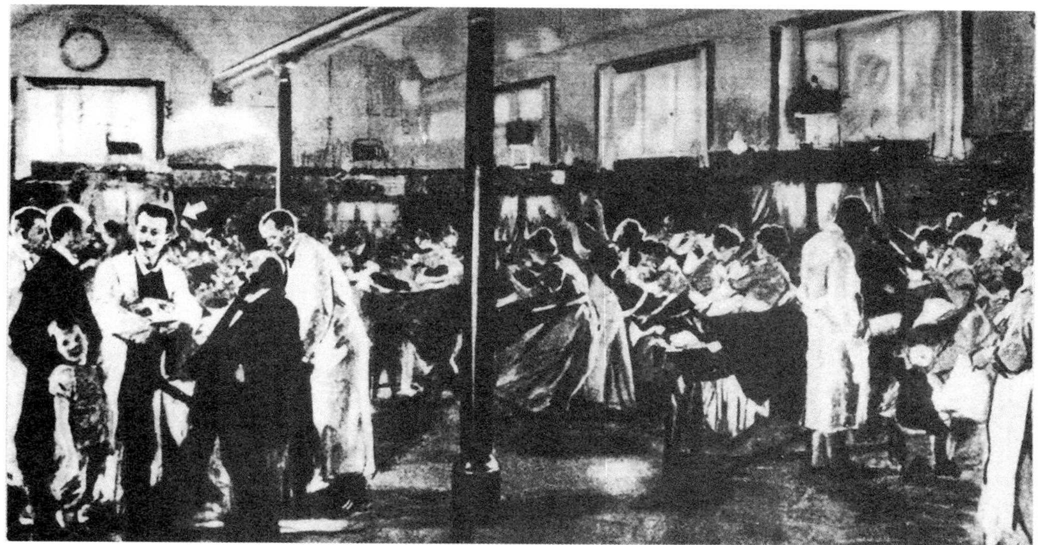

138b

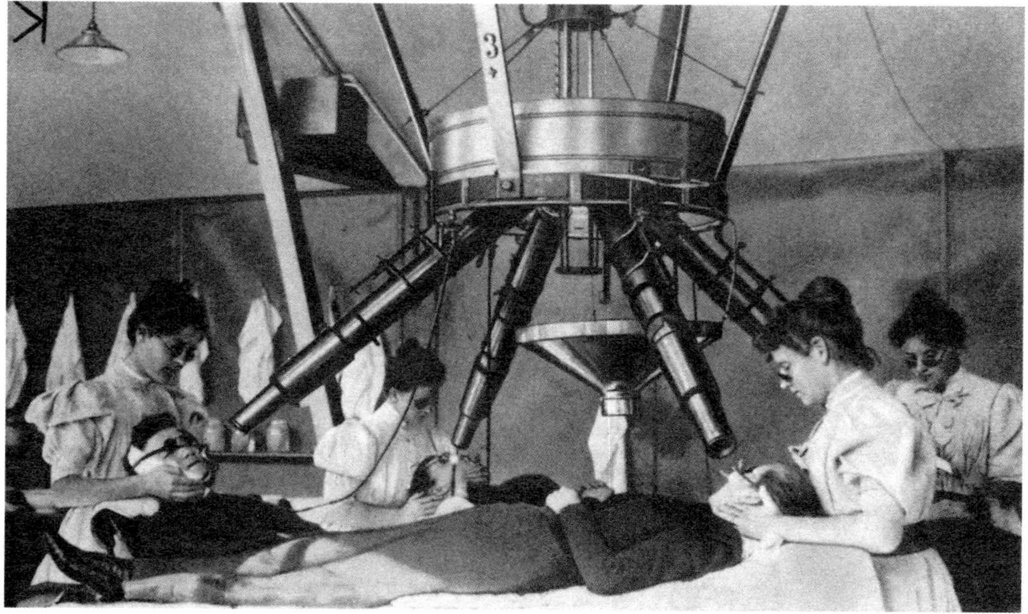

138c

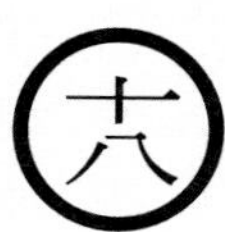

家庭護理

做應該做的事，

並不意味著做使人高興的事。

——奧諾雷．巴爾札克
（Honoré de Balzac,，一七九九～一八五〇年）

139.中世紀的病人護理

羅馬帝國衰落後，基督教繼承其遺產，教會躍升爲統治者及文化傳播者，醫學也隨之落入神職人員尤其是僧侶之手中。他們依耶穌對病人與經受苦難的人的態度，將每一種痛苦視爲能淨化靈魂與自我解脫的恩賜，因此，對病人的護理也就成爲令上帝歡喜的善舉。

於是，在修道院病房裡照顧病人的修士會應運而生。十字軍東征時，首先由騎士教團修建了修道院，其他教會團體如本篤會或方濟會也隨後跟進。有些醫院設備良好，將重症病人與其他病人隔離開來；但多數只是簡陋的應急住所，貧窮的病人擠在一起，「赤裸著身體，兩人合用一張床，兩床之間幾乎沒有容身的空間」。

除了修士團體以外，市民也響應教會的號召，參與醫療服務。工匠同業工會，以及富裕人家經常捐助這些醫院，希望能藉此換取永遠的幸福，一旦生病或患了長年不癒的病，他們也能獲得住院的特權。這種世俗的醫院大多建在城外，如此才能儘量減小罹患傳染性疾病的病人可能帶給其他居民的危害。市立醫療機構由參議會所任命的醫院院長監管，他負責維持醫院規定，使病人獲得符合自己病情的膳食，並與醫生共同決定病人的收留。中世紀醫院的醫生並不像我們今天所熟悉的那樣隨時待命，而是計時執勤，視他們與市政府簽訂的合約所決定。直到十五世紀末，紐倫堡首次出現特別的駐院醫師，其報酬是七十古爾登金幣，包含住宿和膳食。

插圖 139a：**病人正要逃離中世紀醫生。**
鋼筆畫，根據為法國撒雷諾學院派醫生羅歇·弗魯加蒂（Roger Frugardi，十三世紀）所著《外科學》（*Chirurgia*）副本中的插圖所繪。原稿保存於英國劍橋大學三一學院圖書館。

插圖 139b：**為病腿進行治療。**
根據羅德瑞科斯·扎莫恩西斯（Rodericus Zamorensis）的木刻畫《人類生命的鏡子》（奧格斯堡，一四七九年繪出）。出自：弗賴塔格《德國歷史圖繪》，萊比錫，年代不詳。

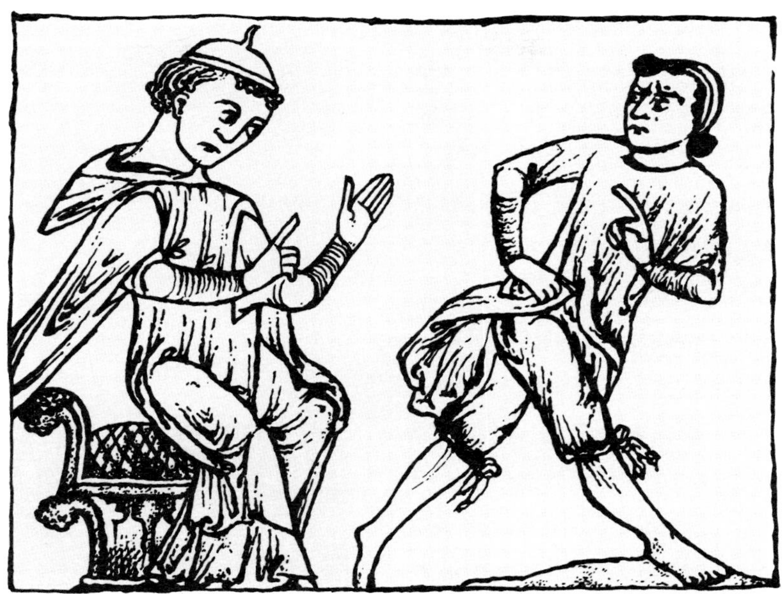
139a

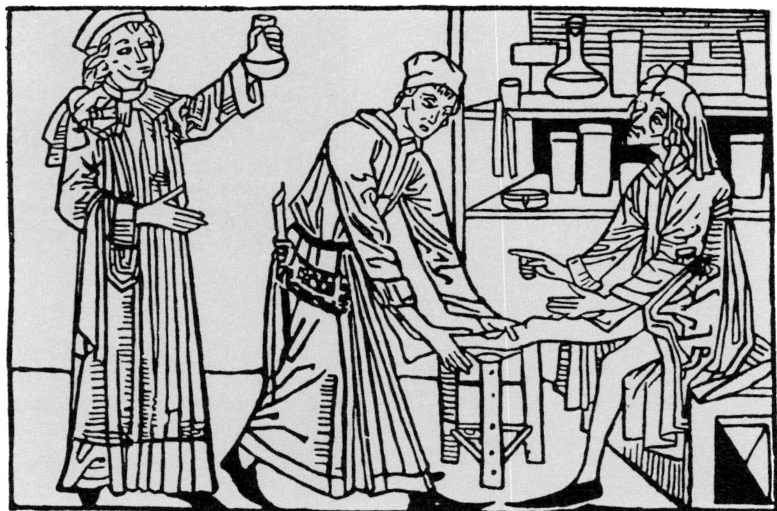
139b

140.早期占主導地位的家庭護理

直到十九世紀，在病人的照護工作上，家庭護理仍扮演著主要角色：因爲以前只有身無分文、病痛達到教學目的的病人才能爲醫院所收留。所以那時醫生往往被請到病人家裡進行檢查與治療；醫療服務及實際照顧病人，全是婦女們的工作。

因此，一個配備良好的藥箱，以及一本描寫各種疾病與治療建議的通俗醫藥書，便成爲每個井然有序的家庭的必備品。目前流傳下來最早的大眾醫藥書是《大自然的力量》（*Physika*），由精通治療與藥物的女修道院院長希爾德加德・馮・賓根（Hildegard von Bingen，約一〇九八～一一七九年）所著。她的藥理概念以主導整個學院派醫療的古希臘「四體液學說」爲基礎，此派理論認爲，生病是因爲身體中的體液，即血、黏液、黃膽汁與黑膽汁失衡所致。希爾德加德根據挖草根和採藥人的寶貴經驗，將能夠重新建立四體液平衡的草藥置於首位。在後來的幾個世紀中，醫生們也一再重覆撰寫了不少類似的「點心書」——當時人們把調配好的藥稱爲「點心」，因爲各種常用藥物都被放在「點心盒」裡出售，以供家庭日常使用。

除了醫藥和「點心書」外，說明如何配置與使用家庭「藥房」的傳單也很流行。中世紀興盛期出現了所謂的半俗尼，屬於不用向修士會宣誓、實行宗教禁慾的婦女團體，團體成員的工作首先是家庭護理；她們不僅在成員的家裡，也在其他私人及信任她們的病人家裡從事護理工作，另外，會在葬禮時協助哭墓守靈，也看望和照顧監獄裡生病的囚犯。起初她們還受教會約束，後來漸漸世俗化，也因此曾一度被指爲異端而陷入宗教法庭的魔掌。

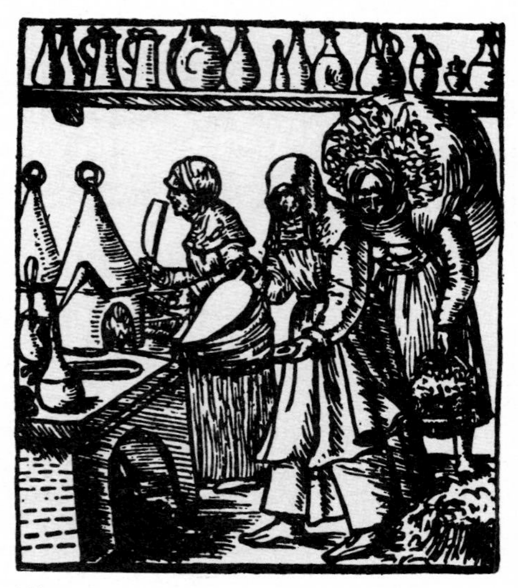

140a

插圖 140a：兩名採草藥的婦女在調製藥湯。第三個婦女帶來新採的草藥以便加工。
一五四二年佚名木刻畫。複製：施密特。

插圖 140b：十六世紀的家庭護理：醫生遞給病人緩解疼痛的藥草煎劑。
西塞羅的佚名木刻「草藥」（De officiis）（奧格斯堡，一五三一年）。出自：彼得斯：《德國歷史上的醫生和醫療》，耶拿，一九二四年。

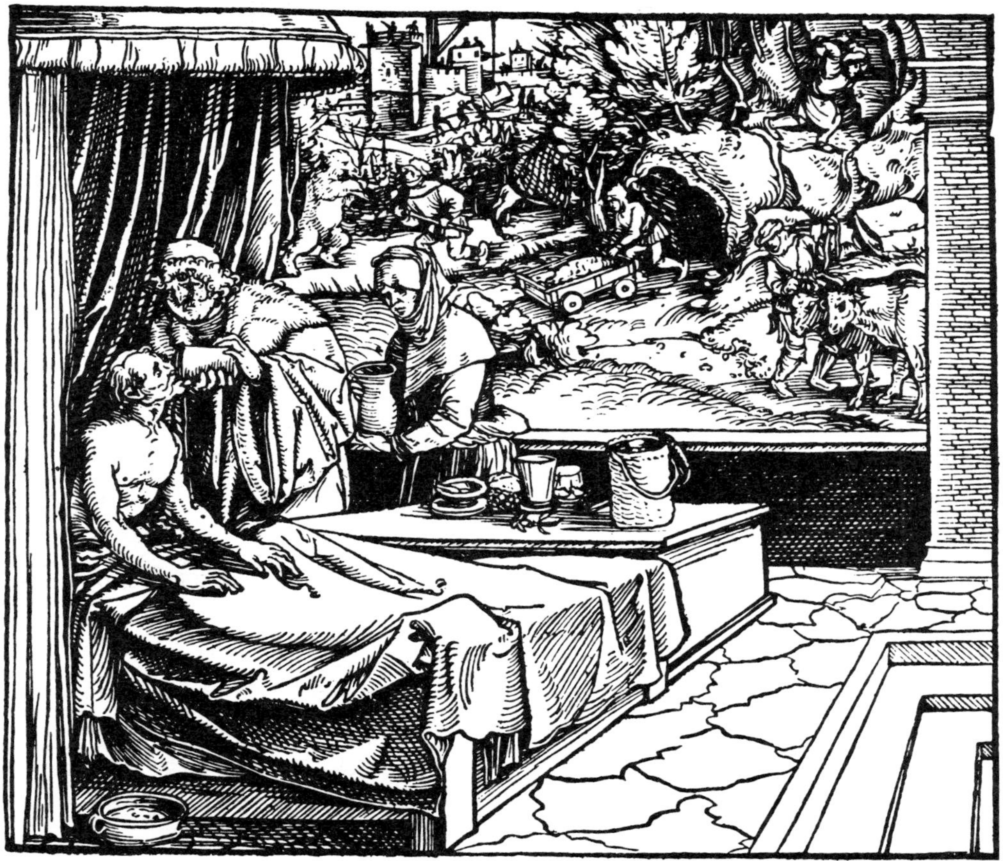

140b

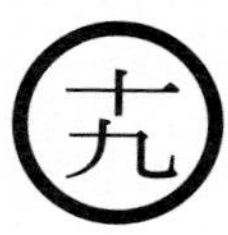

普通醫院與野戰醫院

百分之百的健康，
是一種代謝疾患！

——庫爾特．格茨（Curt Goetz，一八八八～一九六〇年）

141.從育嬰堂到兒童醫院

在古希臘羅馬時代，人們丟棄不受歡迎的新生嬰兒，讓陌生人毀滅他們，或讓好心人收養。為了杜絕這種流傳已久的陋俗，第六世紀中葉拜占庭查士丁尼大帝頒布了一項法令，對冷酷無情的父母遺棄子女的行為以謀殺兒童的罪名施予懲罰。儘管如此，類似的事情卻一再發生：尤其是未婚母親及窮困潦倒的家庭通常以這種方式告別新生嬰兒。

後來，中世紀的教會藉由創辦育嬰堂的機會，在外牆上安裝可旋轉的木箱，以便人們在漆黑的夜晚將「棄嬰」悄悄放進箱裡。育嬰堂的嬰兒由修女撫養或交給乳母，雖然修女悉心照料這些嬰兒，卻幾乎無法抵擋數不勝數的病魔。育嬰堂的病房裡擠滿了孩子，居高不下的死亡率使刻薄的諷刺家建議，乾脆在育嬰堂的大門口張貼告示：「由政府出資讓這裡的孩子見閻王」。然而託付官方醫院的孩子的命運未必比較好：因為在這裡，無論是否隱藏著傳染疾病的危險，兒童必須和成年人擠在一起。

十八世紀末，人們曾就聖母院附近頗有名望的「上帝之家」醫院的改建問題，向巴黎研究院的委員會建議，為兒童成立自己的科別，並讓每個病童都有專屬的病床。終於，一八〇二年，法國宗教會議提議在巴黎建立歐洲第一家兒童醫院。

這座附屬於巴黎孤女院的新醫院自稱為「病童的醫院」，擁有三〇〇張病床，供二至十五歲兒童使用，成為現代獨立兒科學的搖籃。因為這所醫院在相當長的時間裡是惟一的兒童醫院和兒科學研究地，所以後來小兒科醫生紛紛蜂擁而至，修習這門獨立的醫學專業。一八二九年，柏林的夏利特醫院也開設了德國第一家兒童醫院。

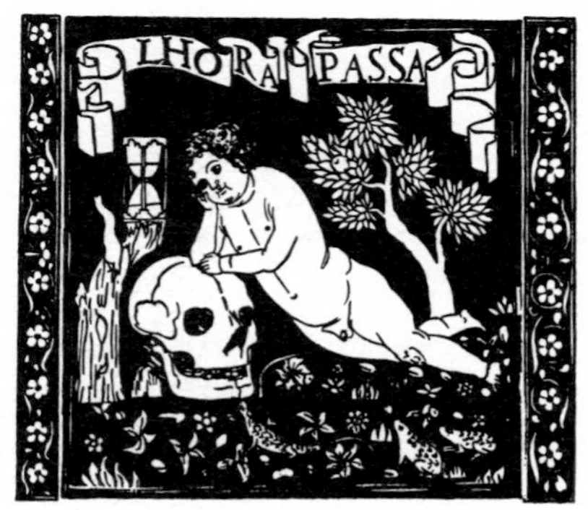

141a

插圖 141a：描寫生命短暫的喻意畫。在早期幾個世紀裡，許多孩子成為瘟疫的犧牲品。
根據十五世紀佛羅倫斯一位佚名大師的木刻畫繪製。出自：卡爾格—德克爾《看不見的敵人——與傳染病鬥爭的醫生和研究者》，萊比錫，一九六八年。

插圖 141b：十九世紀的育嬰堂：一位婦女正悄悄把孩子放進育嬰堂的旋轉木箱裡（左）。右：木箱已打開的育嬰堂內部一瞥。
出自：《名人》，巴黎，一八五二年。

插圖 141c：一八六〇年左右維也納一家兒童醫院中的病房。
佚名時人畫。出自：利奧波德·舍恩鮑爾（Leopold Schönbauer）《醫學的維也納》（*Das Medizinische Wien*），柏林和維也納，一九四四年。

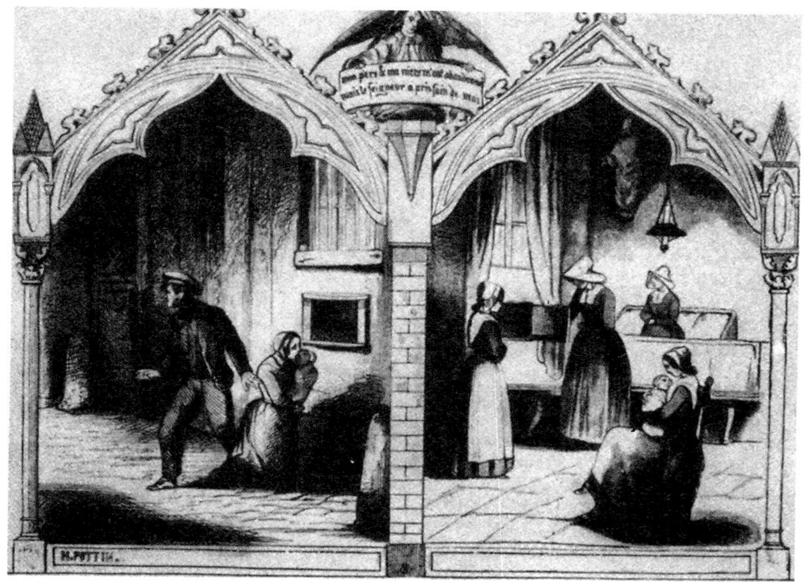

141b

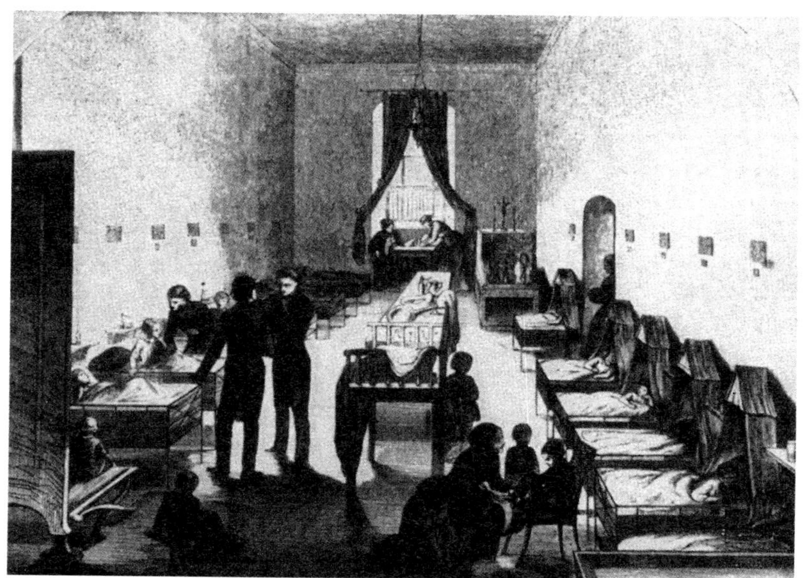

141c

142.「上帝之家」的困境與榮光

就在獨具建築藝術風格、威嚴的主教堂「聖母院」附近，巴黎的遊客發現了「上帝之家」——世界上最古老、醫學史上具重要意義的醫院之一，建於六六〇年前後，比它莊嚴的鄰居「聖母院」還早半個多世紀。根據記載，其創立者是法國的聖者朗德里（Landry）及阿爾尚波（Archambaud）伯爵。根據巴黎社會批判作家路易．塞巴斯蒂．梅西耶（Louis Sébastian Mercier，一七四〇～一八一四年）的說法，他們兩位所贊助成立的「上帝之家」，是一間「不論聲望、信仰和性別，向所有病人敞開大門的收容所」。

法國大革命前，德國擅長諷刺的權威人士想起醫院內令人作嘔的衛生狀況時，認爲醫院竟還使用虔誠的名稱簡直荒謬透頂：裝有窗戶柵欄的陰暗大病房裡，每張病床上都躺著兩、三個或更多病人，不論是男性、婦女或兒童，也不管罹患何種疾病，病人都得不到合乎衛生標準的照料。手術當著其他病人的面進行；產婦在黑暗、潮濕的地窖裡生產。在傳統醫院裡，壞疽炎症與產褥熱奪走無數生命。

姑且不論這些或因時代背景、或因思想觀念造成的窘境，「上帝之家」對法國乃至整個歐洲醫學事業的發展有著不可磨滅的貢獻，同時更率先成爲現代外科學與近代產科學的搖籃。在這裡，助產士第一次獲得專業的培訓和實習機會。一六六〇年，瑪格麗特．迪．泰爾特（Marguerite du Tertre）以高等助產士的身分在此院擔任第一位助產課教師。她在課堂上採用了百年前出版由帕雷所撰寫、具有劃時代意義的外科學教材，書內有一章詳細地介紹了婦科學及助產學。

曾在「上帝之家」擔任主治外科醫生的帕雷首先聘用男助產士，並重新發現把橫位及頭位胎兒翻轉爲足位後再將嬰兒拉出的助產倒轉術。外科醫師因有了這項成功的助產方法，使產科學的發展向前跨了一大步。在外科領域裡，「上帝之家」也因帕雷這位極富創造力的天才而在世界上居於領導地位。

插圖 142a：從南方看巴黎。中間是塞納島，巴黎歷史上的中心，右邊是聖母院，左前方是建於七世紀著名的醫院「上帝之家」，其左邊是法院，橋把這些建築與兩岸連接起來。
木版畫。出自：《圖繪世界史第五冊》，萊比錫，一八九四年。

插圖 142b：「上帝之家」的病房：修女們擔任護理照顧病人的工作。
大約一五〇〇年左右，幫助教會醫院行善的人所購買的贖罪券扉頁插圖（前景下跪的是法國國王路易十二）。出自：卡爾格－德克爾《戰勝疼痛》，萊比錫，一九八四年。

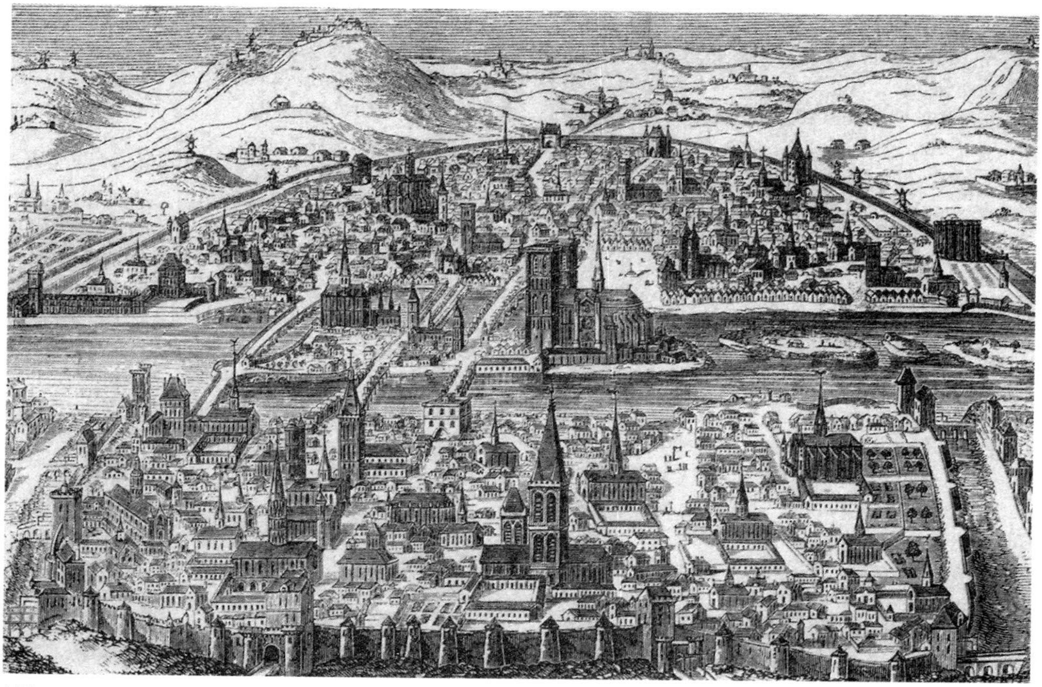

142a

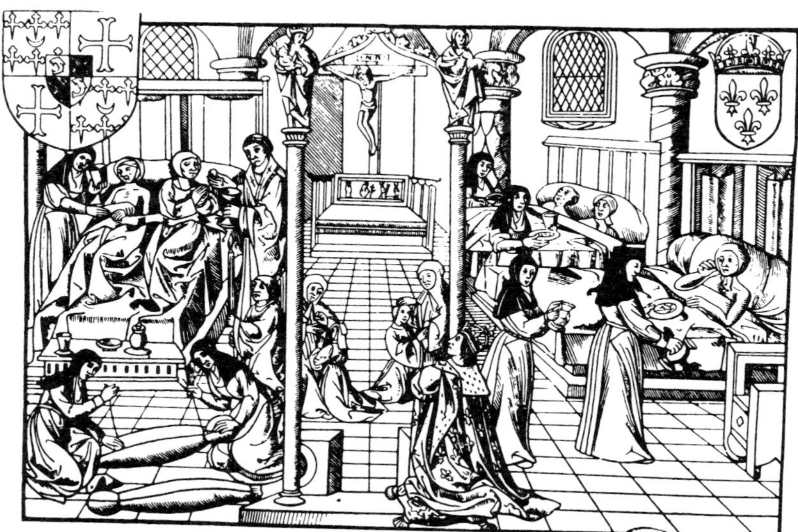

142b

143.從瘟疫收容所到舉世聞名的柏林夏利特醫院

當一七一〇年黑死病來臨時，普魯士國王弗德烈一世下令在柏林邊界對面，亦即當時的施潘道門（Spandauer Tor）前，修建一家所謂的黑死病收容所。幸運的是，它並未用來收容黑死病人，因爲令人害怕的瘟疫只蔓延到普倫茨勞（Prenzlau）爲止，因此這棟建築在一七二六年前曾被當成強制勞動的工廠和駐軍醫院，後來根據弗德利希．威廉一世的敕命，除了軍人外也開始接受治療平民。此外，他還規定，將醫院改名爲「夏利特」（Charité）。這個源自拉丁語「Caritas」（本意爲憐憫、同情）的詞早已爲幾家著名的外國醫院所採用。

此後，柏林夏利特醫院除了臨床治療外，還在其附屬的外科研究會裡培訓軍醫和普通醫生，培訓工作由一七一三年「科學協會」依國王敕命出資建立的柏林解剖協會負責。一七八五年，夏利特醫院已有約三〇〇〇名病人和醫務人員，因此成立新的醫院大樓成了當務之急。

十八世紀末，這座附有兩側翼的縱向雄偉建築終於竣工。一八一〇年十月，柏林大學成立後，夏利特醫院的負責人和教師成爲醫學系的教授。

一八〇〇年起在外科研究會擔任教師，同時也是醫學－文學暢銷書《延年益壽的藝術》（*Die Kunst das menschliche Leben zu verlängern*）作者的克里斯托夫．威廉．胡費蘭（Christoph Wilhelm Hufeland）獲聘爲這所新大學專業病理學與治療學教授，同時也是首位系主任，他在夏利特醫院成立了德國第一個專爲窮苦病人設立的門診部。在眾多優秀的醫生、外科醫生及學者的努力下，夏利特醫院很快贏得了國際威望。

第二次世界大戰中，夏利特醫院大部分遭到嚴重破壞。納粹獨裁垮台後，該院在蘇聯占領軍的支持下得以重建。自一九七五起，持續的改造加上現代綜合醫院設備，使其面貌煥然一新。今日，它是德國最大的醫學培訓、治療與研究基地之一。

插143a：一七四〇年左右夏利特醫院的修建計畫；根據圖中山鷹下方木板的解釋：A軍醫院；B醫院；C飯廳和廚房；D釀酒廠；E馬廄；F草坪；G/H蔬菜水果園；I非建築用地；K潘科河。
約翰．特奧多爾．埃勒（Johann Theodor Eller）《夏利特醫院修建史》（*Baugeschichte der Charité*）中的木刻（Otto Henne）《德意志民族文化史》（*Kulturgeschichte des deutschen Volkes*），柏林，一八八六年。

插圖143B：時值今日，世人仍不清楚柏林施潘道門前黑死病收容所的內部設施。這幅插圖或許可以讓我們猜想夏利特醫院病房初期的樣子。
根據丹尼爾．霍多維茨基（Daniel Chodowiecki，一七二六～一八〇一年）銅版畫繪製。

插圖143C：十九世紀早期夏利特醫院中的解剖課。
根據F. T.的描寫繪製。出自：R.菲克（R. Fick）《論德國高校》（*Auf Deutschlands Hochschulen*），柏林－萊比錫，一九〇〇年。

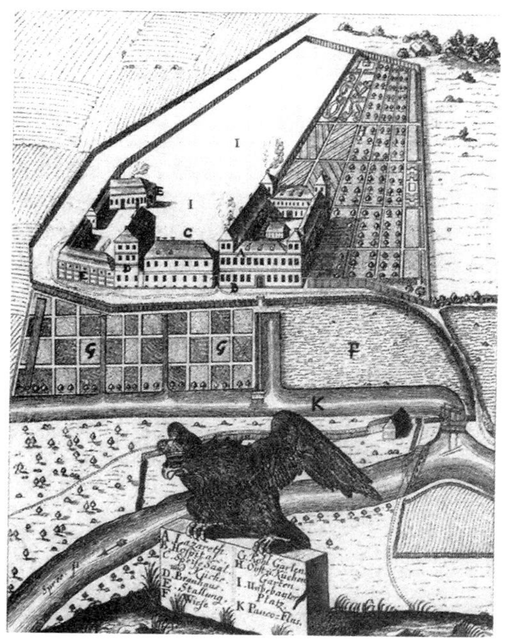

143a

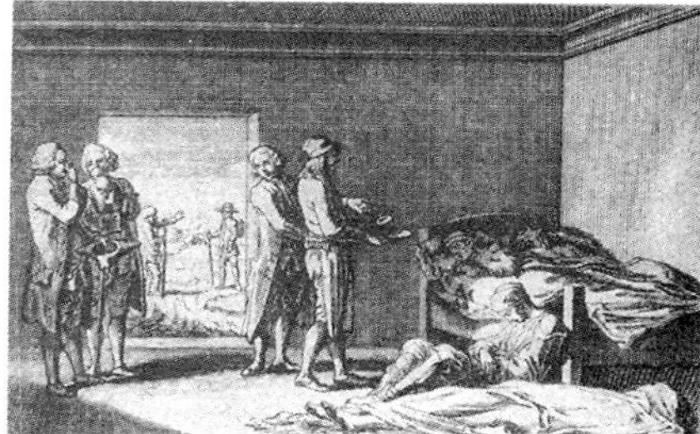

143b

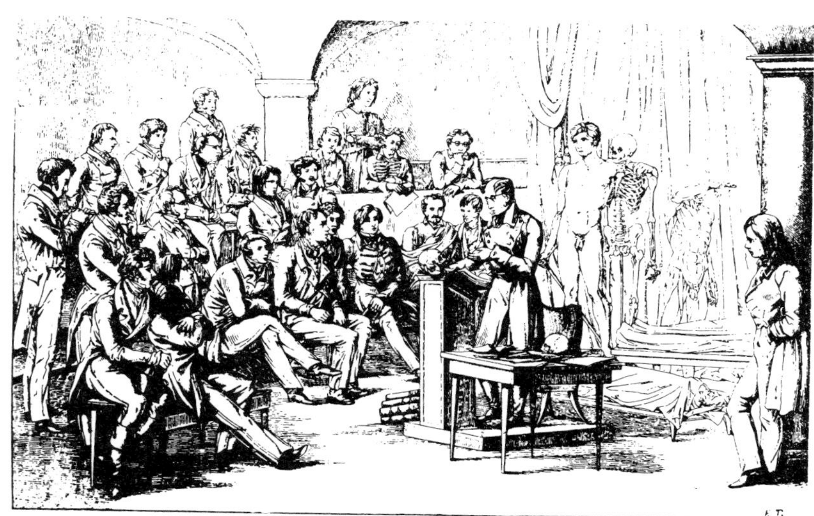

143c

144.野戰醫院的誕生

法國神父文生·德·保羅（Vincent de Paul）為平民、尤其是窮人的佈道得到羅馬教皇認可後，於一六三二年將巴黎的聖·拉扎爾區（St. Lazare）做為自己修士會的本院，藉以表明：他的教團除了教士的分內工作外，還視行善為主要事務，尤其是修士們開始收容痲瘋病患。依當權者頒布的公告，由於痲瘋病可怕的傳染性，這些患者的命運就是與世隔絕，自生自滅。

修士會的成員在痲瘋病院裡照顧那些被隔離的病患，給予生活必需品，甚至為他們延請大夫。不久，人們將這些僧侶修士依《聖經》中痲瘋病患的守護聖徒「Lazarus」之名稱為「Lazaristen」，而把修士所照管的特殊病房稱做「Lazarus」。市政當局也曾設置了類似的病房，以隔離染上瘟疫的患者，其中首例是由城市共和國威尼斯在聖瑪利亞一拿撒勒（Santa Maria di Nazareth）島上建立的。威尼斯人把防杜從海外帶入黑死病、最早的全面隔離檢疫站稱為「Nazaretum」，此詞的縮寫形式也漸漸融入「Lazarett」概念中。幾世紀以來，「Lazarett」都是依其最初的目的做為瘟疫患者的收容所，而非傳染病患者及年老體弱的人如果沒有錢，則由專門為窮人準備的醫院收留。

隨著軍隊疾病防治措施的建立，出現了治療患病或受傷軍人的軍醫院（Lazarett）。第一家軍醫院應是一四九一年西班牙紅衣主教及政治家弗朗西斯科·日默內（Francisco Jimenes）在格拉納達受困時成立的野戰醫院。百年後，法國國王亨利四世起而效尤，在交戰部隊後方的保護區建立擁有一切醫療必需品的專門野戰醫院，加入流動野戰醫院的行列。

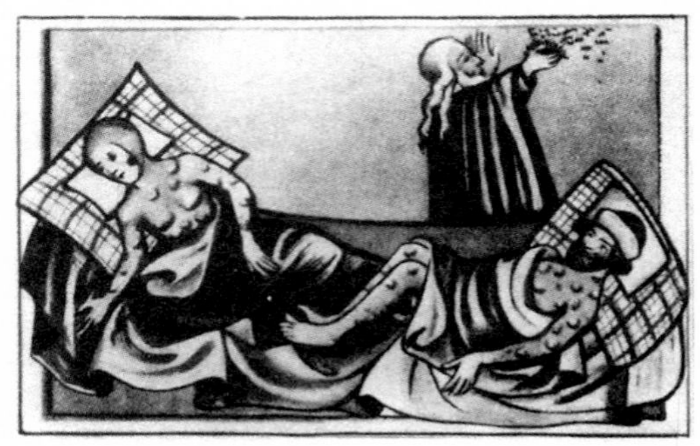

144a

插圖 144a：中世紀後期痲瘋病病房。
根據一四一一年一幅未加註的圖畫所繪製。出自：《醫學史》，柏林，一九五七年。

插圖 144b：傭兵軍營的傷科軍醫帳篷。
根據巴拉塞蘇斯的木版畫《談傷病三本書》（緬因河畔的法蘭克福，一五六三年）繪製。出自：弗萊塔格《德國歷史圖繪》，萊比錫，年代不詳。

插圖 144c：西里西亞戰爭中，普魯士國王弗德烈二世的野戰醫院。
根據孟澤爾的木刻畫所繪。出自：卡爾格－德克爾《看不見的敵人》，萊比錫，一九六八。

插圖 144d：十九世紀末，法國的流動野戰醫院。
佚名木刻畫。出自：阿克爾克內希特《祖母文件夾裡的醫學文獻》，轉引自《岩像》，一九六六年第十七期。

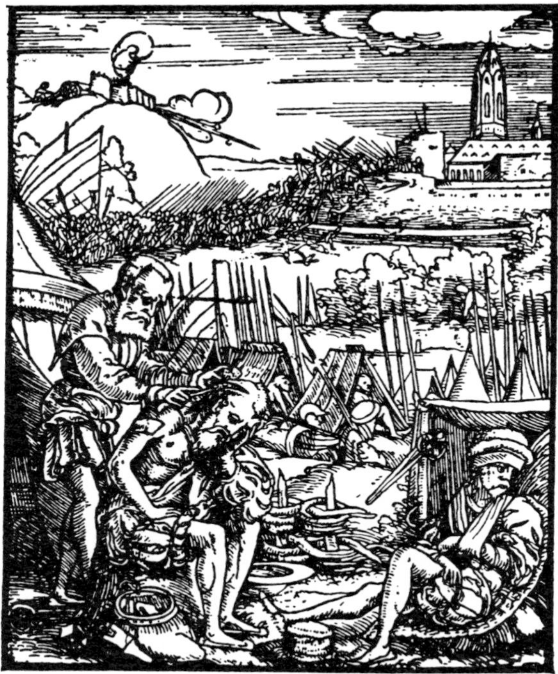

144b

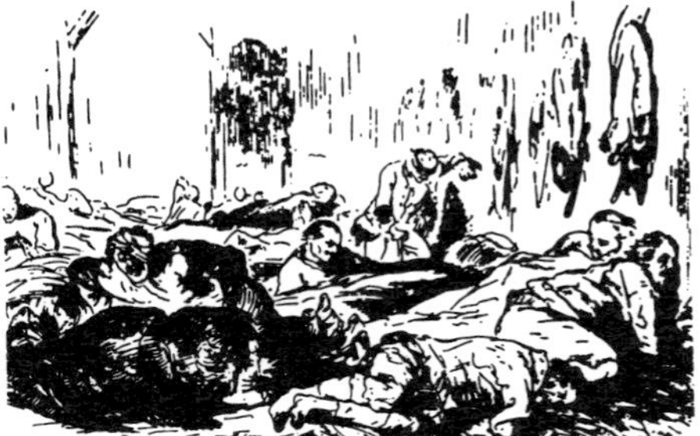

144c

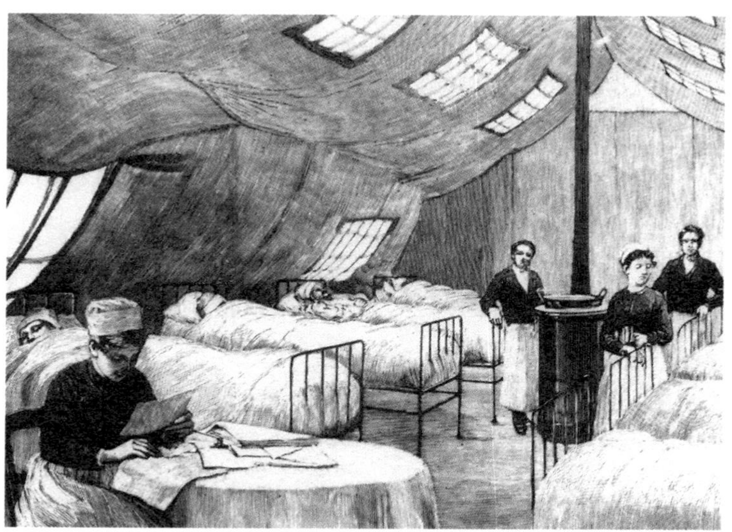

144d

145.提燈的女士

倫敦《泰晤士報》的前線通訊員捎來了克里米亞戰爭中，英國在博斯普魯斯海峽岸野戰醫院的壞消息。一八五三年，俄國和土耳其開戰，但次年就擴展成英國、法國、土耳其及撒丁尼亞對抗沙皇俄國、爭奪近東統治權的戰爭。這項關於軍隊傷患因嚴重缺乏病床、衣物、藥品、醫療物資和護理人員，導致傷口感染並造成大量死亡的消息，讓英國國民大爲震驚與憤怒。

在當時英國國防部長悉尼．赫伯特（Sidney Herbert）緊急尋找下，與他及其家人熟稔的佛蘿倫斯．南丁格爾（Florence Nightingale）女士——倫敦一家專門收容貧窮婦女醫院的院長，與她挑選的三十八名女助手決定前往君士坦丁堡附近的斯庫塔里（Skutari），支援皇家遠征軍團駐紮的野戰總院。根據《泰晤士報》通訊員威廉．霍華德．羅素（William Howard Russel）的披露，當地情況和地獄相去不遠。南丁格爾違抗軍醫不能忍受女護理人員的傳統偏見，協助該院成功度過這場災難，並將死亡率降到最低。

不論是因南丁格爾通過組織良好的物資供應、改善衛生條件、提供手術協助等而大大減輕工作負擔的外科醫生，或是在她和助手悉心照料下的傷員及正在痊癒的病人，都將其奉若神靈，充滿感激地稱她爲「令人崇敬的天使」，或者懷著同樣愛戴的心情直呼她爲「提燈的女士」。

南丁格爾在戰況最慘烈之處經歷了近兩年的磨練，回到祖國後，透過其英雄式的人道主義行爲所獲得的權威，開始對野戰醫院與醫療護理進行大規模的改革。她把自己的經驗、觀察、看法與方式都記錄於今日仍值一讀的《護理筆記》與《醫院筆記》中，爲現代醫療護理的理論奠下基礎。

插圖145a：從斯庫塔里回來後的南丁格爾：英國傷員與病人護理教育改革家。

插圖145b：一八五三～一八五六年克里米亞戰爭期間，南丁格爾女士與助手在斯庫塔里英國野戰醫院中照顧受傷人員。

插圖145c：「提燈的女士」南丁格爾在斯庫塔里英國野戰醫院中探望病人。

以上插圖皆出自《醫療人員》，柏林，一九八四年一月。

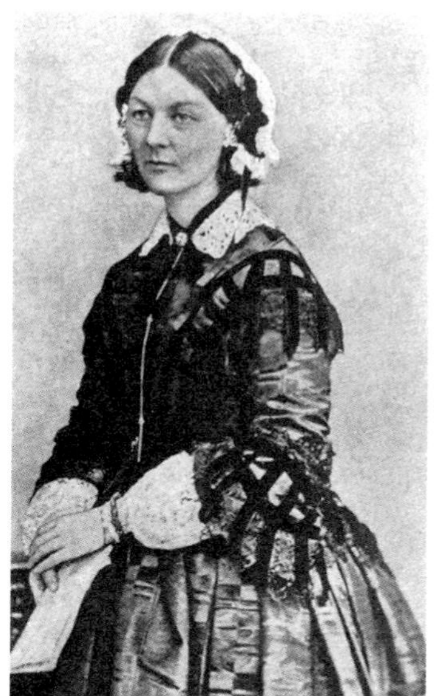
145a

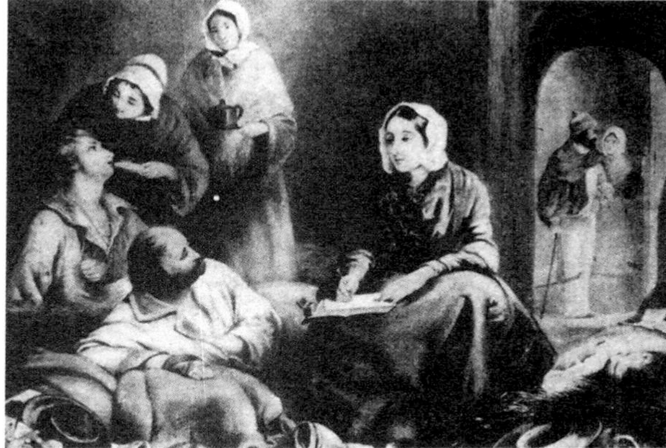
145b

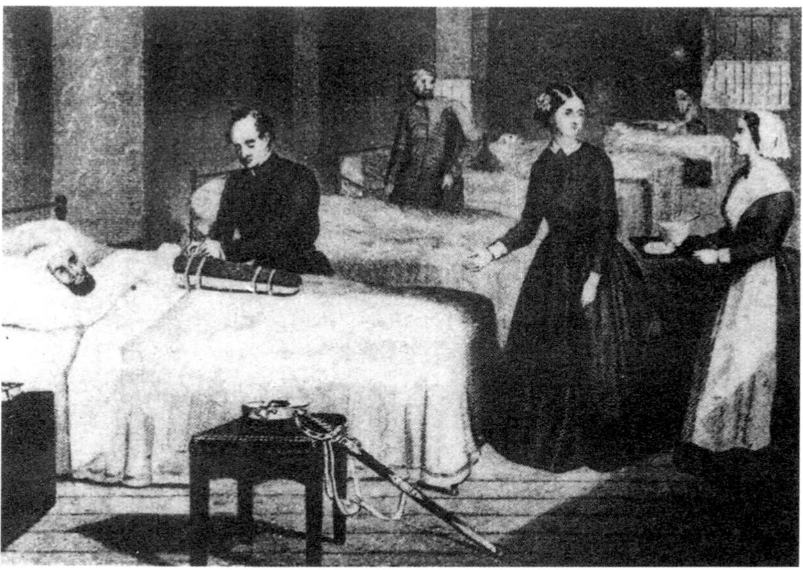
145c

146.亞伯拉罕護士之例

一九八三年，耶拿的卡爾－蔡斯基金會（Carl-Zeiss-Stiftung）首次頒布由它所資助的約蘇夫－亞伯拉罕（Jussuf-Ibrahim）獎。薩勒河畔的這座城市每年都會頒獎給大學兒童醫院裡有所建樹的工作人員，以紀念來自埃及的兒科醫生約蘇夫．亞伯拉罕（一八七七～一九五三年），以及他在耶拿大學兒童醫院裡完成的各項改革。

由於他對營養障礙、嬰兒鵝口瘡與兒童神經性疾病的研究成果得到世界性的認可，以及在培養高素質的護理人員上所做的貢獻，這位出生於開羅的小兒科醫生在七十六歲生日時，獲頒耶拿榮譽公民稱號。

當亞伯拉罕在海德堡的路易斯療養院（Luisenheilanstalt）開始小兒科醫生生涯時，當時的嬰兒死亡率高達百分之二十。除了社會弊端及嚴重缺乏新生兒病理與治療學認識外，新生兒與兒童護理人員幾無任何專業知識與訓練也是重要原因之一。因此，亞伯拉罕在海德堡兒童醫院建立了醫學史上第一所專業學校。培訓計劃規定必須講授的課程有：解剖學、生理學、病理學、營養學及衛生保健，學生並須在這家兒童醫院裡實習或加強所學。

一九〇七年，亞伯拉罕前往慕尼黑的吉塞拉兒童醫院（Gisela-Kinderspital）擔任院長，並在此建立了相同的培訓機構和兒童門診。一九一二年在達姆施塔特舉行的第三屆德國嬰兒護理大會上，亞伯拉罕發表自己的經驗，呼籲立即對嬰兒護理人員進行統一、爲期兩年的培訓，並且舉行結業考試，頒發結業證書。

一九一七年，亞伯拉罕獲聘擔任耶拿大學新成立的兒童醫學系正教授之職，以及卡爾－蔡斯基金會所贊助修建的兒童醫院院長。他在這家醫院不僅設立了嬰幼兒護理人員培訓學校，還加上醫院附屬的母親與嬰兒之家，藉此將對母親和孩童的照顧結合在一起。大約有一〇〇〇名所謂的「亞伯拉罕護士」畢業於這所學校，以優秀的專業知識和技能成爲榜樣，對於降低德國嬰幼兒的死亡率方面有著重要的貢獻。

插圖 146a：死神從搖籃裡抱走孩子，早期嬰幼兒高死亡率之寓意畫。
根據丹尼爾．霍多維茨基（Daniel Chodowiecki，一七二六～一八〇一年）銅版畫繪製。出自：漢斯．伯施（Hans Boesch）《德國歷史上的兒童生活》（*Kinderleben in der deutschen Vergangenheit*），萊比錫，一九〇〇年。

插圖 146b：亞伯拉罕：埃及小兒科醫生，耶拿大學兒童醫院教授與院長，改革了兒童醫學。
複製品。出自：《德國紅十字會》，德勒斯登，一九八四年第五期。

插圖 146c：耶拿兒童醫院亞伯拉罕護士胸針（卡爾－蔡斯基金會）。
檔案照片。

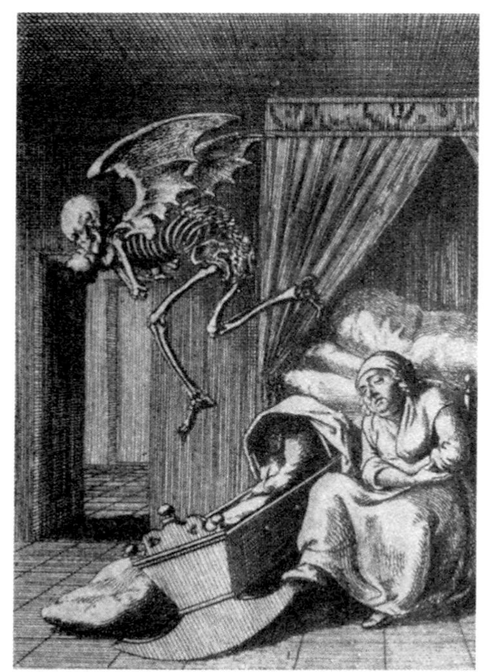
146a

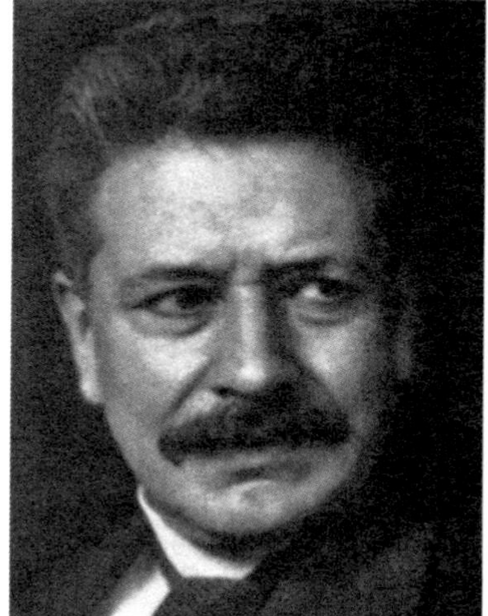
146b

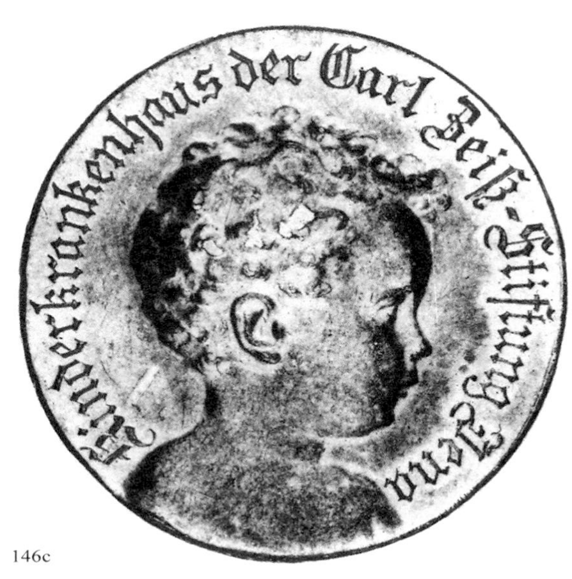

146c

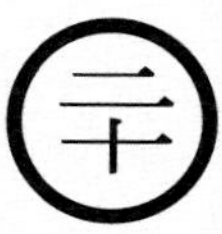

豐富多采的醫學史

只要可靠的歷史能加以保存，
一切曾經存在與發生過的事都是有趣的。

——尼可萊．果戈里
（Nikolai Gogol，一八〇九～一八五二年）

147.具重要意義的埃貝斯紙莎草手稿

對萊比錫考古學教授與小說家喬治．埃貝斯（Georg Ebers，一八三七～一八九八年）而言，一八三七年春天在尼羅河畔盧克索城離德班（Theben）廢墟不遠處，當一名阿拉伯商人向他兜售一幅約二十米長的紙莎草手稿時，著實是一個值得紀念的時刻。據這名商人說，這是他十一年前在一具保存完整的木乃伊雙腿間發現的。埃貝斯當下確定，他在偶然間取得一幅書寫極爲漂亮且完好無損的古埃及文字手稿，而且還是難得一見的記載古埃及醫學的原始資料。

從引言與手稿背面日曆上的一些筆記可以看出，這是一本原屬於國王阿門諾菲斯一世（Amenophis Ⅰ）的手稿，約公元前十六世紀中葉流傳下來，原是爲一般開業醫生所撰寫的，一〇八行的文獻中，有一小半記錄了當時已知的內科疾病，另外一大半則是近九百個處方概要。這本紙莎草手稿還列舉了醫生重要的檢查方法：望、聞、切。

格外引人注意的，是手稿中對各種疾病症狀的描述。誰「在身體的任何部位」發現腫瘤，誰就會注意到「儘管手保持不動，它卻會在手指下顫動」。

這位不知名的作者在手稿中多處描述了眼病、腫瘤、婦科及助產學。爲了施行外科手術前使病人意識模糊，他列舉了當時常用的幾種用來減輕疼痛的藥物，罌粟、天仙子、曼陀羅和魔蘋果。然而，由於在埃及宗教對肢解屍體的恐懼，解剖學發展狀況仍不夠完善。除了經驗與理性外，法術與宗教也對埃及早期醫學產生了影響。

在結束應卡爾一北德克（Karl-Baedecker）旅行手冊出版社之約所進行的第二次埃及之旅後，埃貝斯把購入的紙莎草手稿交給了萊比錫大學圖書館。這本文卷即是今天全世界醫學專業人員熟知的「埃貝斯一紙莎草手稿」。

插圖147a：埃貝斯（一八三七～一八九八年），德國埃及學家與小說家，也是後來以他命名的盧克索紙莎草手稿的發現者。
根據時人拉布（Raab）的銅版畫繪製。出自：《一八八一年圖解曆書》（*Illustrierter Kalender für 1881*），萊比錫，一八八〇年。

插圖147b：埃貝斯紙莎草手稿中的藥方。
阿道夫．埃爾曼（Adolf Erman，一八五四～一九三七年）的解釋，上面的譯文與下面的象形文字意思是：「治療腹部疾病的另一種藥方：將蘭芹、鵝油、牛奶一起煮來喝」。
埃貝斯自考察旅行回來後，便將於一八七三年購得的「紙莎草手稿」交給萊比錫大學圖書館。

插圖147c：埃貝斯紙莎草手稿（約公元前一五五〇年）中的一頁，此手稿為第一本總結古埃及醫學的著作。
複印版：呂莫醫學博士的醫學論文。

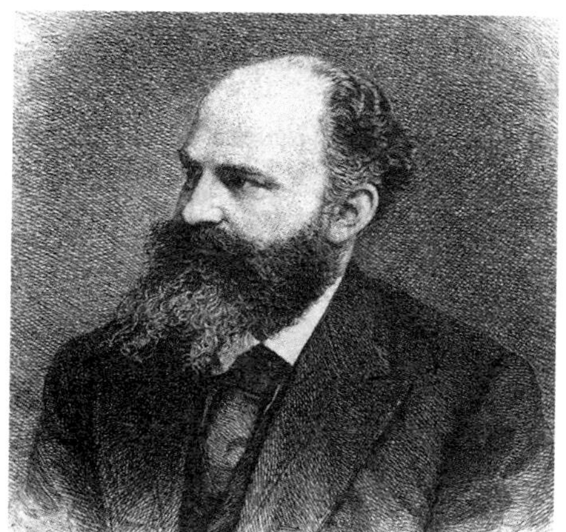

147a

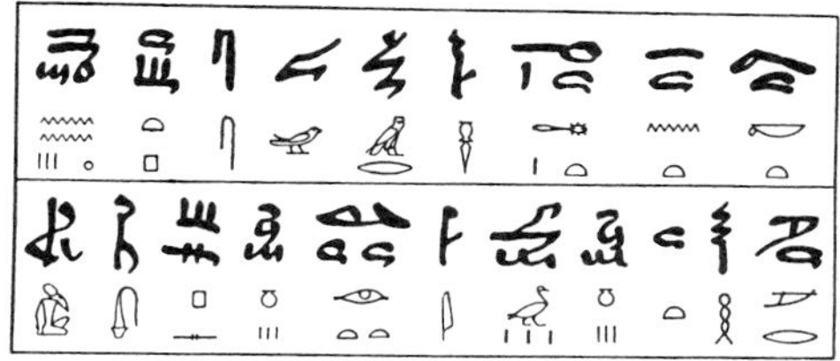

147b

147c

148.製作木乃伊的意義與方法

早期一些具有高度文化發展，尤其是位於古埃及、中美洲及南美安第斯山脈地區的民族，將輪迴轉世的信仰與保存肉身的想法結合，相信：只要肉體保存完好，身爲肉體看不見的孿生姐妹的「靈魂」，就能於死亡後繼續存在。這種宗教信念尤其解釋了何以古代人對人體解剖抱持了神聖的恐懼感。爲了保存死者的屍體，防止腐爛，古埃及人絞盡腦汁想出一套在屍體上塗抹防腐劑或製造木乃伊的程序。

在阿拉伯語裡，將最初通過自然乾燥或後來以人工方式保存下來的屍體稱爲「Mumia」（瀝青），這個名稱也暗示了處理屍體過程中使用的主要原料，當時，它也是當地重要的治療藥物之一。或許正因如此，後來中世紀歐洲「巫藥房」裡的投機分子就利用顧客迷信奇蹟神藥的心理，想出一個令人毛骨悚然的主意，把魔成粉的木乃伊放進欲出售的藥品裡，以高價賣給有購買能力的病患。

在屍體上塗抹防腐藥劑是由專門人員來進行的。根據希臘歷史學家希羅多德和迪奧多爾的記載，埃及的木乃伊是依下面所描述的方法製成的：首先用石刀在屍體左下腹切開一個儘可能不起眼的傷口，然後用鉤狀工具將內臟器官從體內掏淨，並經由鼻子將腦髓吸出。法老和地位顯赫者的腹腔以棕櫚油清洗後，再塡入瀝青、磨細的沒藥、山扁豆葉、乳香及其他香料；心臟部位則放進一個象徵永生轉世、備受崇拜的聖蟲金龜子的陶製仿製品。

把屍體縫合後，放在碳酸氫鈉裡浸泡七〇天，接著再清洗一遍，再以精細的亞麻布帶將屍體全部捆紮起來，在其上塗抹一層橡膠，最後由親屬將其放於人形棺裡，頭部裝上木乃伊畫像，保存於墓室的石棺內。至於窮人的屍體只能以最便宜的方式製成木乃伊，然後草草掩埋在沙漠某處。

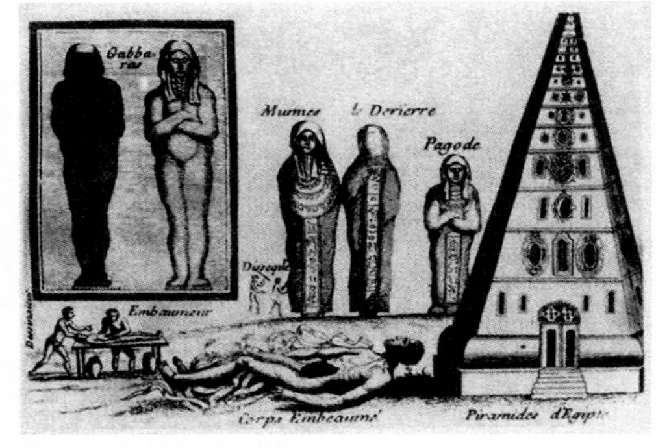

148a

插圖148a：**古埃及人製作木乃伊。**
根據《藥物通史》（*Histoire générale des drogues*）中的波梅特（Pomet）銅版畫繪製。克雷默：同下。

插圖148b：**埃及金字塔。**
奧爾費特．達佩爾（Olfert Dapper）《非洲速寫》（*Beschreibung von Afrika*）裡的銅版畫節選。克雷默：《宇宙和人類》中插圖，柏林－萊比錫－維也納－斯圖加特，年代不詳。

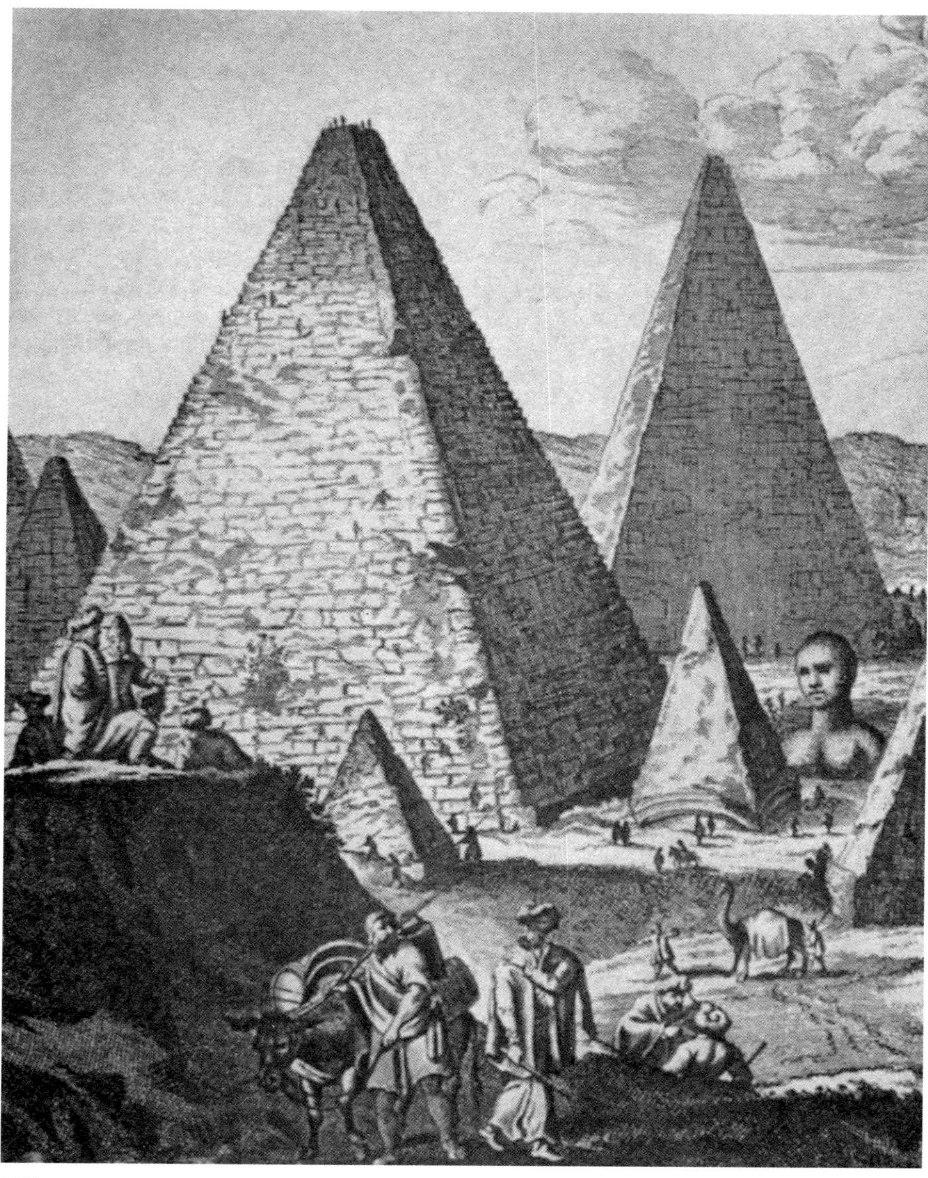

148b

149.阿斯克勒庇奧斯手杖的由來

自古以來，蛇就被當作醫學的象徵。這可從古文明因對其獨特外表所引發的恐懼而賦予牠超自然力量的心理看出。因此，在古代這種神秘、引起人們矛盾心理的爬行動物，便很自然地發展為一種象徵。

埃及人視蛇為權力的符號，因此法老的王冠上有蛇王像；希臘人則把牠當成先知能力與智慧的化身，因此在特爾斐的神托所女祭司的三腳寶座上鑲嵌了蛇的圖案。

因為在古代醫學中，尤其做癒後或預測疾病的發展與結果時，先見之明與蛇般的智慧扮演著非常重要的角色，所以醫生與藥師將蛇的圖騰做為醫學這個行業的象徵就不足為奇了。

人人都知道被蛇纏繞的阿斯克勒庇奧斯手杖。這根手杖的名字源自於阿斯克勒庇奧斯，根據希臘神話，他是主管光明、無所不能的阿波羅神與塞薩利亞諸侯之女科羅尼斯的兒子。他的母親很早就死於狩獵女神阿耳忒彌斯的箭下；另一種說法是，由於她在懷孕期間對阿波羅不忠，阿波羅為了報復而殺死了她。在母親去世後，阿波羅把他交給對人類友善的人馬基戎加以教育。下半身是馬的基戎諳熟大自然的一切醫療功能，他將阿波羅的兒子培養成一位能幹的醫生，不僅能醫治重病，甚至還能起死回生，使得冥王哈得斯（Hades）向眾神之首宙斯抱怨。於是這位奧林匹亞山上的最高位者，憤怒地用雷電劈死了阿斯克勒庇奧斯，因為他身為凡人竟敢放肆違抗命運的安排。

自此以後，希臘人就像尊崇神一樣尊崇這位「神醫」。因為阿斯克勒庇奧斯在出診和旅行時，都有一條約一米半長、來自南歐的蛇陪伴著他，可想而知，蛇和醫神的手杖就成了醫學的主要象徵。在以阿斯克勒庇奧斯命名的神廟裡還飼養過蛇。根據古代一幅浮雕描繪，神職醫生用蛇碰觸病人患病的部位，目的是為了獲得阿斯克勒庇奧斯和他的蛇的醫療作用，而當時人們也已知道，蛇毒不只能殺人，也具有治療的效能。

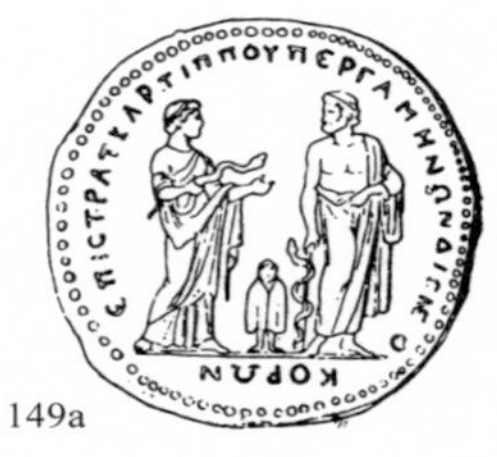

149a

插圖 149a：阿斯克勒庇奧（右）及以他為名的蛇手杖，他的女兒許革雅——希臘健康女神——和蛇，他的兒子（中）特里斯弗羅斯，痊癒之神。
根據阿帕美亞（Apameia）硬幣上的圖案繪製。出自：鮑爾邁斯特（A. Baumeister）《古代紀念碑》（*Denkmäler des Klassischen Altertums*），慕尼黑，一八八五年。

插圖 149b：希臘醫藥神阿斯克勒庇奧斯與以他為名的醫生的象徵：阿斯克勒庇奧斯手杖。
出自：佩提斯庫斯（Petiscus）《埃及、希臘與羅馬的奧林匹亞或神話》（*Der Olymp oder Mythologie der Aegypter，Griechen und Römer*），柏林，一八二二年。

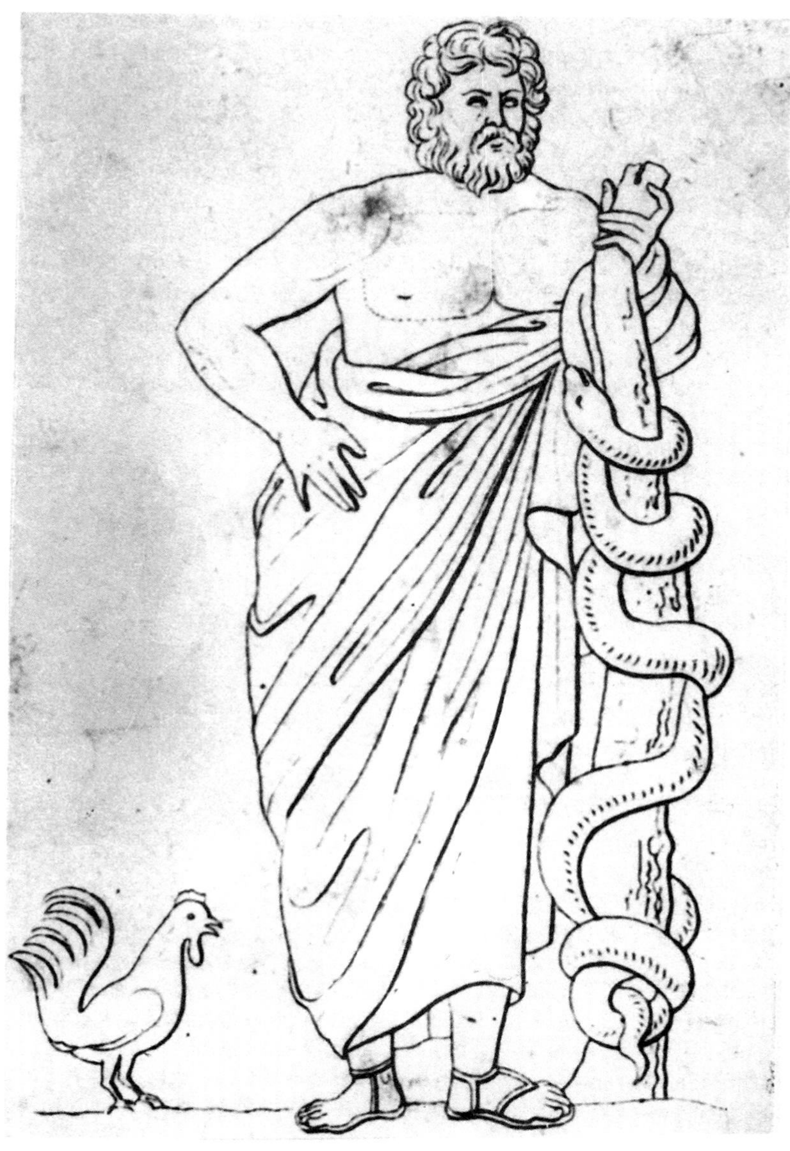

149b

150.醫學的象徵

古希臘已經認識到「象徵」代表特定意義的概念。比如，當簽約的雙方達成一致意見後，他們便將一塊小木板分成兩半，雙方各執一半，做爲對協約的證明和認可，並將雙方出示各自的部分做爲證明的風俗習慣，稱爲「Symballein」（德語意爲合併在一起）。後來，這種原來純屬實用性質的識別標記逐漸演變爲象徵符號。

古代文明高度發達的民族賦予蛇超自然的力量與先知的智慧，將其塑造爲令人印象最爲深刻的象徵符號。因爲能夠預見和蛇般的智慧，在古代醫學尤其是疾病的癒後發展有著重要的作用，所以醫學與藥學同時都將蛇做爲自己行業的標誌。

所謂的阿斯克勒庇奧斯手杖早已聞名遐邇。自中世紀末以來，許多著名醫生都在自己畫像中加上蛇的象徵符號，如十七世紀下半葉著名的醫學教師及選帝侯的私人醫生喬治．弗朗克．馮．弗朗肯瑙（Georg Franck von Franckenau），總是用蛇的圖像來表明自己的醫生身分，其畫像右下角的骷髏，則用來譬喻他在行醫之外，尙於兩個醫學系裡講授解剖學。此外，細心的觀察者還可看見一個由一筆畫成的等邊五角星護身符，按照中世紀的迷信說法，這個五角星可以驅魔、防病。

其他醫學上常用的標記還有公雞，代表警惕（預防疾病與即時治病），也是古代痊癒後的病人向醫神阿斯克勒庇奧斯所供奉的祭品；帶翅膀的金牛——新教人物路加（Lukas）的標記，路加本人也行醫；鈴蘭則代表早已被證明能有效治療心臟病的藥物。

此外，現在最普遍的醫學標記則是對在戰爭、災難與緊急狀態中的受難者提供協助的國際救援組織的紅十字標誌，至於現代世界衛生組織的標記，則再次師法古代的阿斯克勒庇奧斯手杖，就像一根被蛇纏繞的地球旋轉軸。

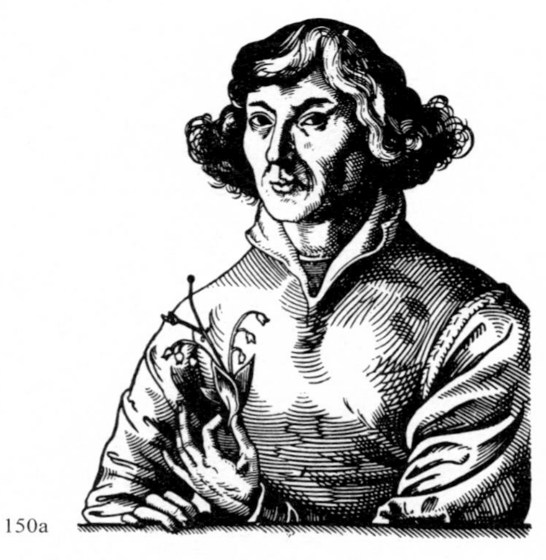

150a

插圖150a：尼古勞斯．哥白尼（Nikolaus Kopernikus，一四七三～一五四三年），波蘭神職人員、天文學家、醫生。手裡的鈴蘭暗示了他的醫生身分。
根據托比亞斯．施蒂默（Tobias Stimmer）的木刻版畫（一四七三）繪製。出自：威爾－埃里希．波伊科特（Will-Erich Peuckert）《讓地球旋轉的尼古勞斯．哥白尼》（*Nikolaus Kopernikus，der die Erde kreisen ließ*），萊比錫，一九四三年。

插圖150b：埃及國王塞圖斯一世，蛇是國王權力的象徵。
根據阿比多斯（Abydos）公元前一三〇〇年的石灰岩浮雕繪製。複製品，來源不詳。

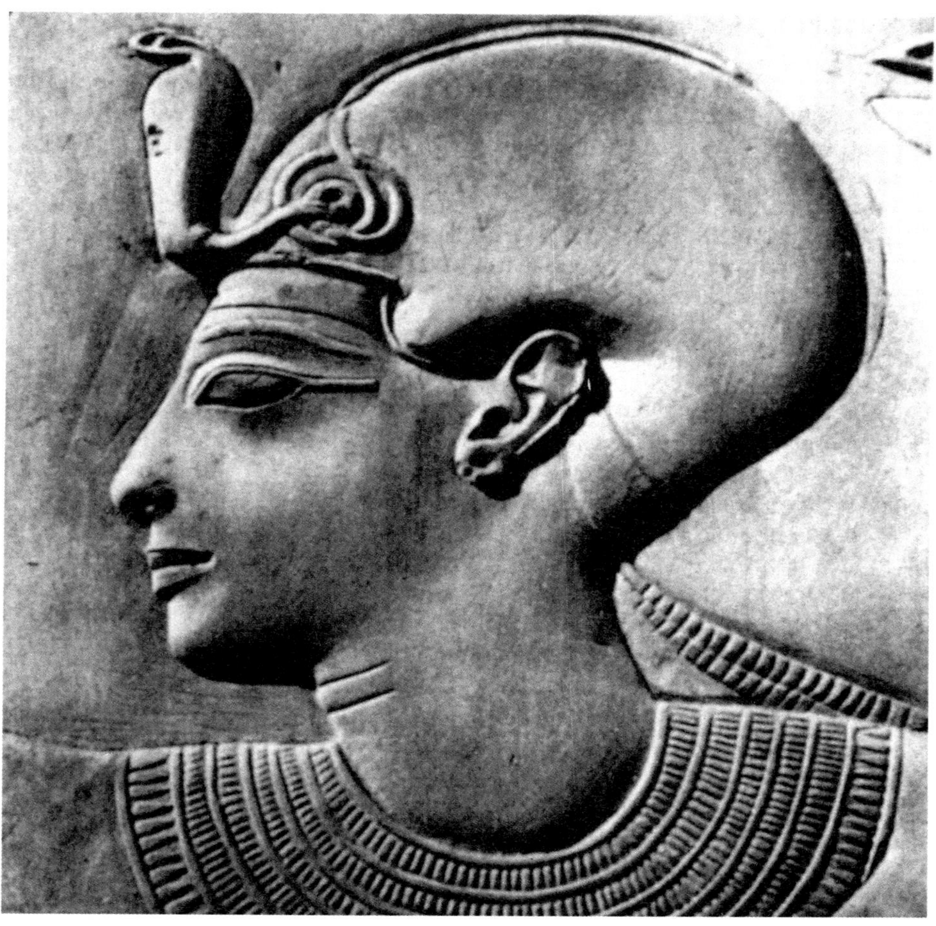

150b

151.歷史上博士學位的授與

一七三四年的《所有科學與藝術之大百科全書》定義博士學位為：對「經由努力，通過公開考查而證明自己在神學、法學或醫學專業中有豐富經驗者的尊稱」。博士學位的授與是隨著中世紀興盛與晚期時大學的興起而出現的。有了博士學位就有資格擔任大學老師。就醫學專業而言，有資格開業的醫生後來也有權利獲得博士學位，因為在醫學領域，每一位學士基本上都有授課的資格。

只有成功地結束歷時多年攻讀的候選人才有資格獲得博士學位。此外，就律師而言，還必須出身於受人尊敬的家庭，而且本人名聲無可挑剔之處。考試是在所謂的博士學位委員會面前依嚴格規定之程序進行的：首先是博士生就考試內容做一篇報告，接下來是公開的學術答辯，考生針對考官提出的問題進行闡述，並提出令人信服的論點，以證明自己的理論知識與雄辯才能。

醫學的研習過程一般需四至五年。授課內容為經由認可的古代及當代權威著作，教師在課堂上進行講解，並以臨床遇見的病例使理論具體化。攻讀二至三年後，便可獲得最低學位——學士學位；考試內容包括發熱學、放血、營養學、藥學、解剖學及外科。

通過博士學位考試後，就會在隆重的儀式上被授與學位的象徵——博士帽、博士戒指及證書。最後一項儀式是博士生導師的親吻。博士學位的授與，等於在服飾上承認了某種階級特權，就像在司法領域亦然。

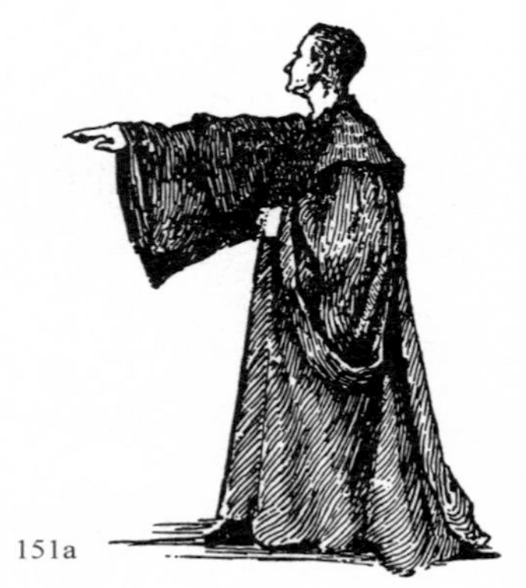
151a

插圖151a：所謂的拉伯雷長袍（Robe de Rabelais），蒙波里耶大學著名的醫學系學士紅色長袍。
出自：Ciba雜誌，一九三六年。

插圖151b：十八世紀阿爾特多夫大學博士學位的授與。
時人T. G. 普希納的銅板畫。出自：埃米爾·賴克（Emil Reick）《德國歷史上的教師與教學》（*Lehrer und Unterrichtswesen in der deutschen Vergangenheit*），耶拿，一九二四年。

插圖151c：「從碩士學位開始」：十六世紀穿戴披風的博士生，在考試委員會面前被授與博士帽與戒指。
根據佩脫拉克大師一五三二年的木版畫繪製。出自：瓦爾特·沙伊帝格（Walter Scheidig）《佩脫拉克大師的木刻畫》（*Die Holzschnitte des Petrarca-Meisters*），柏林，一九五五年。

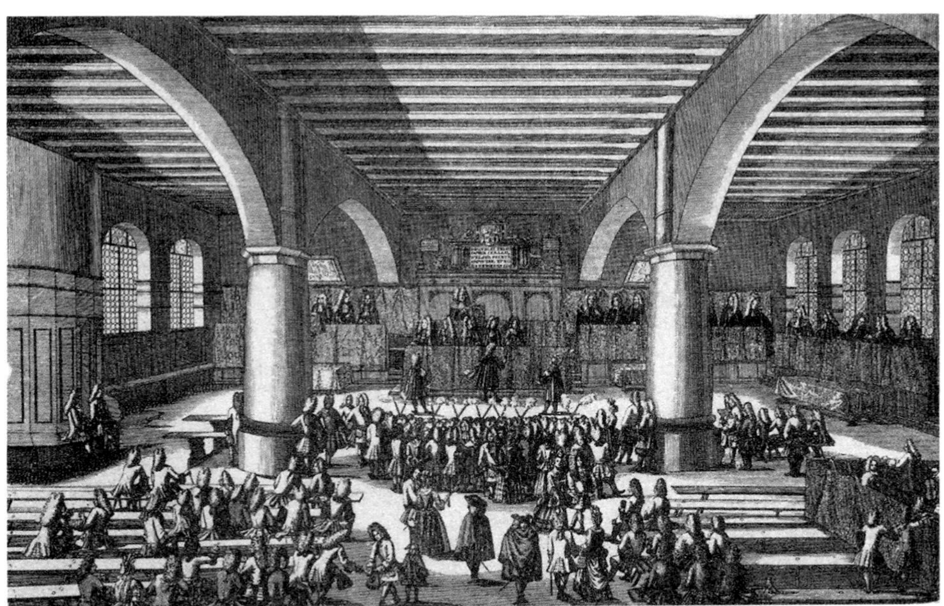
151b

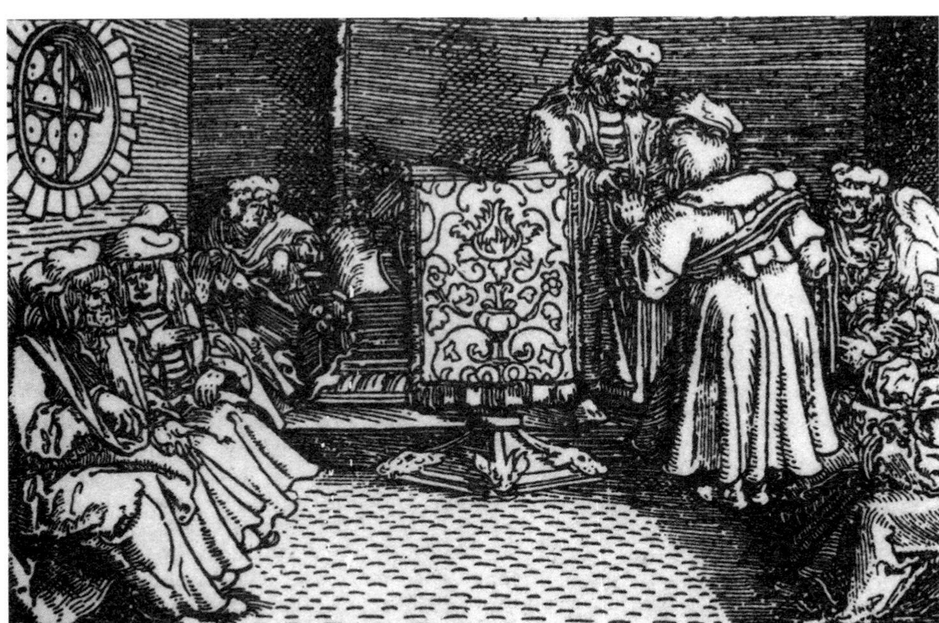
151c

152.手拿驗尿瓶的醫生

在中世紀的醫療診斷中，除了診脈外，尿檢也很重要。尤其是那不勒斯的薩雷諾學院早期醫學系的代表及畢業生，在治療泌尿器官疾病時，首先只採用驗尿的方法。他們一方面觀查腎分泌物的顏色與濃度，一方面也檢查尿液中是否混入了血液、膿或尿砂等雜質。

在阿拉伯文化與經院哲學對醫學的影響下，所謂尿檢變得十分普遍，以致於手拿驗尿瓶的醫生已成爲當時漫畫家喜愛的題材。哥達的銅版畫小陳列室裡保存了一幅奧格斯堡十六世紀的傳單，可做爲以前濫用尿檢的原始證明。這幅漫畫裡，醫生被畫成公貓的形象，正在察看一隻公山羊的尿液。

此外，中世紀的醫生爲了誇大尿檢的用處，還養成了在自己診所牌子上畫驗尿瓶做爲象徵的習慣。人們想藉由尿檢來解釋體液，亦即黏液、血液、黃膽汁與黑膽汁之間的不平衡現象，因爲這種不平衡自古代起便被視爲內科疾病的根源；此外，也用它來解釋消化的狀況以及病灶，尤其是尿液的顏色與濃度，被視爲是否有混入反常雜質的首要標準。

人們認爲，生物體內病變的過程可以從尿液中判斷，此一原則被錯誤地類推到人體各個部位。江湖醫生甚至用尿檢來矇騙容易上當的人們，他們聲稱能從尿液的顏色與濃度推斷出人的嗜好與性格。一五一二年，一些有名望的醫生，如羅馬醫生克萊門修斯．克萊門提努斯（Clemenitus Clementinus）、蘇黎世醫生及巴拉塞蘇斯的朋友克里斯多夫．克勞澤（Christoph Clauser）以及許多其他的醫生，終於起而積極對抗因濫用尿檢而釀成災禍的行爲。

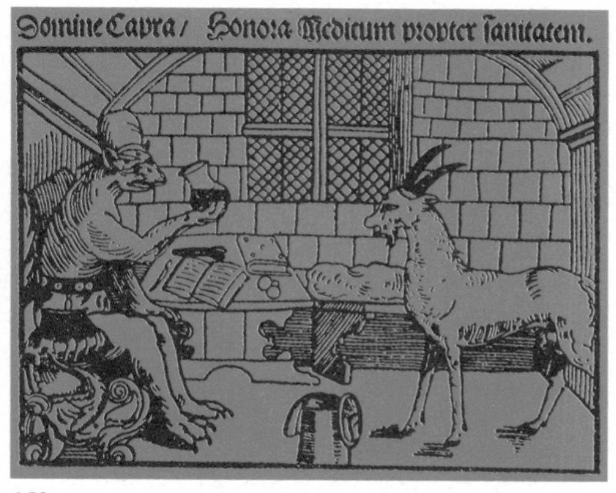

152a

插圖152a：早期濫用尿檢的大夫的諷刺畫。
根據十六世紀奧格斯堡傳單上的木版畫繪製。出自：彼得斯：《德國歷史上的醫生和醫療》，耶拿，一九二四年。

插圖152b：死神遞給大夫一位垂死病人的尿液。
根據漢斯．霍爾拜因（Hans Holbein）約一五二五年出版的《死亡之舞》（*Totentanz*）繪製。這部附有四十一幅插圖的作品於一五三八年第一次在里昂出版。

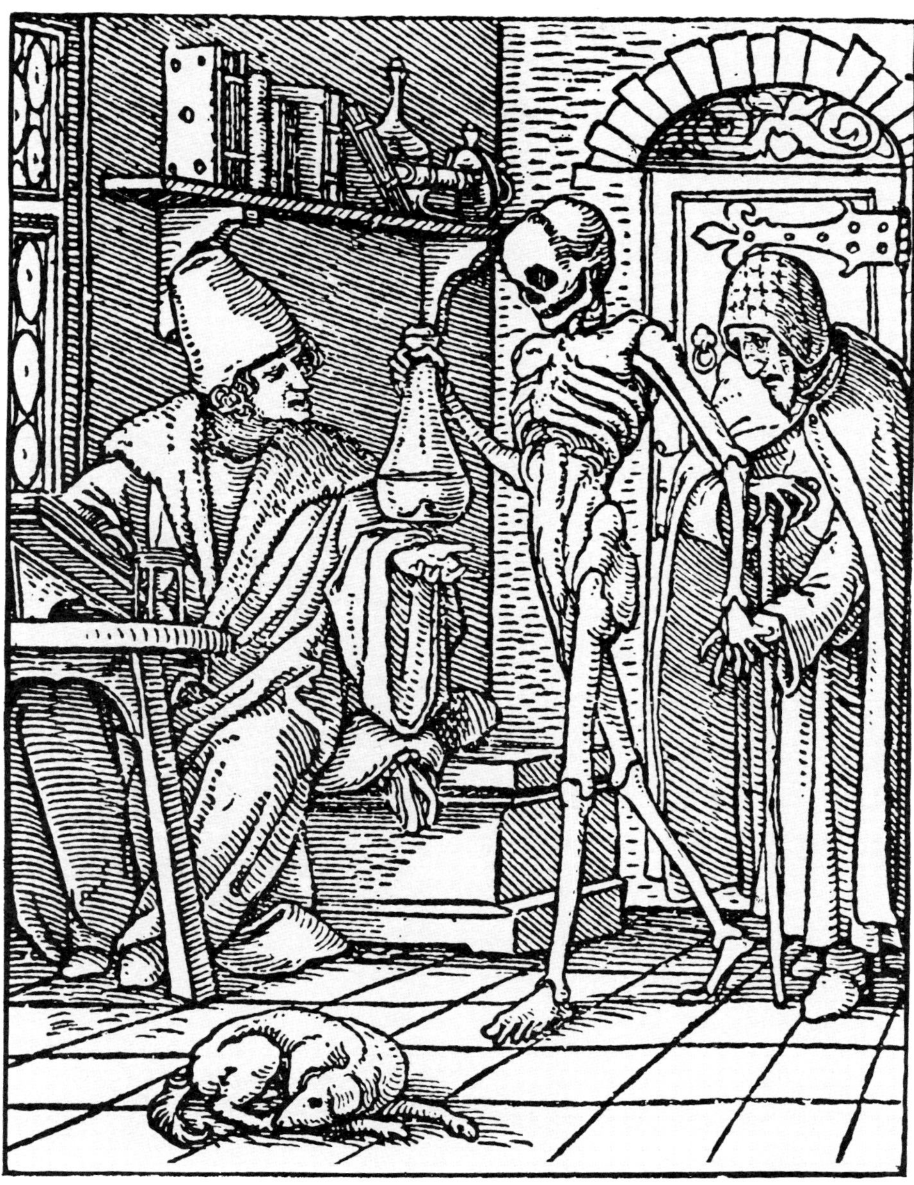

152b

153.熟諳醫學知識的「女人」

在中世紀封建社會裡，只有少數經過專業教育的女醫生。因爲只有出身高貴或富有家庭的婦女才能從事醫療工作，所以大量未受過教育的助產士、女外科醫生、看護員及熟悉藥物的婦女就成爲民間赤腳醫生。人們稱那些被當局承認的女醫務員爲「值得尊敬的女士」，市政府與主教也樂意允許猶太女醫生在得到官方的認可後，於猶太人居住區以外的地區定居及行醫。

女醫生治療的首先是婦科疾病，但也進行外科處理，包括從放血到內障針刺等。其中有些醫生門庭若市，甚至可以用收入購買地產。她們還有一項重要的任務，就是監管由市政府聘用的助產士，監督當時還由「接生婆」負責培訓助產接班人的工作。

當時，人們認爲只能任用已婚且育有多名子女的婦女擔任市立助產士，因爲她們對懷孕與分娩都有切身的體會。直到十八世紀，人們仍拒絕聘用男助產士，只有剖腹產才由男性醫生來施行手術。

同樣地，數世紀以來，家庭護理也是婦女的職責，早在原始社會就已證明婦女是採集水果和草藥的能手，並且熟知各種植物的療效。

特別受民眾歡迎的是半俗尼，她們是一群互助合作、但未向修士會宣誓、過集體生活的虔誠婦女，基於基督教的博愛思想，在自己的「庭院」（半俗尼院）及私人宅院裡照顧病人。

在諳熟藥學的婦女中值得一提的，還有所謂的「煎藥女」。她們用蒸餾方法來製作法律允許範圍內特定的湯藥。

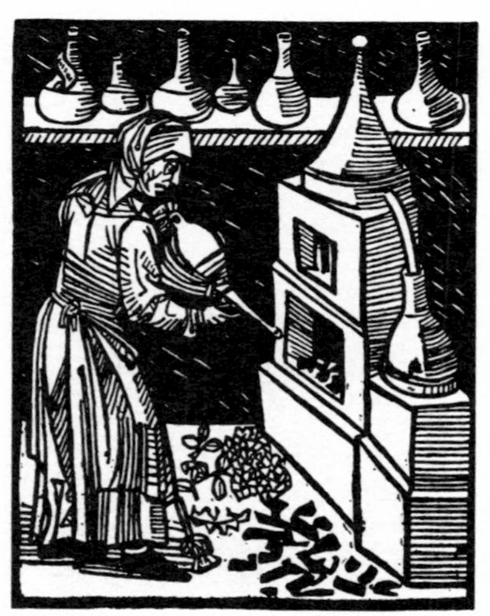

153a

插圖 153a：十六世紀釀製草藥的女人，她們用所謂的「玫瑰帽」當作煎藥的設備。
M. 史克利作品「從熬煮水藥開始」的木刻畫扉頁（史特拉斯堡，一五一九）。出自：卡爾格－德克爾《草藥、丸藥、製劑》，萊比錫，一九七〇年。

插圖 153b：中世紀晚期女大夫在病床前為病人切脈。
木版畫，根據 W．賴歇（Reiche）的作品繪製。出自：普洛斯《自然學和民族學中的女性》，萊比錫，一八九五年。

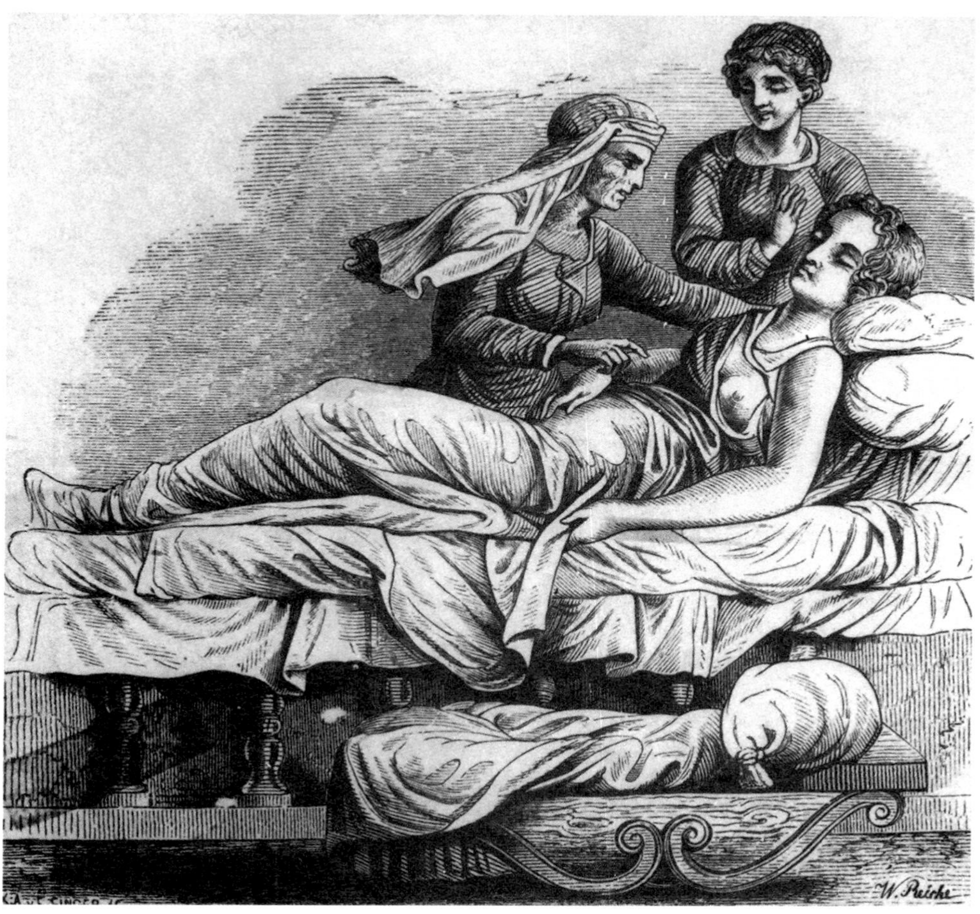

153b

154.尋找人造小人兒

拉丁語「人」的縮小形式「homunculus」（小人）指的是古代煉丹術士的願望之一：在曲頸瓶裡造出人造小人兒。在與神祕的「智者之石」密不可分的哲學思想影響下，人們賦予這樣的小人兒神奇的力量。

古代及中世紀首次有人造小人兒的想法，應是從與人相似的魔蘋果引發的。根據民間說法，它是從一名遭絞死的未婚男子滴下的精液所生長而成的，人們視之爲神奇的藥草，用來治療疾病，減輕分娩時的痛苦，甚至用來配製迷魂酒。

十六世紀，瑞士醫生、自然科學家暨哲學家巴拉塞蘇斯首次用化學方法取得了人造小人兒。在他受佛萊堡的約翰．溫克爾施泰納（Johann Winckelsteiner）的委託所寫的《自然事物的形成》（*De generationererum naturalium*）一書中，甚至說明了過程與方法。根據他的說法，先將精子保存在封閉的管形瓶裡，用馬糞使其發酵，直到它活過來開始活動，然後每天以一種人血配製的祕方加以餵食，並使其均勻受熱。如此一來，本來透明沒有身形的東西在四十星期內，就可以發展成一個微型的「眞正的、活生生的嬰兒！」

瑞士文化史學家卡爾．邁耶爾（Carl Meyer）在一八八四年出版的專著《中世紀的迷信》（*Der Aberglaube des Mittelalters*）中從三方面分析了這種合成過程的特點：「人的精子是優良的材料（巴拉塞蘇斯認爲這是一種未經加工的原始物質）；其次，用化學過程來代替子宮孕育；最後，產品出乎尋常地微小。」

歌德在《浮士德》的第二部分採用了煉丹術鼎盛時期荒誕的煉丹假想，此劇的觀眾都會目睹以下這幕極具爭議的場景：浮士德以前的助手瓦格納在實驗室的燒瓶裡創造了「一個聽話的小男人」，成爲梅菲斯特與希臘英雄的調停者，浮士德在傳統的瓦普幾司夜（五月一日前一夜）遇見他們。在這裡，這兩位象徵性的人物都離開主角，各自去尋找自己的艷遇。人們對此情節有不同的猜測，有人說，歌德在浮士德身上附加巴拉塞蘇斯的特點，當時心懷惡意者也同樣私下議論巴拉塞蘇斯與魔鬼私通。

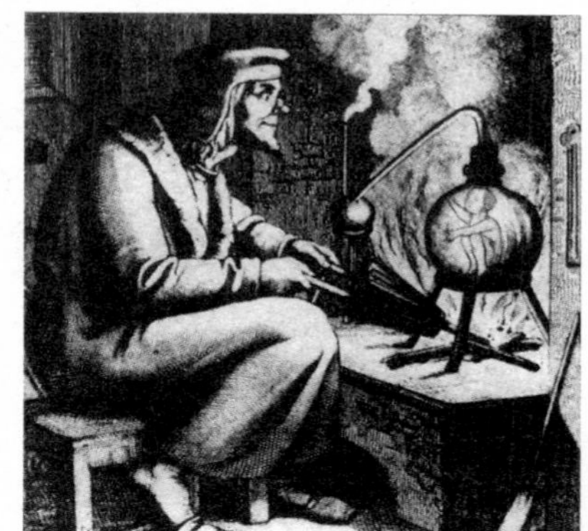

154a

插圖154a、b：浮士德以前的助手瓦格納在實驗室裡製造小人兒（右側）。梅菲斯特走進房間，浮士德博士躺在床上做夢。

安德里安．施萊希（Andrian Schleich）銅版畫，根據歌德的《浮士德》（第二部，第二幕）繪製。出自：弗朗茨．諾伊貝特（Franz Neubert）《從浮士德博士到歌德的浮士德》（*Vom Doctor Faustus zu Goethes Faust*），萊比錫，一九三二年。

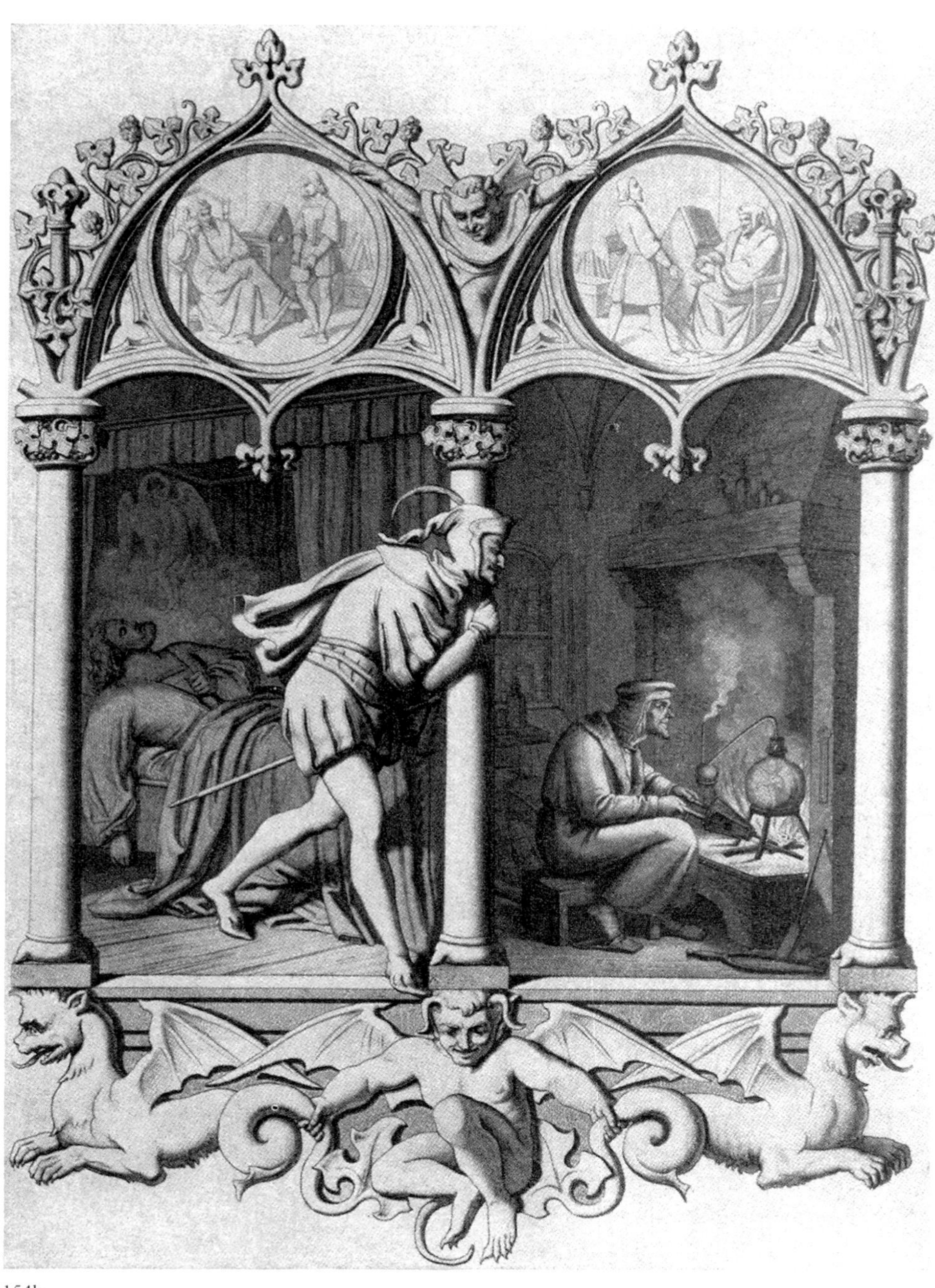

154b

155.褻瀆聖餅

一三八四年在一場敵對衝突中，毀於大火的威爾斯納克－聖尼古拉斯教堂正在進行重建的工程，教區神父在清掃祭壇附近的建築碎料時，發現了三個被染成紅色的聖餅。因爲那時人們還不能解釋這種奇特的現象，所以在迷信的恐懼下把它當做上帝的警告，本能地將聖餅的紅色認爲是眞正的血所染成，是褻瀆神靈的後果。於是在新落成的教堂裡設置了一個「神血盒」，放置所謂被血浸泡過的聖餅，接受那些前來懺悔的朝聖者供奉。

逐漸地，在所有發現所謂「血聖餅」的地方產生了聖地教堂或贖罪小教堂，因爲一個「證據確鑿」的贖罪理由很快地就爲偏激的祈禱者提供了機會。當時有不少傳單用令人恐懼的文字與插圖散播如下的謠言：猶太人惡作劇，從神龕裡偷竊聖餅並加以褻瀆，直到聖餅出血爲止。這種受宗教狂熱支配的謊言，煽動了肆無忌憚的反猶太暴行，遭指責爲「借聖餅來嘲笑耶穌」的猶太人被殘酷無情地燒死，H.舍德爾《世界編年史》（*H. Schedel*，*Weltchronik*）中的一幅木刻畫，尤其令人震驚。

直到一八二四年，人們才用科學的方法揭開了不僅出現在聖餅上、而且也出現在某些食物上的「神奇之血」的謎底。在古希臘羅馬時代已有關於這種現象的文獻，然而直到當時義大利自然科學家才第一次通過顯微鏡研究證實在玉米粥（經過冷卻的濃稠玉米粥）裡大量出現的血紅色微粒，就是不祥的血色之兆的罪魁禍首。人們根據義大利語「Prodigium」（意爲難以置信或奇蹟）把這種有色物質稱爲靈桿菌素（Prodigiosin）。一八四八年十月二十六日，位於柏林的普魯士科學研究院的常務秘書克里斯蒂安．戈特弗里德．埃倫貝格（Christian Gottfried Ehrenberg，一七九五～一八七六年）當場演示了這種現象，並解釋說這是由「至今仍屬未知的類單子微小生物所引起的」。後來證明這是一種革蘭氏陰性、可活動的「靈菌」，今天人們根據其形式、種屬和科別稱它爲「沙雷氏桿菌」。

插圖155a：十五世紀焚燒異教徒與猶太人。
根據H.舍德爾《世界編年史》中沃爾格穆特（Wohlgemuth）（紐倫堡，一四九三年）的木刻畫繪製。出自：喬治．利貝（Georg Liebe）《德國歷史上的猶太民族》（*Das Judentum in der deutschen Vergangenheit*），萊比錫，一九〇三年。

插圖155b：一四七〇年時帕紹（Passau）的猶太人盜竊聖餅的傳聞被繪成到處散發的小冊子。
出自：同上。

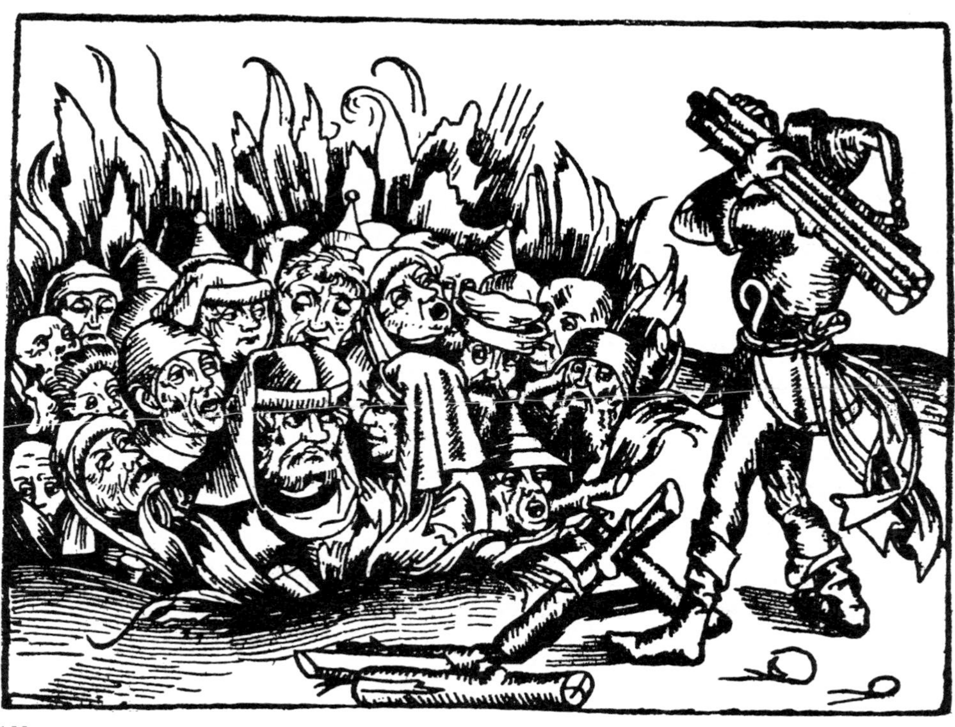

155a

Ein grawsamlich geschicht Geschehen zu Passaw Von den Juden als hernach volgt.

Hye stylt Cristoff acht partickel des sa
cramēt auß der kirchē. legt das in sein
taschē. hat dy darinnē drei tag behaltē

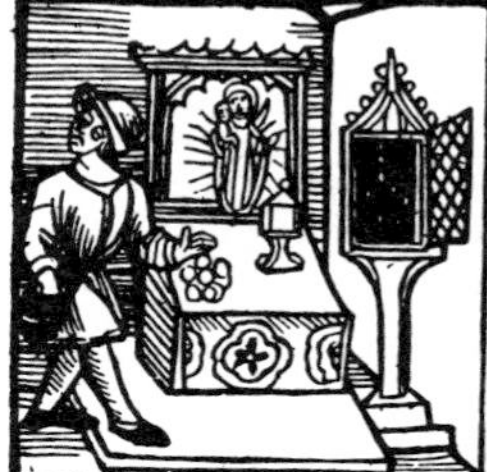

Hye teylten sy auß dye sacramēt schick
ten zwen partickel gen Prag. zwē gen
salczpurg. zwen yn die Newenstat

Hye schuet er die sacrament den juden
auff den tisch die vnuermayligt gewes
sen sein. darumb sy im ein guldē gaben

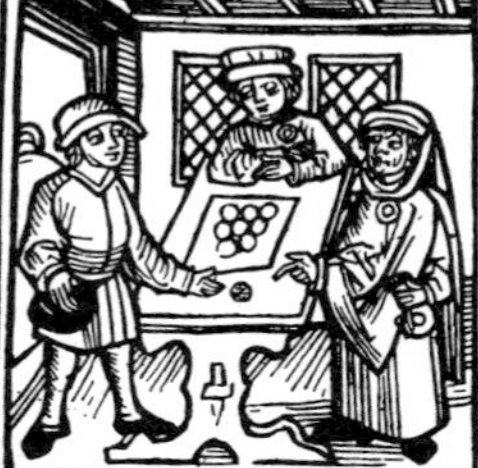

Hye verprenten sy die sacramēt versu
chen ob vnser glaub gerecht wer floge
auß dem offen zwen engel. vñ. ij. taubē

Hye tragen die judē vñ schulklopffer.
die sacrament yn ir synagog. vnd vber
antwurten dye den Juden.

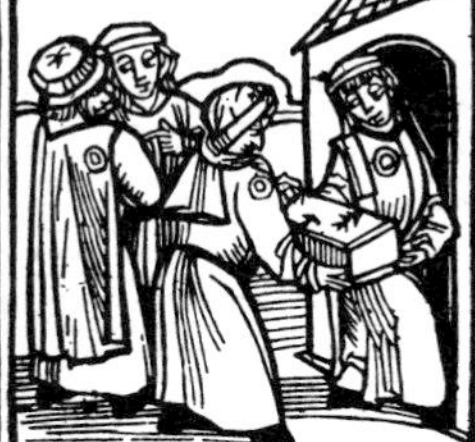

Hye vecht man all Juden zu Passaw
die dy sacramēt gekaufft verschickt ge
stolen vnd verprant haben.

Hye sticht pfeyl Jud das sacrament
auff irem altar. ist plut darauß gangen
das er vñ ander juden gesehen haben.

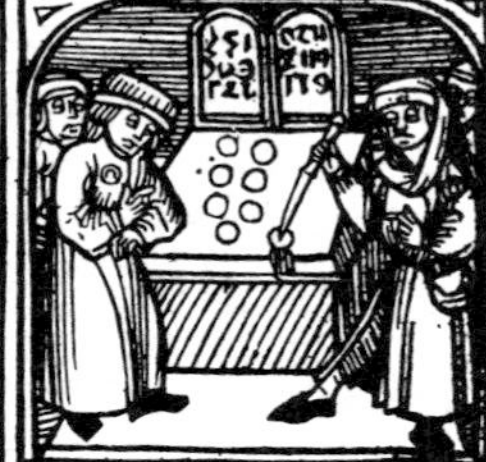

Hye furt mā sy fur gericht. verurtaylt
die vier getaufft. fackel mand. kolman
vnd walich. sein gekopft worden.

155b

156.柏林胡格諾教徒的疾病防治措施

一七〇〇年左右已經有約六千名胡格諾教徒從法國逃亡到選帝侯城柏林。出於對宗教的義務與熱情，以及於故土高度發展的博愛思想，這些難民也在布蘭登堡－普魯士的移民區建立了示範性的疾病防治所。如此一來，柏林這個移民區裡就有了組織良好的醫院與兒童醫院，許多醫生、外科醫生、醫療輔助人員、護理員、藥師與助產士在其中任職。

窮苦的居民在該處能得到免費的治療。由於爲貧窮居民提供無私的服務，醫院裡的醫生每年能從選帝侯那裡獲得一百五十塔勒的薪餉。此外，每個法國人教區還有一名國家分配的法籍私人醫生，以每年五十塔勒的薪資外加免費住宿爲酬勞，爲身無分文的門診病人提供免費醫療。領取國家俸祿的胡格諾教私人外科醫生中，有一半在自己的門診時間外還不求報酬地爲社區醫院工作。

醫院的事務由專門的監理委員會來管理。這些經驗豐富的移民將國家撥給醫院領導小組的資金，用來參與在柏林審查所有本地和國家雇佣的醫生、外科醫生與藥師資格的國家最高衛生局的運作，以促進布蘭登堡公共醫療事業的發展。

爲了使這些法國藥師配制的藥品能以最低廉的價格賣給移民區的貧民，他們享有減免租金的權利，以便平衡財務赤字。就如同柏林胡格諾教區布蘭登堡的歷史編撰者查理．安西隆（Charles Ancillon，一六五九～一七一五年）在一六九〇年出版有關布蘭登堡胡格諾教徒移民區歷史的著作中所寫：「領有社會救濟的貧民把處方交給地區領導簽字，然後將它立即送給與教區達成減免藥物稅協議的藥師。」

聲譽最好的是胡格諾教助產士。她們優秀熟練的助產技術在德國家庭中很受歡迎，畢竟她們是在巴黎古老的、令人敬仰的醫院「上帝之家」──現代歐洲助產學的搖籃接受過培訓。面對當時兒童的高死亡率，她們知道必需保持街道與庭院絕對乾淨整潔，而其效果良好的衛生措施在德國各地吹起一陣模仿的風氣。

插圖156a：布蘭登堡女選帝侯贈予胡格諾教徒的莊園。後來，除了法國移民區中所有重要的社會福利機構設施外，一七三二～一七三四年間在這兒建立了法國醫院。
根據柏林胡格諾教博物館的資料製作的複製品。

插圖156b：法國胡格諾教徒為布蘭登堡選帝侯弗德利希．威廉（Friedrich Wilhelm）提供服務。
根據丹尼爾．霍多維茨基（Daniel Chodowiecki）銅版畫繪製。一七四三年他遷居柏林，詳細記錄了胡格諾教徒的生活。
出自：柏林胡格諾教博物館的資料。

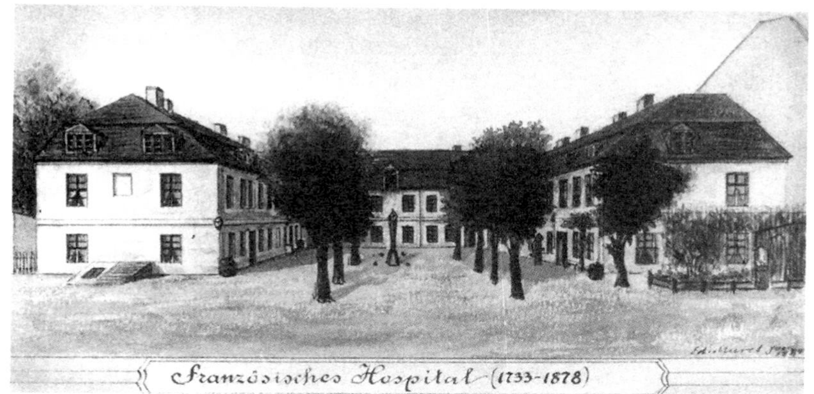

156a

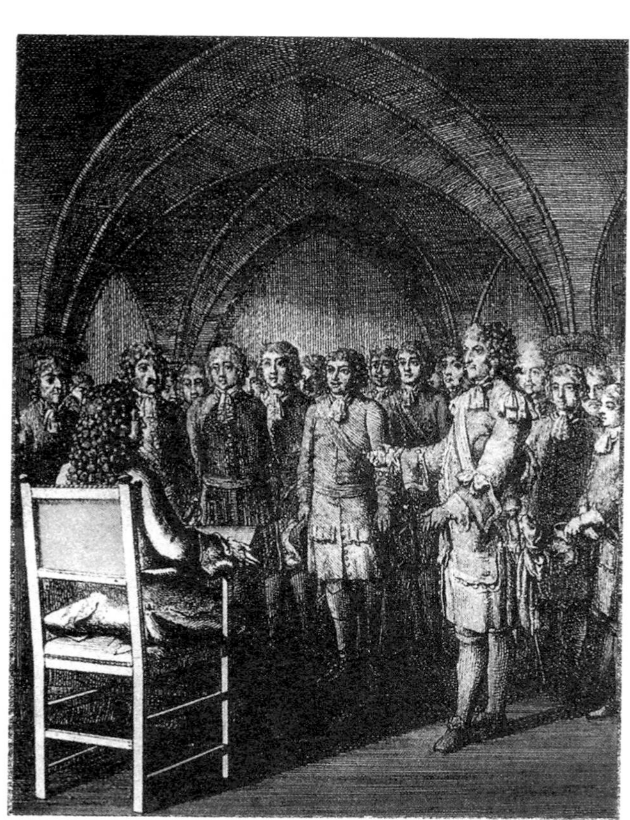

156b

157.梅澤堡的咒語

幾年前，當我收到讀者寄來的《梅澤堡咒語》（Merseburger Zaubersprüche）的摹本時，我眞是又驚又喜。

令人印象深刻的封面上描繪了三個站在一匹痛苦萬狀躺在地上的馬匹旁施行魔法的人，書中的中世紀手稿摹本的摺疊頁揭示了這幅畫的意義：這是一則異教日耳曼神話，敘述我們祖先最高、最有智慧的神沃坦（Wotan）有一次與光明之神巴爾杜爾（Baldur）騎馬穿過森林時，巴爾杜爾的馬突然腳脫臼成了瘸馬。

一開始這兩位神的隨從中、會魔法的女性辛特君特（Sinthgunt）、孫娜（Sunna）、弗里雅（Frija）、沃爾塔（Volta）相繼試圖用咒語來解脫馬的痛苦，但均徒勞無功。於是這位無所不能的眾神之王以只有自己才能施用的咒語治癒了馬傷：「Ben zi bena，bluot zi bluoda，lid zi geliden，sose gelimida sin」。翻譯成現代標準德語大意爲：腿對腿，血加血，關節對關節，好像它們是粘在一起的。據推測，在十世紀時有一位僧侶將這則神話記在教堂祈禱書的空白襯頁上，但不久這份筆記就在博物館整理書籍時丟失了。

一八四一年，來自弗倫斯堡的學者喬治·魏茨（Georg Waitz）——日耳曼歷史博物館（這個博物館是在男爵馮·施泰因的倡議下所建立的，爲收集中世紀德國歷史資料最重要的博物館）的館長，才在梅澤堡大教堂的圖書館裡發現了這個開本爲十五×二十三厘米、長達十二頁最古老的日爾曼醫學文獻。他立刻把這個驚人的發現告訴了雅各布·格林（Jakob Grimm），後者於是在一八四二年公布了這件德國文化遺產珍品。

這份以發現地爲名的《梅澤堡咒語》，除了證明沃坦是醫神外，同時也確認了古日耳曼原始醫學迷信的起源。他們與其他所有的史前民族一樣，把疾病視爲魔鬼之作，必需先通過咒語才能降伏病魔。

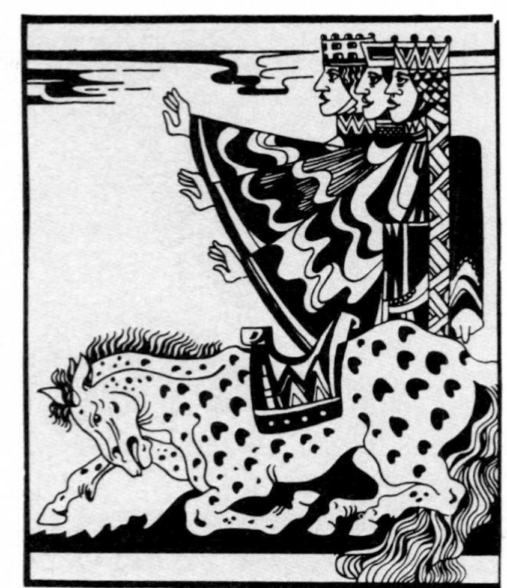
157a

插圖 157a：梅澤堡的咒語：公元前七五〇年兩則押頭韻的古德語異教咒語，用來祛除病魔與治療脫臼。
一九八〇年更新複製的《梅澤堡咒語》的封面畫。

插圖 157b：一八四一年歷史學家魏茨發現《梅澤堡咒語》的梅澤堡大教堂圖書館。
時人未署名之繪圖。

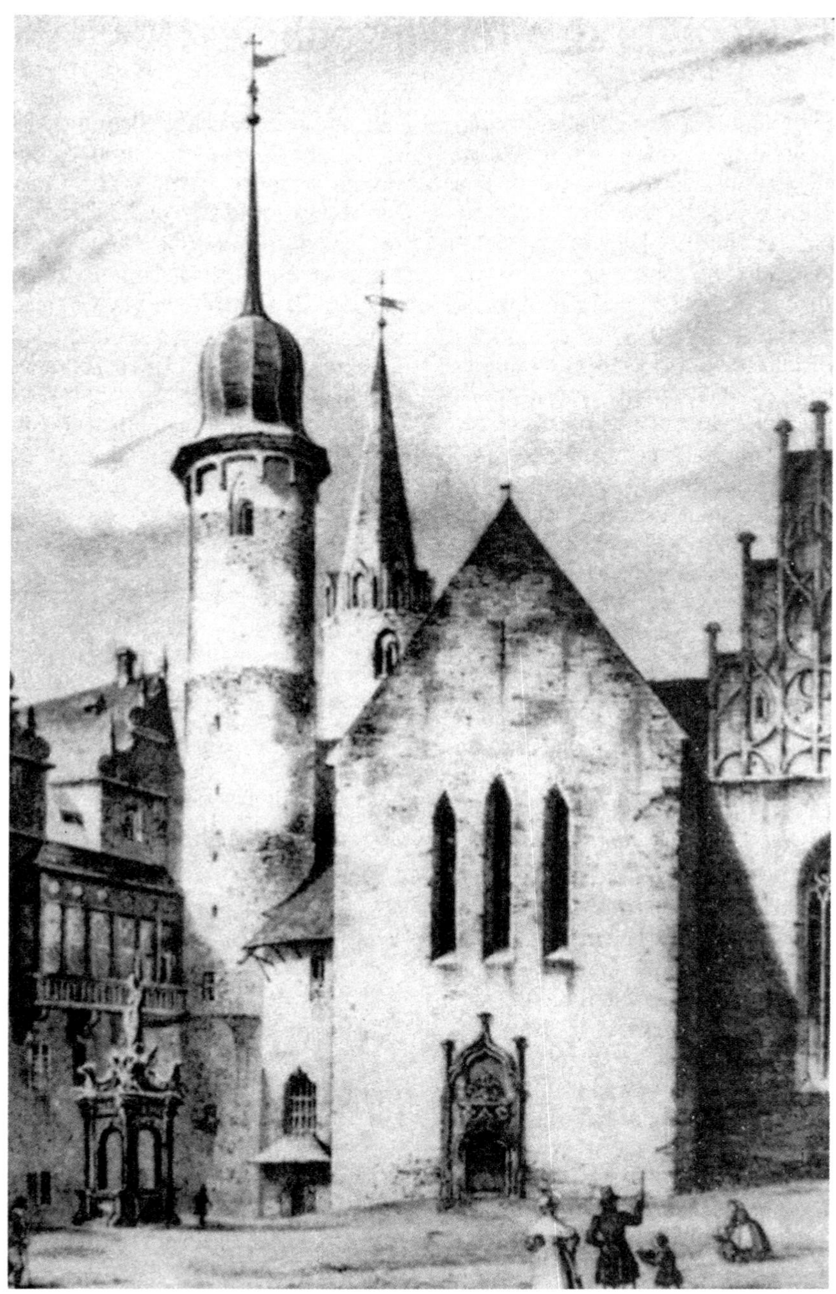

157b

158.昔日的口腔衛生

儘管牙刷的歷史只有三〇〇年，但我們的祖先為口腔衛生所做的努力卻可追溯到幾千年前。古希臘哲學家亞里士多德——身為醫生之子，從小就養成了定期清潔牙齒的習慣，他在公元前三四三年就敦促馬其頓籍的學生亞歷山大（後來成為征服希臘與世界的偉人），「每天起床後要用粗麻毛巾清潔咀嚼器官」。

警句詩人馬爾庫斯．瓦勒里烏斯．馬夏里斯（Marcus Valerius Martialis）在描寫羅馬貴婦時寫道，她們甚至把很細的浮石粉與大理石末撒在一小塊布上清潔牙齒，以便儘可能達到完美的清潔效果。如同古代其他文明發達的民族，她們習慣於早晨洗漱與餐後嚼一些有香味的香草或枝條來清除口腔裡的異味，用牙籤來剔除食物殘渣。不同的時代，牙籤的種類也不盡相同。最早使用牙籤的記載是古希臘歷史學家迪奧多羅斯．西庫路斯（Diodoros Siculus）對公元前二八九年敘拉古（Syrakus）的暴君阿加托克魯斯（Agathokles）被謀殺事件所做的歷史回顧。根據迪奧多羅斯的描述，這位暴君習慣於「飯後用羽莖剔除牙齒和牙齦中的食物殘渣」。這一點啓發了背叛他的僕人。為了血腥的賞金，他為這位暴君呈上「塗有毒藥」的羽莖，在很短的時間內令其「痛苦不堪」地死去。

當然，古代人普遍都用細黃連木枝條削成牙籤。在鋪張浪費的封建社會或富有的資產階級家庭裡，人們都使用貴重金屬製作成形狀各異且精雕細琢的精美牙籤。更為華麗的牙籤則被掛在貴重的項鏈上作為裝飾用的墜子。牙刷讓牙籤的使用日漸式微。第一次使用牙刷的記載，出現在騰施泰特（Tennstedt）地區的醫生克里斯托夫．海爾維希（Christoph Hellwich）撰寫、一七〇〇年於萊比錫付梓的《閨房裡的藥箱》（*Frauenzimmer-Apotheke*）中。他將其視為值得稱讚的新事物。而首次以圖片記錄各種牙刷的形式，則出現在一百多年之後。

插圖158a：《治療各種疾病和牙痛藥物的小冊子》，旁邊是一八三五年左右由毛里（Maury）和貝爾（Bell）所描述各種各樣的牙刷。

插圖158b：正在洗漱的日本少女，後面的婦女正在用牙刷刷牙。

根據日本葛飾北齋（Katsushika Hokusai，一七六〇～一八四九年）的著色木刻畫繪製。出自：普洛斯《自然學和民族學中的女性》，萊比錫，一八九五年。

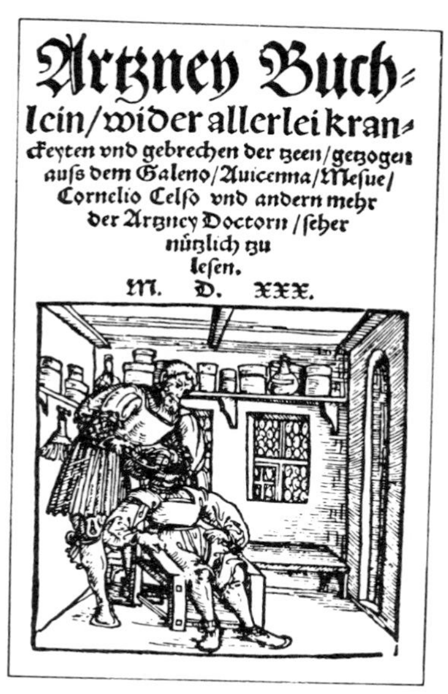
Artzney Buch-
lein/wider allerlei kran-
ckeyten vnd gebrechen der tzeen/getzogen
auss dem Galeno/Auicenna/Mesue/
Cornelio Celso vnd andern mehr
der Artzney Doctorn/seher
nützlich zu
lesen.
M. D. XXX.

158a

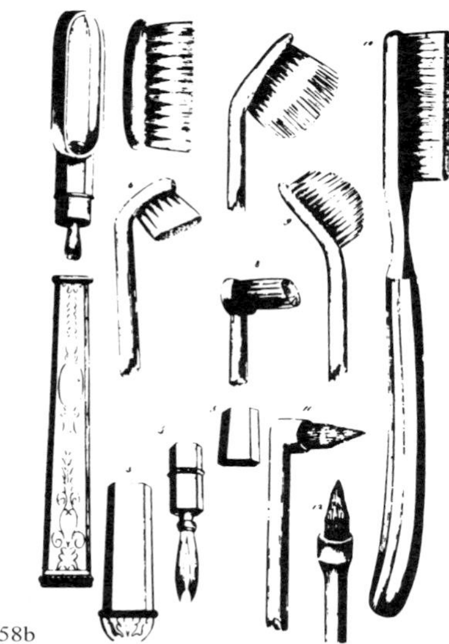

158b

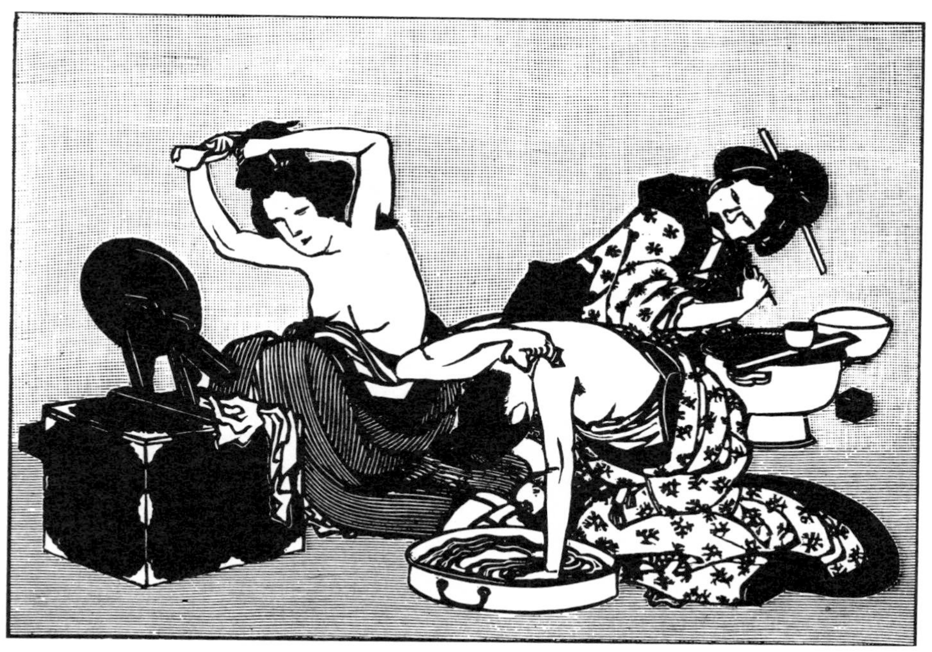

159.被活埋的恐懼

十七世紀初，有幅廣為流傳的銅版畫，描述一位名叫瑞其姆特（Richmuth）的婦女從墳墓中復活的故事，引起了極大的恐慌。據記載，這件陰森恐怖的事發生於公元一三五七年科隆公墓裡。這幅令人不寒而慄的版畫不斷重印，使人們驚恐萬分，擔心自己在只是假死狀態時便被活埋了。

直到醫生驗屍的法律制定前，擔心假死和被活埋，成了人們相當關注的現實問題。哥廷根的物理學教授格奧爾格．克里斯托弗．利希騰貝格（Georg Christoph Lichtenberg，一七四二～一七九九年）建議克里斯托夫．威廉．胡費蘭（Christoph Wilhelm Hufeland）將是否可以用電來排除假死狀態作為博士論文的內容，並用理論和實驗來加以證明。當然他並未得出重要的研究結果。

對未死而被埋葬的驚恐與擔心有增無減，所以人們不得不一如既往地採取各種各樣荒謬的防範措施。譬如，人們製造了所謂的安全棺材：在棺蓋上端裝上一扇窗戶以及一根長通氣管，「這樣，墳墓裡的人」如同其專利發明書上所言「在可能復活的情況下，就不會經受窒息死亡的折磨。」

後來，克里斯托夫．威廉．胡費蘭開始在魏瑪和周邊地區行醫後，終於在他的奔走下，於一七九二年在大公卡爾．奧古斯特（Carl August）統治時期的威瑪雅各布公墓建立了第一所停屍間。雇佣的管理人員通過其服務室門上的玻璃窗看守一排排能穩定通風、保持適當溫度的停屍間內的屍體，直到她們開始「腐爛」為止。旁邊的冷藏室裡存放有洗浴用水，提神飲品與其他補藥，以備在有復活跡象下使用。為了防止看護人員疏忽大意或怠惰不盡責，胡費蘭還設計了一個由線和小鐘構成的警報系統，綁在死者的手指和腳趾上，假死的人哪怕有一點細微的動作，它都能發出警報。他還建議用「獎金」來提高看護人員的積極性。

插圖 159a：假死人從墳墓中復活。這個駭人聽聞的事件於一三五七年發生於科隆公墓裡。
根據A.奧布里（一六○四）的銅版畫繪製。他在格奧托弗．利希騰貝格與胡費蘭時代煽動了我們祖先對被活埋的恐懼。
出自：彼得斯《德國歷史上的醫生和醫療》，耶拿，一九二四年。

插圖 159b：胡費蘭關於防止活埋假死人著作的扉頁。本書於威瑪在他的建議下建立停屍間時出版（一七九一年）。

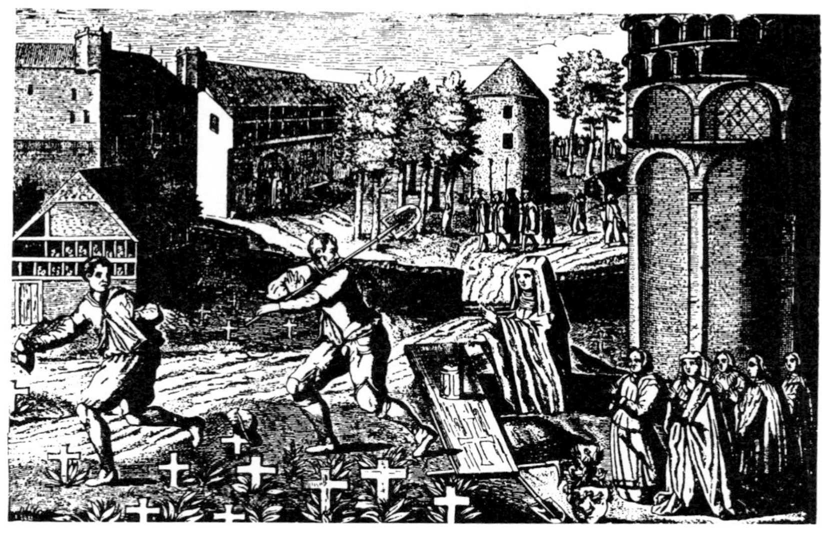

159a

Ueber die

Ungewißheit des Todes

und

das einzige untrügliche Mittel

sich von seiner Wirklichkeit

zu überzeugen,

und

das Lebendigbegraben

unmöglich zu machen

nebst

der Nachricht

von der

Errichtung eines Leichenhauses

in Weimar

von

D. Christoph Wilhelm Hufeland,

Herzogl. Weimarischen Hofmedicus.

Mit einem Kupfer.

Weimar,

bey C. J. L. Glüsing. 1791.

159b

160.對精神的想像

以古代信仰爲基礎所建立的「靈魂」概念中，「氣」這個字暗示了宗教分析家們的設想：一種神秘的精神力量作爲生命的載體存在於人體內，由於它是不死的，所以在肉體死亡後，它會離開肉體升至天堂繼續獨立存在。肉體的腐爛是精神脫離的標誌。直到古希臘哲學家伊壁鳩魯才勇於否認靈魂能繼續獨立存在的看法，因爲他將靈魂視同與肉體一樣，皆屬於物質，都由原子構成。

生於小亞細亞的希臘一羅馬醫生阿斯克雷皮亞德斯（Asklepiades，約公元前一〇〇－公元前三〇年）第一次把原子學說用於生理學與病理學，將由氣原子組成的靈魂視爲是「感覺功能的總和」。對於心靈活動所在的位置，在古代也有不同的看法。公元前八世紀時的敘事詩人荷馬認爲，意志力來自膈，感覺源於心－肝；而希波克拉提斯的弟子們，巴比倫人、印度人與中國人則認爲心臟才是感覺與思考的地方。

古希臘最廣博的思想家亞里斯多德（公元前三八四～前三二二年）甚至視大腦爲無關重要的腺體，所分泌的腺液只是一種用來服務被比喻成馬達的心臟。更令人驚訝的是，在此前十五年，來自義大利南部克羅托（Kroton）的希臘哲學家與醫生阿爾克邁隆（Alkmaion）宣稱大腦爲精神過程的總器官。中世紀的經院哲學一直遵從「靈魂－心臟－理論」，直到十六世紀，思想先進的義大利解剖學家雷阿爾多．科隆博（Realdo Colombo）才證明了阿爾克邁隆的發現。但與期望的相反，人腦由兩個半腦組成，所以人們不知如何將這個事實與教會關於靈魂統一性與不可分割性的教條聯繫在一起。後來法國哲學家笛卡兒（一五九六-一六五〇）找到了一條投機的出路，他宣布屬於間腦的球果狀松果體是靈魂之地。至於將靈魂從自然科學領域排除的任務，則留給了現代進步的大腦研究者。

插圖 160a：死神帶走了以兒童形體出現的靈魂
木刻畫。出自：賴特兒（Reiter）（Mortilogus），奧格斯堡，一五〇八年。轉引自：卡爾格－德克爾《探究大腦》，萊比錫，一九七七年。

插圖 160b：死去的古埃及顯貴躺在棺架上，腳端是胡狼頭的阿努必斯神，帶領死者進入冥府，飄過棺架上方的是有著人頭的靈魂鳥，牠來帶走死者的「氣」。
出自：達爾文《教士精神與教士王國的發展》，萊比錫，一九三〇年。

插圖 160c：笛卡兒（一五九六～一六五〇年）對靈魂的假說：靈魂的所在地位於松果體，它能吸收視覺印象，而且引起肌肉運動
笛卡兒自己的畫作。出自：《人類》，巴黎，一六四四年。

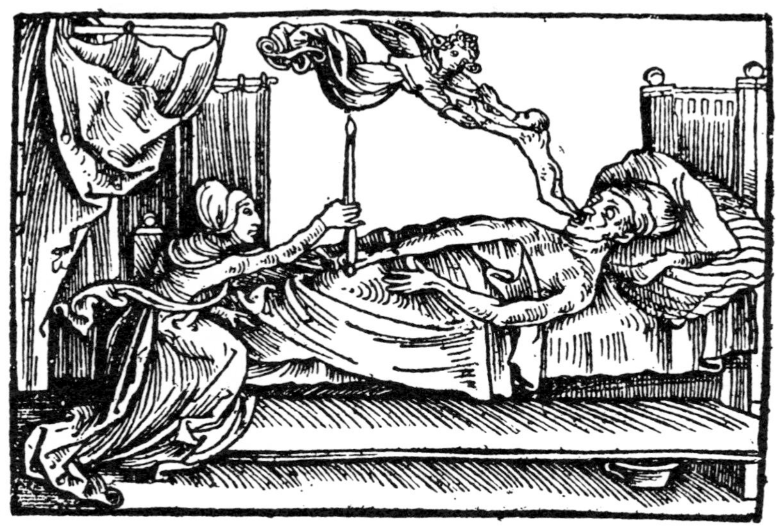
160a

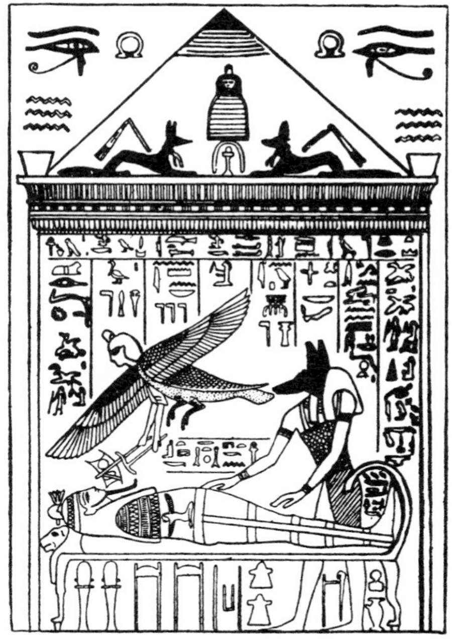
160b

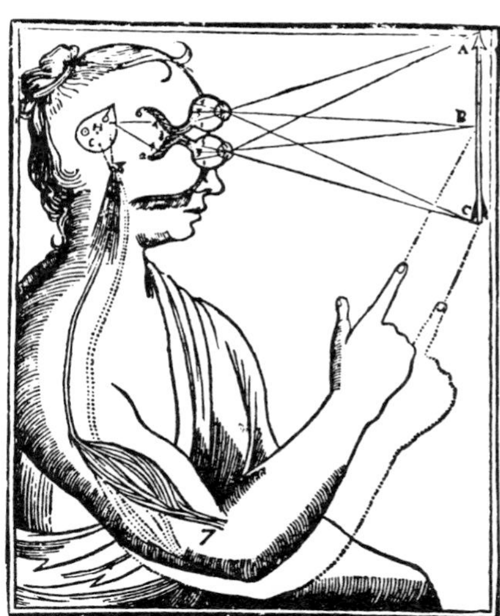

160c

161.紋身的療效

「紋身」這個來自大溪地語的概念使人聯想到身體上的圖案。根據這個詞的詞源，人們可以猜測到在表皮上燒或刻出有顏色的符號和標記的習俗來自波利尼西亞人；但其他民族也有這樣的習俗。紋身源於同宗族認同標記、裝飾的需要，以及迷信崇拜，特別是有祛魔的目的。

祛魔法特別用於治療疾病，如抵禦惡魔。古代人認爲是惡魔引發看起來無法解釋的疾病與痛苦。於是紋身在醫藥史上也就具有了意義。它的作用是驅趕魔鬼，使魔鬼沒有興趣侵襲文飾過的身體，特別是在人身自然開口——嘴、鼻、外生殖器周圍，甚至舌頭上刺上守護圖騰。

由於這個過程很痛苦，所以紋身也被視爲是勇氣的證明。石器時代的文物——應急但卻極富目的性的器械，以及有手術痕跡的骷髏，證實了古代各民族的醫士在治療時經常使用排血的方法，而且將效果歸因於紋身時失血，如同拔火罐及放血治療一樣。

因爲紋身有醫療美容的作用，所以古代文化較發達的民族用紋身來覆蓋手術後留下的疤痕和胎痣，修整雙眉與睫毛，將因較大潰瘍或外傷造成眼角膜破壞性變化處重新染色。按照流傳下來的處方，使淺色疤痕變暗需要一種由四個打蘭（即一四．六一六克）的五倍子與金合歡樹脂，加上兩個打蘭（即七．三〇八克）含鐵膽礬的混合藥劑；想使角質疤痕變淺則用虞美人汁、雪松木油和類似的物質。

在現代整形外科中爲角質皮層紋身時，需先小心地刮除表皮組織後，再「塗上黑色或彩色的顏料，最好用黃金或白金氯化物」（威爾哈根教授博士，Prof. Dr. Velhagen）。

插圖 161a：紐西蘭人的黥面與馬克薩斯海島居民的手部紋身。
根據霍赫施泰特（Hochstetter）與伍德（Wood）的作品繪製。

插圖 161b：澳大利亞北昆士蘭州的婦女以紋身裝飾與遮蓋傷疤。
奎恩萊因（Kühnlein）根據原版攝影創作的木刻版畫。出自：普洛斯《自然學和民族學中的女性》，萊比錫，一八九五年。

插圖 161c：紐西蘭一位酋長的紋身。在原始部落裡，在宗教迷信下，多用紋身來防止病魔襲擊。
佚名木版畫。出自：《圖解會話辭典》，萊比錫（十九世紀）。

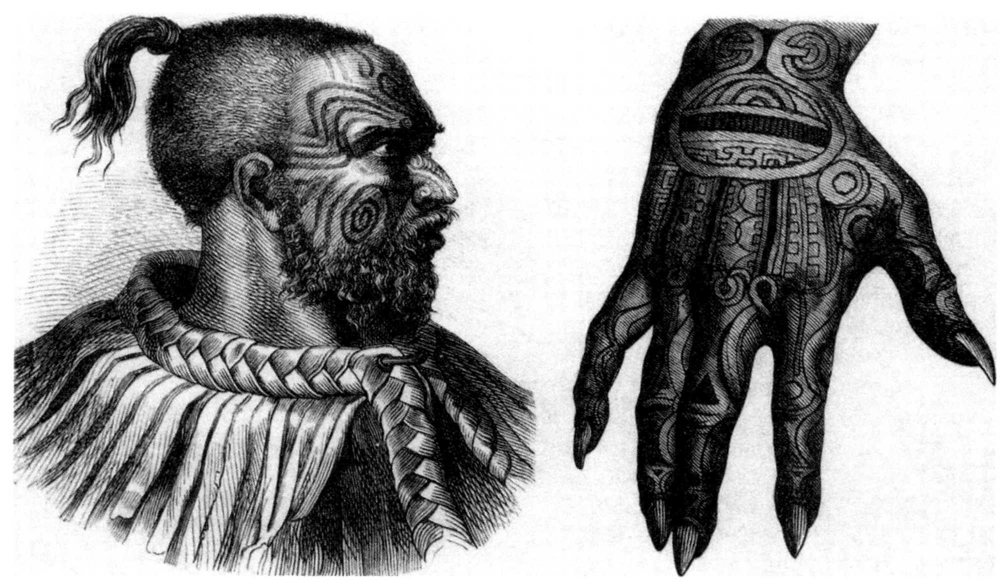

161a

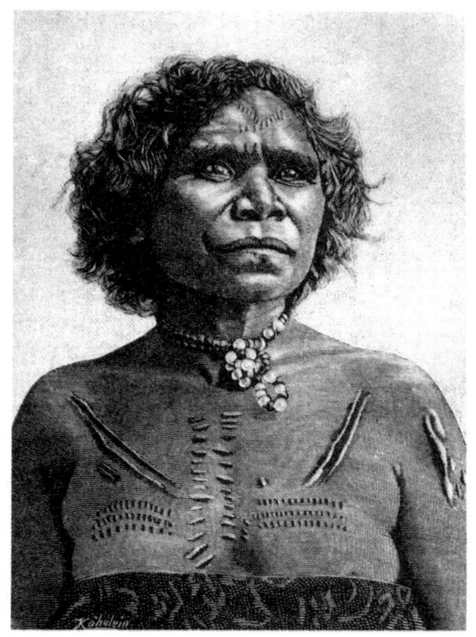

161b

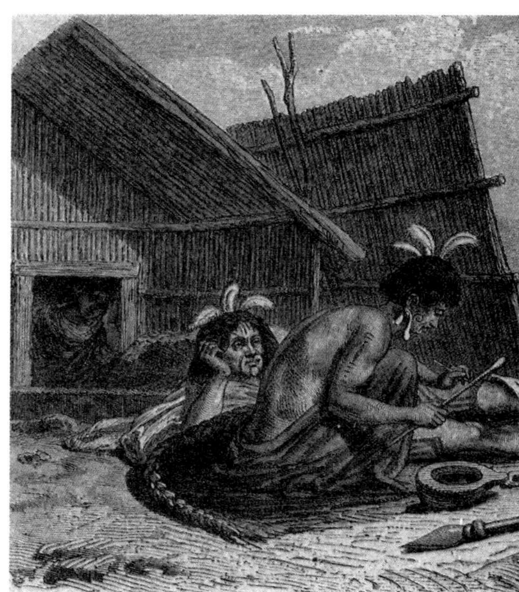

161C

162.夢

幾乎沒有一種現象能像夢那樣引起人們的幻想。對古人而言它就像是一種是神奇的東西，是神的媒介物。

古希臘羅馬時代釋夢的教士從對夢境的描述中來推斷神的信息。夢在古希臘的醫療神廟裡，也就是阿斯克勒庇奧斯神殿，扮演著尤其重要的角色。到這兒來朝聖的病人必須寄宿廟中求夢，第二天早晨醒來之後，向神職醫生講述夢境，醫生再據此加以診斷解釋，並按醫神阿斯克勒庇奧斯的療法給予治療。

古希臘醫生希波克拉提斯只部分地把夢看做是神啓。如同他的文章《夜晚的形象》（Über die Nachtgestalten）所述，他認爲夢更像是精神的自然思考與感覺的行爲。他根據當時一般的說法，視其爲一種與肉體分離、但卻又受肉體影響的存在。至於肉體對精神或「靈魂」的影響的證明，在於健康人顯然與病人有不同的夢。依據這種並非完全不合情理的說法，希波克拉提斯試圖藉由詢問病人的夢境來確定其病情。

古希臘醫生蓋侖也認爲，可以根據一個人的夢讀出他的病情。另一方面，釋夢在任何時代常誘使人迷信，希望通過夢看到未來。而有大批重要的藝術家與科學家都聲稱，有些好的靈感，甚至成功的作品都要歸功於有創造性的夢。

例如，德國著名的化學家弗德利希·奧古斯特·克庫雷（Friedrich August Kekulé，一八二九～一八九六年）曾說他有一次夢見了圍成圓圈跳輪舞的猴子，這個夢激發了他的靈感，於一八六五年發現了苯分子的六邊形結構。當然，這並非純粹巧合，而是研究者在清醒狀態下的長期思考成爲夢境的基礎，也就是說夢境是心靈活動最後的修飾。

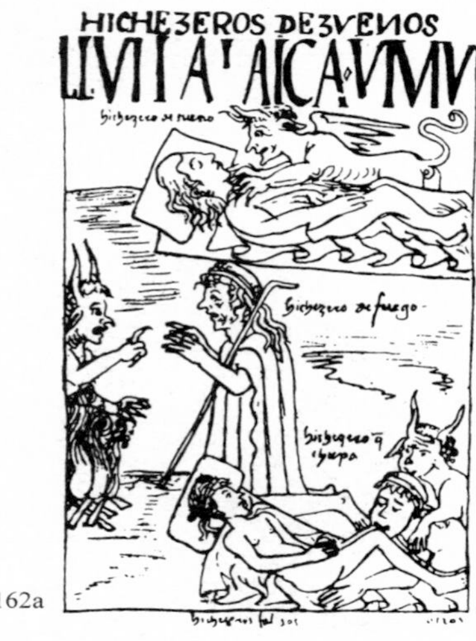

162a

插圖 162a：彎身於病人上方的是印加時代的釋夢者。神職醫生以魔鬼形象出現，吸出病人體內的病魔。
出自：加曼《新編年史與良好的政府：民俗研究的工作與回憶》，巴黎，一九三六年。

插圖 162b：博士的夢，一位誘人的陌生女子出現在他的夢境裡。
根據杜勒（約一四九七～一四九九年）的銅版畫繪製。

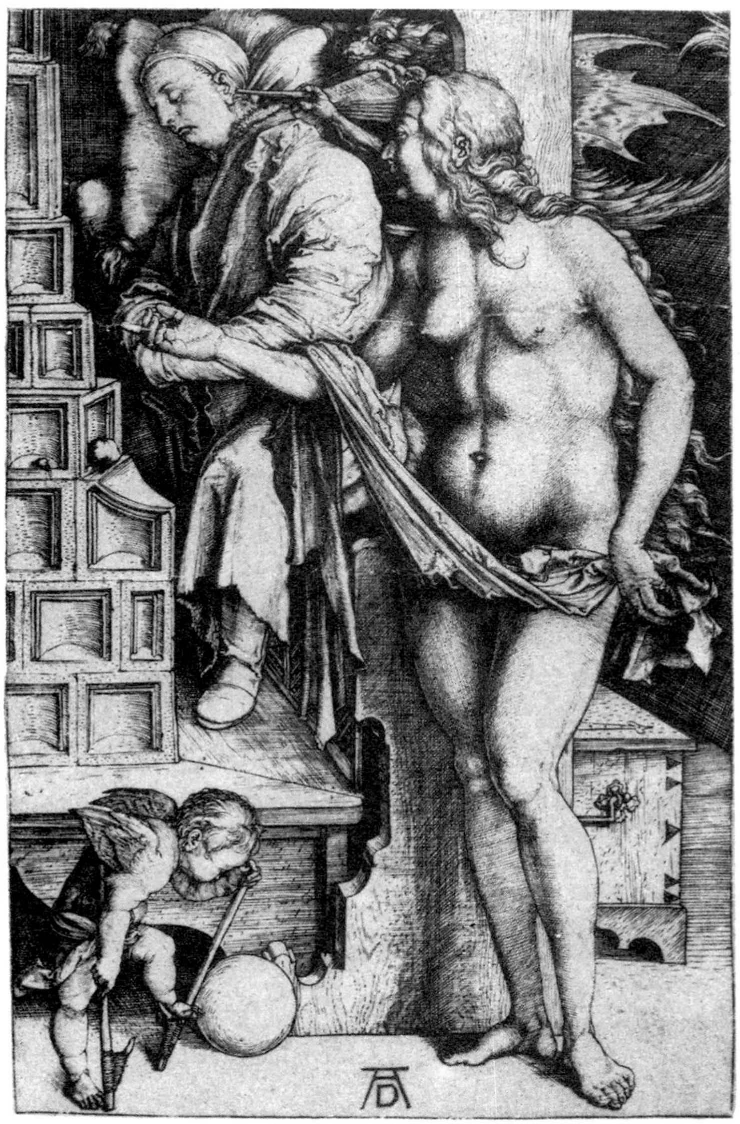

162b

163.昆蟲來自奶酪嗎？

「準備一只鍋子……在鍋裡放一件髒襯衫……撒上麵粉……」這樣一個充滿幻想的處方，是荷蘭傑出的醫生與化學家約翰．巴普蒂斯特．凡．赫爾蒙托（Johann Baptist van Halmont，一五七七～一六四四年）在他死後出版的《醫學的誕生》（*Ortus medicinae*）一書中說明「人工創造老鼠」的方法，也藉此表明自己是從古代起便廣爲流傳的「自然發生說」的追隨者。甚至連古希臘自然哲學家亞里斯多德也認爲，直接從河流的淤泥裡生長出魚或青蛙是完全可能的。

當中世紀煉金術士努力地試圖創造出人造小人兒時，學院派人士的腦袋裡卻充滿了有關從樹上掉下羊、鴨、鵝及其他更高等的動物的童話式想法。

在一五三六年出版的一本有關健康衛生的書中，有一幅木刻畫，描繪蜜蜂生命源自公牛屍體的傳說，就像人們只從表相便誤認爲蛆是從腐爛的肉裡生長出來一樣。一六六二年倫敦皇室協會成員還嘗試過從腐爛的奶酪裡培育昆蟲。直到八年後，義大利醫生和自然科學家弗朗西斯科．雷迪（Francisco Redi）觀察蒼蠅到產卵的過程，並以實驗研究其幼蟲和蛆的發展，才第一次成功地駁斥了「自然發生說」，但其見解卻未得到當時學界普遍的認可。

一七五〇年左右，義大利人拉扎羅．斯帕蘭扎尼（Lazzaro Spallanzani，一七二九～一七九九年）在密封加熱的實驗中取得令人信服的證據：就連最小的生物，譬如他在放大鏡下觀察的鞭毛蟲，也不可能從無生命的物質中培育出來。即便如此，他的證據也還遠遠不足以讓頑固的懷疑者緘口。

終於在一八六〇年左右，法國微生物學奠基人之一巴斯德以著名的精密曲頸瓶實驗，不容反駁地證明了在腐爛或發酵時出現的微生物，絕不可能是這些過程的產物，而是因爲瓶中掉入一種未知、卻極具抵抗力的細菌形式（孢子）繁衍的結果，才結束了關於「自然發生說」的爭論。

插圖 163a：「自然發生說」的歷史：民間傳說蜜蜂是從公牛的屍體裡生長出來的。
根據《健康之園》（一五三六）裡的描述繪製。出自：《德國紅十字會》，德勒斯登，一九九〇年第八期。

插圖 163b：「自然發生說」的歷史：據說鴨子是從樹結出的果實中生長出來的。
塞巴斯蒂安．明斯特爾（Sebastian Münster）《宇宙志》中的複製版畫，巴塞爾，一五四四年。出自：彼得斯《圖解製藥史》，柏林，一八八九年。

插圖 163c：義大利自然科學家斯帕蘭扎尼（一七二九～一七九九年）首次以實驗駁斥了被信以為真的「自然發生說」。
時人佚名畫。出自：《德國紅十字會》，德勒斯登，一九九〇年第八期。

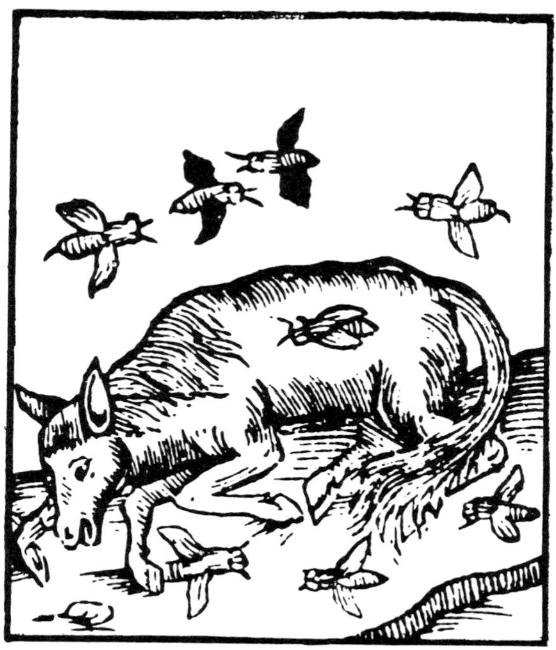

163a

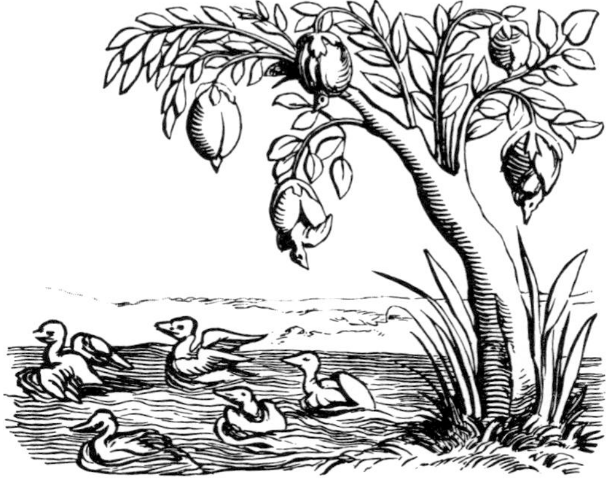

163b

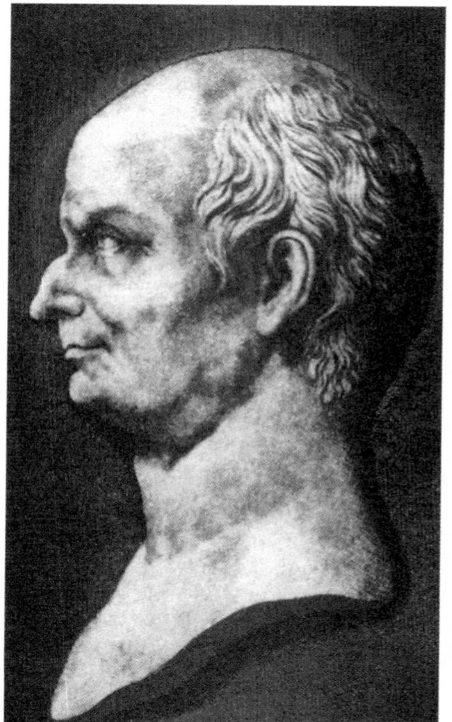

163c

164.關於活體解剖實驗的爭論

幾千年來，生物學與醫學的先驅常將活體解剖視爲認識科學的一個重要途徑。因此，據古代的記載，亞歷山卓的兩位醫生赫羅菲盧與埃拉西斯特拉圖（Erasistrato）偶爾會在罪犯身上進行活體解剖，以觀察了解人體內臟構造。古希臘醫生蓋侖爲了觀察血液的流動、消化與神經系統，曾在猴子和豬身上進行過活體解剖。

但最堅持採用這種研究方法的，是十九世紀重要的生理學家與病理學家們。他們將活體解剖看做是闡明與解釋器官活動惟一可信的方法。絕大多數實驗者都小心翼翼地對待實驗動物；但也有少數不光彩的例外。隨著保護動物思想的興起與不斷發展，激起了世界性反對活體解剖的行動。各宗教團體的神職人員與一般信眾、宗教狂熱者、素食者、自然療法者以及心存偏見認爲實驗醫學違反道德的醫生，均加入深富同情心的動物保護者的行列。他們以言詞激烈的宣傳小冊攻訐活體解剖者，形容其爲「科學刑求的奴僕」。具有幻想天賦的漫畫家則或多或少尖刻地針對傳說中冷酷無情的研究者們畫漫畫，說如果可能的話，受迫害的四條腿動物會對他們進行報復。

尤其是《幽默》雜誌（*Lustige Bläter*）和《大眾》（*Simplizissimus*）週刊在德語區發表了描繪實驗動物被學者們活體解剖場景的想像諷刺畫，而且是「爲了整個動物世界的幸福」的緣故，就像畫中標題所宣稱的。

在議會、內閣與自然科學委員會中，有關活體解剖的激烈爭論一直持續到十九世紀末。維爾荷在柏林議會證據確鑿地說明，如果沒有動物實驗，近代就不會有這麼巨大的醫學成就。基於他及其他國外同事的客觀論證，最後決定用法律來規範活體解剖的問題。根據法律，今後除非用其他的方式不能達到研究的目標，才允許特定的科學機構，在顧全保護動物規定的前提下，以動物做實驗。

插圖164a：《活體解剖者》：道德女神向圖中教授展示，秤杆上的一端是用月桂樹裝飾的大腦，另一端則是燃燒著的心臟，以提醒他應把對生靈的同情心放在比知識更重要的位置。

P.克賴（P. Krey）根據加布里爾．馬克斯（Gabriel Max）的畫所製成的木刻版畫。出自：《在家》（*Daheim*），萊比錫，一八八五年。

插圖164b：《活體解剖者的噩夢》：馬教授對他的助手們說：「我剛才說了，讓我們痛苦的人都沒有心臟！」

奧拉夫．古爾布蘭森（Olaf Gulbransson）針對倍受爭議的活體解剖所繪之諷刺漫畫。出自：《大衆》週刊，慕尼黑，一九三三年。

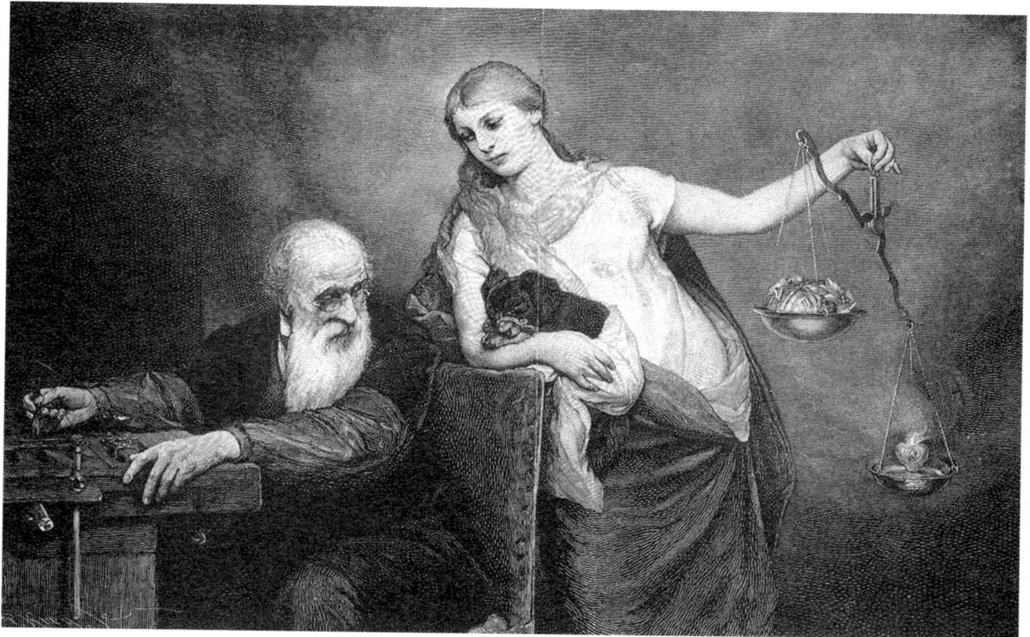

164a

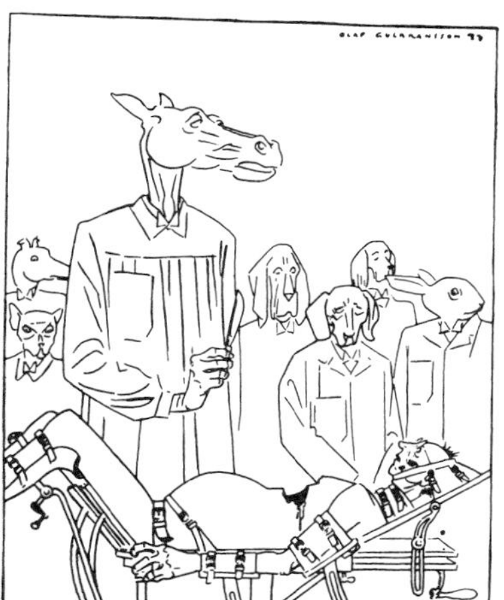

164b

165.用手說，用眼聽

只要醫生一天不了解耳朵的內部構造與作用，他們就無法知道失去聽覺與說話能力的原因，也無法知道它們之間的內在聯繫。希波克拉提斯認爲，失聰是因爲外傷或疾病引起的腦神經故障，而失去說話能力，則是因爲舌頭癱瘓。

古希臘哲學家亞里斯多德把耳朵看做是「思想的入口」。因此，耳朵就像是人接受教育能力的決定性因素，人們甚至開始否定「聾啞人」的學習能力，將其視爲與「瘋子」無異，認爲他們的遭遇是命中注定的噩運。中世紀時，修士會與慈善機構會爲他們進行必要的捐助。

直到文藝復興時期，這種現象才發生轉折性的變化。早期資本主義生產方式的形成，帶動了思想文化劃時代的繁榮，在人文主義的價值觀影響下，開始重視個人的自由發展。而第一次對「聾啞人」進行系統的授課，須歸功於西班牙本篤會教士佩德羅．龐塞．德．萊昂（Pedro Ponce de Leon，一五〇八～一五八四年）。在授課中，他採用了修會中爲保守懺悔祕密而經常使用的手勢。

龐塞已經採用了口語法，但當時只對極少數經過挑選出來的聾啞人進行單獨授課。在大革命前夕的法國隨著第三階層的興起，所有的社會階級都享有受教育的權利，這時便出現了聾啞人團體教學的授課方式。發起者是被撤職的神職人員德．勒埃佩，他在巴黎的蒙馬特爾建立了第一所聾人學校，發明由手勢與文字組合而成的語言，並進行教師培訓，以致在他去世後，這所學校還繼續由官方接手辦學。但他的教學方法卻沒能持久，最後不得不讓位於德國教育學家薩米埃爾．海尼克（Samuel Heinicke，一七二七～一七九〇年）創立的口語法。一七七八年，他在萊比錫根據自己的方法，建立了德國第一所聾啞學校。直到去世前，他一直擔任這所學校的校長。

插圖 165a：在成員都被禁止用嘴說話的教團中，修士所使用的手語。
根據呂貝克一四七五年出版的《初學要領》（*Rudimentum Noviciorum*）裡的木刻畫繪製。出自：賴克《德國歷史上的教師與教學》，耶拿，一九二四年。

插圖 165b：德國教育學家與聾啞人教師薩米埃爾．海尼克（一七二七～一七九〇年）將《舊約》的內容作為聾啞人的第一部教材，漢堡，一七七五年。

插圖 165c：聾啞人手語中的字母表與數字。
根據《布洛克豪斯百科全書》（一九二八～一九三五年）繪製。

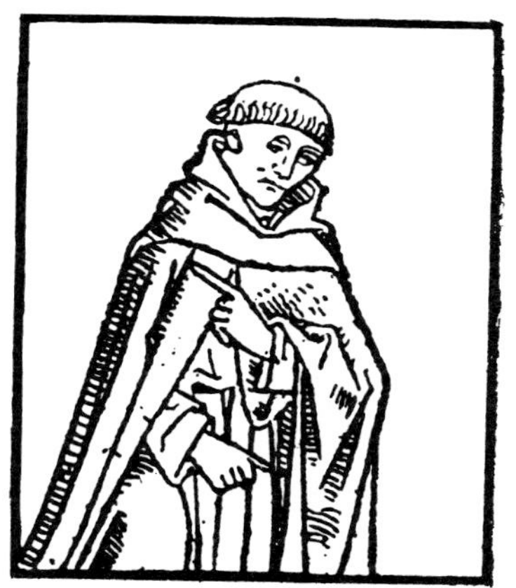

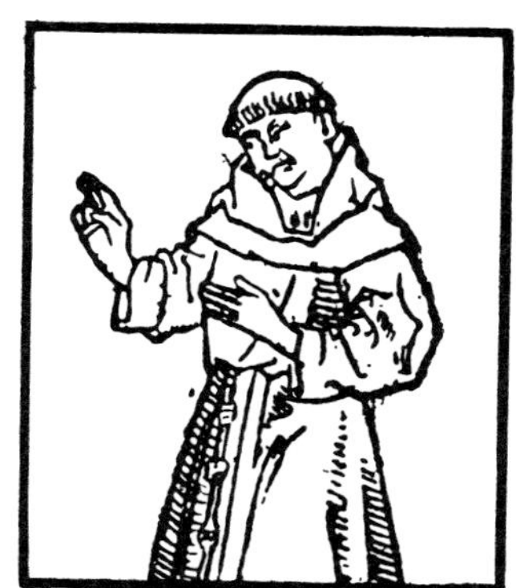

165a

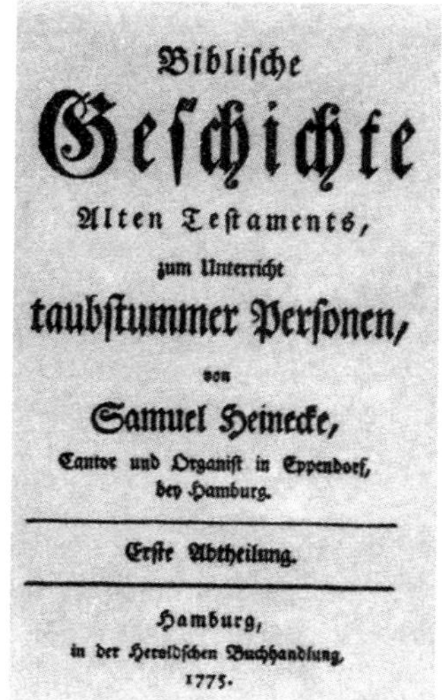

Biblische
Geschichte
Alten Testaments,
zum Unterricht
taubstummer Personen,
von
Samuel Heinecke,
Cantor und Organist in Eppendorf,
bey Hamburg.

Erste Abtheilung.

Hamburg,
in der Heroldschen Buchhandlung,
1775.

165b

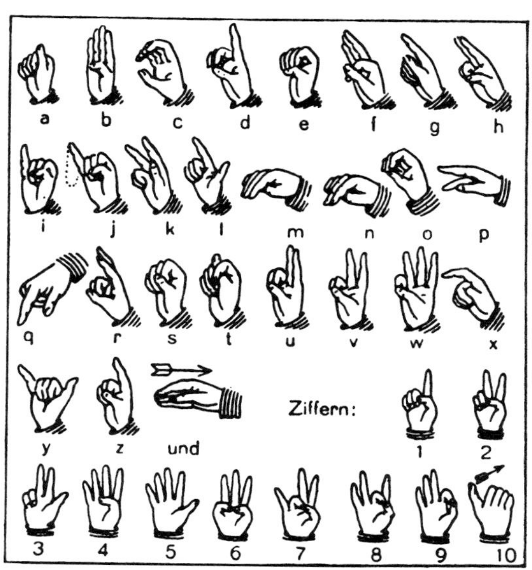

165c

166.醫學博士阿格里科拉

人人都知道，出生於格勞豪（Glauchau）的葛奧格．阿格里科拉（Georgius Agricola，一四九四～一五五五年）是採礦學的奠基人，但很少人知道，他也扮演著醫生的重要角色。他的原名叫葛奧格．鮑爾（Georg Bauer），直到開始學術生涯時，才根據當時學者的習慣，將自己的名字拉丁語化。在結束於萊比錫及著名的義大利波隆納、帕多瓦和威尼斯大學的醫學研習前，他曾以古典語文學家的身分在茨維考（Zwickau）工作過。

獲得醫學博士的頭銜後，阿格里科拉和著名的威尼斯古版書書商阿爾杜斯．馬努修斯（Aldus Manutius）一起出版古希臘醫生蓋侖當時仍屬最高醫學權威的著作。他也參與整理了希波克拉提斯作品的工作。從義大利回來後，他在聖約阿希姆斯塔爾（Joachimsthal），即今日捷克的雅希莫夫（Jáchymov），擔任地方醫院的醫生和藥師。同時，他還致力於照顧礦工的健康與醫療。透過礦工醫生的工作，阿格里科拉不僅對採礦和冶金工人的艱苦工作有全面性的了解，而且還很清楚他們的特殊疾病和傷害。

這些經歷，使他在後來有關礦冶業、深具突破性的著作中，從不忽略損害健康的因素、保持身體健康的預防措施以及職業傷害的療法。早在其一五三〇年所出版的礦物學處女作《礦工》（Bergmannus）中，阿格里科拉即呼籲應對所有從事礦冶業的人員提供醫療協助。

第二年，他遷居到開姆尼茨（Chemnitz），擔任市立醫院的醫生，在當地對防治黑死病的工作做出極大的貢獻。在「關於黑死病」（Über die Pest）的文章裡，他主張徹底保持環境衛生，採用發汗療法以及用含硫的軟膏來治療；在內容廣博的主要作品《冶金學》（*De re metallica*）（一五五〇年）中，阿格里科拉巨細靡遺地討論了天候不佳和冶金廢氣對呼吸器官所造成的損害、預防和治療措施。身為藥師，他還呼籲確立可靠的藥物重量標準。

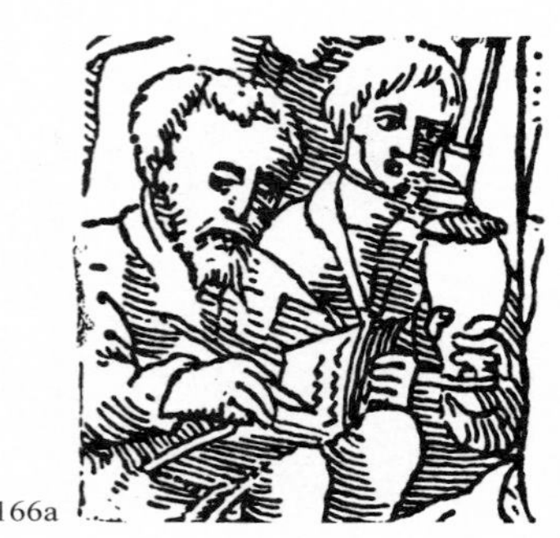
166a

插圖166a：阿格里科拉，德國人文主義者、礦物學家、醫生，據推測這是阿格里科拉當時惟一的肖像畫。
出自其主要作品《冶金學》中對錫井式爐的描述細部（巴塞爾，一五五七）。

插圖166b：開姆尼茨的主要教堂，聖雅各布及自教堂巷弄裡突出來的阿格里科拉的住宅（右）。
根據十九世紀早期未署名繪畫所製，原作品收藏於開姆尼茨的城堡博物館。出自：烏爾里希．霍斯特（Ulrich Horst）《阿格里科拉小冊》（*Das Agricola-Buchlein*），德勒斯登，一九五五年。

插圖166c：《冶金學》德語譯本扉頁，在本書中，阿格里科拉也描述了礦工的病症

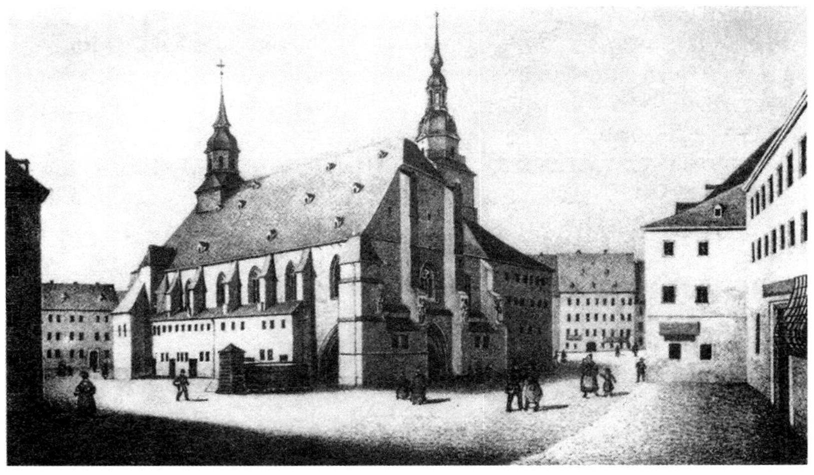

166b

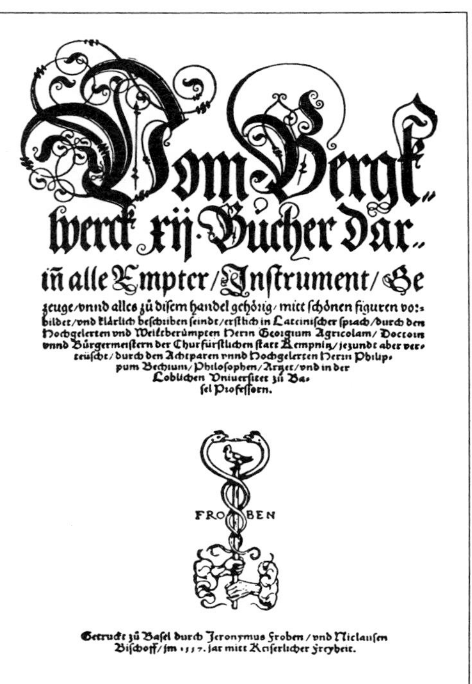

Vom Bergk-
werck xij. Bücher dar-
iñ alle Empter/Instrument/Ge
zeuge/vnnd alles zů disem handel gehörig/ mitt schönen figuren vor-
bildet/vnd klärlich beschriben seindt/erstlich in Lateinischer sprach/durch den
Hochgelerten vnd Weitberümpten Herrn Georgium Agricolam/ Doctorn
vnnd Bürgermeistern der Churfürstlichen statt Kempnitz/jetzundt aber ver-
teütscht/durch den Achtparen vnnd Hochgelerten Herrn Philip-
pum Bechium/Philosophen/Artzet/vnd in der
Loblichen Vniuersitet zů Ba-
sel Professorn.

FROBEN

Getruckt zů Basel durch Jeronymus Froben/vnd Niclausen
Bischoff/im 1557. jar mitt Keiserlicher Freyheit.

166c

167.加爾博士奇特的「顱相學」

出生於巴登州蒂芬布隆（Tiefenbronn）的醫生弗朗茨．約瑟夫．加爾（Franz Joseph Gall，一七五八～一八二八年）所提出奇特的「顱相學」在當時引起了激烈的討論，而且還是一方毫不保留地贊成，另一方則不懷好意地加以嘲弄的景況。然而他絕對不是一個江湖騙子。「顱相學」使得他在身爲執業醫生和解剖學者兩方面聲名大噪。透過仔細的大腦解剖實驗，他得出一個並非錯誤的假設：大腦，尤其是大腦皮質，並非是一個單一的器官，而是由好幾個具有不同功能的部分所組成。

出生在一個對於是否可以從一個人的外表推斷出其性格這樣的問題非常感興趣的世紀，加爾在結束於施特拉斯堡和維也納醫學系的學業後，先在維也納努力不懈地研究大腦各部分功能的位置，並聲明大腦皮層是個人思想與道德形成之處。

如同瑞士神學家約翰．卡斯帕．拉瓦特爾（Johann Kaspar Lavater）在二十年前所提出但未經充份證實的外貌理論：通過容貌的特徵看性格，加爾發展了被稱爲「顱相學」的僞科學，主張從一個人頭部的結構形式便可以看出他的天性。

爲了維護其理論的科學性，他強行把大腦劃分爲二十七區，每區都有其特定的基本功能，如接受教育的能力、交友能力、統治能力、藝術能力、辨認方位的能力、鬥毆能力、贏得聲望的能力等。

加爾認爲，負責性格特別鮮明的大腦皮層與其上所覆蓋的顱骨，會明顯隆起。假如加爾在努力爲大腦各部分定位時，曾找到正確的實驗方法，那他就該立即認識到所犯的錯誤。但他並沒有，這使得神經生理學家們對他都很懊惱。現代大腦的圖像與加爾設想的完全不同。

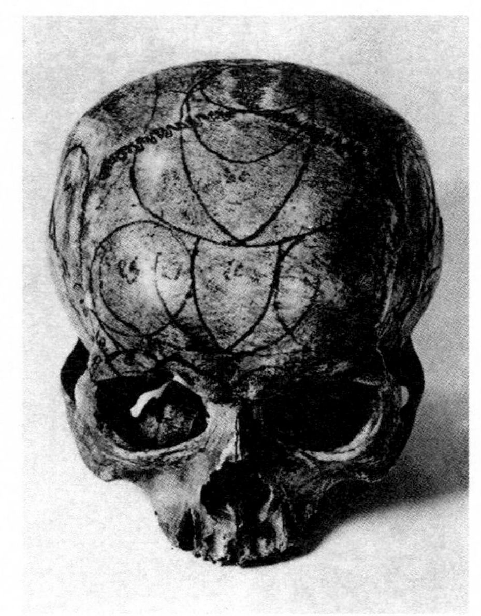

167a

插圖167a：依加爾理論劃分為二十七區的顱骨。
出自：卡爾格—德克爾《探究大腦》，萊比錫，一九七七年。

插圖167b：加爾的講座。
漫畫：托馬斯．羅蘭德森（Thomas Rowlandson，一七五六～一八二七年）所繪，加爾的「顱相學」偽科學。
出自：卡爾格—德克爾《探究大腦》，萊比錫，一九七七年。

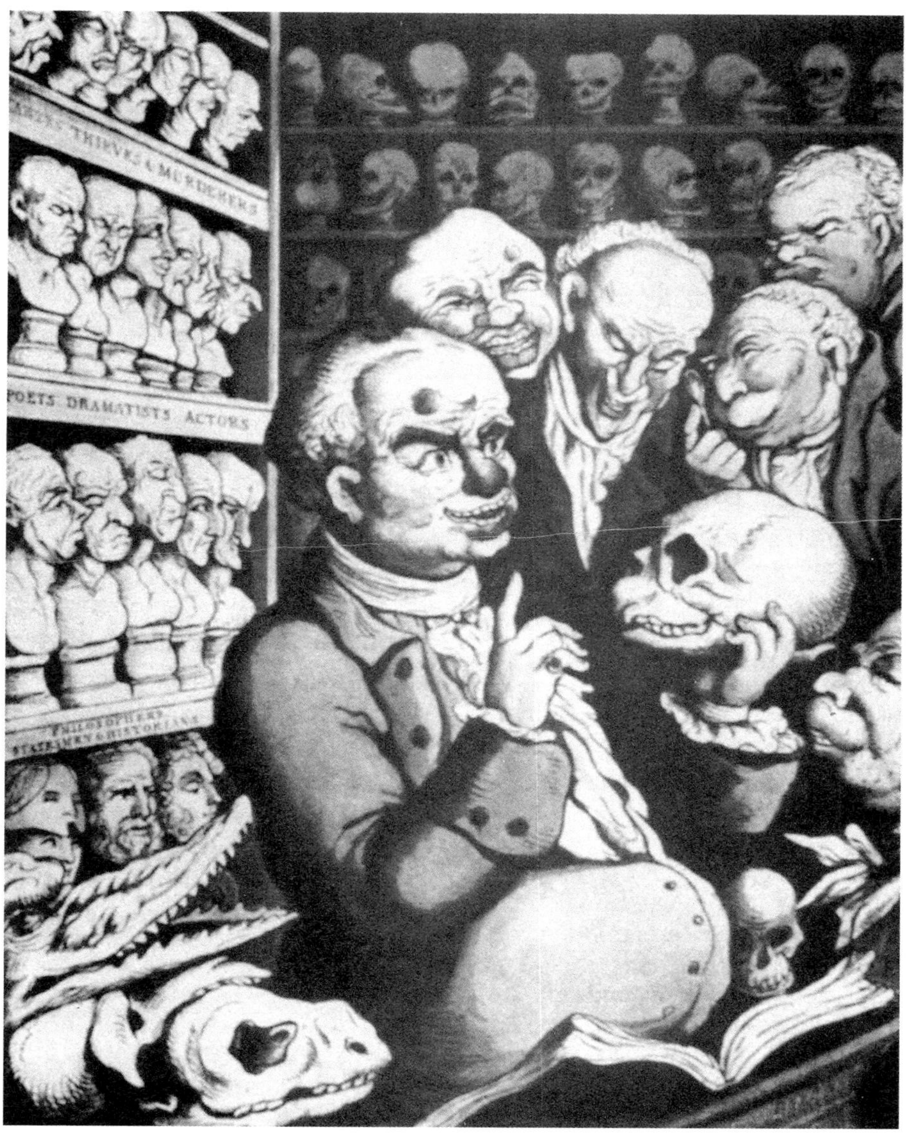

167b

168.「海姆爸爸」的逸事

一七八三年四月一日，來自圖林根施潘道地方醫院的醫生恩斯特·路德維希·海姆（Ernst Ludwig Heim，一七四七～一八三四年）搬遷至柏林，他在這兒開了一家私人診所，行醫半個多世紀，因其令人訝異的準確診斷、醫療獨創性以及友善的態度，尤其是對窮困病人的奉獻精神，深受大家的歡迎與愛戴。

海姆免費爲窮人治病，用自己的錢爲他們買藥。此外，他還以金錢或食物救濟窮苦的人。因此，爲了支付自己的生活費用，他向富人索取很高的酬金。柏林人尊稱這位能幹、高尚、前衛的醫生爲「海姆爸爸」。他尚在世時，關於他的人和名字就有許多能充分說明其作風的傳聞，其中只有少數幾件軼事能在短時間內說清楚。下面這件趣聞就描述了海姆有時簡直是迂腐的正直與誠實：一天，他被請去爲一位伯爵夫人看病，海姆和藹地問道：「親愛的，您怎麼啦？」她對他的不拘禮節極爲惱火：「大夫先生，我是一位尊貴的夫人！」海姆回答道：「噢，親愛的，對此我無藥可治，因此也沒法幫助你！」然後，他拿起帽子，安靜地離開了。

還有一次在一個高雅的聚會上，有人問海姆關於醫病關係的問題，他思考了一會兒，答道：「在病人的想像中醫生有三張臉：當他走到病榻前幫助病人時，他有張天使般的臉；當他幫助病人之後，他有張上帝的臉；當寄賬單時，他卻有張魔鬼般的臉。」

海姆在去世前不久，寫下了他在柏林的工作情況：「在柏林，我覺得各方面都很特別，很幸福。從國王與他的家人，到劊子手和他的雇傭都請我看過病。」他去世時領有樞密顧問的頭銜。

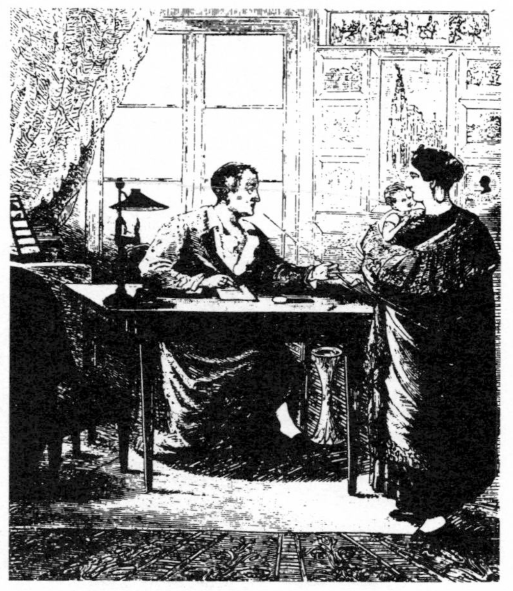

168a

插圖168a：海姆，柏林最親民的醫生正為病人看病。
佚名木版畫，根據亨舍爾兄弟（Gebrüder Henschel）一八二年的銅版畫繪製。

插圖168b：「海姆爸爸」在柏林人的簇擁下上馬。
一八一四年未署名木刻畫。出自：奧托（Otto）《人類的樂善好施者》（Wohlthäter der Menschheit），無出版地點年代。

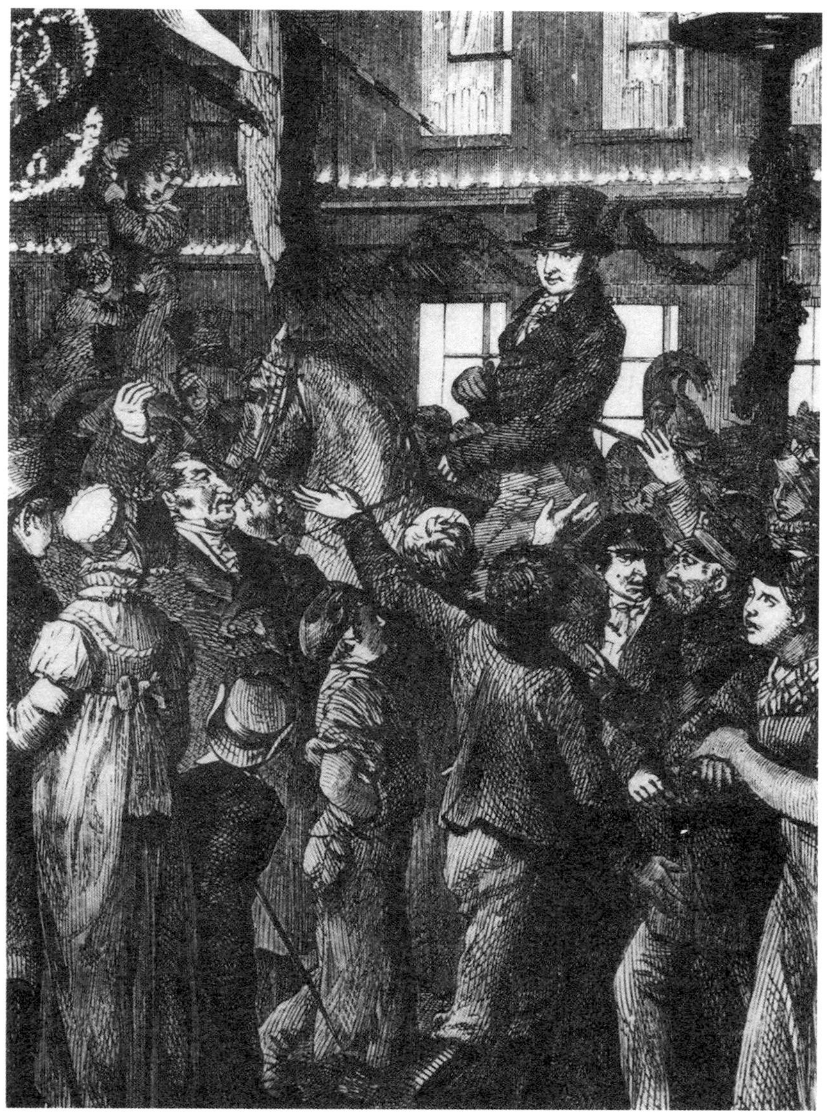

168b

169.馬丁·路德與醫學

「啊，親愛的上帝，擁有一副能夠吃、喝、睡、消化、小便，還可以做其他事情的健康身體是多麼地寶貴！」經常患病的馬丁·路德在他著名的祝酒詞裡發出如上的感歎，從中也可以看出，他對醫生與醫療採正向的態度。他除了積極幫助最小的兒子保羅實現學醫的願望，與家庭醫生保持信任的關係外，還樂於運用自己道德上的權威，幫助有能力的醫生在職業或學院方面獲得晉升。

根據《舊約》的箴言書「耶穌先知書」裡的引文：「上帝自土地上創造出藥物，一個明智的人是不會蔑視它的」，路德主張小心、慎重地保存好醫生所開的藥方。此外，他還明白地表示對當時迷信風俗使用古代流傳下來、所謂「巫藥房」裡的藥，懷有厭惡之感。他認爲保持身體健康最重要的是理性、有節制的生活方式，也是最好的藥。但「我們卻一直狂吃猛喝到死；沒完沒了地昏睡、毫無止境地吃喝、放屁到死」，在粗魯不加修飾的佈道或談話中，路德懇請人們仔細思考他的話。

這位改革家還大力推動社區鄉鎮衛生事宜，就像我們從維騰堡的主治醫生沃爾夫岡·伯梅爾（Wolfgang Böhmer）所撰寫的《馬丁·路德與當時維騰堡的醫藥衛生》（*Martin Luther und das Wittenberger Medizinalwesen zu seiner Zeit*）一書中所了解的：路德致力於進行有組織的貧困救助；建議成立鄉鎮互助會，用其資金來協助窮人清償「除了住院以外應支付給浴工和醫師的治療費用以及藥物開銷」；建立安養院、對精神病患進行人道照顧、關閉維騰堡妓院以及出於醫療衛生的考慮，在城外爲染上瘟疫的死者建立墓地等。

黑死病流行的時候，路德並不像大多數有錢的健康人一樣逃之夭夭，而是不顧被傳染的危險，留下來幫助染病的患者。伯梅爾評價路德說，他「對醫務人員醫德的養成做出了重要的貢獻」。

插圖169a：黑死病流行時的臨時醫院：在城牆前面的倉庫裡躺著病人，接受毫無希望的照護，僧侶們正給予慰藉。人們將死者用繩子綁住，從樓上放到樓下，就地掩埋。

根據維也納十七世紀銅版畫繪製。出自：彼得斯《德國歷史上的醫生和醫療》，耶拿，一九二四年。

插圖169b：病榻上的馬丁·路德。

出自：伯恩哈德·羅格（Bernhard Rogge）《圖示德國宗教改革史》（*Illustrierte Geschichte der Reformation in Deutschland*），黑施費爾德，一九〇八年。

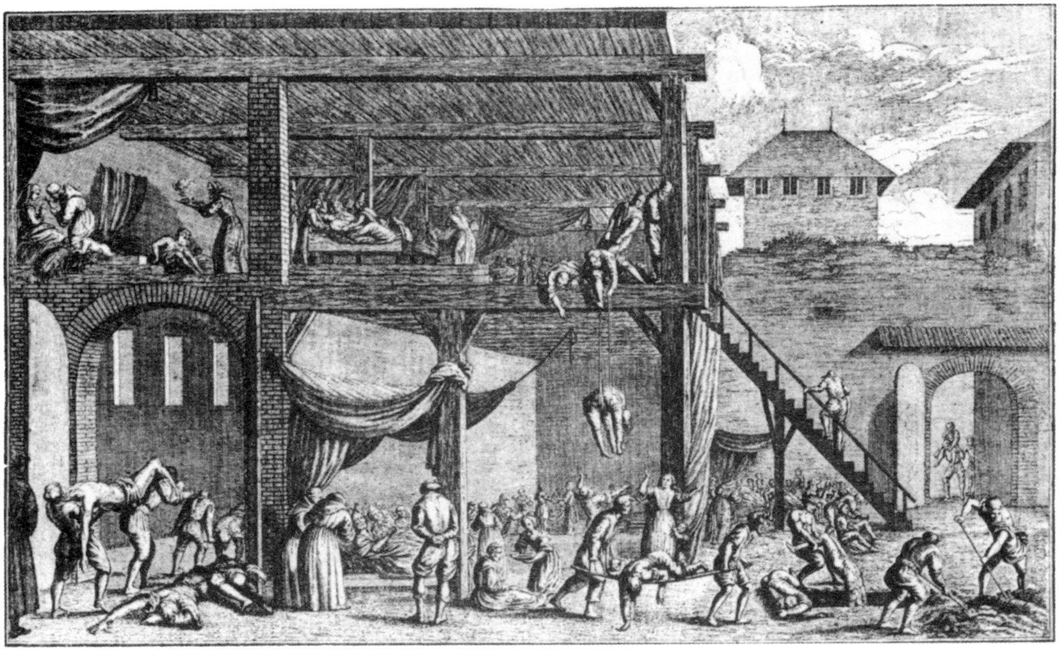

169a

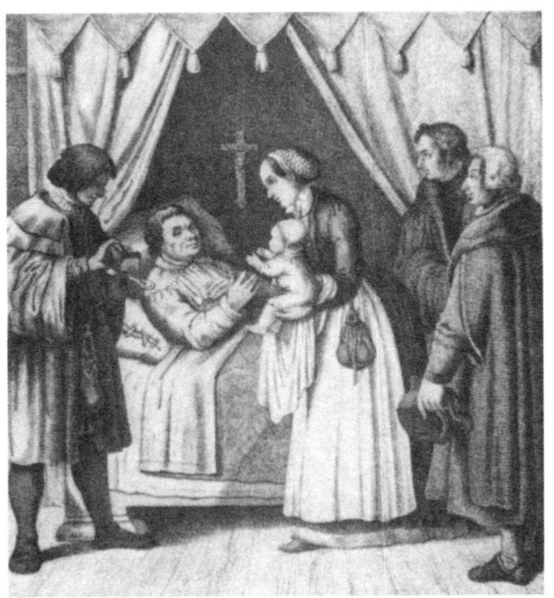

169b

170.馬拉與人權

一七八九年八月二十六日法國制憲會議通過了「人權與公民權宣言」。不到一年，巴黎的醫生與政論家尚－保羅·馬拉（Jean-Paul Marat，一七四四～一七九三年）根據自身的經驗認識到，在封建極權統治下，不可能實現宣言中理想的「自由、平等、博愛」，而且特權人物絕不會放棄其政治與經濟權力。於是馬拉宣告了進行革命、推翻獨裁的必要性。

在他發行的戰鬥報《人民之友》（*Ami du peuple*）裡，揭露了反革命者對第三等級的背叛，要求堅決消除社會貧困與反革命。

在結束法國與英國的醫學課程後，馬拉曾於倫敦行醫多年，對當地施行富裕市民的體制留下深刻的印象。在他的政治處女作《奴隸的鎖鏈》（*Ketten der Sklaverei*）中，他首次強調獨立自主的人民應有革命起義的權利。在另兩篇醫學論文中，他以一名專科醫生的身份，反對當時治療眼疾所使用的水銀療法和擴張器檢查。從一七七五年開始，馬拉長年在巴黎擔任阿圖瓦伯爵（Artois）侍衛隊的醫生，後來還成爲胸腔與眼疾的專業醫師，直到最終獻身革命爲止。

一七九二年九月二十一日當法國宣布由新當選的國民議會執政而成爲共和國時，馬拉在講台上神情激動地警告吉倫特派成員——代表大資產階級和中產階級利益的溫和派共和黨人——不要策劃反革命的行動。他還領導反對高利貸活動，在當選爲雅各賓派主席後，爲推翻吉倫特派做出了不少貢獻。在此之前幾個月，法國國王路易十六（一七五四～一七九三）被送上了斷頭台。

革命派的敵人都極爲憎恨馬拉，不斷加以詆毀中傷，甚至要他爲恐怖分子的九月謀殺負責。一七九三年七月十三日，攻占巴士底獄四年後，馬拉被一位逃亡的吉倫特派貴族、二十五歲的夏綠蒂·科戴（Charlotte Corday）刺死在浴缸裡。四天後，科戴爲此在巴黎被送上了斷頭台。

插圖170a**：馬拉，法國革命家、政論家與醫生、堅定不渝的雅各賓派成員，為夏綠蒂·科戴（一七六八～一七九三年）所刺殺。**
帶有死者肖像的獻刊「獻給馬拉——人民的朋友」。根據雅克－路易·大衛（Jacques-Louis David）的銅版畫繪製。

插圖170b**：馬拉的送葬隊伍正前往巴黎萬神殿。**
根據揚（Yan）的銅版雕刻繪製。出自：阿道夫·梯也爾（Adolf Thiers）《法國大革命史》（五卷本）（*Histoire de la Révolution Francaise*），巴黎，年代不詳。

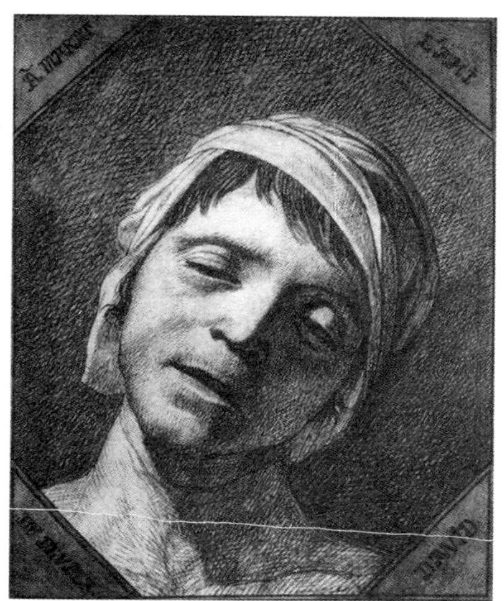

170a

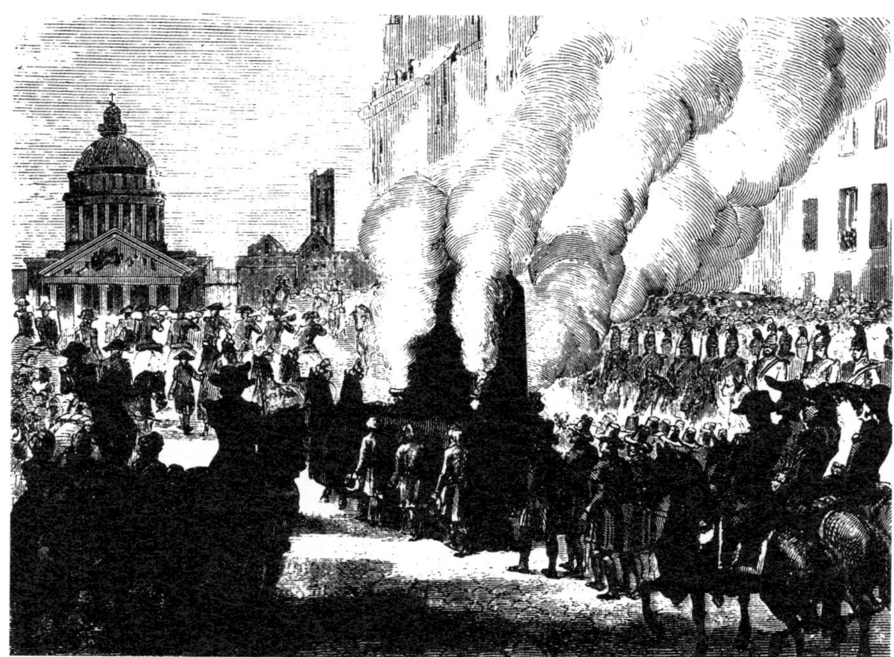

170b

171.長鬍子的女人

在古老的中世紀教堂裡，人們常常可以見到一幅奇特的受難者畫像。認眞的觀察者會發現，這個受難者不是帶著荆冠的耶穌，而是一位身披炫麗長袍、頭戴鑲嵌寶石華冠、長著大鬍子的年輕婦女。通過畫像解說者，人們獲悉這幅畫描繪的是很早以前一位頗受尊敬的苦難聖女。傳說她雖是一位異教諸侯的女兒，但悄悄地改變了信仰，成爲基督徒。她違抗父親的安排，拒絕放棄守貞的誓言，與一位不信神的男子結婚。爲了保持堅決的態度，她祈求上天幫助她。上帝在一夜之間賜予她一副長著絡腮鬍的男人面孔，使得求婚者放棄了這門親事。她的父親對此大爲惱火，加以百般折磨，最後讓人將她釘死在十字架上。

自此以後，這位苦難聖女就成爲所有苦於不正常、像男人般長鬍子的婦女的庇護者、代禱人。當時醫生們還不知道這種所謂的多毛症是由於腎上腺皮質增大，或因長腫瘤、卵巢腫瘤所引起，對這種症狀只能束手無策。對宗教心懷恐懼感的人，面對醫生的無能，除了把這種改變婦女本性令人不快的現象和擺脫病症的方法，全數歸結爲只有上帝所能及以外，沒有別的辦法。因此，許多多毛症的婦女來到苦難聖女的祭壇前朝拜，祈求能獲得她的幫助，擺脫使她們破相的悲慘境遇。

許多文學作品都曾經記載，有不少婦女患上了長鬍子的病。一些有生意頭腦的患病婦女——如果她們已擺脫不了這種病症——爲自己開闢了一片新天地；在年市或遊藝場上展示自己，以獲取金錢。就像一八五〇年左右聞名的墨西哥鬍子舞女朱莉亞．帕斯特拉納（Julia Pastrana）；或是十七世紀時被貪圖金錢的丈夫拖著走遍歐洲的芭芭拉．烏爾斯勒（Barbara Ursler），她成了一位有大鬍子的齊特琴演奏者。還有一七三一年十二月十二日被送到德勒斯登市立醫院年老體弱、世界知名的「瑪格麗特．米勒小姐」（Rosine Margarethe Müller），她帶著亞麻的面紗，在揭去面紗後，讓醫生大吃一驚，「因爲她下巴上長滿了濃密的黑鬍子」。

插圖171a：苦難聖女的肖像。
根據漢斯．布克邁爾（Hans Burgkmair）（約一五〇七年）的木刻畫繪製。

插圖171b：「猴女」烏爾斯勒的畫像。
根據伊薩克．布魯恩（Isaac Brunn）（一六五三年）的銅版畫繪製。出自：漢佩《德國歷史上的遊民》，萊比錫，一九〇二年。

插圖171c：長鬍子的帕斯特拉納。
根據木版畫繪製。出自：克雷默《宇宙和人類》的插圖，柏林—萊比錫—維也納—斯圖加特，年代不詳。

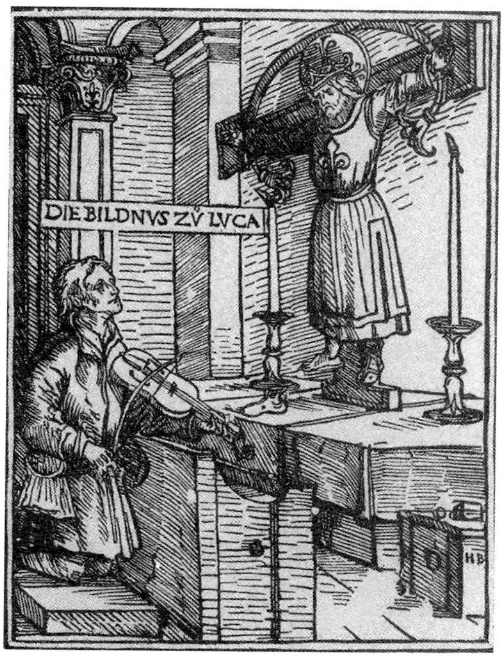

171a

Barbara Vrslerin ward geboren ihm Iar 1633. den 18. Febru:
arij. in Augspurg Ihres Alters im 20. Iar. Ist gantz vnd gar
ha:echt mit schönem gelben haar im angesicht 2 grosse locken
auss beÿden ohren gehn, Ihr vatter heÿst Balthaser Vrsler.
ihr Mutter Anna Vrslerrin.

Isaac Brunn delin. et sculpsit. 1651

171b

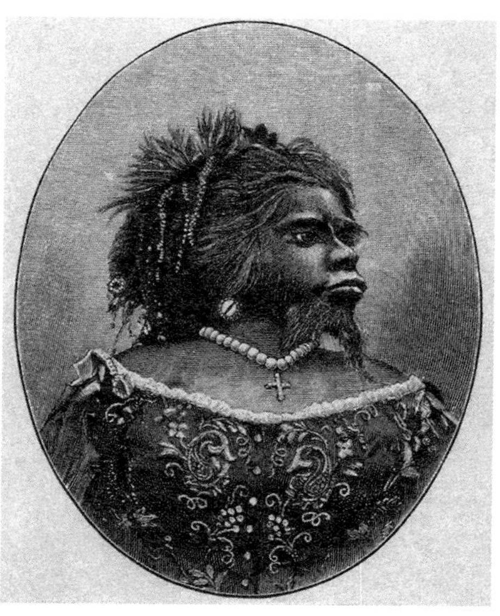

171c

172.配鏡毋需醫生與驗光師

早期的編年史學家宣稱，古希臘羅馬時期已有眼鏡的存在了，譬如古代的尼祿皇帝應該患有近視，他總是通過一枚綠寶石觀看競技場的鬥劍士表演。但這只是一個錯誤的結論，因爲發明眼鏡的前提是對光折射的認識，但直到十一世紀阿拉伯的自然科學家與醫生伊本．海塞姆（Ibn Haitam）第一次注意到，通過玻璃球體觀看物體時，物體好像被放大了，才發現了光的折射現象。也就是說，皇帝的綠色單片鏡並沒有改善視覺的功能，只是爲了保護眼睛不受強烈的太陽光或競技場上耀眼的沙子的傷害而已。

今日人們一般都把威尼斯看做是眼鏡的發源地，因爲這座充滿藝術氣息的城市，在中世紀晚期即擁有最發達的玻璃製造業，和關於眼鏡最古老的文字與圖片記載。最初的眼鏡其實是需要老人或遠視者有些麻煩地用手拿著的簡單放大鏡。爲了使用方便，後來威尼斯的玻璃工人就將其製成以圓形金屬鑲嵌、帶有一個手柄的單片眼鏡。

除此之外，在十三世紀末、十四世紀初出現了一種鉚合眼鏡，由兩個帶手柄的單片，透過一根鉚釘組合而成，然而這種眼鏡也需手扶。正因如此，後來夾鼻眼鏡的發明就被視爲是一種善舉了，儘管它很笨重，在鼻子上坐不穩，人們還是戴著它，並將其固定在深深壓住腦門的帽子上，或者兩側用繩子繫在頭上或耳朵上。中國人爲了避免縛綁的麻煩，便在耳後垂繩的兩端繫上微量重物做爲固定。在還沒有制定光學儀器法規且醫生還認爲這是有損尊嚴的工作時，眼鏡在醫學方面並不能發揮足夠的效用，只是多少有些放大的作用罷了。能買得起這種改善視力眼鏡的人，可以以高價向上門兜售的商人或街上的攤販購買。

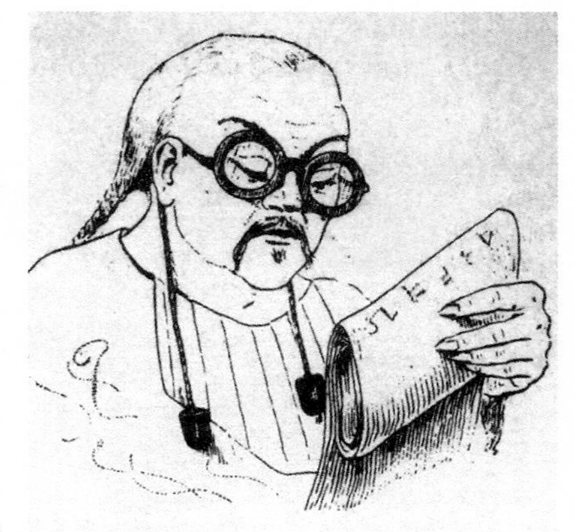

172a

插圖 172a：古代中國人的眼鏡。繫有重物的耳繩可以固定眼鏡。
根據佚名畫繪製，無出處。

插圖 172b：最早的眼鏡之一：一種還需以手扶的鉚合眼鏡。
根據一四〇〇年左右澤斯特所創建的維爾洞祭壇繪製。此為複製部分。

插圖 172c：在法官席上：手握十八世紀使用的鵝毛筆、戴夾鼻眼鏡和假髮的法官（左邊第二位）。
木刻版畫，根據威廉．霍格思（William Hogarth，一六九七～一七六四）的諷刺畫繪製。出自：利希騰貝格《威廉．霍格思其人其畫》（*William Hogarth's Zeichnungen nebst einer Biographie Hogarth's*），斯圖加特，一八五七年。

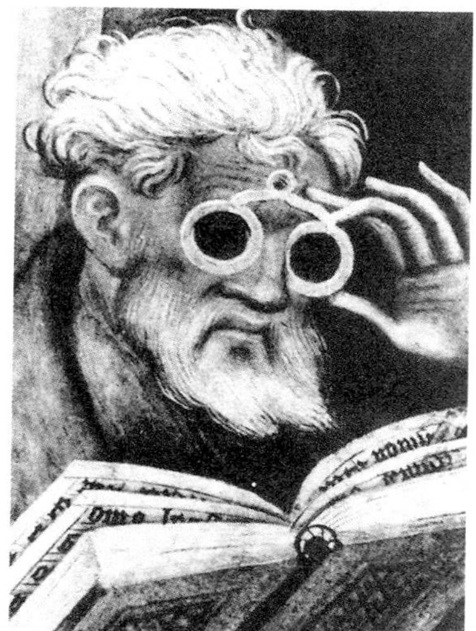

172b

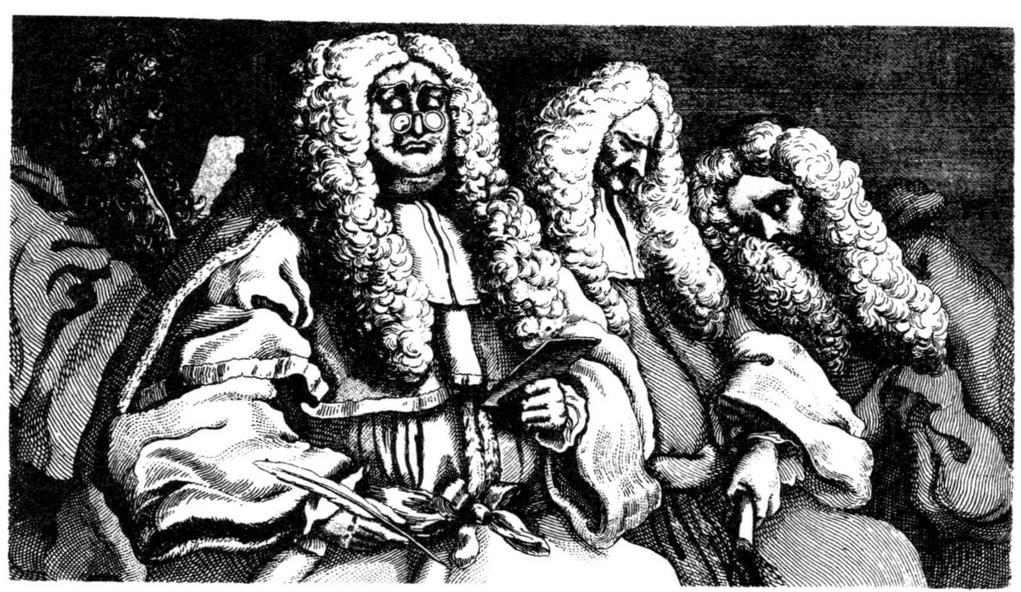

172c

173.瘧疾病患杜勒

一五二〇年聖靈降臨節，杜勒與妻子阿格納斯（Agnes）及侍女蘇珊娜一起前往荷蘭，以便讓正在荷蘭拜訪親戚的卡爾五世（Karl V）證實卡爾五世死去的祖父馬克西米利安一世（Maximilian I）曾答應支付予他每年一〇〇古爾登的養老金，因爲紐倫堡的市議會在收到新的證明文件前拒絕發給。然而在當地，黑死病又開始肆虐，使畫家與家人還得暫時到遠地避難。

於是杜勒遷往安特衛普，並以安特衛普爲據點到附近各城市旅遊，最後往北到了澤蘭（Zeeland）。關於這爲期一年左右的荷蘭之旅他都做了詳盡的記錄。一五二〇 年十二月上旬，當杜勒在澤蘭海邊停留時，如同日記裡的記載，得了「一種從未聽任何人說過的怪病」。對於這場無法解釋的疾病，他認爲與在隔年春天所遭受的「高熱、失去知覺，無精打采與頭痛」有關。

杜勒曾經畫了一幅畫給他的家庭醫生以說明病情。這幅畫目前保存於布來梅藝術館，大小爲十二・七乘以十一・七釐米，由略帶水彩的鋼筆畫繪製，從畫中可看出，疾病使這位藝術家深受折磨。畫上裸體的杜勒用手指指著脾臟部位畫了圓圈的地方，畫中的手寫文字：「手指所指著的這塊黃色的地方，感覺疼痛異常。」在日記中，杜勒鉅細靡遺地描述如何因爲醫生和藥師、藥物耗盡金錢和精神。

如同細菌醫療學所知悉的，這位本來就體弱多病的畫家不久便死於慢性瘧疾。由於當時他極爲準確的疾病速寫、著名的洗浴圖與大量忠於解剖學、與裸體成比例的描繪，使杜勒在醫藥文化史上占了一席之地，但傳染性疾病令他只活不到五十七歲。

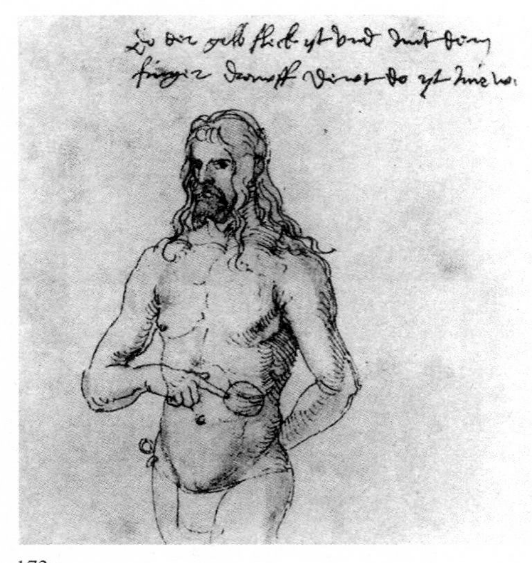

173a

插圖 173a：罹患瘧疾的杜勒因身處荷蘭旅行，於是為他的家庭醫生畫了這張鋼筆速寫。他的手指在經常令其發痛之處：「那兒會痛」。圓圈標出的地方是脾臟的位置，脾腫大是疾病病徵之一。
根據保存於布來梅藝術館的原作繪製。

插圖 173b：十六世紀初的男性浴場。
根據杜勒的木刻畫繪製（約一四九七～一四九八年）。
出自：馬丁《德國歷史上的洗浴業》，耶拿，一九〇六年。

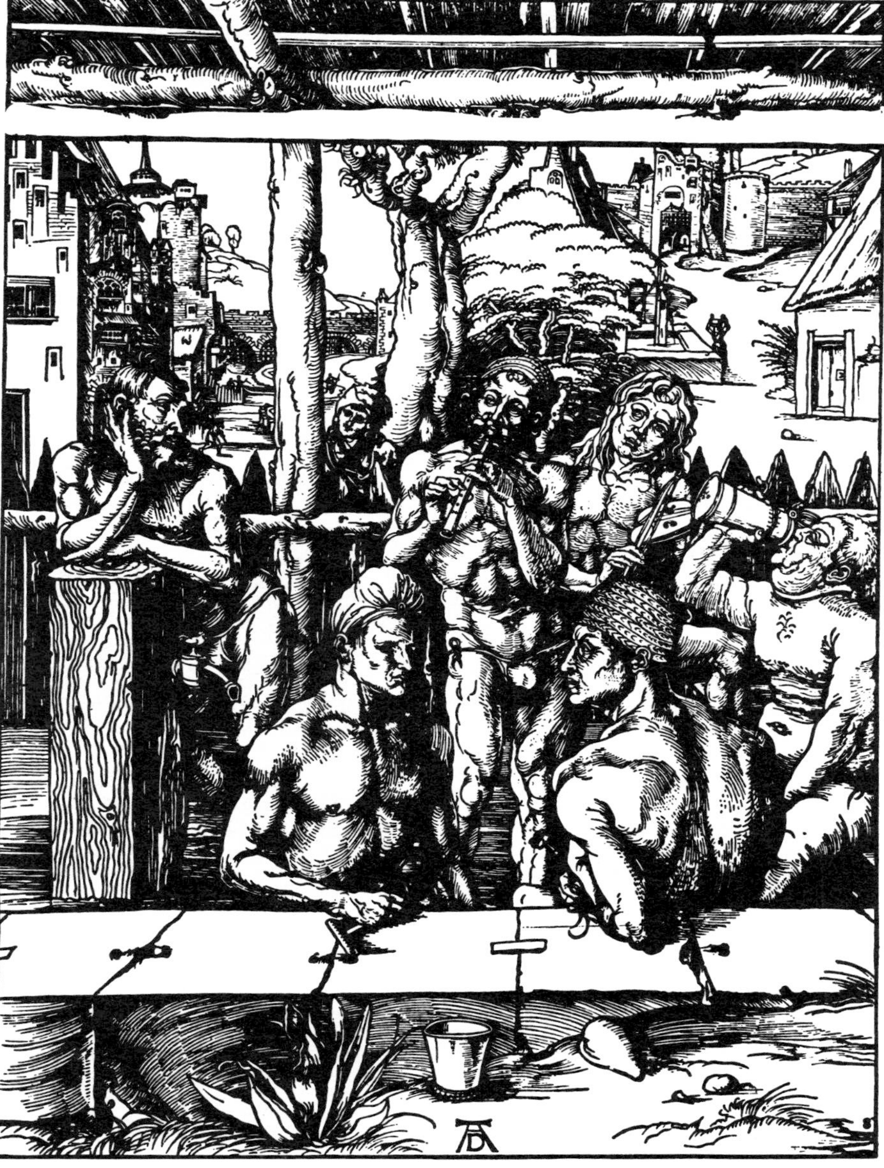

173b

174.薩克森—威瑪的急救委任狀

在翻閱以前出版的《慕尼黑醫學週刊》時，我發現了翻印的薩克森－威馬大公卡爾．奧古斯特（Karl August）於一七七六年二月二十一日所簽署的急救委任狀。《慕尼黑醫學週刊》的出版商、醫學博士哈塞（G. Fr. Hasse），當時是埃森那赫一所教會救濟醫院的主治醫生，他在導言裡講述了保存於威瑪檔案館中所記載的一次突發事件，這場突發事件最終使醫院的急救工作有了制式的規定與流程。

據記載，耶拿一家名叫「熊」旅店的女店主企圖跳進薩勒河自殺。兩名工匠將這位已無生息的女店主打撈上來後，讓她躺在河岸上，同時急忙向當局報告發生經過。在對情況進行詳細的核實後，鎮長向威瑪市報告了此件事，並認爲如果馬上對這位女店主進行搶救，她有可能獲救來。

於是市府秘書懇請當時替年幼的兒子卡爾．奧古斯特攝政的女公爵安娜．阿瑪麗婭（Anna Amalia），爲居民制定將來救助遭難者時所應遵循的行爲準則。儘管接受當局委託的醫藥機構立即擬妥相應的規定，但直到數年後安娜．阿瑪麗婭十八歲的兒子親政時，對事故的搶救辦法才有了詳細的說明。

這份委任狀明文規定，遇有凍死、吊死、淹死或窒息而死的情況時，不可漠然地等待相關管理人員的到來，而必須立即主動採取急救措施。所有的急救措施在委任狀中皆有詳細的步驟施行細節說明。儘管在當時已有些先進的辦法，但它們仍非近代救援業的開端。

不容爭議的是，拿破崙軍隊最重要的外科醫生尙．多米尼克．拉雷（Jean Dominique Larrey）首先以機動性強大的野戰醫院來改革軍隊的醫療制度。他們在最前線尋找受傷的人員，在炮火下就地進行治療和手術，在經過基本處理後，小心地直接運送到後方軍醫院繼續施以治療。

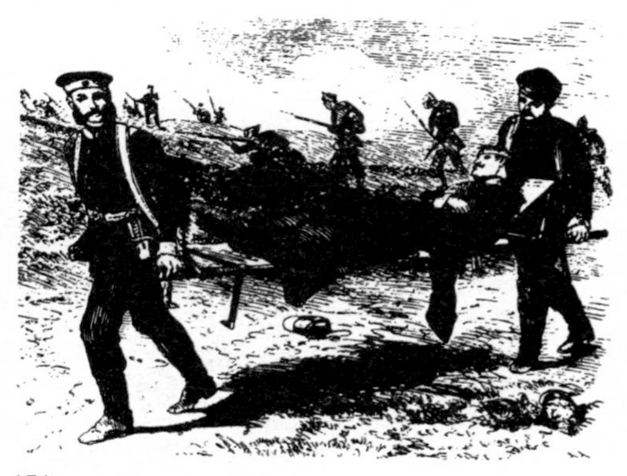

174a

插圖174a：將傷員從戰場送到後方軍醫院。
木版畫。出自：舒爾茨《一八七〇～一八七一年德法戰爭》，柏林，一九一四年。

插圖174b：薩克森—威瑪急救委任前言（一七七六）。
出自：《慕尼黑醫學周刊》（一〇八），一九六六年。

插圖174c：前線的急救包紮。
出自：同174a。

Von Gottes Gnaden Wir, Carl August,

Herzog zu Sachsen,

Jülich, Cleve und Berg, auch Engern und Westphalen, Landgraf in Thüringen, Marggraf zu Meissen, gefürsteter Graf zu Henneberg, Graf zu der Marck und Ravensberg, Herr zu Ravenstein.

Entbiethen Unsern Prälaten, Grafen, Herren, und denen von der Ritterschaft, Beamten, Gerichtsherren, Bürgermeistern, Stadt Voigten und Räthen in denen Städten, Richtern, Schultheißen, Gemeinden und samtlichen Unterthanen Unserer Fürstenthümer Weimar und Eisenach, wie auch der Jenaischen Landes Portion, Unsern resp. gnädigsten Gruß und fügen ihnen zu wissen, wasmaßen Wir mehrmalen wahrgenommen, daß die Rettung derer im Wasser oder durch Frost und andere plötzliche Fälle verunglückten Personen öfters um deshalb verhindert werden, und

174b

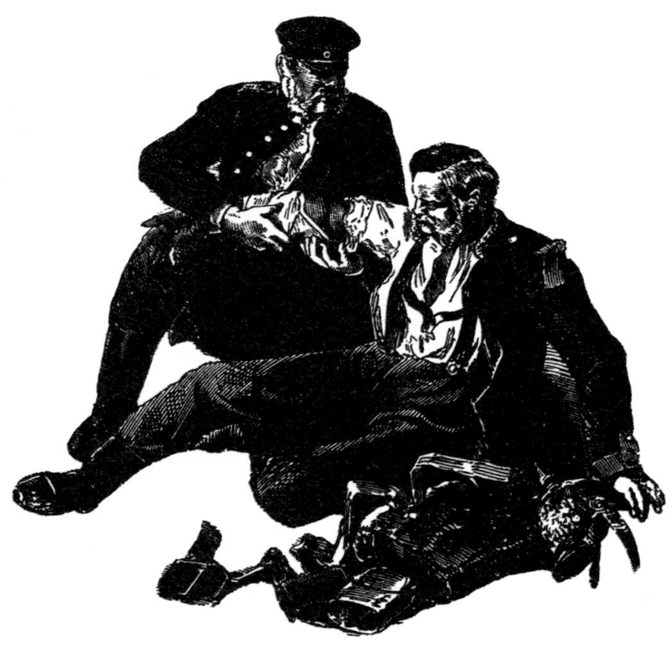

174c

175.家庭幸福與大衆健康

丹尼爾・哥特洛布・莫里茨・施雷貝爾（Daniel Gottlob Moritz Schreber，一八〇八～一八六一年），萊比錫一位律師的兒子，在結束了大學的醫學學業、獲得博士學位後，先在故鄉行醫，並擔任內科學的編外講師，一八四四年被任命爲當地骨外科醫院的院長，致力於改革體育與醫療體操。當時勞工階層兒童的悲慘命運深深地憾動了他：他們多數生活在陰暗的後院或在危險的街道上玩耍，後果就是罹患貧血和其他阻礙發育的疾病。

爲了避免疾病的發生，施雷貝爾在大量關於保護兒童健康的通俗文章中呼籲，於大型的兒童遊戲場由專業人員引導、組織集體遊戲，讓孩子們在新鮮空氣和陽光裡盡興玩耍。後來，他因罹患嚴重的闌尾炎早逝，無法實現自己的夢想。

施雷貝爾去世三年後，他的朋友恩斯特・因諾岑茨・豪席爾德（Ernst Innozenz Hauschild，一八〇八～一八六六年）——一位萊比錫市立中學熱中改革的校長，在市府及開明家長的支持下成立了以修建兒童遊戲場爲目標的聯合會。在他的建議下，爲紀念已故的提倡者施雷貝爾先生，將協會命名爲「施雷貝爾協會」。一八六五年五月二十五日在萊比錫的托馬斯草坪上，第一個「施雷貝爾遊戲場」開始運作。後來，在退休的教育學家、遊戲場管理員卡爾・格塞爾（Karl Gesell）的帶領下，孩子們在遊戲場周圍修築花壇，親手種植和整理花草，更能激發他們對大自然的熱愛。

當父母也參與培植花草時，他們開始將草地劃分成小塊，用柵欄圍起，於是在遊戲場周圍出現了第一批小花園。後來這些花園逐漸發展成了有小屋的園圃，並以萊比錫爲模式成爲家庭娛樂和休閒的場所。今天在全世界都有這樣的花園，正如同施雷貝爾所規劃設想的，是「家庭幸福與大眾健康的指南」。

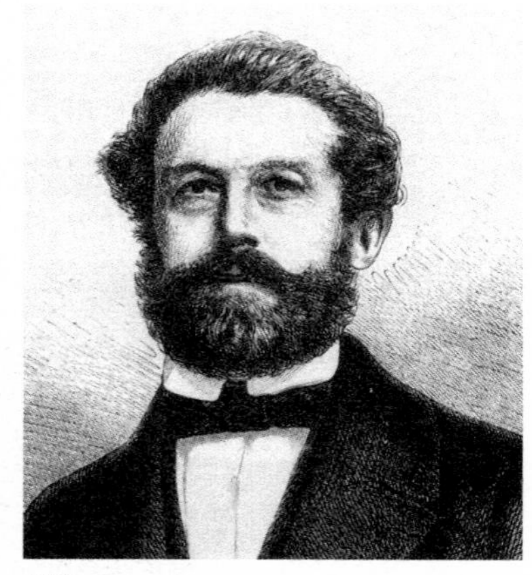

175a

插圖175a：施雷貝爾，萊比錫醫生，體育與醫療體操的改革者。
當代木刻版畫局部。出自：一八六三年插圖日曆，萊比錫。

插圖175b：一八六四年左右按施雷貝爾的想法所修建，帶草坪、攀緣架及花園的兒童遊戲場。
時人佚名繪畫。出自：《德國紅十字會》，德勒斯登，一九八八年第七期。

插圖175c：「施密特夫人，花圃裡有一隻金龜子！」
作者：海因里希・齊勒（Heinrich Zille）。出自：海因里希・齊勒《在春天的陽光裡》（*In der Frühlingssonne*）系列繪畫。

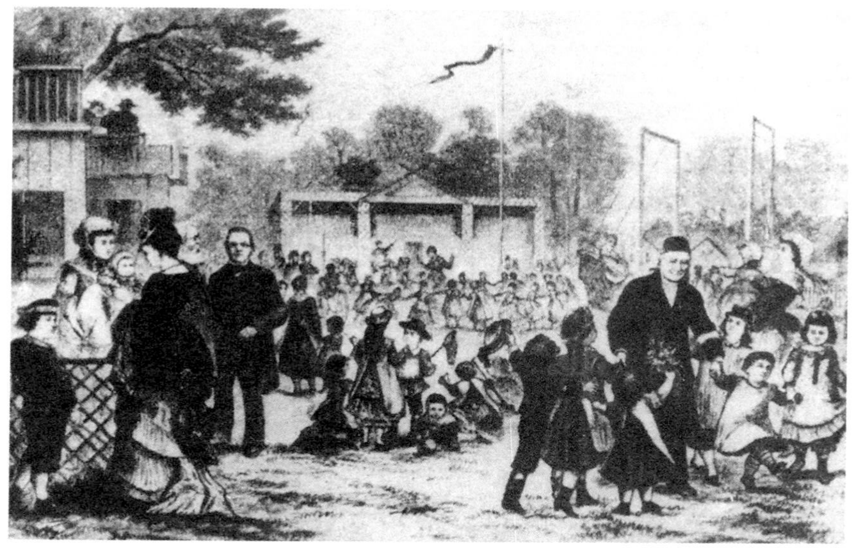

175b

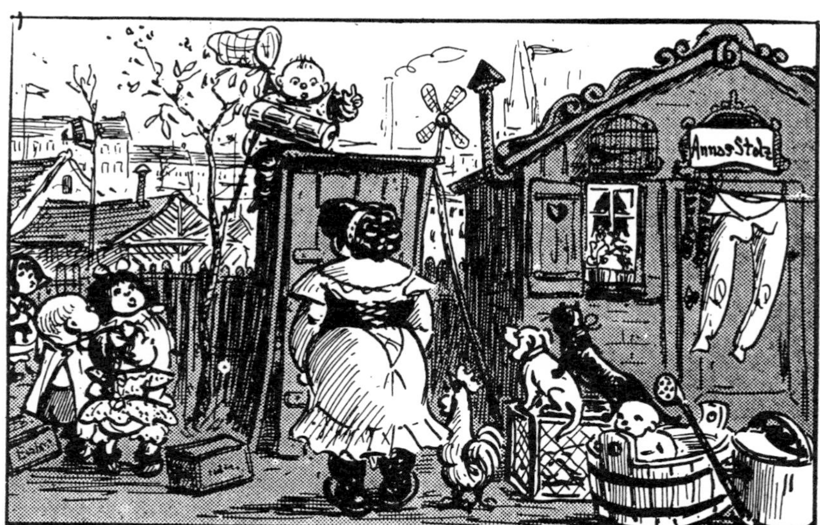

„Frau Schmidt, es soll sich een Maikäfer in die Kolonie rumtreiben!"

175c

176.俾斯麥醫療保險法

一八四八年二月，柏林夏利特醫院的年輕講師、解剖醫生維爾荷受普魯士文化部長委任與便衣警察、醫務總顧問巴萊茨博士（Baretz）一起，前往上西里西亞地區調查長期在當地到處蔓延、災難性的傷寒病。後來微爾荷所做的報導對政府而言，完全沒有粉飾和安撫的意味，因爲他直截了當地痛斥，社會與政治的弊端必須爲人民忍受瘟疫流行之苦負責。當時，身爲民主革命者的微爾荷，要求政府除了繼續採取促進健康的措施外，還應特別給予患病的工人提供物質保障。

直到三十六年後，即一八八三年六月十五日，德國議會才通過並開始實施俾斯麥醫療保險法。保險法規定，所有患病的產業工人（農村工人除外）在自行繳納三分之二的保險金、其他三分之一由企業主負擔的條件下，得以享有免費醫療。儘管這條法律毫無疑問地爲陷入困境的工人減輕了一些負擔，但並非意味著統治者轉向採取先進的社會福利政策。俾斯麥在一八八四年十一月二十六日的帝國議會演講中也坦率地承認：「假如沒有社會民主，假如大多數人對此都不以爲意，那麼就連最微小程度的改善也不會出現。」

換句話說：因爲一八七八年通過的鎮壓德國勞工運動、卑劣的特別法，並不能達到隔離社會民主與勞工大眾的作用，於是反動分子便試圖通過某些社會改革措施來達到他們的目的。當然，德國的勞工階級並未被俾斯麥的「麵包加皮鞭」的政策所收買。言詞激烈的社會民主工黨領袖，奧古斯特．貝貝爾（August Bebel）可以理直氣壯地說，社會保險的實行是革命鬥爭的結果。

一八九〇年取消了社會主義者法之後，工黨仍持續進行全方位的鬥爭。在一八九一年的「埃爾富特綱要」中，他們要求國家在人民患病時除了提供免費治療和藥品外，還應施行預防性的醫療照顧和社會福利政策。

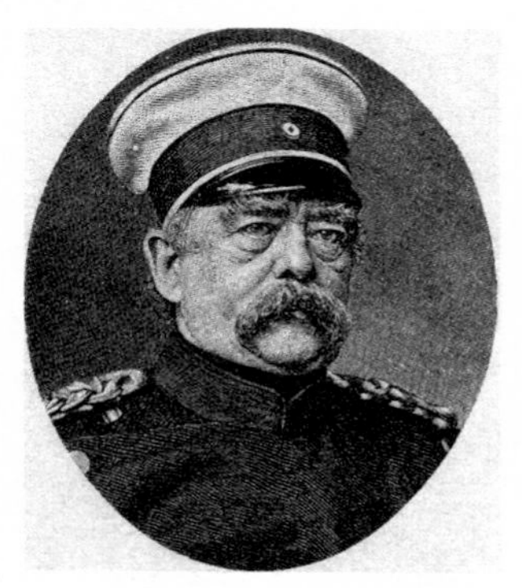

176a

插圖 176a：俾斯麥。
木版畫：根據勒舍爾（Löscher）與佩奇（Petsch）（一八七七年三月七日）的原版攝影繪製。

插圖 176b：十九世紀身染饑餓性斑疹傷寒的西里西亞紡織工人。
木刻畫，根據奧托．E.勞（Otto E. Lau）的畫繪製。出自：威廉．布洛斯（Wilhelm Blos）《德國革命：一八四八年至一八四九年的工人運動史》（*Die Deutsche Revolution-Geschichte der Deutschen Bewegung von 1848 bis 1849*），斯圖加特，一八九一年。

插圖 176c：十九世紀中葉柏林亞歷山大廣場邊強制勞動所裡的簡易病房。
根據時人赫爾伯特．柯尼希（Herbert König）當時的描述繪製。檔案畫。

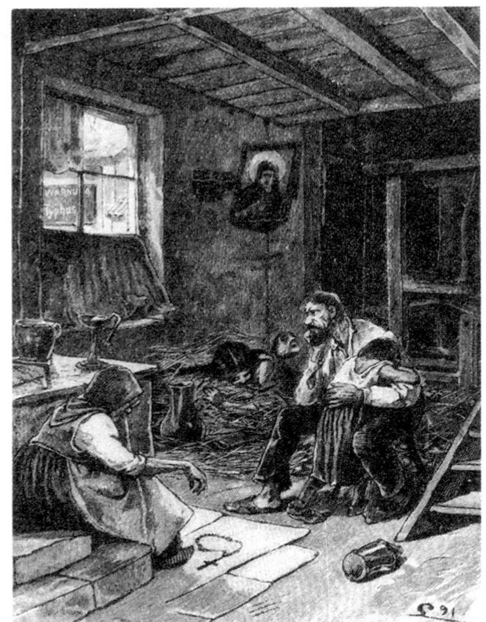

176b

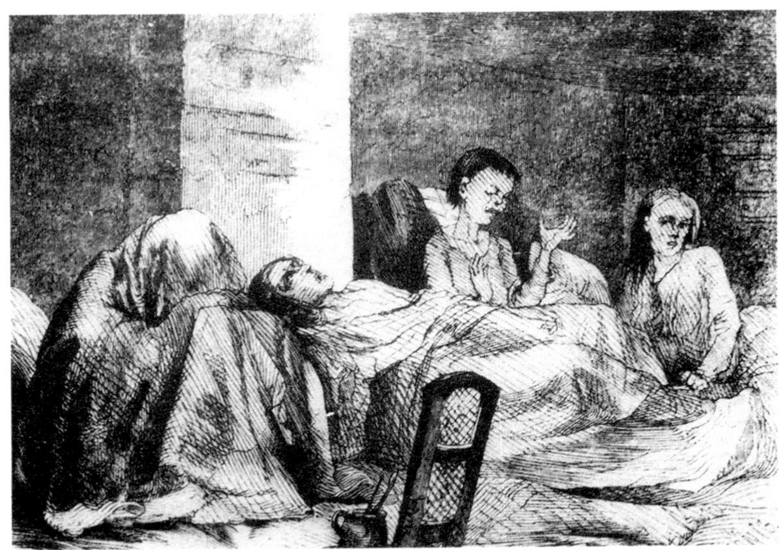

176c

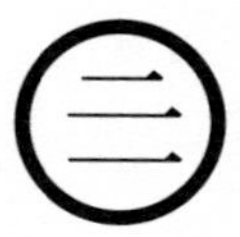

受嘲笑的醫生

笑比煩惱更能使我們保持理智。

——戈托德·艾弗蘭·雷辛
（Gotthold Ephraim Lessing，一七二九～一七八一年）

177.被嘲笑的醫生

諷刺漫畫企圖通過滑稽、誇大的描繪方式來揭露社會弊端以及表現人本身的缺點或錯誤行爲，企圖使人們明白並加以改變。早在中世紀，醫生就已成了人們嘲笑的對象，尤其是那些目光短淺、脫離實際、把驗尿當做主要診斷方法的古板老學究，當時的畫家創作了大量有著手拿尿檢瓶醫生的諷刺作品；至於醫生與患者間的信任關係還有待提高的情況，在一幅描繪一位病人正從醫生面前逃走的作品中表露無遺。

人文主義者、社會風俗小說家塞巴斯蒂安．勃蘭特（Sebastian Brant）在一四九四年於巴塞爾出版、著名的階級諷刺性作品《傻瓜船》中，強烈地批評了江湖庸醫。對於畫中每個歌唱著駕船參加傻子比賽的傻瓜，勃蘭特都以專門的章節來抨擊，其中有位被稱爲「傻氣騙子」的庸醫，自認醫術高明，實際上卻根本不夠格擔任醫生的工作。《傻瓜船》中的諷刺木刻畫，大部分出自年輕的杜勒之手，當時他在旅途中爲巴塞爾一家很大的印刷廠從事插圖工作。畫中描繪穿著優雅的「傻氣騙子」正在觀察垂死病人的尿液。

甚至在十八世紀，尿檢瓶對英國現代諷刺漫畫的奠基人威廉．霍格思（William Hogarth，一六九七～一七六四）來說，仍是描繪醫生面對未知疾病無計可施時的象徵物。有一些醫生，由於其可怕的無知，對周遭的批評人士來說，如同霍格思一幅漫畫的標題：「屍體看護者」一般，這種情形並不奇怪。一九〇二年法國的幽默報刊《大笑》就曾把許多醫生濫開處方的情形加以嘲諷，使讀者留下了深刻的印象。而德語的《大衆》周刊也在一九三〇年譴責了資本主義社會的階級醫療：有錢的病人才能享受到醫生的幫助，而窮人則只在做爲試驗品時，醫生才對他們感興趣。

插圖177a：「大夫，他還有希望嗎？」大夫回答說：「有希望，他的舌頭看起來還行。」
法國雜誌《大笑》中的諷刺漫畫，A．法弗爾（A. Faivre，一八六七～一九四五年）。出自：愛德華．福克斯（Eduard Fuchs）《歐洲各民族漫畫》（*Die Karikatur der europäischen Vëlker*），柏林，一九〇三年。

插圖177b：「我的醫生開給我的藥不多……」
漫畫，法弗爾，一九〇二年。出自：卡爾格－德克爾《探究大腦》，萊比錫，一九七七年。

插圖177c：對階級醫療的諷刺：「您看，這是根本性的區別：醫學為頭等病人服務，三等病人則為醫學服務。」
出自：《大衆》周刊，慕尼黑，一九三〇年。

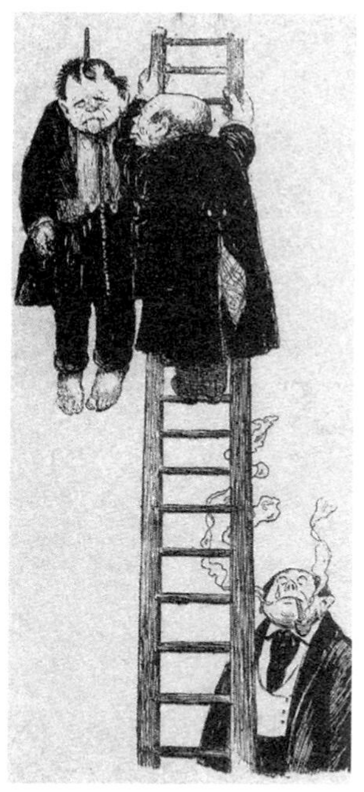

177a

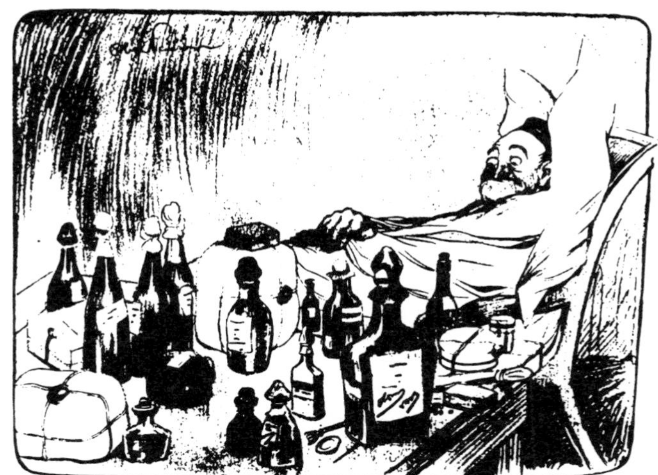

177b

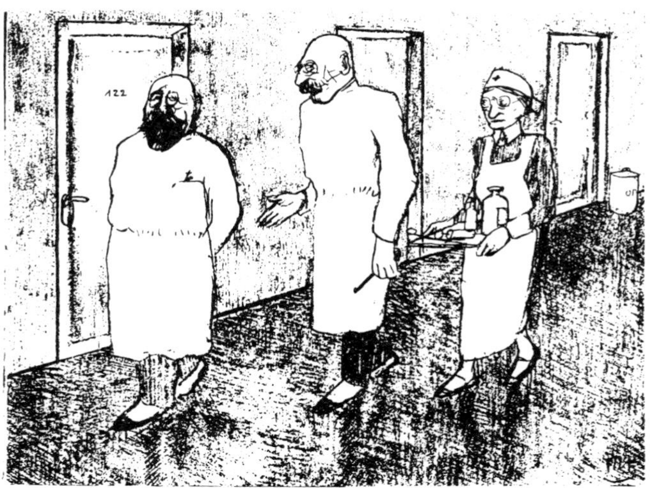

177c

178.漫畫裡的殺菌者

一八七六年，沃爾施坦地區的年輕醫生科赫對炭疽病形成的研究，開創了細菌學的新紀元。歷經長達數月的嚐試後，當時還名不見經傳、阿斯克勒庇奧斯追隨者的科赫，成功地以實驗確認了一八四九年萊茵地區的地方醫生阿洛伊斯・波倫德（Aloys Pollender）在被污染的牛血中發現的桿狀異物的病原體特性。科赫在適當的營養物質中培養這種炭疽病菌，並將它移植到老鼠身上。這個轟動的實驗，為微生物病原學的發展奠定了基礎。

為此他馬上被以內閣官員的身份調派到柏林皇家衛生局。自此以後民間都尊稱其為「細菌之父」。許多漫畫家都選擇他作為善意幽默漫畫的主題。例如，W・A・韋爾納（W. A. Wellner）於《幽默》雜誌中以「羅伯特・科赫正在教導細菌培養法」的標題，將這位一夜成名的研究者塑造成儀表堂堂的首席教師形象：他站在一排試管與一群長著蕈狀腦袋、膽怯地往試管中窺看的學生面前，以威嚇的手勢講述人工培植病原菌和對病原體及其毒素進行人工免疫實驗的課程。

在揭開炭疽病菌的真面目兩年後，即一八七八年，科赫證明了傷口感染是腐敗菌所引起，而且用大量的水蒸氣即能有效地殺滅這種腐敗菌。外科醫生埃恩斯特・馮・貝格曼（Ernst von Bergmann）在他的啓發下，開始提倡對醫療器械設備進行蒸氣滅菌與消毒。韋爾納同樣在《幽默》雜誌中，以一幅描繪貝格曼在一台「抗菌人體縫合機」上，縫合手術傷口，盛讚這項創舉。

韋爾納對另一位殺菌者——為眾人所稱揚的血清治療創始人貝林也做了仔細的觀察。在他的畫作《未來藥店》中，描繪許多母親因為一種特殊的抗毒素挽救了患白喉的孩子，心中充滿了喜悅；人們在藥房裡排隊購買從「剛剛被刺傷」的馬身上所汲取、用來治療白喉的血清。第二幅作品則是貝林站在一群被他馴服並進行過免疫的乳牛中。

插圖178a：大瘟疫猖獗的時代，H.克諾布洛赫特（H. Knoblochter）所繪製的死亡之舞：教堂內院的鼠疫災難紀念碑（左側）。
出自：凱・布魯門塔爾—巴比（Kay Blumenthal-Barby）《當人死亡……》（*Wenn ein Mensch stirbt....*），柏林，一九八六年。

插圖178b：科赫在非洲考察睡眠病。原版畫作中有雙行詩「科赫教授以網捕捉和驅趕采采蠅」。
出自：霍赫施泰特及策登《聽筒和針管》，柏林，一九二一年。

插圖178c：貝林，血清治療的奠基人，從「剛剛被刺傷」的馬的身體裡汲取治療白喉的血清。
出自：《幽默》雜誌，柏林，一八九四年。

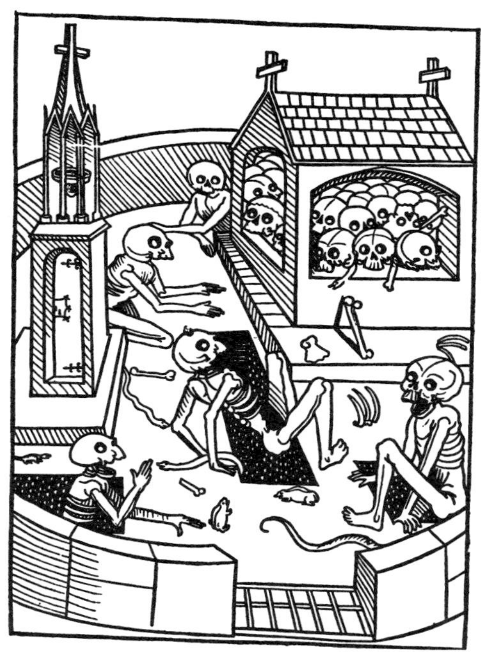

178a

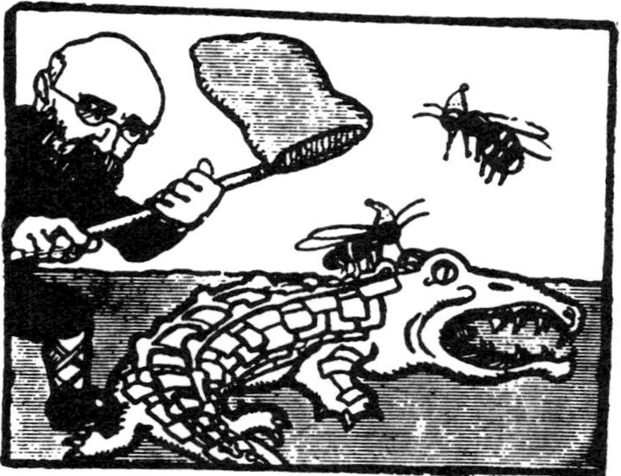

178b

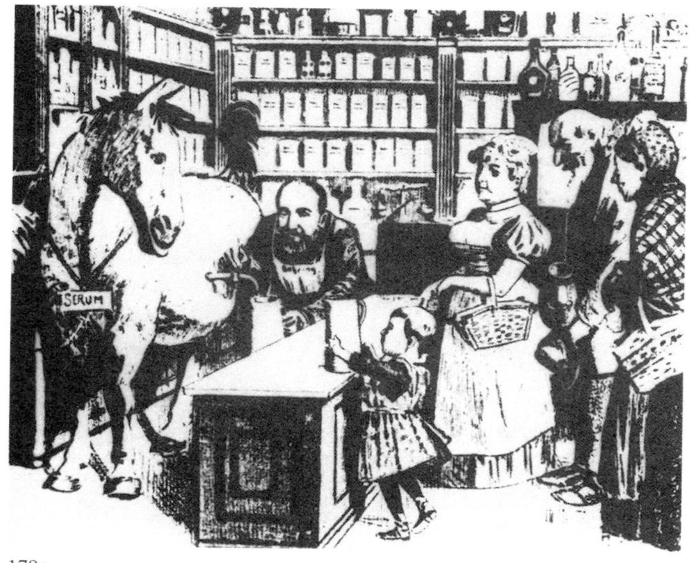

178c

179.杜米埃的醫學諷刺畫

出生在法國南部港口城市馬賽的畫家杜米埃將漫畫發展爲十九世紀諷刺政治的媒體中最有力量、也是反動派最害怕的戰鬥武器的名聲，可說是遠近皆知。身爲貧窮玻璃裝配工的兒子，杜米埃在大革命的法國目睹太多窮困、不自由與不公正，以致於挑釁好鬥早早地成了他的第二本性。二十四歲的他高興地接受了巴黎《漫畫》雜誌社的工作，每週在這本極富攻擊性的雜誌裡，藉著尖刻挖苦的石版畫與所謂「七月王朝」下社會與國家的腐敗墮落對抗。

巴黎墮落的金融資產階級以及同樣只想著爲自己斂財的路易·菲利普（Louis Philippe），覺得杜米埃無情的石筆揭穿了他的眞面目，因此不久杜米埃以「褻瀆君王」的名義被判處了六個月的監禁。因爲杜米埃把這位百姓所痛恨的君主的浮腫腦袋瓜誇大成了梨形，於是梨就成爲反抗與工人敵對的政府的象徵。在法語中，巴黎的市井粗話「梨」同時也有「傻瓜蛋」的意思，諷刺畫「梨子國王」很快就成爲對喜歡以平易近人的形象裝腔作勢、自詡爲「人民的國王」的路易·菲利普具有雙重貶義的稱呼。

出獄後，杜米埃在巴黎傑出而先進的精神科醫生皮內爾（Pinel）的私人醫院找到暫時的避難所。在新環境中，他首次認識到醫生這個行業高尚的道德，以及後來同樣遭他挖苦批判的弊端。尤其是經常在學院派人士身上出現的社會地位優越感、以高額利潤向病人敲竹槓唯利是圖的醫生、江湖郎中和迷信的民俗療法、慮病或無病呻吟的患者、順勢療法、由於街頭小販大吹大擂所造成的藥物濫用與一些表面友善、骨子裡卻驚人地冷漠的醫生等等，杜米埃均透過作品中「羅伯特·馬凱爾」這個醫生角色加以大力抨擊。

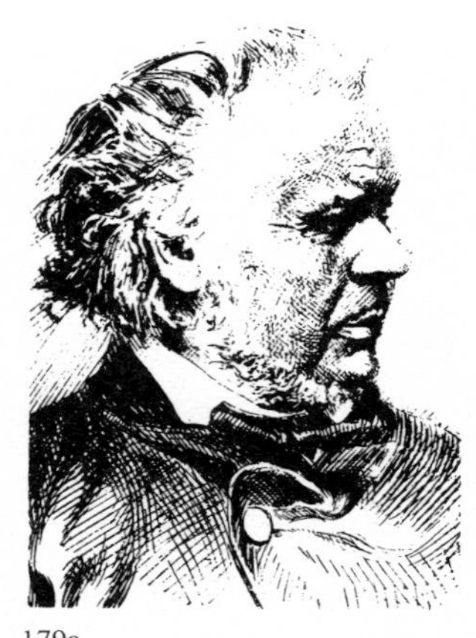

179a

插圖179a：杜米埃創作了大量尖銳的醫學漫畫。
根據埃米勒·巴亞德（Emile Bayard）的肖像畫繪製。出自：巴亞德《漫畫與漫畫家》（*La Caricature et les Caricaturistes*），巴黎，一九〇〇年。

插圖179b：一八四〇年左右的醫院。
出自：埃里希·克瑙夫（Erich Knauf）《杜米埃》（*Daumier*），柏林，一九三一年。

插圖179c：經證明有效的木錘法。
A.普隆（A. Plon）根據杜米埃原作為法伯雷（F. Farbre）的《醫學的復仇女神》（*Némésis médicale*）繪製，巴黎，一八四〇年。

插圖179d：「要緊的是賬單正確！」
A.普隆，根據杜米埃針對一些提出高額報酬要求的醫生為法伯雷所作的漫畫繪製。出處同上。

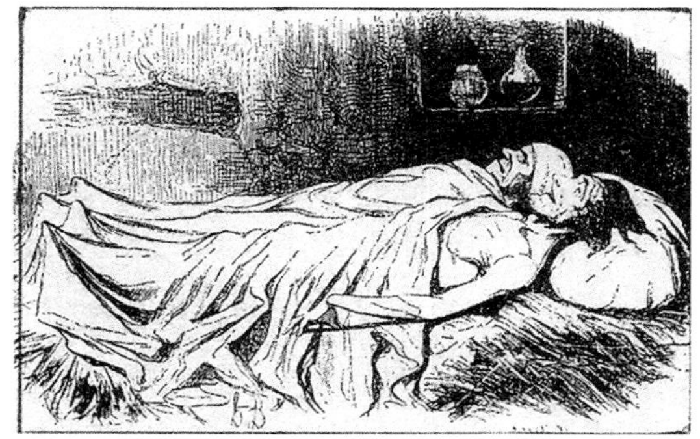

179b

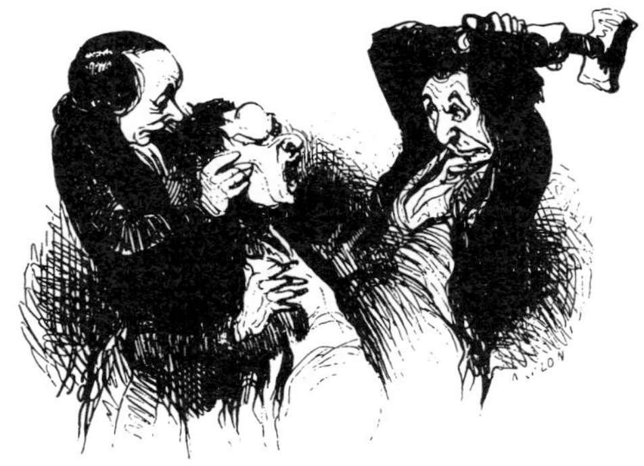

179c

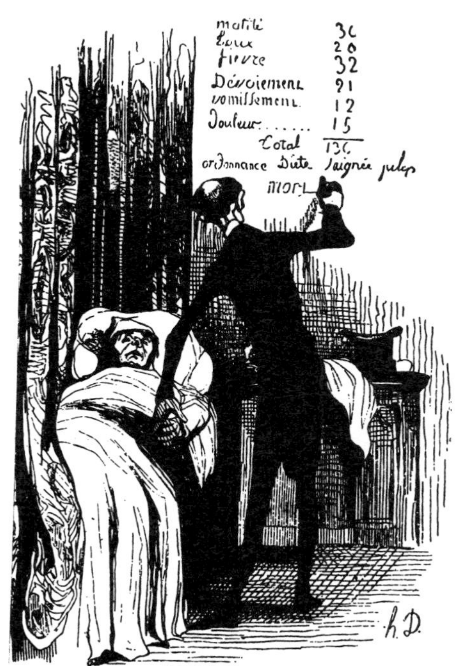

179d

180.莫里哀與醫生

每年二月十七日，巴黎法蘭西喜劇院的演員都會穿著劇裝登上舞台，紀念法國及近代歐洲戲劇最偉大的詩體喜劇家尚－巴蒂斯特・波克蘭（Jean-Baptiste Poquelin）。這位既是劇作家也是演員，通常以筆名莫里哀發表作品的著名藝術家，於一六七三年二月十七日的晚上擔任演出自己的劇本《無病呻吟》（*Der eingebildete Kranke*）中的主角時，在最後一幕他開始劇烈地咳嗽，接著臉色死白地被送回家。沒過多久，另一次窒息性的大咯血便奪去了他的生命。在《無病呻吟》中，長期被肺病折磨的五十一歲的莫里哀扮演患有慮病症的主角——阿甘，他毫不懷疑地接受醫生、藥師和妻子企圖使他相信的一切事物。另外，莫里哀在這部荒誕的芭蕾喜劇裡，突顯出當時醫生與藥師醫術不精的窘境，並使之成爲笑柄。這部劇本最精采的部分是對博士學位辛辣尖刻的嘲諷，暗示還是會有缺乏專業知識的博士出現。

深受古代四體液學說影響的醫學觀點，以及由此產生濫用的放血、清腸、催瀉等方法，一直都是喜劇嘲諷的素材。在《無病呻吟》中，莫里哀除了對當時的醫術和醫藥學進行批評外，他還描繪了自己做爲病人時，赤裸、可笑的形象。此外，他還創作了三部舞台劇，揭露一些醫生與藥師無知、高傲自大以及其他不良的行爲等。

相對於他的扮裝喜劇《唐・璜》（*Don Juan*）表現只建立在白袍外表上的醫學權威，《多情的醫生》（*Die Liebe als Arzt*）則譏諷了當時市裡著名的醫生面對疾病時經常表現出無計可施的尷尬場面。在劇本《屈打成醫》（*Arzt wider Willen*）中，莫里哀則將當時醫療人員的騙局做爲嘲諷靶心。當一位父親問醫生，他的女兒爲什麼是啞巴時，自以爲聰明的大夫回答說：因爲她失去說話的能力了。爲什麼失去說話的能力呢？因爲她的舌頭活動有障礙！

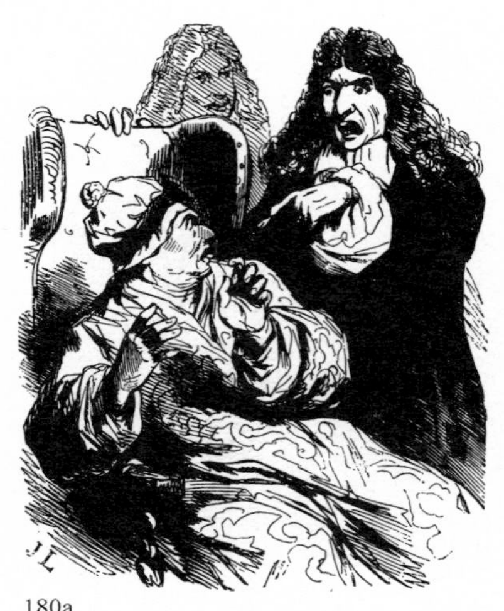

180a

插圖180a：莫里哀喜劇《無病呻吟》中的場景：病人阿甘與大夫普貢。
雷尼耶（Régnier）根據雅內・朗格（Janet Lange）的繪畫製作的木版畫。出自：古斯塔夫・巴爾巴（Gustave Barba）《名人流行插圖》（*Panthéon populaire illustré*）。

插圖180b：莫里哀倒在舞台上。他在自己的喜劇《無病呻吟》中扮演主角。被送到家裡後因痙攣性咳嗽發作，死於窒息性咯血。
根據菲利波托（P. Philippoteaux）的想像繪製。出自：奧托・馮・萊克斯納（Otto von Leixner）《外國文學史》（*Geschichte der fremden Literaturen*），萊比錫，一八八二年。

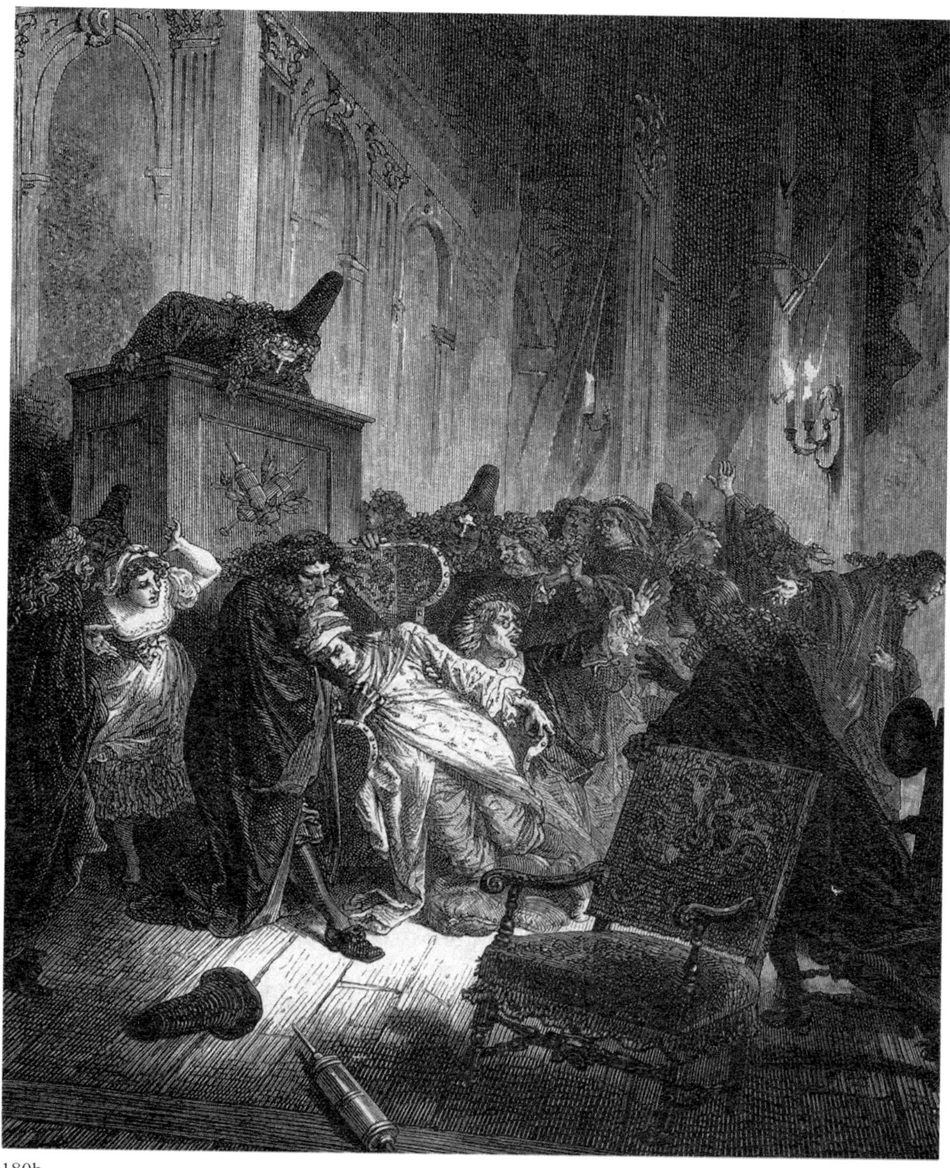

180b

181.世紀末醫生談「自行車病」

當卡爾斯魯爾街頭的年輕人每天於同樣的時間看見巴龍·德賴斯（Baron Drais）騎著用木頭製成、可以移動的「機器」時，便大聲歡笑叫鬧著：「他來了！他來了！」每個人都取笑他和他那一八一八年獲得專利的滑稽交通工具。直到其他積極的發明者把改造後附有踏蹬、鋼製輪軸、金屬車架、球軸承與充氣輪胎等、騎來較為舒適的自行車投放到市場後，當時被稱為「Veloziped」的自行車才在十九世紀末逐漸為人們所接受。

只要像當時人們所說的「理智地進行練習，不要過於勉強、速度太快」，許多醫生贊成騎自行車，但人們並不都遵守這種說法，所以也有不少衛道人士堅決反對騎自行車，一些醫療保險公司也因而宣稱，騎自行車是一種「危險的運動」，並向騎自行車的人收取較高的保險費。因此「治療自行車病的專業醫生」就在一些較大的城市裡應運而生了。

一八九八年，慕尼黑的一位醫生認為逆風行駛最危險的後果便是呼吸困難。他警告，若無所顧忌地張著嘴騎自行車，而非「慢慢地、有規律地、均勻地用鼻子深呼吸」，那麼不僅支氣管會因持續性降溫嚴重受損，長久下來舌上的味蕾也會變得麻木。

「專業醫生」還強調說經常可以看到騎自行車的人身體向前傾，這種姿勢對胸和腹腔中的器官極為有害。為了防止對身體任何部位造成壓迫，一定要注意端正坐姿。

為此，自行車的車把是很重要的，一位衛生保健教授便要求自行車的把手應該與胸部同高。還有一位醫生要求脂肪心的患者車速要慢，大約為五分鐘一公里。另外一位醫生則認為，糖尿病、痛風、胃部不適、內臟下垂、慢性便秘，以及貧血患者也都應該如此。緩和的自行車運動則可做為神經緊張與患有自卑情結病人的心理治療法。為了避免有自瀆的效應，鞍座不應刺激到生殖器。

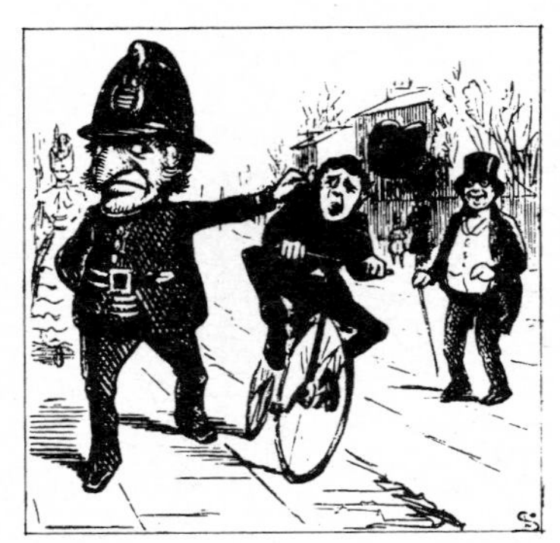

181a

插圖181a：因為超速行駛而受罰。
漫畫。出自：《笨拙》畫報，倫敦，一八七〇年。

插圖181b：於巴黎盧森堡公園舉辦的自行車賽。
根據當時的著色銅版畫繪製，佚名。出自：保羅·拉克（Paul Lacroix）《五人內閣、執政任期與一七九五～一八一五年間的帝國》（*Directorium, Consulat und Kaiserreich 1795-1815*），萊比錫，無年代。

插圖181c：母親與兒子：「噢，媽媽，敬愛的媽媽，您不再相信上帝了嗎？！」
托馬斯·特奧多爾·海涅《家庭生活集錦》（Thomas Theodor Heine）關於騎自行車的漫畫（*Bilder aus dem Familienleben*），第二十集。出自：《大衆》周刊，慕尼黑，一八九八-一八九九年第八期。

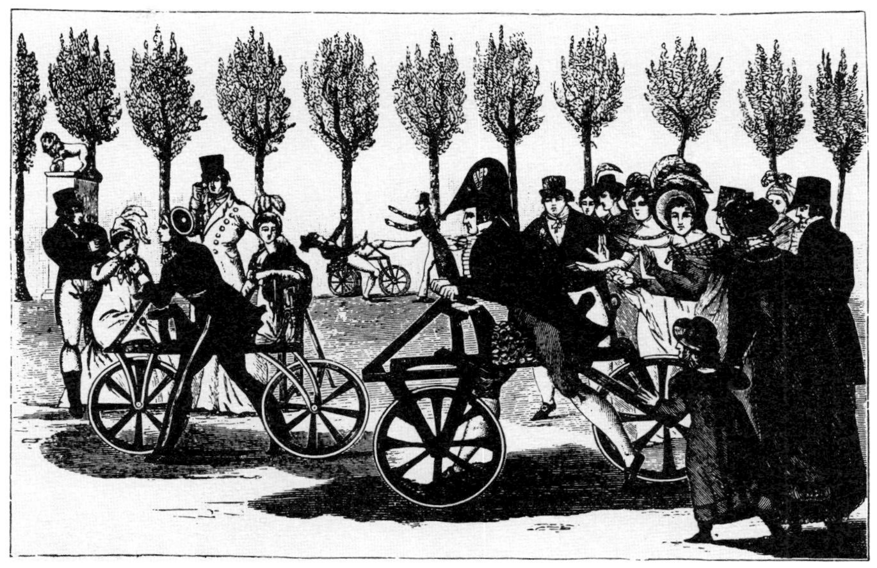

181b

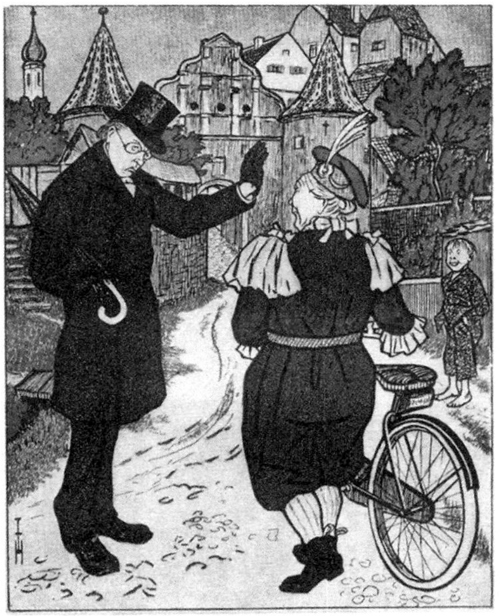

181c

精神錯亂

有些風暴是戴著睡帽的。

——彼得·希勒
（Peter Hille，一八五四～一九〇四年）

182.中了舞魔的邪

中世紀晚期，尤其在萊茵河沿岸與佛蘭德地區，反覆流行著一種舞蹈病瘟疫，不僅侵襲成年人，也侵襲兒童。這種所謂的舞蹈病是一種神經性疾病，染上者會像當時鞭笞派教徒般痛苦抽搐，手足不停跳舞，蹦蹦跳跳上一大段距離，直到筋疲力盡，口吐白沫，癱倒在地失去知覺為止。身染舞蹈病的人喜歡選擇墓地或教堂廣場歇斯底里地發洩，如同一六三二年《戈特弗雷德歷史編年史》（*Gottfrieds Historischer Chronik*）中的銅版畫所描繪。

當時人們對這些不幸的宗教一性欲狂躁者毫無辦法，只能將救助苦難的十四聖徒之一的聖法伊圖斯（也叫法伊特，Vitus/Veit）當作抵抗舞蹈病的守護者。根據傳說，他是羅馬皇帝戴奧克里先（Diokletian）迫害基督徒命令下的年輕犧牲者，在被折磨致死前，曾使戴奧克里先的兒子，擺脫魔鬼的糾纏。在類似的迷信想法下，被特別授權的天主教神甫也試圖用驅除魔鬼的辦法，使受舞蹈病折磨的人安靜下來。遇到所謂魔鬼不願離開時，就將病人從脖子到腳浸在水裡。十八世紀末，醫生們把各種形式的舞蹈病稱為「法伊特舞」（Veitstanz）。

在義大利，這種中世紀的舞蹈病被稱為「塔蘭圖拉毒蛛舞」（Tarantismus），因為人們認為患舞蹈病是由於被塔蘭圖拉毒蛛——一種生長在南歐的狼蛛所咬傷之故。這種毒蛛白天藏在自己挖掘的地下洞穴裡，晚上才像食肉動物一樣出來尋找食物。當時人們相信，被它咬傷的人除了發熱、出汗外，疼痛會擴散到全身並周期性地發作，逐漸引發跳舞般的痙攣。人們試圖以音樂、整天瘋狂地跳舞後立即加以放血的方法來對付這種疾病，因為他們相信極度興奮的動作可以解除病人身上的蛛毒。

今天我們知道，塔蘭圖拉毒蛛的毒對人類並不會造成傷害。「就像被塔蘭圖拉毒蛛刺了一下」，只是過去流傳下來的一句俗語而已。

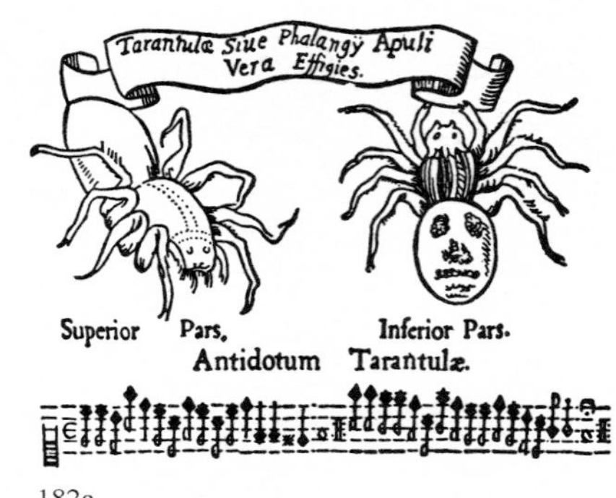

182a

插圖182a：有關塔蘭圖拉毒蛛的傳單，介紹了阿普利亞的狼蛛以及可以作為解毒藥的塔蘭圖拉音樂
根據托普和伍德森（Thorp & Woodson）的作品繪製。

插圖182b：教堂院內的舞蹈病患。
根據《戈特弗雷德編年史》中的一幅銅版畫繪製（法蘭克福，一六三二年）出自：彼得斯《德國歷史上的醫生和醫療》，耶拿，一九二四年。

插圖182c：聖居伊（Saint Guy）中了邪的跳舞者。
根據彼得．布羅伊格爾斯（Peter Brueghel）的銅版畫繪製。
出自：福羅普－米勒《與痛苦和死亡對抗》，柏林，一九三八年。

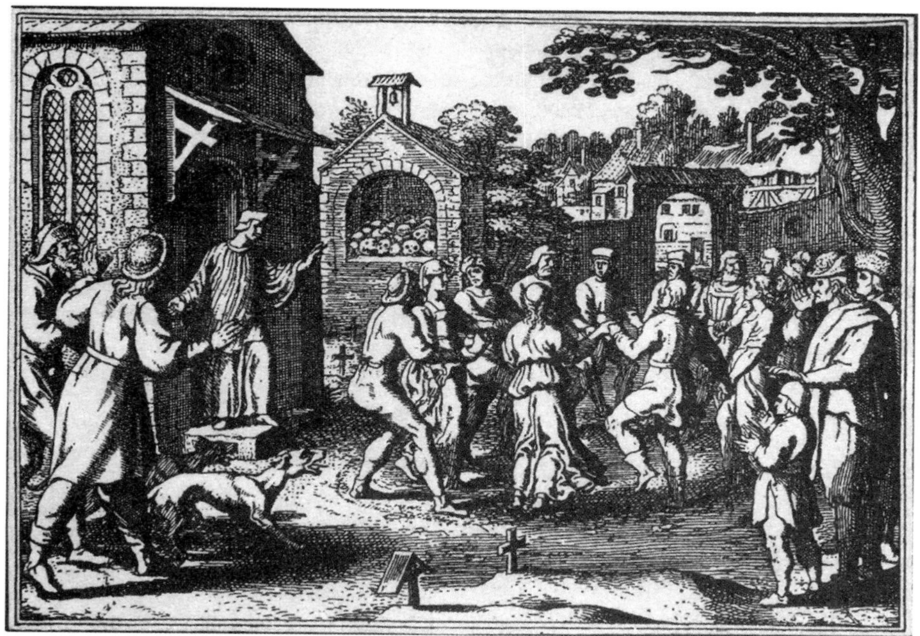

182b

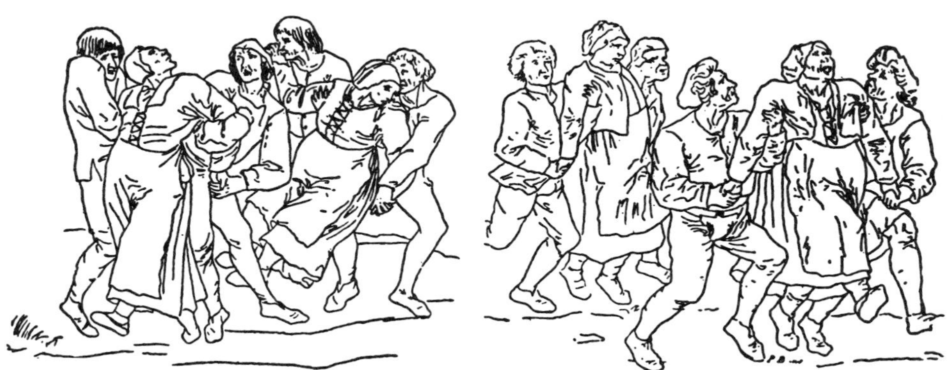

Besessene Tanzgruppen von Saint Guy (Peter Breughel)

182c

183.「跌倒成瘾」的癲癇

醫學名詞「癲癇」(Epilepsie)源於希臘詞「epilambánein」(意爲「突襲」)。古希臘醫生對這種可怕、突然發作的疾病再也找不到一個更確切的詞了，尤其是當他們還不知道病因時。他們將這種時而發作的病症看成是神賜的神祕狂熱狀態，以致癲癇在古代和後代的伊斯蘭教中，被當作是一種「聖病」。

因此科學醫學的奠基人希波克拉提斯大膽地否定癲癇來自神的觀點就顯得特別具有勇氣。儘管爲基督教所統馭的中世紀應該在很大程度上感謝希波克拉提斯，但古代對於癲癇來自魔鬼的說法仍舊流傳下來，只是此時癲癇患者不再是神的特別選民，而是被祂的敵人——魔鬼所附身的對象。

人們相信，神父用驅邪術可以驅逐癲癇患者身上所謂的邪靈惡鬼；而隨著巫術迷信的流行，不少癲癇病人也死在獵巫的柴火堆上。就連叛逆的醫學改革者巴拉塞蘇斯也認爲，不能完全排除「巫婆」在癲癇中的作用。

古希臘醫生蓋侖早已指出癲癇在大發作前會有不同的輕微症狀，例如情緒不好，缺乏興致，易激動。他把發作前以情緒激動的形式出現的直接徵兆稱爲「先兆」。

在有如閃電般發作的情況下，病人常會大聲驚叫地倒在地上失去知覺，因而有受重傷的危險。醒來後，病人也想不起發生的經過。人們曾用放血、發泡膏、冷水浴、瀉藥和催吐劑來治療癲癇，但都徒勞無功。

直到十九世紀人們才開始認識到癲癇是因大腦神經節細胞功能障礙所產生的一種疾病，也在近代學會了用藥物，即用抗癲癇藥來徹底或部分加以治療。

插圖183a：耶穌正在治療癲癇患者。
根據十八世紀荷蘭《聖經》中霍特（Hoet）的銅版畫繪製。出自：奧斯卡．羅森塔爾（Oskar Rosenthal）《造型藝術中的神奇醫術和醫神》（*Wunderheilungen und ärztliche Schutzpatrone in der bildenden Kunst*），萊比錫，一九二五年。

插圖183b：印加人俞潘奎第一夫人癲癇發作時的情景。
出自：印第安歷史編撰者菲利普．加曼和波馬．德．阿亞拉（Philip Guamam & Poma de Ayala）所繪（一六一三年左右）。

插圖183c：大街上癲癇發作的景象
根據迪普萊西．貝爾陶（Duplessis-Bertaux，一七四七～一八一八）的銅版畫繪製。出自：福羅普—米勒《醫療文化史》，漢堡，一九三七年。

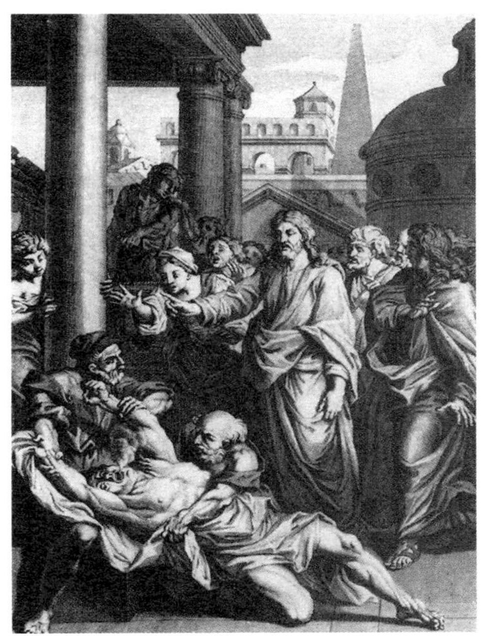

183a

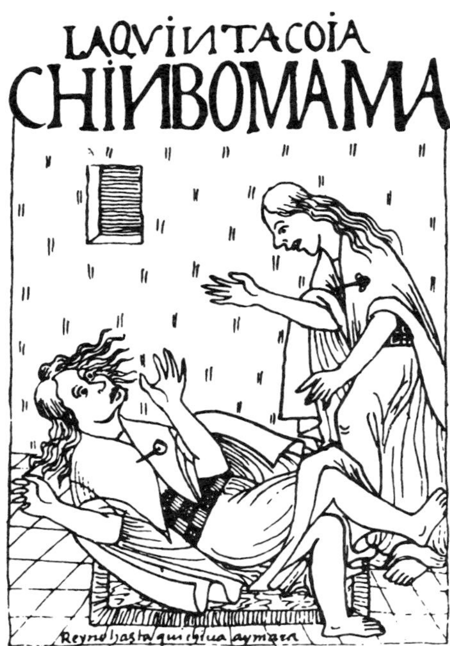

183b

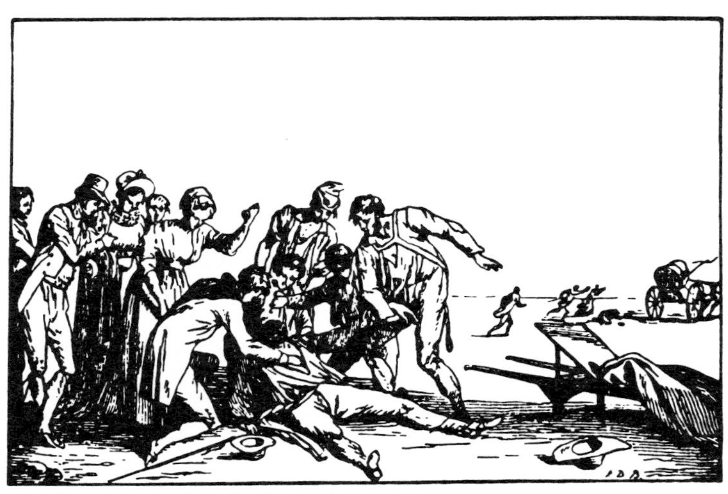

183c

184.掙脫鐵鏈與束縛衣

十九世紀上半葉，詩人克萊門斯・布倫塔諾（Clemens Brentano）參觀了「瘋人院」後，對精神病患悲慘的境遇作了令人震驚的描述：「這些病人像豬一樣骯髒地躺在黑暗的地方，脖子以下的部位全埋在腐爛的秸桿裡，半裸的身體穿著破爛的衣服，完全被人忽略，一臉混亂迷茫，簡直分辨不出哪個是男的，哪個是女的。虱子和跳蚤使他們身上長滿了膿瘡，有些發瘋的人還用鐵鏈抽打著身上已經完全潰爛的傷口……」

除了以鐵鍊束縛住患者，以防止其暴力行爲外，還有皮帶、手銬、鐵項圈、鋼鞭以及束縛衣。一開始人們甚至認爲這些值得同情的精神病患者是著了魔，企圖以野蠻的驅逐儀式趕走附在他們身上的邪靈惡鬼。直到法國大革命時啓蒙思想的興起和保障人權與公民權的宣告後，人們才逐漸改變看法。

在人道主義思潮的影響下，巴黎比塞特雷精神病院的主治醫生菲利普・皮內爾（Philippe Pinel）對心理學與精神病學產生了興趣。在積極地研究相關醫療病史的過程中，他益發確定，精神錯亂是一種真正的、可治療的大腦疾病。因此，他開始在十二個具有攻擊性的病人身上嘗試無暴力療法。結果就連其中最令人害怕的病人，在取消強制性束縛後，也可以在醫院空地上自由活動，他不僅能在約定時間內主動回到病房，而且如同其他參與實驗的病人，在較友善的環境下，他的躁狂症也逐漸地不再發作了。

最後，皮內爾在比塞特雷醫院普遍採用了人道主義的方法。然而直到能徹底執行前，還是經歷了一段相當長的時間。

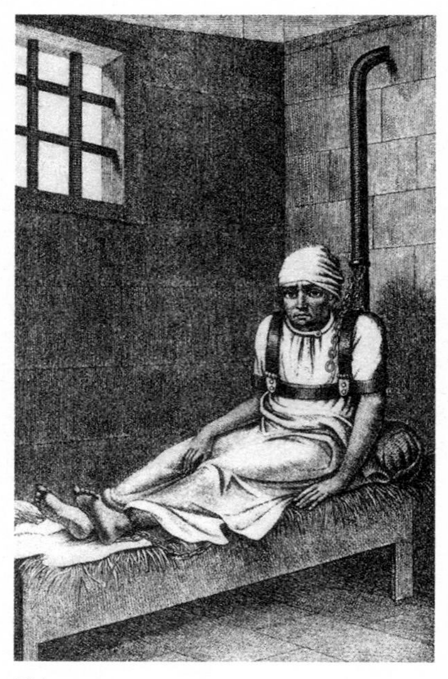

184a

插圖 184a：被戴上鎖鏈的精神病患者。
出自：讓・埃蒂安・多米尼克・埃斯基羅爾（Jean Etienne Dominique Esquirol）《精神疾病》（*Des maladies mentales*），巴黎，一八三八年。

插圖 184b：十九世紀精神病院中的淋浴。
出自：福羅普一米勒《與痛苦和死亡對抗》，柏林，一九三八年。

插圖 184c：為精神病患驅魔。
根據十六世紀佚名木刻畫繪製。出自：卡爾格一德克爾《探究大腦》，萊比錫，一九七七年。

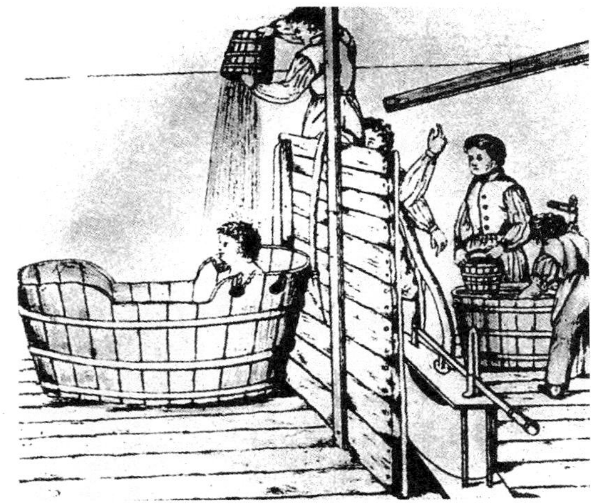

184b

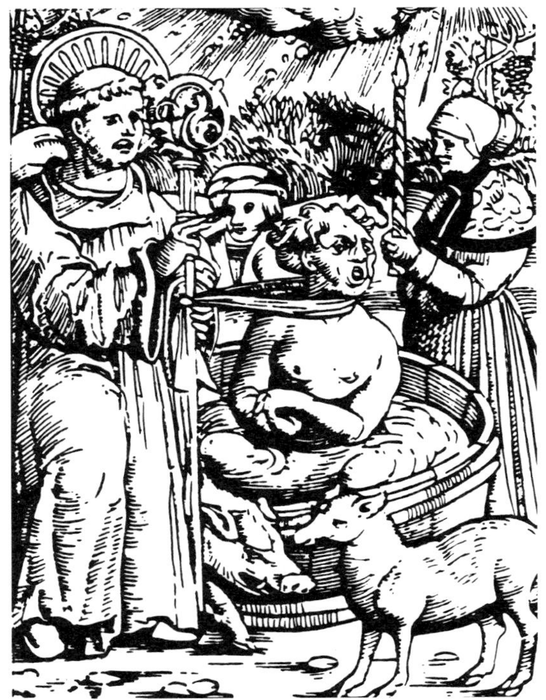

184c

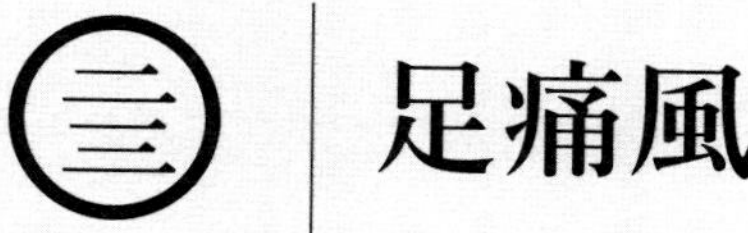

足痛風

有舒適處也必有不適。

——蒂圖斯·彼得羅紐斯
（Titus Petronius，？～西元六六年）

185.煩人的足痛風

足痛風（Zipperlein）一詞是近代醫學的先驅巴拉塞蘇斯根據中古高地德語詞「zipfen」所創，原意是「小步奔跑」或「活蹦亂跳」。典型的痛風大多於夜間在大腳趾的基底關節發作──如同古希臘語「Podagra」（足痛風）所表述的。

古希臘醫生希波克拉提斯和蓋侖以及羅馬博學多聞的作家塞爾蘇斯（Celsus，西元一世紀）曾就痛風的症狀加以描繪。但是直到十七世紀下半葉才有英國醫生托馬斯．西德納姆（Thomas Sydenham，一六二四～一六八九年）對這種疾病做出精確的描述。他本人從三十歲起便罹患痛風，因此能在自己身上加以客觀並確切地觀察。

歷史上很多著名人物都經歷過痛風的折磨，如亞歷山大大帝、普魯士國王弗德利希二世、卡爾五世、法國「太陽王」路易十四、三十年戰爭中的統帥沃倫斯坦（Wallenstein）、血液循環的發現者威廉．哈維（William Harvey）、畫家彼得．保羅．魯本斯（Peter Paul Rubens）、數學家萊布尼茨與物理學家牛頓、馬丁．路德、詩人路德維希．蒂克（Ludwig Tieck）以及歌德。歌德還因此曾多次造訪位於卡羅維法利（Karlovy Vary）的卡爾斯巴德溫泉（Karlsbad），試圖減緩病痛。

在尚未發現病因的年代，人們企圖透過多少讓人有些質疑，甚或毫無用處的辦法來治療痛風，從中世紀煉丹術士的金丹和菩提樹下的土壤，一直到杜松子酒的萃取物和柳樹皮煎汁及冷敷，都曾是治療痛風的偏方。

直到近幾年經過仔細研究，人們才瞭解痛風是因「尿酸濃度升高、排泄受阻造成的代謝疾病。由於尿酸鈉鹽聚積造成急性關節發炎，病情呈慢性發展」，也才研發出對症的藥物、食療和運動等專門的治療方式。

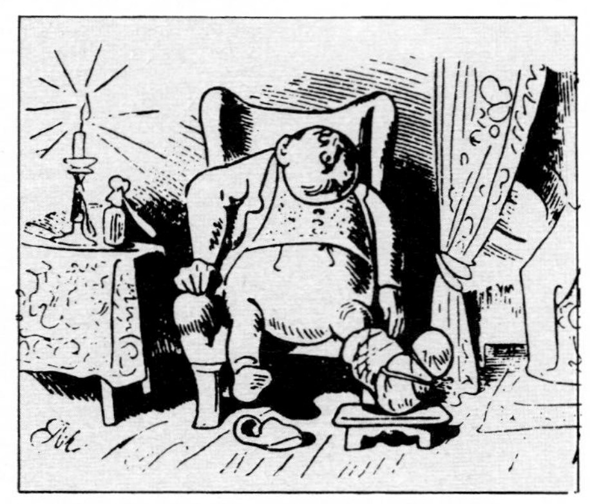

185a

插圖185a：威廉．布什（William Busch，一八三二～一九〇八年）的畫冊《嫉妒的工匠》（*Der neidische Handwerksbursch*）中痛風患者。這個胖病人大叫「哎呦！我的腿！」實際上即是痛風使然。

插圖185b：痛風病人。
法國畫家、蝕刻畫家雅克．卡洛（Jacques Callot，一五九二或一五九三～一六三五年）的連環畫《殘廢和乞丐》（*Krüppel und Bettler*）中的一幅。出自：《德國紅十字會》，德勒斯登，一九八四年第九期。

插圖185c：痛風的諷喻畫。
英國漫畫家詹姆斯．吉爾雷（James Gillray，一七五七～一八一五）的畫。出自：霍赫施泰特和策登《聽筒和針管》，柏林，一九二一年。

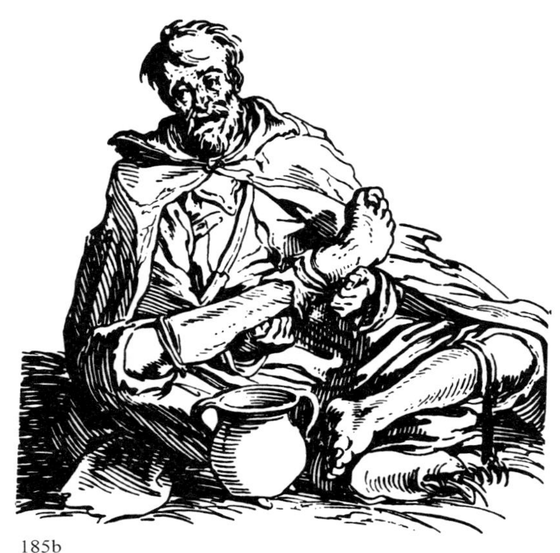

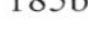
185b

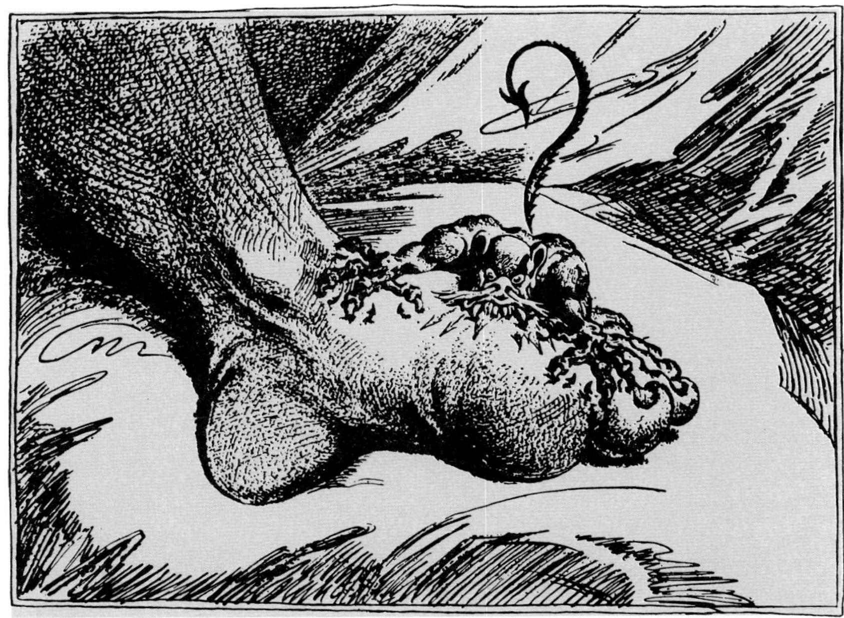

185c

童話中的醫生

再偉大的事蹟也會逝去，不留痕跡。
但是，美麗的童話，
卻能流傳千古。

——李奧．托爾斯泰
（Leo Tolstoi，一八二八～一九一〇年）

186.童話中的醫生

在一篇談論童話意義的文章中，我曾讀到一句值得注意的話：「童話的歷史與人類社會及社會意識的發展緊密相連。」這一點在所謂的醫生童話中表現得最爲明顯。其實，這是很自然的，因爲出生、疾病和死亡是對人影響最深刻的經歷，而迎接一個人降臨到世界上、幫助他擺脫病痛，並且或至少逃脫死亡命運的人，理應得到特別的尊重與記載。

在古代，我們的祖先即已提出關於疾病起源、久病不癒和死亡的問題，因爲他們無法想像，病痛從一開始便帶給人們揮之不去的折磨。有一則印度童話是這樣的：「古時候既無糾紛亦無爭吵，所有的人都生活得很幸福，沒有人生病或死亡。」但是有一天，一個惡毒的婦人對森林之神玉若孔（Yurokon）做了件壞事。玉若孔不僅與人友善相處，還與他們共飲派瓦瑞（Paiwari）酒。但是當玉若孔化身成母親的形象和孩子去看望惡毒的婦人時，她在端給玉若孔端的飯菜裡放入很多胡椒，燒傷玉若孔的喉嚨，於是他疾步跑到附近的河邊，用河水清潤喉嚨。趁他不在，惡毒的婦人將孩子放在鍋裡煮了。森林之神回來後看到婦人所做的一切，流下了眼淚，他以一切森林善神之名結束與人類的友誼，並預言：「將來所有你們的孩子都會死亡，你們將因此而流淚，就像我現在一樣！孩子出生的時候，你們將遭受疼痛與折磨！」

古代所有民族都流傳著類似的童話——這絲毫不奇怪，人們不知道身體病痛與衰殘源自何處，只能將其解釋爲與人敵對的神靈所爲。而那些能打破魔力、讓病人恢復健康的人，根據古人的解釋，必定是魔法師。於是，巫醫出現了。直到今日，在氏族部落社會中，巫醫仍享有如神般的尊敬，「爲人治病」時舉止猛烈，目的是驚嚇魔鬼，令它自患者身體裡逃開。就像很多民族童話中所描述的，這些巫醫大聲笑嚷，戴著嚇人的面具或者在面部塗畫或紋上圖案，他們陶醉忘我，常常揮舞著棍棒，企圖將想像的病魔打出病人的身體。

根據古代的神話和傳說，從人類歷史開始，病魔就與和人類友好的神靈爲敵。馬來西亞的一則童話敘述過去有個善神以英俊少年的形象出現，前往蘇門答臘島以南的恩加諾（Engano）島時，與島上一位嫵媚的少女成婚了。令他苦惱遺憾的是妻子爲他生下一個天生失明的男孩，按天國的律法，善神必須返回。小男孩長大以後，島上的居民得了一種傳染病，很多人因此死去。這時，一個患病的島民得知那個原本無人注意的盲眼青年是「醫神」的兒子，能讓病人重返健康。的確，他只需觸摸一下向他求救的病人的頭，傳染病便消失無蹤。後來，他結了婚，有了一個兒子，他傳授給兒子醫學知識，成爲醫生的鼻祖。

最傑出的醫學家之一古希臘人希波克拉

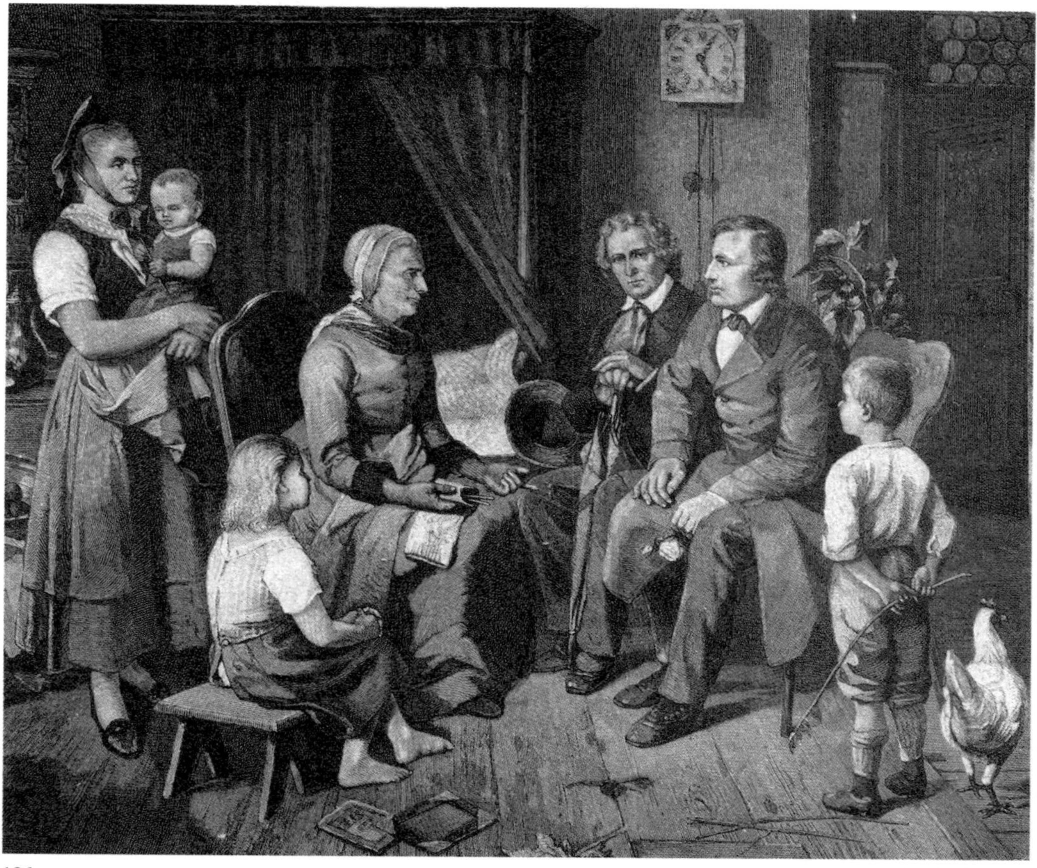

186a

插圖186a：格林兄弟正在聆聽下茨維侖（Niederzwehren）的菲曼夫人（Frau Viehmann）講述童話。
根據卡岑施泰因（Katzenstein）的畫製作的木版畫，無出處。

提斯讓所有的弟子向「所有的神靈」發誓，將「盡全力」讓醫囑「能為病患謀福」。從此，病人的健康成為所有認眞習醫者最主要的關注。但是，這項職業道德曾一度遭不法人士蔑視，我們可再度自芬蘭的一則童話中了解：

有一個男人和一個女人在一起生活得很不幸福。女人很愛吵架，他在絕望中多次想從懸崖上跳下，卻缺乏勇氣。最後，他使詭計陰險地將妻子推進深淵。然而幾天之後，他對於孤身一人的生活便厭煩了。於是，他順著一根繩索溜向峽谷，心想，如果妻子還活著的話，將她拉上來。結果，摸到繩索的不是他的妻子，而是一個陌生的女子。她請求他說：「哎，大哥，尊貴的大哥，幫我出去吧！」到了山谷上，陌生女子向他解釋說，本來自己在深谷裡住得好好的，但是有天突然來了個女惡魔——就是被男人推下去的妻子，她絕不可能與這個惡魔般的女人一起生活下去。男人問陌生女子她現在有何打算，她說：「我不知道。我們一起周遊世界吧！」他問：「我們靠什麼生活呢？」她回答說：「我有個主意。我把你變成一個無比聰明的人，自己則變成發燒精；我先讓人生病，你再去救人，這樣我們就能生活下去了。」後來事情果眞如此：她讓人生病，他則救人。因為病人總能康復，他馬上就出名了，而且變得十分富有。

這則同時闡述醫生和疾病休戚與共的童話將治病救人的人稱為「無比聰明的人」。在遭受病痛折磨的人眼裡，能治病救人的人也是智者，因為即使醫術不起作用，醫生也能通過自己的性格為人祛病除災。特別是在幽默的童話中，常有醫生以幽默感讓病人——大多是憂鬱的公主笑出來，使病人擺脫沮喪和漠然的心情。醫生是一個聰明的觀察家！另外也有童話讚美醫生掌握病患心理的手法，運用人性弱點，如同以下這則阿拉伯童話：

巴格達有一位婦女，臃腫的體態使她無法走路。她請求醫生給她一種能治療肥胖的藥。「那我要問問預言書，什麼藥對你最合適，」他回答說，然後翻開一本書。「有了，」他抽泣著說：「你不需要什麼藥了，因為七天以後你就要死了！」這個噩耗讓女人痛苦萬分，不吃不喝，馬上就瘦了下來。但是她並沒死，當她第八天向醫生提出自己所經受的精神折磨時，醫生狡黠地說：「你現在是胖了還是瘦了？這就是我的藥：恐懼。」

醫生間的惡性競爭也是階級社會中一個重要特點。儘管主角的醫術十分高明，但是有一天他的知識和才能還是被自己的助手超越了，因此便想下毒除掉這名助手，當然沒有成功，因為在毒藥學上亦高於主人一籌的助手及時服用強烈的解毒藥。這位高明的醫生最後不得不死去，因為殺人陰謀未得逞，助手迫使他喝下毒藥。

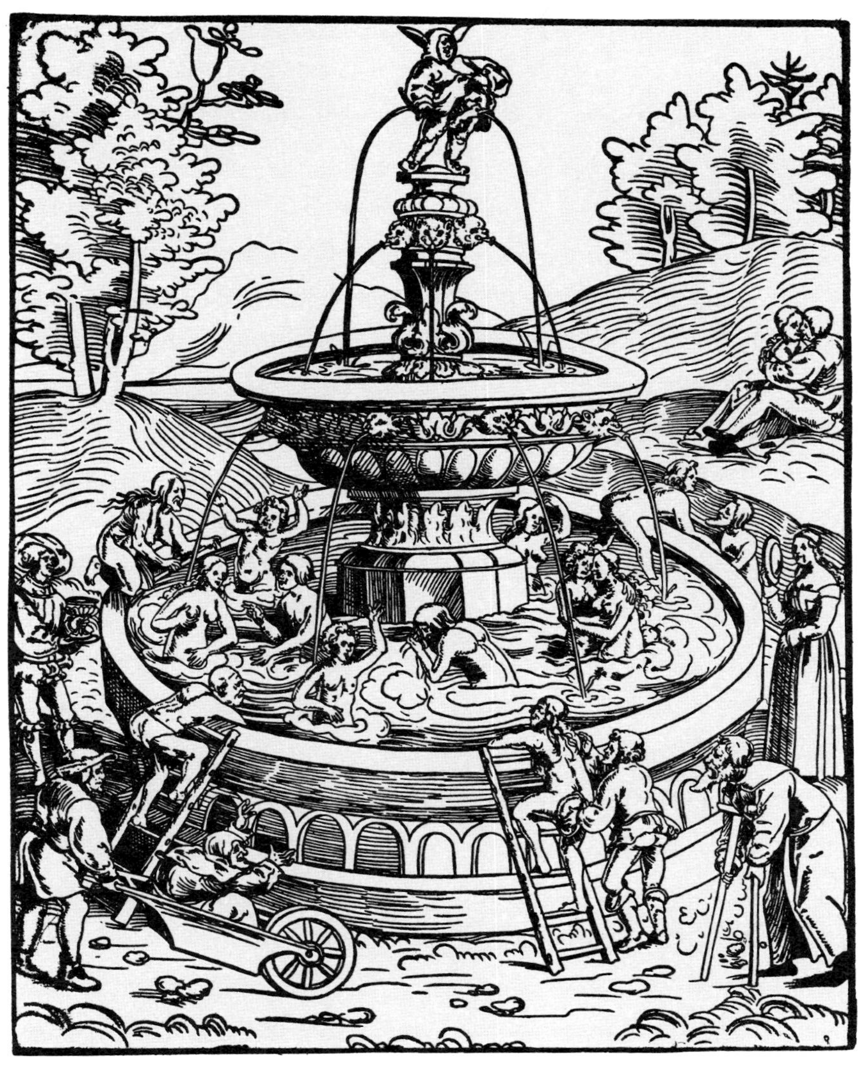

186b

插圖 186b：青春之泉

漢斯．澤巴爾德．貝哈姆（Hans Sebald Beham，一五〇〇－一五五〇年）

關於我們祖先渴望通過生命之泉擺脫衰老的漫畫。未署名之活頁畫。

不光其他國家，德語童話中聰明的醫生也常是故事情節的主角。最著名的童話要算《萬事通醫生》（*Doktor Allwissend*），儘管主角比較像萬事通而非正式醫生，但是在人們的心裡他是個神醫，不僅治病救人，還能夠洞見財富和正直表相之後的卑劣。

童話中也有關於醫生的能力和機智走到盡頭的情況，但並不是說他得聽天由命，因爲他總能指點垂死的病人飲用「生命之泉」，給予間接幫助。除了醫生，沒有凡人知道它在哪裡，即使要歷經極大的艱難險阻，總是有不怕危險的人想方設法得到它。這種源自中世紀的題材在很多民族的童話中都找得到。在所有最美的生命之泉故事中，有一則是這樣的：

從前有個國王得了不治之症，根據御醫的說法，他的病只有隱蔽在山後被施了咒語的宮殿中的長生水才能治好。於是，國王派他的三個兒子去取水。他們分成三路，最小的兒子在途中遇到一個白髮老人，便告訴老人自己的任務。老人勸他如果覺得自己不夠勇敢闖過難關，就必須放棄計畫。這些難關是：他得殺死一條蛇；不得注視一群迷人的女孩、不可接受迎面而來的騎士和伯爵他呈上的武器；最後的難關，則是住著保管生命之泉鑰匙貞女所住的宮殿門口掛著小鐘只要輕輕一碰，小鐘便會叮噹作響，警醒宮殿的守衛，此時，他的命運也就可想而知了。

老人送給小王子一塊海綿，讓他堵上小鐘，這樣它就不會響了。年輕人忠實地遵照老人的所有建議去做。當他到達宮殿的時候，看到一位令人傾心的少女。他請求她將長命聖水給他。她說：「父親命令我嫁給那位闖過所有難關、來到我面前的騎士；所以你不僅要將長生水拿走，而且還得把我一起帶走，我要成爲你的妻子。」他和公主成婚後，回到父親那裡，將裝著長生水的小瓶子交給國王，國王不久就恢復了健康。

童話常常把醫生描繪成有主意、能戰勝死亡的人。這個大概是源自冰島的教父——死亡主題，在不同的民族有著不同的詮釋。但是，有一點是所有的童話裡共有的：死亡送給自己的教子——醫生一種草藥當禮物，並將正確診斷的能力借給他。「當你被病人喚去看病時，我都會出現在你身旁。」死亡保證說：「當我站在病人的頭側，你可以大膽地說，你會將他們治好然後將我的藥給他們，他們便會恢復健康；但如果我站在病人的腳邊，他就是我的，你得說一切都沒有用了，世界上沒有一個醫生能夠救他。」

於是，事情就這樣進行。但是，格林兄弟在童話中寫道，這位在短期內變得極著名的醫生，在面對特別重要的兩個病患時欺騙了他的教父，將床掉轉方向，使得死亡違背意願站到病人的頭側，只得不再糾纏病人。爲此，氣急敗壞的死亡熄滅了獨斷獨行的教子的生命之燈，教子當場毫無生氣地癱倒在地上。另一個版本則說，這個聰明的醫生在

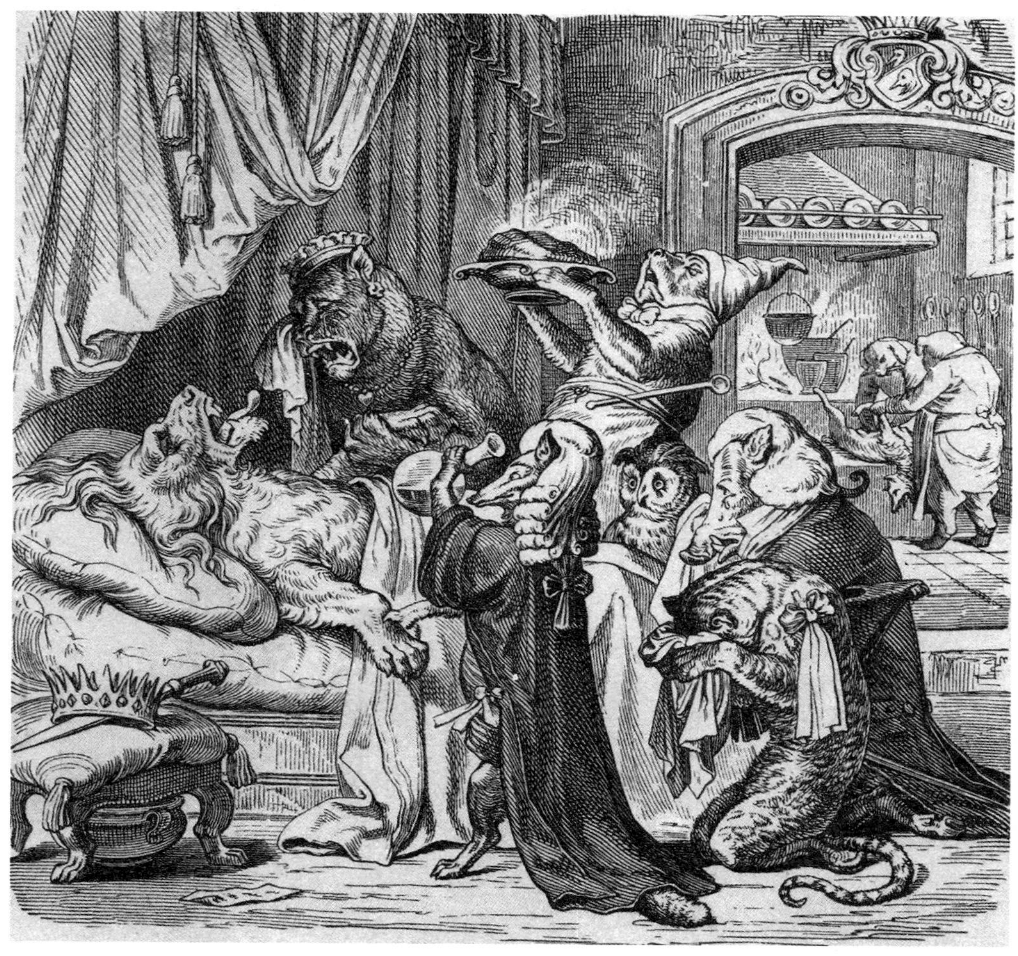

186c

插圖186c **：動物詩中的醫生：哥德的《列那狐之歌》**（*X. Gesang des Reineke Fuchs*）：
「狼不得不馬上進入廚房，發現那裡有肝臟。他立即大口吃下；同時也擺脫了一切疾病和罪惡。」
阿爾蓋爾（Allgaier）和西格勒（Siegle）根據
威廉・馮・考爾巴赫（Wilhelm von Kaulbach，一八〇五－一八七四年）製作的木版畫繪製。
畫中前方，狐狸醫生正在查看病人的尿。
哥達（Cotta）書店出版配有插圖的《列那狐之歌》中的畫，斯圖加特，一八六三年。

死亡剛動念要熄滅其燈時使了一個小詭計：「讓我先祈禱一下！」死亡應允了他的願望。醫生只說了主禱文的開頭幾句，當然沒有祈禱完，於是死亡不得不讓他繼續活下去，直到百年後他自願死去。

看到我們的祖先滿懷熱情在童話中描繪那些不遺餘力挽救人類生命的醫生，令人十分感動。如果說今日醫生一職享有特別的社會尊重和評價，那麼一定不是因爲充滿神祕或神奇的醫術，而是因爲每一位醫生堅持不懈地投入以及淵博的專業知識，沒有這些，現代醫學的成功是不可能的。

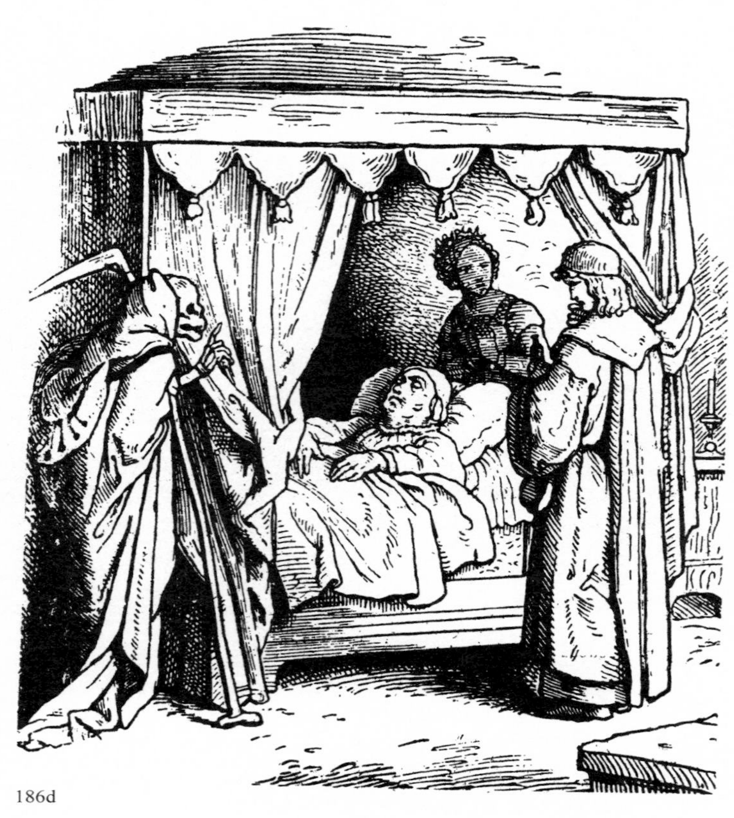

186d

插圖186d：病床邊的醫生和死亡。
路德維希·里希特爾（Ludwig Richter）為格林兄弟童話《死亡教父》（*Gevatter Tod*）製作的插畫。

邊城出版

borderland books

一開始，在意義密集的地圖裡，有許多城市是看不見的，因為他們都是邊陲小城。

因為邊陲，所以接近逾越的邊緣，再踏出一步就是不同的世界。

雖然偉大的城市多源於邊陲或微小，但我們不冀求偉大；比偉大疆域更美好的是無限與自由。

邊界總是在改變中。在邊城瞭望，是想像的開始。

邊城關注的是在書寫史與圖像史的更迭中，屢屢被人忽視或不敢直視的對象。或是寫作者的越界書寫風格，不執迷於某些既定的規範或自限的領域意識，敢於大膽的想像與自由的書寫。或是選一個新的題材，或是換一種不同的角度，拋棄學院的拘謹，給讀者另一種選擇，做一個真正的「說故事的人」，讓讀者重享聽故事的樂趣。

但是，誰說我們一定要讀懂一本書，誰又敢說我們真正讀懂了一本書，有許多書並不是讓我們藉以累積知識的，他們只是「啟蒙」(illumination)，僅僅像蒙昧遠方中乍現的光。

- εἱδος **哲學的凝視**

  看那看不見的，說那不可說的，喜好事物的秘密，回到自我的真實，這是哲學家的嗜好。亞里士多德曾說，人們是樂於求知的，他們樂於觀看就是最好的明證。

  當我們凝視，便已接近哲學。

- λαβύρινθο **文學的迷宮**

  文學家在思想的迷宮中尋找逃逸的路線。他發現，最好的佈局就是建立自己的迷宮，像鏡子照鑑另一面鏡子。

- ἔρως **欲望的現象學**

  欲望總是背叛理性。哲學家與詩人在身體的閱讀中結盟，展開了皮膚的深層閱讀。

- φαντασίας **想像的博物館**

  所有不存在的，所有被稱為虛妄的，都要在這裡復辟。在想像的疆域中，人們只是空想，不做其他任何事。一切只是因為有趣。

- βιβλιο – **閱讀的百科全書派**

  我們閱讀，從文字到鉛字，從前言到註腳，從封面到封底，我們從事閱讀的解剖學，我們是閱讀的唯物主義者，我們是鉛字中毒的重症患者。

  我們閱讀「閱讀」，我們是閱讀的百科全書派，我們是書蟲。

- εικόνα **圖像史**

  圖像是書寫的史前史。而文字思想與圖像的結合，更為讀者開啟了另一扇閱讀的想像之門。

《雙重火焰——愛情與愛欲的幾何學》

歐塔維茲・帕茲　著／出版日期：2004/09／平裝，全彩藏書票25幅／260頁／280元

諾貝爾獎桂冠詩人帕茲在本書的前言裡這麼說：「最原初的火就是性欲（sexuality）,它燃起了情欲（eroticism）的紅色火焰，而情欲繼之又燃起另一個搖曳不定的藍色火焰：愛情（love）的火焰。情欲與愛情：生命的雙重火焰。」帕茲帶領讀者在悠遊文學與哲學的經典之中，認識愛情與欲望。他不斷發問：「愛情是自由的嗎？」「戀人們能掙脫死亡嗎？」也爲情欲的商品化與娛樂化哀悼，最終他問：「在這樣的世界裡，愛情的位置在哪呢？」

《逛書架》

逛書架編輯小組　編／出版日期：2004/10／平裝全彩／208頁／定價：450元，逛書價：360元

每個書架都是一個文明的小宇宙。對愛書人而言，書架永遠是室內空間的視覺焦點。也因而，愛書人喜歡參觀他人的書房、流連心愛的書店、上圖書館，目標其實都是一致的：逛書架去！

本書分爲兩大部分：第一部份採訪台灣知名作家、文字工作者、美術工作者與愛書人，讓讀者一窺他人書架上的風光；第二部分選編相關文章，透過中外愛書人的生動文筆，展現書與人的親密關係。

《現象學與人文科學2004》

劉國英 張燦輝　主編／出版日期：2004/12／平裝

現象學從其誕生之時開始，已經不是完全「純粹的」，而現象學運動蓬勃發展的歷史，更充分證明了：現象學哲學一直影響著心理學、精神分析、語言學、文藝理論、歷史學、人類學、社會學等各門人文科學和社會科學的發展，而後者的研究成果，亦不斷衝擊著現象學哲學家的思考。由香港中文大學現象學與人文科學研究中心籌劃的學刊《現象學與人文科學》的面世，標誌著現象學運動在漢語學術圈的多元發展。

《享樂的藝術》

米歇・翁福雷　著／出版日期：2005/01／平裝

在傳統的哲學史中，人們可是一點也不喜歡「身體」這玩意兒。這種對身體自古已然的不信任，使他們對身體某些器官也產生了貶低與憎恨。本書採擷一些思想家的告白，他們現身說法講述肉體的哲理，打破一脈相承的禁欲的道德系譜，展示了形形色色的享樂主義的「旁門左道」，無所顧忌地爲享樂主義思想翻案。作者描述了對生存與死亡的感悟，對禁欲的理想與享樂的實在的思辨，意欲以自己的體驗，形塑出一種「離經叛道無罪，快樂有理」的思想。

《溫柔的編織工——殘雪讀卡爾維諾與波赫士》

殘雪　著／出版日期：2005/01／平裝／部分全彩／全書插圖

織錦：「讀卡爾維諾」雖則只有兩個長篇，但其中「溫柔的編織工」奇幻瑰麗的織錦，卻是殘雪與卡爾維諾一起說故事，我們分不清是誰在說故事，說的又是誰的故事，只有不斷的重新創造。

迷宮：「讀波赫士」評論了77則波赫士的故事。殘雪讀波赫士宛如在迷宮中建造另一個迷宮，然而讀者並不急著尋找迷宮的出口，迷宮中心沒有怪獸，只有沿途永不重複的光景。

《靈魂的城堡——殘雪讀卡夫卡》

殘雪　著／出版日期：2005/01／平裝／跨頁插圖4幅

被譽爲「中國的卡夫卡」的大陸作家殘雪，以敏銳的感知力和獨特筆法，爲卡夫卡的《美國》、《審判》、《城堡》和其他重要短篇作品，賦予更接近人性本質的解讀。殘雪的描述和詮釋分析不似站在旁觀角度的評論者，反而更像是站在卡夫卡文本舞台上的表演者，以一個個藝術的幽靈分身，踏上卡夫卡作品串起的精神旅程。